물리치료 케이스파일

아동물리치료

PHYSICAL THERAPY
CASE FILES® PEDIATRICS

Physical Therapy Case Files: Pediatrics, 1st Edition

1 2 3 4 5 6 7 8 9 10 HM 20 21

Original: Physical Therapy Case Files: Pediatrics, 1st Edition © 2015
By Pelletier
ISBN 978-0-07-179568-5

This authorized Korean translation edition is jointly published by McGraw-Hill Education Korea, Ltd. and Hakjisa Medical. This edition is authorized for sale in the Republic of Korea

This book is exclusively distributed by Hakjisa Medical.

When ordering this title, please use ISBN 978-89-6069-942-7

Printed in Korea

물리치료 케이스파일

아동물리치료

physical therapy CASE FILES® PEDIATRICS

2021년 9월 1일 1판 1쇄 인쇄
2021년 9월 10일 1판 1쇄 발행

지은이 | PELLETIER
옮긴이 | 고주연
펴낸이 | 김진환
펴낸곳 | 학지사메디컬 HAKJISA MEDICAL
04031 서울특별시 마포구 양화로 15길 20 마인드월드빌딩
대표전화_ 02-330-5188 팩스_ 02-326-0338
등 록 | 2010년 2월 8일 제313-2010-36호
메 일 | hakjisamd@hakjisamd.co.kr
홈페이지 | http://www.hakjisamd.co.kr

ISBN 978-89-6069-942-7 93510

가 격 | 25,000원

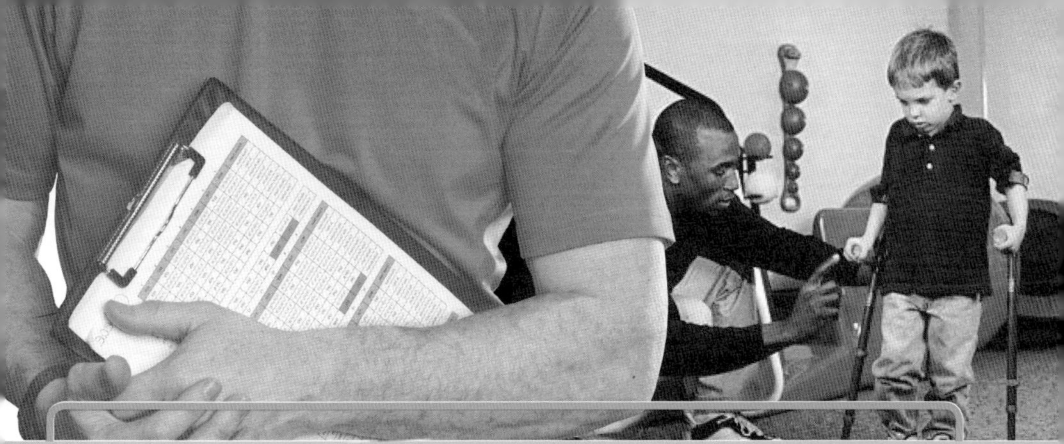

물리치료 케이스파일

아동물리치료

PELLETIER 저

고주연 역

PHYSICAL THERAPY
CASE FILES®
PEDIATRICS

McGraw Hill

학지사메디컬 HAKJISA MEDICAL

역자 소개

고 주 연

대구보건대학교 물리치료과
미국 뉴욕주 물리치료사
(사)아동운동과학기술연구회 부회장

역자 서문

이 책은 31개의 사례로 구성되어 있지만 각 사례를 소개하는 틀은 일정하다. 바로 체계적인 물리치료 알고리즘(Physical Therapy Algorithm)을 사용하고 있다. 물리치료 알고리즘은 환자/보호자의 정보를 수집하는 '검사(examination)', 수집한 정보를 비교분석하는 '평가(evaluation)', 검사와 평가를 통해 자연스럽게 드러나는 환자의 문제점, 즉 '물리치료 진단(diagnosis)', 이어서 근거를 바탕으로 한 환자의 '예후(prognosis)와 치료 계획(plan of care)'을 세우게 된다. 그다음 '중재(intervention)'와 '물리치료 결과 평가(outcome)'가 이루어진다.

여섯 단계로 이뤄지는 물리치료 알고리즘은 아동물리치료가 필요한 모든 사례에서 공통적으로 적용되는 막강한 의사결정 도구이다. 이 책은 바로 이 물리치료 알고리즘에 따라 근거를 바탕으로 사례의 기본 정보를 설명하고 검사와 결과 평가를 위한 평가도구와 중재를 위한 중재법을 제시하고 있다. 어떤 환자도 특별한 이유 없이 다른 사례와 똑같은 치료를 받고 싶어 하지 않는다. 사례마다 물리치료 알고리즘을 거치면 아동에게 가장 적합한 평가와 중재를 제공할 수 있다.

아동물리치료의 임상 및 연구 환경에서 이같이 체계적인 사례집을 만나게 된 것은 행운이었다. 우리가 수행하는 아동물리치료의 모든 과정에 객관적인 근거를 갖게 해주었으니 말이다. 번역을 하면서 마주하는 반복되는 물리치료 알고리즘과 그 속에서 각 사례에 맞는 검사, 평가, 중재를 만나는 기쁨은 말로 표현할 수 없을 만큼 벅찬 일이었다. 이 책은 아동물리치료에 관심을 가지고 있는 학생, 임상가, 연구자 모두에게 제대로 임상 수행을 할 수 있는 든든한 버팀목이 되어 줄 것이다.

2021년 9월

고주연

감사의 글

이 책은 한 사람의 노력으로 집필된 것이 아니다. 물리치료 케이스파일: 아동물리치료가 결실을 맺기까지 감사의 마음을 전할 분이 많다. 특히, 케이스파일 시리즈의 편집자인 Erin Jobst는 이 작업을 잘 마칠 수 있도록 큰 힘이 되어줬다. 그녀의 비전과 리더십은 이 시리즈의 책들마다 깊게 깃들어져 있다. 이 값진 내용을 학생과 아동물리치료사들에게 전달할 수 있도록 나를 믿어준 그녀에게 감사하다.

사례를 제공해주신 분들 덕분에 이 책의 가치가 한층 높아졌다. 지식, 임상 및 연구 경험, 시간 그리고 아이들의 잠재력이 최대한 발휘될 수 있도록 사랑을 아끼지 않는 여러분 모두에게 감사하다. 이 값진 사례들은 많은 학생과 임상가들에게 영향을 주고 치료하는 아동들의 삶을 변화시킬 것이다.

내가 치료하는 아동과 가족 그리고 사랑하는 나의 학생들에게 감사하다. 배움은 상호 간의 작용으로 학생들은 나에게 배우고 나 또한 학생들을 통해 배운다.

나의 든든한 지지자이자 훌륭한 물리치료사인 나의 아내 Heather에게도 특별히 감사의 마음을 전한다. 아내의 사랑과 격려로 이 책을 쓸 수 있었다. 나의 사랑하는 아이들 Evan과 Cameron이 있어 더 나은 아동물리치료사가 될 수 있었고, 이들의 아버지라는 것이 늘 자랑스럽다.

Eric S. Pelletier, PT, DPT, PCS

시리즈 소개

물리치료학문이 계속적으로 발전을 하고 있고 이에 따라 신입 물리치료사에 대한 교육의 중요성이 강조되고 있다.

학생들은 기초 지식뿐만 아니라 물리치료 모든 영역에 대한 이해도 필요하다.

근거 중심 치료(evidence-based practice)는 최상의 근거 자료와 임상의의 전문지식이 결합된 것을 의미하고 환자 평가와 치료에 관한 의사결정에 중요한 근거자료로 쓰인다.

근거 중심 치료는 물리치료 교육과 임상에서 강조된다.

그러나 학생들에게 가장 어려운 점은 학교에서 배운 지식을 기반으로 물리치료 진단을 개발하고 근거 중심 치료를 적용하는 것이다.

모든 진단 및 치료 접근법에 대해 경험 많고 박식한 강사가 학생들의 임상실습을 지도하며, 학생들은 그 훈련을 '자기-주도적인 독립적 독서'를 통해 보완하는 것이 이상적이다.

임상 교육에 대한 확실한 대체 수단이 있지는 않지만, 임상실습 로테이션이 모든 물리치료 범위들을 다루기는 현실적으로 어렵다. 이 외에도, 임상 강사가 시간을 들여 학생들의 근거 중심 치료, 중재의 적용을 지도하는 것도 항상 가능하지는 않다. 아마도 효과적인 대안은 진단 및 치료에 대한 '구조적 임상 접근법'을 토대로 고안된 '임상사례 연구들'을 활용해서 가르치는 것일 것이다. 『물리치료 케이스파일(Physical Therapy Case Files)』 시리즈를 쓰던 당시에는, 기존 문헌을 활용하고 참고해서, 삽화로 설명된(illustrated) 검사나 치료를 뒷받침해 주는 '사례 연구들'이 담긴 '물리치료 교본'은 없었다.

나의 교수 경험을 토대로, 개인 환자 치료 경험들, 동료와 내가 함께 겪은 경험들 그리고 특정 개념을 설명해주는 사례 연구를 찾기 위해 수많은 교본과 웹사이트를 검색해서 얻은 결과를 토대로 한 다양한 가상의 사례들을 고안한 적도 있었다. 이 접근법에는 두 문제가 있었다. 첫째, 내 경험이나 동료의 경험 둘 다 너무나 다양한 환자 진단, 검사, 중재들을 모두 아우르지는 못했다는 것이다. 둘째, 개인 환자 경험이나 전문성에 기반을 두지 않은 가상의 사례를 고안하는 데는 엄청나게 많은 시간이 든다는 것이었다.

내 경험으로 볼 때, 많은 임상사례들의 활용이 포함된 자세한 사례 연구들을, 수업 시에 즉석에서 떠올리기는 어렵다. 『물리치료 케이스파일』 시리즈의 두 가지 목표는 개인 물리치료 임상 분야 내의 수많은 실제적 사례 연구들이 들어있는 자료를 제공함으로써, 물리치료를 가르치는 교육자가 직접 가상의 사례를 만들어낼 필요성은 최소화하고, 학생이 개별 환자의 관리에 근거를 적용할 수 있는 능력은 최대화시켜준다는 것이다.

『물리치료 케이스파일』 시리즈의 각 편 내의 사례들은, 독자가 책을 순서대로 읽든지, 아니면 현재 관심사에 따라 필요한 부분만 임의로 선택해서 읽도록 구성되어 있다. 3부에 '사례 번호'와 '건강 상태(알파벳순)'에 따라 정리된 사례 목록이 있으며, 이를 통해 독자는 특정 분야에 대한 자신의 지식을 검토할 수 있다. 때로 다른 사례와 비교해서 어떤 사례에는 특정 건강 상태 혹은 임상시험에 대한 더 간단한 설명들도 포함될 수 있다. 이런 상황에서 독자는 더 자세한 설명이 있는 사례를 참고해야 할 것이다.

모든 사례는 WHO의 ICF 체계와 미국 물리치료협회의 『물리치료사 지침서』에서 자주 등장하는 용어를 사용하고 있으며, 조직적이고 세심히 계획된 형식을 따른다. 중복과 각 사례의 분량을 줄이기 위해, 의도적으로 각 사례 내에 ICF 체계를 제시하지는 않았다. 그러나, 섹션 제목과 각 사례에 사용된 용어는 '평가, 목표 설정, 중재 과정' 그리고 '임상적 추론이 개인의 활동과 참여를 향상시키는 데 어떻게 활용될 수 있는지'에 대해 독자를 지도할 수 있는 방향으로 선택되었다.

각 사례의 첫 페이지는 환자와 만나서 일련의 개방형 질문들을 하는 것으로 시작된다. 사례 후에 제시되는 논의는 7개 섹션으로 구성되어 있다.

1 '**주요 정의**'에서는 독자의 사례 이해에 도움이 되도록 관련된 용어를 제공한다. '**목표**'에서는 교수 목표 혹은 최종 행동 목표들이 제시된다. 이 '목표'에는 독자가 사례를 읽고 난 후 증명해야만 하는 지식, 기술, 혹은 태도 등이 요약되어 있다. '**물리치료 시 고려사항**'은 사례에 제시된 환자의 물리치료 관리와 관련된 물리치료 관리 계획, 목표, 중재, 예방법, 잠재적 문제에 대해 간단히 제시된다.

2 '**건강 상태의 이해**'에는 의학적 진단에 대한 간단한 설명이 나온다. 이 섹션의 의도는 종합적으로 다루는 데 있지 않다. 독자의 배경 및 맥락 이해를 위해 해당 증상에 대한 병인, 발병학, 위험요인, 역학, 의학적 관리가 제시된다.

3 '**물리치료 환자/고객 관리**'는 환자 관리에서 물리치료사가 하는 역할이 요약되어 있다. 이 섹션은 물리치료사의 역할이, 어떻게 환자 관리에 관여된 다른 의료인들의 역할을 보완시켜 주거나 물리치료사가 다른 의료인에게 의뢰하는 일 등을 자세히 설명한다.

4 '**검사, 평가 및 진단**'은 독자에게 차트 리뷰에서 얻은 정보를 조직하고 해석하는 법, 환자 증상에 영향을 주는 약 부작용에 대한 인식, 주관적 평가와 신체검사를 구조화하는 방법을 알려준다. 환자에게 시행 가능한 평가도구와 특별 검사들이 모두 제시되어 있지는 않다. 각 결과 측정치나 특별 검사에 대한 신뢰성, 타당성, 민감성, 특이성이 논의된다. 필요한 경우, 결과 측정치에 대한 임상적으로 유의미한 차이(minimum clinically important difference, MCID)가 제시되는데 그 이유는 이것이 임상의의 평가 결과가 환자의 기능이나 삶의 질 측면에서 가치 있다고 결론내리기

전, 중재에 반응하는 데 요구되는 최소한의 변화 수준을 결정하는 데 도움을 주기 때문이다.

5 **'치료 계획과 중재'**는 환자 상태에 대한 몇 가지 물리치료 중재들에 대해 설명한다. 이 섹션과 이전 섹션의 장점은 각 사례는 모든 결과 측정치, 실행 가능한 특별 검사, 치료 중재를 낱낱이 제시하지는 않는다는 것이다. 오히려, 몇 가지의 결과 측정치나 검사 기법 및 중재만이 선별되어 제시되어 있다. 이 부분은 물리치료사가 자신의 임상적 추론을 사용해서, 관리 중에 환자에게 적용 가능한 가장 적절한 검사와 중재를 직접 결정하는 현실적인 환자-치료사 상호작용과 최대한 유사하게 제시한 것이다. 선택된 각 중재의 경우, 동일 진단을 받은 이들에게 사용하도록 뒷받침하는 근거가 제시된다. 중복을 줄이고자 유산소 운동과 저항운동에 대한 표준 지침은 포함시키지 않았다. 그 대신에, 독자는 ACSM(미국스포츠의학회)(저자: Goodman and Fuller & Paz and West)이 출판한 지침을 참고해야 한다. 표준 지침에서 벗어난 특이 사례를 위해, 특정 지침들은 포함되어 있다.

6 **'근거 중심 임상적 추천'**에는 환자 상태에 대한 진단도구나 치료 중재에 대한 최소한의 세 가지 임상 권고들이 포함된다. 공저자의 개인적 임상 경험을 넘어서 각 권고의 질을 향상하려면 각 권고는 SORT(Strength of Recommendation Taxonomy, 추천 분류의 장점)를 사용해 등급이 매겨져야 한다.

개별 연구들의 질 그리고 근거에 기반한 권고의 수준을 평가하는 데 사용되는 100여 개 이상의 근거-등급 체계가 있다. SORT 체계는 여러 의학저널(American Family Physician, Journal of the American Board of Family Practice, Journal of Family Practice, and Sports Health)에서 사용되고 있다.

SORT 체계는 두 가지 이유로 선택되었다: SORT은 간단하고, 등급은 환

자 중심적 결과들을 토대로 한다. SORT 시스템은 근거의 세 수준만 가지고 있다: A, B, C

A 등급 권고는 일관된 양질의 환자 지향적 근거에 기반한다(예: 체계적 문헌고찰, 양질의 연구들의 메타분석, 양질의 임의적 통제 실험, 양질의 진단적 코호트 연구).

B 등급 권고는 일관되지 않거나 제한적 질적 수준의 환자 지향적 근거에 기반한다(예: 체계적 문헌 검토, 질 낮은 연구나 일관되지 않은 결과를 가진 연구들의 메타분석).

C 등급 권고는 동의, 질병 중심의 근거, 일반적인 관행, 전문가의 의견 또는 사례 시리즈에 기반한다(예: 합의 지침, 중간 수준 혹은 생리적 결과만 사용한 질병 중심의 근거). 각 사례의 공저자는 각 권고나 결론에 대해 SORT 지침에 기반해 등급을 매겼다. 각 진술에 대한 등급이 검토되었고, 때로 편집자들이 고친 부분도 있다. 사례 내에서 각 임상 권고의 핵심 문구들은 굵은 글씨로 쓰여 있다. 이로서 독자는 인용된 근거가 어디에 있는지 쉽게 찾아볼 수 있다.

7 '**종합 질문과 정답**'에는 내용 이해를 강화하거나, 환자 사례에 대한 새롭지만 관련된 개념을 자세하게 설명하거나 소개하기 위한, 2~4개의 다지선다형 질문들이 들어 있다. 필요한 경우, 왜 대안들이 최선의 선택이 아닌지에 대한 자세한 설명도 제시된다.

나는 이런 현실적 사례 연구들이, 다양한 환경과 환자들에 대한 일상적 물리치료에 '근거'를 적용하는 것을 돕는 새 자료가 되기를 바란다. 근거기반 환급 지침들의 질과 효과 그리고 도입을 촉진하기 위해, 근거기반 의료가 지속적으로 요구되는 이 시점에서 근거기반 권고를 가진 사례들은 부가적 이익을 줄 것인데, 그 이유는 물리치료사는 의료서비스에 대한 환급율의 감소 위협에 직면하게 되어, 자신의 서비스를 지지할 근거를 증명해야만 하기 때문일 것이다.

나는 물리치료 교육자들, 물리치료를 배우는 저학년 학생들, 임상 물리치료사, 전문 임상에 대한 공인 자격증을 준비 중인 전문가들 모두 '학급 기반 지식'을 '근거기반 평가와 중재'에 적용하는 데 이 책이 도움이 되기를 바란다.

Erin E. Jobst, PT, PhD

차례

SECTION I

SECTION II

SECTION I

개요
Introduction

아동물리치료는 역동적인 과정이다. 검사, 평가 그리고 치료 계획을 위해서는 아동뿐 아니라 보호자와도 교감을 형성해야 한다. 아동물리치료사는 영·유아, 걸음마 시기 아동, 학령기 아동, 10대 초반의 청소년 그리고 성년기에 접어든 청소년들을 하루에 모두 만나기도 한다. 나이에 따라 나타나는 다양한 니즈와 문제점은 결코 만만치 않다. 아동은 작은 성인이 아니므로 성인처럼 대해서는 안 된다고 말한다. 아동물리치료를 하려면 정형 물리치료에서 신경근육계통 물리치료까지 다양한 영역에 대한 지식과 전문적인 기술이 필요하다. 물리치료학과 학생부터 전문적인 치료사까지, 아동물리치료를 위해 해부학 및 생리학적 지식을 성장 및 발달의 개념과 통합시킬 때 각각의 아동에게 적합한 성공적인 물리치료가 이뤄질 수 있다.

이 책은 학생과 임상가들에게 조기 중재, 학교, 병원, 재활시설 또는 외래 클리닉에서 볼 수 있는 사례들을 제공할 목적으로 만들어졌다. 사례에서 진단명과 관련된 모든 정보를 다루기보다는 전체적으로 큰 그림을 보여주며 접근법을 알려 준다. 특별히 사례마다 적합한 검사도구와 중재를 선택하는 방법을 보여준다. 사례를 제공해 주신 분들은 전문적인 임상의사결정에 따라 검진과 중재법을 선택한 근거를 제시하고 있다.

31개 사례로 아동물리치료사가 임상에서 만나는 모든 사례를 대신할 수는 없지만, 신경근육발달질환에서부터 유전질환, 근골격계통이상 그리고 여러 계통이 복합적으로 관련된 질환까지 다양한 사례로 구성되었다. 사례를 통해 물리치료가 이뤄지는 다양한 환경을 들여다 볼 수도 있다. 조기 중재와 학교 물리치료에 관한 내용도 다루고 있는데, 한 경직형 양하지뇌성마비 아동이 조기 중재서비스를 시작으로 성인기로 이행하는 과정을 세 개의 사례(6~8)를 들어 시리즈로 소개하고 있다. 다른 사례들은 입원 병동 또는 외래에서 이뤄지는 물리치료에 관한 것이다.

이 책의 목표는 물리치료를 공부하는 학생, 교수, 임상가들에게 우리가 사용하는 중재에 대한 정보와 앞으로 전진과 발전을 위한 초석을 제공하는 것이다.

모쪼록, 이 책이 그런 기회가 되기를 바란다. 즐겁게 이 책을 읽고 스스로 아동 물리치료 의사결정과정에 대해 성찰하는 시간을 가짐으로써 우리가 치료하는 모든 아동들이 각자의 최대한 기능적 잠재력에 도달하는데 도움이 되기를 바란다.

SECTION II

31개 사례 시나리오

Thirty-One Case Scenarios

상완신경총마비

Brachial Plexus Palsy

Lisa K. Kenyon / Ellen Rae Rosevear

CASE 1

생후 13개월, 남아, 만삭 출생, 김○○은 산과 상완신경총마비(obstetric brachial plexus palsy)로 외래 물리치료를 받고자 한다. 부모 인터뷰와 의무기록지 검토로 의학적 정보를 수집하였다. 임신기간 중 엄마는 모성 당뇨를 앓았다. 겸자-보조 질 분만 시 난산, 태아 심박수 감소 및 태아 어깨이상분만 등의 어려움이 있었다. 출생 시, 오른쪽 어깨에서 근긴장도가 전혀 느껴지지 않았고 심부건반사와 신생아반사가 나타나지 않았다. 생후 3개월에 시행한 자기공명영상(magnetic resonance imaging, MRI)촬영과 척수강 조영술에서 C5 신경근의 손상은 없었지만 C6-T1 신경근이 일부 찢어진 상태였다. 부모보고에 의하면 신경이식(nerve graft) 후, 약간의 기능 향상이 있지만 여전히 아이의 미래와 오른팔을 기능으로 사용할 수 있을지 걱정하고 있다.

- ▶ 산과 상완신경총마비 검사와 측정도구의 선택에서 아이의 나이는 어떤 영향을 미치는가?
- ▶ 산과 상완신경총마비에서 수술적 중재를 고려할 때 결정인자는 무엇인가?
- ▶ 아이의 나이에 따라 중재는 어떻게 달라지는가?
- ▶ 아이가 성장하여 성년기가 되었을 때 우려되는 기능적 문제는 무엇인가?

주요 정의

- **비대칭성긴장성목반사**(asymmetric tonic neck reflex): 발달 반사로, 아기 머리를 한 쪽으로 돌리면 머리가 돌아간 쪽의 팔·다리는 펴지고 반대쪽은 구부러진다.
- **발달 반사**(developmental reflexes): 원시반사라고도 하며 불수의적 반응으로, 정상발달하는 유아에서는 특정 시기가 되면 사라진다(억제 통합).
- **모로반사**(moro reflex): 머리가 갑자기 밑으로 움직여지는 자극에 대해 정상발달하는 유아에게 관찰되는 발달 반사로, 양팔은 대칭적으로 벌린 후 모으지만 손은 편다.
- **손바닥쥐기반사**(palmar grasp reflex): 정상발달하는 유아에게 관찰되는 발달 반사로, 아기의 손바닥을 지긋이 눌러주거나 물건을 갖다 대면 손가락이나 물건을 쥔다.
- **사경**(torticollis): 사례 17 참조; 한쪽 흉쇄유돌근의 단축으로 침범된 쪽으로 머리가 외측 굴곡되고 반대쪽으로 돌아간다. 선천적(아기가 태어날 때부터) 또는 습관적 자세로 인해 후천적으로도 발생할 수 있다.

목표

1. 산과 상완신경총마비에서 엄마 및 아동의 위험요인을 열거할 수 있다.
2. 산과 상완신경총마비의 물리치료 검사를 위한 적합한 검사와 측정법을 설명할 수 있다.
3. 산과 상완신경총마비에서 수술을 고려할 때 영향을 미치는 요인이 무엇인지 설명할 수 있다.
4. 산과 상완신경총마비에 적합한 평가도구와 중재를 설명할 수 있다.
5. 유아기에서 성년기까지 산과 상완신경총마비가 기능에 미치는 영향을 설명할 수 있다.

물리치료 시 고려사항

산과 상완신경총마비 유아의 물리치료 시 고려할 점:

▶ **일반적 물리치료 계획/목표**: 능동 및 수동 관절가동범위의 유지 및 향상;

침범된 팔의 기능적 사용 촉진; 감각 지각 향상; 운동 및 감각 회복 촉진; 기능적 결과의 최대화 및 추가적인 손상 방지

- **물리치료 중재**: 관절가동범위(수동, 능동 보조, 능동) 및 근력강화운동; 기능적 상지활동(특히, 양손을 사용하는 과제); 관절 정렬 및 팔 보호에 관한 부모/아동 교육; 신경근전기자극; 바이오피드백 및 보조기
- **물리치료 시 주의사항**: 외과의 및 담당 의사의 활동 제한 프로토콜 확인; 무리한 스트레칭 방지; 손상 측 팔의 감각 저하 위험요인 인식; 손상 측 팔의 체중지지활동을 통한 적합한 생체역학적 정렬 상태 유지
- **물리치료를 방해하는 요인**: 사경 발생; 감각 감소, 불안정한 관절, 구축, 저긴장도 및/또는 침범 측 팔의 무시(neglect)

건강 상태의 이해

상완신경총은 운동신경과 감각신경을 모두 포함하며 C5–C8 및 T1 신경의 전지(ventral rami) 또는 전근(ventral root)으로 형성된다(**그림 1–1**). 이 5개의 신경뿌리가 합쳐져 위(C5–C6), 중간(C7) 및 아래(C8–T1) 줄기(trunk)를 형성한다. 각 줄기는 다시 앞 · 뒤로 2개의 갈래(division)로 분지하므로 총 6개의 갈래를 이룬다. 3개의 줄기는 액와동맥과의 위치에 따라 다시 3개의 다발(cord)을 형성한다. 뒤쪽 다발(C5–T1)은 3개의 각 줄기의 뒤 갈래로 구성된다. 외측 다발(C5–C7)은 위 줄기와 중간 줄기의 앞 갈래로 이루어지고, 중간 줄기(C8–T1)는 아래 줄기의 앞 갈래로 구성된다. 상완신경총에서 나온 신경들이 거의 팔 전체의 운동 및 감각신경 분포를 담당한다. 상완삼두근과 견갑거근에는 운동신경이 분포하고 액와부에는 감각신경이 분포한다.

산과 상완신경총마비는 질 분만 시 상완신경총이 당겨진 결과로서 가장 빈번히 발생한다. 태아가 엄마 뱃속에서 머리를 아래로 한 자세 또는 두정분만

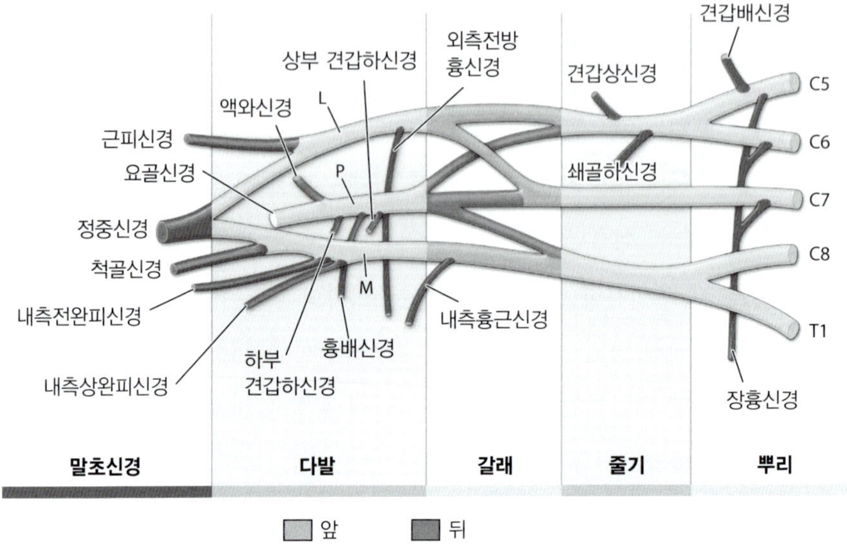

그림 1-1 상완신경총은 운동신경과 감각신경을 모두 포함하는 C5-C8 그리고 T1 신경의 전지 또는 전근으로 형성된다. 외측(L, lateral); 내측(M, medial); 후방(P, posterior) (Morton DA, Foreman K, Albertine KH 등의 허가를 받아 삽입한 그림. Chapter 29. Overview of the Upper Limb. In: Morton DA, Foreman K, Albertine KH. eds. The Big Picture: Gross Anatomy. New York, NY: McGraw-Hill; 2011. 그림 29-4.)

자세(vertex delivery position)에서 분만 시 머리에 강한 회전력이나 당김이 가해지면 상완신경총이 손상될 수 있다. 어깨 난산(태아 어깨가 질 밖으로 나오기 어려움) 시에도 상완신경총신경이 잡아당겨질 수 있다. 산과 상완신경총마비는 신경차단(신경이 당겨져서 발생하는 일시적 신경전도차단)부터 척수의 신경근이 강제로 뜯겨 나가는 완전 적출(complete avulsion)까지 손상의 정도가 다양하다.

일반적으로 상완신경총손상은 침범 부위에 따라 상부, 하부 및 완전 상완신경총손상의 세 그룹으로 나뉜다. 상부 상완신경총손상(에르브마비)이 가장 흔한 유형이며, 상부 경추신경(C5-C6 및 C7이 포함되기도 함)이 손상을 입은 것이다. 상부 산과 상완신경총마비는 “웨이터 팁 자세(water's tip position)”

라고 팔꿈치를 편 상태에서 어깨 내전 및 내측 회전, 전완부 회내, 손 및 손가락 굴곡 같은 전형적인 자세를 특징으로 한다. 이따금씩 C4 신경근 및 횡격신경이 손상되어 같은 쪽 횡격막이 마비되기도 한다. 하부 산과 상완신경총마비는 가장 드문 유형으로 상완신경총의 아래 부분(C7–T1)이 손상을 입은 것이다. 클룸프케마비라고도 하며 어깨와 팔꿈치의 근위부는 괜찮지만, 손목 굴곡근 및 신전근, 손의 내재근이 마비된다. 임상적으로 하부 산과 상완신경총마비의 경우 침범된 전완부가 회외되고 쥐기에 어려움이 따른다. 완전 산과 상완신경총마비(에르브–클룸프케마비)는 상완신경총 전체(C5–T1)가 손상된 것으로 팔 전체의 마비 및 감각 소실이 있다. 완전 산과 상완신경총마비에서 초기 운동 및 감각 손상은 시간이 지나면서 서서히 줄어들며, 나중에는 상부 경추 신경뿌리가 신경지배하는 부위로 집중된다. 완전 산과 상완신경총마비의 운동 및 감각 소실은 정의된 패턴을 따르지 않는 경우가 많다. 그 이유는 상완신경총 신경뿌리들의 상호 교통과 섞임 때문이다. 드물게는 상완신경총손상을 입은 환아의 일부에서 호너증후군(Horner syndrome)이 나타난다. 호너증후군은 T1 신경뿌리에서 교감신경정보의 입력이 소실된 결과로 발생한다. 호너증후군의 증상은 발한 감소, 비정상적 동공 수축, 안검하수 등이다.

산과 상완신경총마비의 발생률은 신생아 1,000명당 약 0.15~2.54명이다. 위험요인에는 출생 시 체중(클수록), 어깨 난산, 모성당뇨증, 장시간 분만 또는 난산, 둔위분만(breech delivery) 그리고 흡입(vacuum)/겸자(forceps)-보조분만 등이다. 초기 연구에서는 산과 상완신경총마비의 회복률이 92%로 높게 보고되었지만, 최근 연구결과에서 완전 회복률은 66~73%이다. 산과 상완신경총마비 환아 56명을 대상으로 한 Hoeksma 등의 연구결과에 따르면, 연구 대상자의 34%에서 생후 3주 이내에 완전한 신경학적 회복이 일어났다. 32%는 1.5~16개월 사이에 완전한 신경학적 회복이 일어났다(평균 평가 시기 6.5개월). 나머지 34%는 3세가 되어서도 완전히 회복하지 못하였다. 저자들은 연구결과를 바탕으로 어깨 외측 회전 및 전완부 회외 여부를 신경학적 완전 회복의 예측인자로 보았다. 초기 증상과 신경학적 완전 회복 간의 연관성이 밝혀지지 않았으므로, 유아의 초기 증상(예: 호너증후군, 상완신경총 전체 손상, 횡격신경손상)을 바탕으로 회복의 예후를 예측할 수 없다.

산과 상완신경총손상 아동 중에서 초기에 그리고 시간이 지나서도 완전 회복이 되지 않으면 활동 제한이 있을 수 있고, 아동기에는 더욱 심해질 수 있다. 산과 상완신경총손상 아동은 팔 뻗기, 쥐기, 물체 조작하기 등에 어려움을 겪을 수 있다. 아이가 성장함에 따라 새로운 기술의 학습과 독립성의 요구가 커지므로 위와 같은 어려움은 더 심각해질 것이다. 특히 양손 사용 기술 및 옷 입기, 박스 열기, 옷 단추 조작과 같은 일상활동이 힘들다. 구축 및 비정상적 뼈의 성장과 같은 이차적 손상이 생기면 침범된 팔을 기능적으로 사용하는 것이 더욱 어렵다. 운동 소실 패턴에 따라 구축이 발달하는 양상도 달라진다. 예를 들어, 상부 상완신경총(C5–C6)손상에서는 전형적으로 어깨 내전 및 내측 회전, 전완 회내 그리고 상완삼두근의 신경지배 여부에 따라 팔꿈치 신전 구축 또는 굴곡 구축이 발달한다(**그림 1–2**). 뼈의 변형도 운동 소실 패턴의 영향을 받고, 산과 상완신경총손상 아동의 대다수는 어깨관절이상이 있다. 쇄골이 비정상적으로 짧고 견갑골의 형성부전 및 부정렬이 보고되어 있다(**그림 1–3**). 침범되지 않은 쪽 팔과 비교해서, 침범된 쪽 팔의 뼈 무기질 밀도가 감소한다.

산과 상완신경총마비 아동은 최대의 기능 발휘를 위해 신경지배가 정상적인 근육들을 사용하므로 종종 비전형적 또는 보상적 움직임 패턴이 나타난다. 예를 들어, 관절가동범위가 제한적인 아동이 머리 위로 팔을 뻗으면 척추전만증이 증가된다(**그림 1–4**). 또는 팔 뻗기 패턴이 다양하지 못하므로 항상 어깨 내측 회전, 전완부 회내, 손목 굴곡 패턴으로 팔 뻗기 과제를 수행한다. 산과 상완신경총마비에서는 전완부의 능동적인 회외 동작이 가장 어렵다(**그림 1–5**). 감각 소실로 인해 일부 산과 상완신경총마비가 있는 유아는 손상된 쪽 팔의 무시(neglect), 팔 물어뜯기 또는 꼬집기 같은 자해 행동을 하기도 한다. 손상된 쪽 팔에서 칼에 베임, 화상 또는 다른 손상을 느끼지 못 하는 경우도 있다. 신

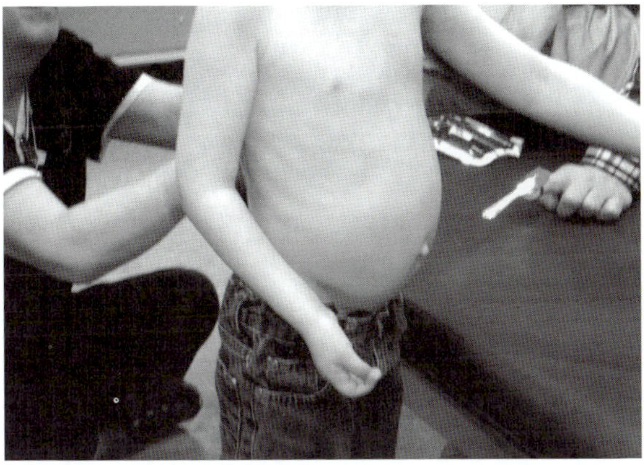

그림 1-2 4세, 산과 상완신경총마비 아동. 어깨 내측 회전 및 팔꿈치 굴곡에 주목한다.

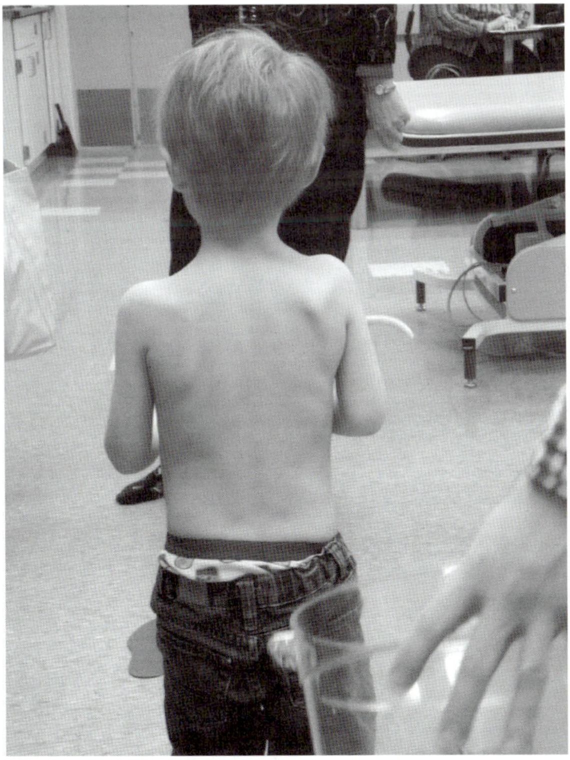

그림 1-3 침범된 오른쪽 견갑골이 돌출(winging)되어 있고 견갑대(shoulder girdle)가 거상되어 있다.

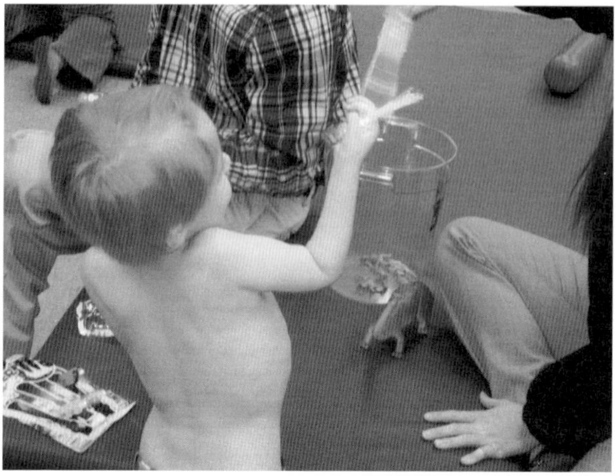

그림 1-4 아이가 침범된 오른쪽 팔을 머리 위로 뻗으려는 노력에 따라 요추전만증이 증가한다.

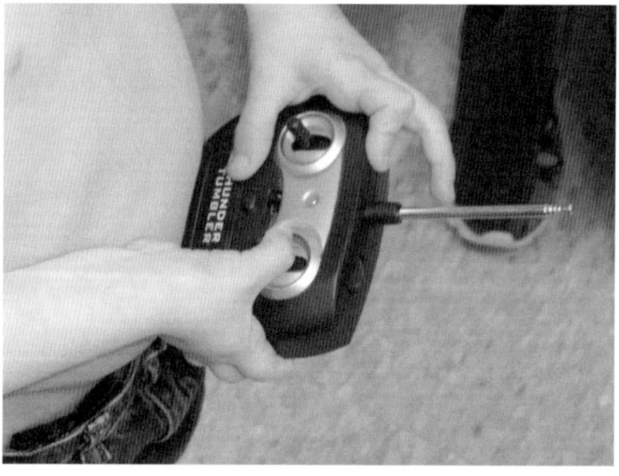

그림 1-5 4세 남아인 산과 상완신경총마비 아동이 양손을 사용하는 운동과제를 하고 있다. 침범된 쪽 손으로 정교한 쥐기를 수행하기 어렵다.

경이 재생되는 시기 동안(자발적 회복 또는 신경 수술 후), 정상 감각이 회복되기 전에 팔을 터치하면 통증이나 과민함(hypersensitivity)이 나타나기도 한다. 무시의 정도가 심하고 습관적으로 머리를 손상된 쪽에서 반대로 돌리면 자세성 사경(positional torticollis)이 생길 수 있다.

산과 상완신경총마비 아동은 운동발달에 지장이 있을 수 있다. 네발 자세에서 놀이를 하고 이동하는 것이 어려워 이 과정을 거치지 않고 지나가기도 한다. 대신에 앉은 자세에서 엉덩이로 바닥을 밀며 스쿠팅(scooting) 형태로 이동하거나 바닥에서 이동하는 발달 단계를 거치지 않고 바로 걷기도 한다. 산과 상완신경총마비 아동은 침범되지 않은 쪽 팔을 이용해서 자세를 바꾸려는 경향이 있다. 앉은 자세에서 침범된 쪽 팔의 보호반응이 느리게 발달하거나 전혀 나타나지 않기도 한다. 이같은 요인들이 손상 측 팔의 감각 소실과 복합적으로 작용하여 비대칭적인 자세와 움직임의 발달을 초래할 수 있다.

초기에 완전 회복이 이뤄지지 않을 경우 일차적인 손상을 경감시키기 위해 다양한 수술을 고려한다. 수술 종류로는 신경 접목(nerve grafting), 흉터 제거, 신경종말의 직접 단단문합(end-to-end anastomosis) 등이 있다. 보통 상완이두근이 제대로 기능하지 못할 때 수술을 고려한다. 팔꿈치 굴곡근 및 신전근, 손목 및 엄지손가락의 신전근, 손가락 굴곡근 및 신전근 등 능동 움직임의 점수를 바탕으로 한 예측 모델을 사용한 연구결과를 근거로 수술의 필요성을 예측한다. 가장 최근의 연구결과에서는 어깨 외측 회전근 및 전완부 회외근의 기능이 완전히 회복되지 않을 때 수술을 고려한다.

수술 시기와 효과에 관한 의견들이 분분하지만 상완신경총 전체 손상과 함께 호너증후군 동반 그리고 회복의 징후가 전혀 없을 때는 기능 회복의 가능성을 조금이라도 높이기 위해 수술을 고려한다. 생후 3~4주 이내 초기에 완전 회복된 경우는 보존적으로 치료가 잘 이뤄진 것으로 수술은 필요하지 않다. Bain 등에 의하면 위와 같이 대비되는 두 가지 경우 이외의 신경 수술 중재의 필요성과 시기가 분명치 않은 경우에 해당하는 회색 존(gray zone)이 있다. 생후 1개월에는 81%가 회색 존에 해당한다. 이러한 이유로 Bain 등은 신경외과 의사들이 의사결정을 하는데 유용한 알고리즘을 만들었다. 이 알고리즘은 산과 상완신경총손상 아동 중에서 수술과 비수술적 접근의 이점이 분명치 않는 경우에 특히 유용하다.

팔의 구축과 다른 이차적 정형외과적 손상의 발생률을 고려한 조직 이완, 힘줄 전이(tendon transfer), 골절단술(osteotomies)이 대표적인 수술이다. 정형외과적 수술 시기에 대한 논란은 여전하지만 Water 및 Bae가 23명의 경미함에서 중등도의 상완와관절 형성부전 아동(평균 연령 27개월)을 대상으로 한 최근의 연구결과를 보면 근육연장술과 함께 회전근개의 힘줄 전이 그리고 상완와관절의 개방 정복에 따라 어깨기능이 향상되고 리모델링을 촉진시키는 것으로 나타났다.

산과 상완신경총손상의 장기적인 기능 결과에 관한 연구는 많지 않다. 산과 상완신경총손상 아동에게 쓰기, 양손과제 수행력 그리고 스포츠 및 여가활동 참여는 어려운 일이다. 산과 상완신경총마비 병력이 있는 7~8세의 아동을 대상으로 한 연구에서 대다수가 침범되지 않은 쪽 손을 사용하는 것을 선호하였고, 45% 이상에서 팔의 통증을 호소하였다. 산과 상완신경총손상의 정도가 다양한 70명(7~20세)에 대한 코호트조사에서 5세가 되어도 능동 어깨관절범위와 손기능이 달라지지 않았다. 하지만 5~15년 후 재조사에서는 향상이 확인되었다. 하지만 팔꿈치 기능과 능동 어깨 외측 회전범위는 점차 감소한 것으로 나타났다. 상완신경총손상 병력이 있는 성인(평균 연령 39.5세)을 대상으로 한 설문조사에서 대다수가 통증, 감각 손상, 팔 관절염 그리고 일상생활에 지장을 주는 기능적 제한이 있다고 답하였다. 이상의 연구결과를 종합하면, 산과 상완신경총손상은 성인기까지 그 영향을 미치는 것을 알 수 있다.

물리치료 환자/고객 관리

산과 상완신경총손상의 치료목표는 침범된 팔의 기능적 사용을 촉진하고 능동 및 수동 관절가동범위를 향상시키고 나이에 맞는 양손 사용 기술을 촉진하는 것이다. 현재 13개월 된 김○○의 양손 사용에 필요한 운동과제는 블록 부딪혀 소리내기, 박수치기, 양손으로 큰 공 들기, 양말 신고 벗기 또는 책 들기이다. 예상하는 신경재생의 속도를 바탕으로 물리치료 중재는 김○○이 약 2세가 될 때까지 운동 및 감각 회복을 돕는 것에 중점을 두어야 한다.

검사, 평가 및 진단

일반적으로 산과 상완신경총손상을 입은 신생아는 출생 후 7~10일간의 "안정" 시기가 필요하다. 이때 손상된 신경의 초기 부종과 출혈이 감소한다. 이 시기에는 손상 측 팔에서 관절가동범위의 평가를 포함한 어떤 움직임도 금지해야 한다. 초기 물리치료 검사는 이 안정 시기가 지난 후에 실시한다. 산과 상완신경총손상 관련 과거 및 현재의 중재법은 물론, 병력에 대한 자세한 정보(출생, 발달, 의학적 문제)를 수집한다. MRI, CT, CT 척수조영술, 근전도 같은 의학적 검사결과도 모두 검토한다. 손상된 팔의 통증 또는 과민성을 포함하여 아동-중심적 관점에서 문제가 되는 부분들을 확인한다.

검진(examination)과 측정(measurement)에서는 연령에 적합한 통증, 능동 및 수동 관절가동범위, 감각, 근력, 운동기능 그리고 일상생활활동 등을 검사한다. 어린 유아의 운동활동 평가 시, 초기에는 모로반사, 손바닥쥐기반사, 비대칭성긴장성목반사와 같은 발달 반사가 대칭적으로 나타나는지 검사한다. 손상된 팔을 움직일 때 근육이나 관절에 무리가 되지 않도록 주의한다. 불안정한 관절이 더욱 손상을 입을 수 있다. 손상된 팔 동작은 중력에 대해서 뿐만 아니라 중력의 영향을 감소시킨 자세에서도 평가해야 한다. 육안으로는 산과 상완신경총손상 아동의 능동 관절가동범위를 정확하게 측정할 수 없으므로, 치료사는 평가도구 AMS (Active Movement Scale, 능동움직임척도)를 사용해서 김○○ 같이 어린 유아 및 아동의 능동 관절가동범위를 평가할 수 있다. AMS는 손상된 팔에서 15가지 동작을 평가하는 것으로, 0~4세 7개월의 산과 상완신경총손상 아동에게 사용할 수 있다. 0점(수축이 일어나지 않음)~7점(중력에 대한 완전운동범위)까지 8점 명목척도로, 아이에게 운동과제를 제시하고 그 수행력을 평가한다. 연령이 높은 아동은 말렛기능분류(Mallet Classification of Function)로 수술 후 운동 회복 정도를 측정하고 주기적으로 모니터링한다. 산과 상완신경총손상을 위한 말렛기능분류에서는 침범된 팔의 어깨 외전, 어깨 외측 회전, 손 머리 뒤로 가져가기, 손 허리에 가져가기 그리고 손을 입으로 가져가기의 다섯 가지 움직임을 검사한다. 각 움직임은 I등급(능동 움직임 없음)~V등급(침범되지 않은 반대쪽 팔과 같은 정상 움직임)으로 분류한다.

유아의 감각 평가는 쉽지 않다. 치료사는 산과 상완신경총마비 유아에게 손상된 팔에서 감각 감소 또는 완전 소실이 발생한 부위가 있는지 확인해야 한다. 상완신경총손상 아동을 위한 감각등급체계(Sensory Grading system for Children with Brachial Plexus Injury)를 사용하면 손상된 팔의 전반적인 감각기능을 파악할 수 있다. 점수체계는 S0(아픈 또는 다른 자극에 대한 반응 없음)~S3(정상 감각)이다. 피부주름검사는 간단한 선별검사로 손가락 끝 손바닥면의 감각 유·무를 평가할 때 사용된다. 신경이 마비된 부위의 피부는 물에 젖어도 주름이 잡히지 않는다는 가정하에, 아이의 침범된 손을 따뜻한 물에 15~30분 동안 담그게 한 다음 주름이 생기는지 확인한다. 주름검사의 간단한 형태로, 치료사는 아이의 손가락 끝을 젖은 수건이나 옷으로 몇 분 동안 감싸준다. 이 방법은 손가락을 물에 오래 담글 필요가 없는 효과적인 대체 방법이다.

주름검사가 피부 신경지배 유무를 확인하는데 유용할 수 있지만, 주름은 아동의 감각기능이나 감각 식별과는 상관관계가 없다.

2013년 Bialocerkowski 등은 산과 상완신경총손상 아동의 팔기능을 양적으로 측정하는 여러 평가도구의 측정 속성을 평가하기 위해 체계적 고찰

연구를 수행하였다. AHA (Assisting Hand Assessment), PEDI (Pediatric Evaluation of Disability Inventory)의 자조 영역 그리고 PODCI (Pediatric Outcomes Data Collection Instrument) 등의 측정 속성이 가장 좋았다. 반구조화된 AHA는 양손과제항목들로 구성되었으며, 놀이 평가시간에 실제 사용 능력을 평가할 목적으로 개발되었다. 놀이 항목 22개를 약 15분에 걸쳐 수행하는 모습을 영상으로 촬영하여 평가한다. 대상은 18개월~12세의 산과 상완신경총손상 또는 편마비 아동이다. PEDI는 보호자보고형 설문 평가로, 6개월~7.5세의 아동을 대상으로 하는 규준참조 평가이며, 발달지연이 있는 7.5세 이상 아동에게는 준거참조 평가의 성격을 갖는다. PEDI의 자조활동 영역에 대한 검사로 상부, 하부 또는 전체 상완신경총손상 아동 간에 자조활동 수준을 변별할 수 있지만, 최근에 개발된 PEDI-CAT (Pediatric Evaluation of Disability Inventory-Computer Adaptive Test)는 진단명에 상관없이 발달이나 기능에 영향을 미치는 질환이 있는 아동에게 사용할 수 있다. PEDI-CAT는 컴퓨터 소프트웨어 프로그램을 사용해서 일상생활, 이동성, 사회/인지 그리고 책임감의 4개 영역에 걸쳐 276개 활동항목을 평가한다. PEDI-CAT는 0~20세 아동을 대상으로 사용하며 공인타당도, 신뢰도, 점수 분포의 적합성이 입증되었다. PODCI는 표준화된 발달 평가도구로, 근골격계 질환이 있는 19세 이하 아동에게 적합하다. 반정량적인(semi-quantitative) 환자 및 부모보고식 검사로 이동, 상지기능, 스포츠 참여 능력, 안락감 또는 통증 그리고 행복의 5개 영역에 대한 기능 및 삶의 질을 평가한다. 전반적 기능 점수는 처음 4개 영역에서 구한다. 산과 상완신경총마비 아동은 상지기능, 스포츠 그리고 전반적 기능에서 정상적으로 발달하는 또래에 비하여 PODCI 점수가 낮다. PODCI가 주로 정형외과적 수술을 한 아동의 결과 평가도구로 개발되었다는 점을 고려하면, PODCI는 산과 상완신경총마비 아동의 수술 전 기능을 측정하고 수술 후 기능 회복을 기록하는데 아주 훌륭한 평가도구일 것이다. 하지만 이 도구는 물리치료 평가가 이뤄지는 시점을 기준으로 약 7개월 전에 신경학적 수술(신경이식)을 한 아이에게는 적합하지 않다.

특별히 산과 상완신경총손상 아동을 위해 개발된 것은 아니지만, PDMS-2 (Peabody Developmental Motor Scales, Second Edition, 피바디운동발달척도 제2판)는 대운동 또는 소운동발달지연을 모니터링하고 추적검사하는데 유용할 것이다. PDMS-2는 대운동척도 및 소운동척도로 이루어졌으며, 0~5세 아동의 운동기술을 평가할 목적으로 개발되었다. 대운동척도는 반사, 정적 자세, 이동성 그리고 물체 조작의 4개의 하위 영역으로 구성되며, 검사 대상 아동의 나이에 따라 이 중에서 3가지를 평가한다. 소운동척도는 2개의 하위 영역, 즉 쥐기 및 시각-운동 통합 영역으로 구성된다. 김○○은 12개월이 지난 아장아장 걷는 아이로 대운동척도에서는 정적 자세, 이동성 그리고 물체 조작 영역을 평가하고, 소운동척도에서는 쥐기와 시각-운동 통합 영역을 평가한다.

치료 계획과 중재

의사마다 산과 상완신경총손상의 치료적 중재에 대한 주의 및 금기증이 다르며 수술 여부에 따라서도 달라진다. 물리치료사는 중재 시작 전에 특정 움직임 또는 팔로 체중을 지지할 때 주의사항이나 금기사항이 있는지 확인해야 한다. 출생 후 7~10일의 초기 안정 시기가 지나면 물리치료를 시작해도 무방하다. 그러나 지나친 움직임은 관절에 무리한 힘이 전달되고 근육이 과도하게 신장되어 추가적인 손상의 위험이 있으므로 피해야 한다. 물리치료 검사를 마친 후, 구축발달의 위험이 있는 팔관절에 대한 적절한 관절가동범위운동이 포함된 홈운동프로그램이 바로 시작되어야 한다. 홈운동프로그램에는 관절 탈구 및 아탈구가 일어나지 않게 주의사항도 강조되어야 한다. Murphy 등의 연구에 의하면, 12개월에 걸친 홈운동프로그램 시 DVD를 활용했을 때, 3개월 후 평가에서 홈운동프로그램에 적응하고 실천하는 정도가 각기 74%, 96% 증가하였다. 비록 12개월에는 84%로 감소했지만, DVD는 산과 상완신경총손상 아동을 둔 보호자가 홈운동프로그램에 적응하는데 도움이 되었다.

유아의 성장 수준과 연령에 맞는 기능적 활동을 통한 약화된 근육의 활성화는 치료실과 가정에서 함께 이뤄져야 한다. 중력의 영향을 덜 받는 자세에서 손으로 움직임을 가이드 및 조절하는 방법은 근력강화에 도움이 될 것이다. 예를 들어, 치료사는 비침범측(왼쪽)을 밑으로 해서 옆으로 눕히고 전략적으로 아기가 침범측(오른쪽) 손을 뻗어 닿을 수 있는 거리에 장난감을 놓아 둔다. 그다음 손으로 아이의 오른쪽 팔을 잡고 어깨 내측 회전 및 전완부 회내 동작이 일어나지 않도록 조절하면서 약화된 근육을 최대한 사용해서 손을 뻗도록 움직임을 가이드한다. Ibrahim 등에 의하면 산과 상완신경총손상 아동의 침범된 팔에서 뼈 무기질 밀도가 감소한다는 점을 들어, 연령이 높은 아동의 중재 시 체중지지운동을 포함시키면 뼈 무기질 밀도가 증가된다.

팔의 구축 조절 및 기능 향상을 위한 다른 방법으로 연속 석고고정(serial casting) 및 보소기(splinting)가 있다. Ho 등의 연구결과에 의하면 산과 상완신경총마비 아동의 팔꿈치 구축에 대한 중재로 연속 석고고정과 보조기는 구축 감소에 효과가 있었다. 환자의 연령과 후속적 예방 조치를 잘 지키는 것이 효과가 지속되는데 영향을 미쳤다. Basciani와 Intiso에 의하면 이전에 연속 석고고정에서 효과가 없었던 산과 상완신경총손상 아동이 보툴리늄 톡신 A형 주사를 맞은 다음 연속 석고고정하고 12개월이 지난 후 검사에서 팔꿈치 능동 신전범위가 크게 증가하였다. DeMatteo 등은 보툴리늄 톡신 A형 주사만으로도 길항근의 수의적 이완의 향상을 통해 운동학습이 촉진되는 동시에 자발적 회복 또는 신경이식 같은 수술적 방법으로 신경의 근육지배활동이 증가된다고 덧붙였다.

Eng 등은 초기연구에서 산과 상완신경총손상 환자에게 전기자극치료가 효과적이라고 했지만, 이 중재에 대한 연구는 거의 없다. Okafor 등은 상부 상완신경총손상을 입은 16명의 연구 대상자를 전기자극치료군과 전통적 물리치료

군으로 무작위로 나누었다. 6주간의 중재기간이 끝나고, 중재군에서 어깨 외전, 팔꿈치 굴곡, 손목 신전 그리고 팔 둘레 등의 평균값이 통계적으로 의미 있게 증가하였다. 이 연구의 제한점은 표본 크기가 작은 것(각 군당 8명)으로 연구결과를 뒷받침해 줄 보다 큰 규모의 연구가 필요하다.

근거중심 임상적 추천

SORT: 추천 분류의 장점

A 일관된, 양질의 환자 지향적 근거

B 일관되지 않거나 제한된 질적 수준의 환자 지향적 근거

C 동의, 질병 중심의 근거, 일반적인 관행, 전문가의 의견 또는 사례 시리즈

1. 산과 상완신경총손상 아동은 성인기까지 그 영향을 받는다. **A 등급**
2. 산과 상완신경총손상 아동의 팔기능을 정량화할 수 있는 측정 속성이 가장 좋은 평가도구는 AHA, PEDI 자조 영역 그리고 PODCI 등이다. **A 등급**
3. 연속 석고고정, 보조기 그리고 보툴리늄 톡신 A형 주사는 상완신경총손상 아동의 침범측 팔의 구축과 기능을 향상시켜 준다. **B 등급**

종합 질문

1.1 산과 상완신경총손상에서 가장 빈번히 침범되는 신경분절은?

A. C4–C5

B. C5–C6

C. C7–C8

D. C8–T1

1.2 산과 상완신경총손상의 위험요인은?

A. 출생 시 체중 감소

B. 모성저혈당증

C. 조산

D. 어깨 난산

1.3 AHA 평가에 해당하는 연령대는?

A. 생후 6개월~7.5세

B. 생후 18개월~12세

C. 0~5세

D. 0~19세

정답

1.1 **B.** 산과 상완신경총손상은 주로 C5–C6 신경뿌리로 구성되는 상부 신경총에서 일어난다.

1.2 **D.** 어깨 난산, 즉 어깨가 질 밖으로 나오기 어려운 경우 상완신경총 내의 신경이 당겨질 수 있으므로 산과 상완신경총손상의 위험요인으로 작용한다.

1.3 **B.** AHA의 평가 대상 연령은 생후 18개월~12세이다.

척수손상
Spinal Cord Injury

Dana Robinson Johnson /
Kimberly A. Scharff

CASE 2

건강하게 잘 자라던 14세 김○○은 고속으로 주행하는 자동차 충돌사고를 당했다. 사고 당시 안전벨트를 착용하지 않은 채 앞좌석에 탑승하고 있었다. 응급구조사의 말에 따르면 사고 현장에서 팔 · 다리를 전혀 움직이지 못하는 상태였다. 경성목고정장치(hard cervical collar)를 착용시키고 움직이지 못하게 백보드(backboard)에 고정한 채 외상센터에 옮겨졌다. 응급실에서 초기 상태를 사정하였다. 방사선사진 촬영에서 C6 척추뼈 골절이 확인되었다. 양쪽 팔꿈치는 저항에 대해 구부릴 수 있었고 손목은 약하게 펼 수 있었다. 팔과 몸통 전체에 감각이상을 호소하였다. ISNCSCI (International Standards for Neurological Classification of Spinal Cord Injury, 척수손상국제표준화분류) 초기 등급은 C6 AIS B였다. 집중치료실에 입원하여 고용량 당질코르티코이드 처치를 받았다. 이틀 후, 척추의 안정화를 목적으로 C6–T2에 융합술을 받았다. 6일 후, 급성재활병원으로 옮겼으며 물리치료 평가(evaluation)와 치료가 시작되었다. ISNCSCI 반복 측정결과는 C7 AIS C 단계로 양쪽 상완삼두근과 손가락 굴곡근의 근력 "3(F)" 그리고 양쪽 고관절 굴곡근은 "1(T)" 단계의 수축이 가능하여 약간의 신경학적 회복이 나타났다.

- ▶ 척수손상의 수준 및 정도를 결정하는 평가도구는 무엇인가?
- ▶ 검진 시 가장 우선적으로 고려해야 할 것은 무엇인가?
- ▶ 환자의 나이와 부상 수준을 바탕으로 물리치료 계획을 기술한다.

주요 정의

- **자율신경반사부전**(autonomic dysreflexia): 척수손상 아래 레벨에 유해한 자극이 가해지면 두통, 혈압 상승, 서맥 또는 빈맥, 안면홍조 등이 나타나는 생명에 치명적일 수 있는 척수손상에 따른 합병증이다.
- **이소성골화증**(heterotopic ossification): 신경학적 손상을 입은 환자에서 말초관절 주변의 연부조직 내에 이소성 뼈조직이 새롭게 형성되는 것이다.

목표

1. 아동척수손상의 기전을 설명할 수 있다.
2. 아동물리치료에서 ISNCSCI 검사의 목적 및 신뢰도를 설명할 수 있다.
3. 척수손상 아동의 일반적인 근골격계 손상과 합병증을 설명할 수 있다.
4. 청소년기 척수손상 환자의 단기 및 장기 의학적 관리 시 고려할 점들을 설명할 수 있다.
5. 청소년기 척수손상 환자의 적절한 물리치료 계획을 설명할 수 있다.
6. 청소년기 척수손상 환자에게 필요한 내구성이 좋은 이동보조용 의학장비를 이해할 수 있다.

물리치료 시 고려사항

청소년기 척수손상 환자의 물리치료 시 고려할 점:

- ▶ **일반적 물리치료 계획/목표**: 이동성과 일상생활활동의 독립성 증진; 삶의 질 향상; 이차적 합병증과 동반 질환 발생의 위험 감소/최소화
- ▶ **물리치료 중재**: 척수손상과 이차적 합병증에 관한 환자/가족 교육; 균형 및 옮겨가기 훈련, 휠체어 기술 및 이동성 훈련 시 똑바른 자세 유지 등을 포함한 이동성 훈련; 기능의 최대화를 위해 건강한/손상된 근육들의 스트레칭 및 근력강화; 구축 예방을 위해 손상 수준 아래 근육의 스트레칭

▶ **물리치료 시 주의사항**: 고위험군 환자의 자율신경반사부전 징후/증상 모니터링; 골무기질 감소로 인한 의원성 골절(iatrogenic fracture) 예방을 위한 환자 옮기기/치료 시 주의; 기립성저혈압

▶ **물리치료를 방해하는 요인**: 자율신경반사부전, 장골 골절, 척추측만증, 고관절 아탈구/탈구, 피부손상, 기립성저혈압, 구축, 경직

건강 상태의 이해

아동의 척수손상은 발생률이 낮지만 평생 관리가 필요하고 비용이 많이 소요되므로 아동 및 가족에게 심각한 영향을 미친다. 척수손상협회(National Spinal Cord Injury Association)는 아동척수손상을 신생아~15세의 척수 및 신경근에 발생한 급성 외상성 병변으로 정의한다.

척수손상은 비외상성과 외상성으로 분류한다. 비외상성은 큰 외상없이 발생하는 척수손상이다. 비외상성 척수손상의 주된 원인은 척수병증(myelopathies)이다. 근본적으로 척수구조가 비정상적이고 추락(fall) 같은 유발요인이 복합적으로 작용해 척수를 압박한다. 신경염증성 질환도 원인에 포함된다. 척수 동정맥기형 또는 종양 같은 혈관손상이 원인이 되어 비외상성 척수손상이 발생할 수 있다. 비외상성 척수손상 시 외상센터나 재활센터에 반드시 입원하는 것은 아니므로 척수손상 환자 등록이나 데이터베이스 추적 관리가 쉽지 않아 역학자료가 상이하다. 외상성 척수손상은 외상성 부상에 의한 것으로 척수에 멍이나 타박상, 부분 파열 또는 완전 절단이 일어난다. 주된 원인은 자동차 사고, 추락, 총상, 스포츠 관련 부상 등이다.

미국에서는 매해 11,000~12,000명의 척수손상 환자가 발생하며, 총 250,000~400,000명 정도이다. 이 중 15세 이하 발생률은 약 3.5%로 비교적 드문 편이다. 미국에서 아동척수손상의 발생률은 100,000명당 2명으로, 매해

1,450명의 새로운 환자가 발생하고 있다. 성인의 경우 외상성 척수손상은 주로 남성에서 유병률이 높으며, 전체 척수손상 환자의 80% 이상을 차지한다. 청소년기 남성의 발생률이 높은 이유는 위험한 행위에 노출되는 빈도가 여성에 비해 높기 때문이다.

일반적으로 아동척수손상은 6~9월 사이에 가장 많이 발생하며 그중에서도 7월에 가장 빈도가 높고 2월이 가장 낮다. 주 원인은 자동차 사고로, 전체 발생률의 40~50%를 차지한다. 두 번째는 사고로 인한 추락(14%) 그리고 범행(총상), 스포츠 부상 순이다. 미국의 아동 입원 현황과 국립외상데이터베이스 자료에 의하면 아프리카 원주민과 라틴 아메리카계 아동에 비해 아프리카계 미국 아동에서 척수손상 발생률이 훨씬 높다.

아동척수손상의 주요 특징은 방사선사진에서 이상소견이 발견되지 않는 손상, 상부 경추손상, 출생 시 외상, 아동학대, 무릎-벨트 부상 등이다. 아동기의 성장과 발달이라는 특성에 따라 이같은 고유한 특징을 갖는다. 성인의 외상성 척수손상은 굴곡, 과신전, 굴곡-회전, 축 부하, 파열 골절, 압박 골절을 포함하여 손상기전이 다양하다. 하지만 척추는 8~10세가 되더라도 완전히 성숙하지 않으므로 아동의 척수손상기전은 성인과 다를 수밖에 없다. 인대의 느슨함, 몸에 비해 상대적으로 큰 머리, 척주의 유연성, 수평으로 발달한 후관절 등이 중력에 대한 버팀목 역할을 한다. 이같은 특성으로 척추에서 큰 범위의 직선 움직임이 일어날 수 있으므로 충격적인 힘이 가해지면 큰 부상을 입기 쉽다. 아동척수손상에서 징후와 증상이 나타나지만 영상에서는 뼈의 손상이 분명치 않은 경우가 많고, 이를 SCIWORA(영상촬영상 뼈손상이 확인되지 않는 척수손상)라고 한다. SCIWORA는 아이의 머리와 목이 심하게 신장되면서 갑자기 고강도의 충격이 가해질 때 발생한다. SCIWORA 손상은 구조적인 미성숙함에서 비롯되므로 주로 아동에게서 발생하며, 아동척수손상의 19~34%를 차지한다. Pang 및 Wilberger에 의하면 5세 이전 척수손상의 64%가 SCIWORA 타입이다. 6~12세에서는 35%, 12세 이후로는 20%까지 감소한다.

11세 이하에서는 상부 경추손상(C3 이상)이 많고, 11세 이후로는 상부 경추가 성숙함에 따라 주로 경추 하부가 손상을 입는다.

ASIA (American Spinal Injury Association, 미국척수손상협회)에서는 척수손상에 따른 신경학적 손상을 평가하는 국제분류체계인 ISNCSCI를 개발하였다. ISNCSCI 평가에서는 감각(핀자극 및 가벼운 촉각) 및 운동검사로 손상 수준과 정도를 확인한다. 검진 마지막 단계에서 환자의 신경학적 수준, 감각 수준, 운동 수준 그리고 손상 정도 및 완전손상 수준을 나타내는 ASI (ASIA Impairment Scale, 미국척수손상협회 손상척도) 등급을 결정한다. 신경학적 수준은 양측 운동 및 감각기능이 정상인 마지막 척수분절을 말한다. 운동 수준과 감각 수준은 양측 운동 및 감각기능이 각기 정상인 마지막 척수분절에 해당한다. AIS 분류는 완전손상(AIS A: 천골분절 S4-S5에 감각 및 운동기능이 전혀 없음) 또는 불완전손상으로 나뉘며 불완전손상은 다시 B, C 또는 D 등급으로 나뉜다. AIS B는 감각불완전손상으로 S4-S5 분절을 포함하여 손상 부위 이하로 감각은 있지만 세 개 분절 이상 어느 한쪽에도 잔존 운동기능이 남아 있지 않다. AIS C 또는 운동불완전손상은 손상 부위 이하로 운동기능이 일부 잔존하지만 주요 근육의 근력이 F(3) 미만이다. 마지막으로 AIS D는 운동불완전손상이다. 손상 부위 이하로 운동기능이 잔존하고 주요 근육의 근력이 F(3) 이상이다. ASIA 검사는 성인척수손상 환자의 신경학적 평가로는 신뢰할 수 있지만, 4세 이하 아동은 검사의 지시사항을 이해하기 어렵기 때문에 신뢰도가 낮다. 10세 이하 아동들은 핀 찌르기 감각검사를 두려워하며, 장기능이 조절되기 전에는 항문근육의 기능 평가결과를 신뢰하기 어렵다. 아동척수손상 재활모델을 바탕으로 수행한 연구결과에 의하면 정식 검사는 4세 이후에 할 수 있다. 4세 이전에는 운동활동을 관찰해서 감각기능까지 평가하는 수정된 형태의 검사를 한다. 또한 부모에게 나이가 어려서 분류가 정확하지 않을 수 있다는 것과 신경학적 수준을 분류하는 검사라는 점을 분명히 알려야 한다.

국제표준검사에 따르면 척수손상은 신경학적으로 완전 또는 불완전손상으로 분류하는 것이 예후를 결정하는 가장 중요한 결정인자이다. 완전손상은 S4–S5 분절에 감각 및 운동기능이 전혀 없다(즉, AIS A). 불완전손상은 S4–S5 분절을 포함하여 신경학적 수준 이하로 감각 또는 운동기능이 잔존한다. 완전척수손상 환자는 운동기능의 회복 수준이 매우 미약하거나 전혀 일어나지 않는다. 불완전척수손상은 약간이라도 회복이 진행되는 경우가 많다. Burn 등에 의하면 불완전척수손상 환자의 20~75%는 손상 1년 후에는 어느 정도 보행능력을 회복한다. 주로 사고 발생 6~9개월 후에 신경학적 회복이 일어나며, 12~18개월에 기능이 최대로 회복된다. 완전척수손상 환자의 10~20%는 사고 후 1년 안에 불완전손상으로 재진단되므로 반복적인 신경학적 평가가 필요하다. 불완전척수손상은 신경학적 회복 가능성이 크므로 물리치료 방향도 보상적 기법의 학습에서 상실한 기능의 회복으로 접근법이 달라진다.

척수손상이 일어난 부위에 따라 신체손상의 정도가 달라진다. 경추손상은 양쪽 팔 및 다리, 호흡근육을 포함한 몸통의 운동 및/또는 감각기능이 손상되거나 소실되는 사지마비가 된다. 흉추, 요추 또는 천추손상은 몸통 전부 또는 일부 그리고 양쪽 다리의 운동 및/또는 감각기능이 손상되거나 소실되는 하지마비가 된다. 나이는 신경학적 수준 및 손상 정도에 영향을 미친다. 8세 이하 척수손상 환자의 70%가 하지마비이며, 약 2/3에서 완전손상이 일어난다. 하지만 청소년기 척수손상에서는 약 50%가 하지마비이며, 완전손상은 50%이다. 어린 아이는 상대적으로 머리가 크고 목근육이 발달하는 중이므로 상부 경추 손상을 입기 쉽다.

아동척수손상 역시 성인척수손상과 마찬가지로 동반 질환 및 합병증의 위험이 있다. 동반 질환에 따라 신경·근골격계, 심혈관계, 호흡기계에 문제가 생긴다. 동반 질환은 성장하는 아동에게 더 위험하며 성인기까지 이어질 수 있다. 징후 및 증상은 아동마다 다를 수 있으므로 재활팀의 면밀한 주의가 요구된다.

근육이 마비된 부위에서는 뼈 성장과 관련하여 골격 및 관절 변형이 생길 수

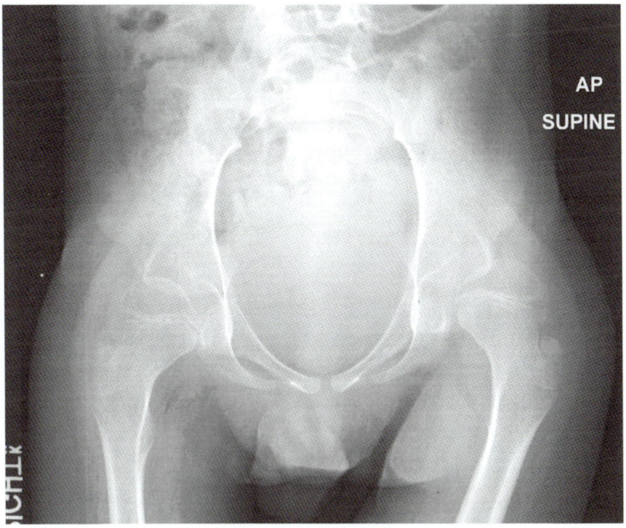

그림 2-1 골반과 힙의 전·후방 방사선사진: 관골구에서 대퇴골두가 벗어난 고관절 아탈구

있다. 아동척수손상의 고관절 아탈구(**그림 2-1**처럼 대퇴골두가 관골구에서 일부 벗어난 상태) 발생률은 29~82%이다. 척수손상 후 수년에 걸쳐 발생하지만 사고 당시의 외상과 연관이 있을 수 있다. 10세 이전에 척수손상을 입은 아동에서 발생률이 가장 높다. McCarthy와 Betz에 의하면 10세 이전에 척수손상을 입은 아동의 93%에서 고관절 아탈구 또는 탈구가 있었지만, 10세 이후에 다친 경우는 9%에 그쳤다. 10세 이전에 척수손상을 입은 경우에는 고관절 탈구가 일어나지 않도록 적극적인 예방이 중요하다. 예방법으로는 연부조직 스트레칭, 경직 조절, 고관절 외전보조기와 함께 예방적 나이트브레이스 착용 등이 있다. 예방 조처에도 효과가 없고, 수술의 목적이 기능 향상이 아닌 경우에는 드물지만 수술이 필요하다. 보조기를 착용하고 보행하는 아동은 고관절 탈구는 발생하지 않지만 성인척수손상 환자의 연구결과에 따라 통증, 피부손상, 앉은 자세 유지의 어려움의 위험이 따른다. 아동척수손상에서 고관절 탈구는 수술로 교정할 수 있다(**그림 2-2**). 고관절 탈구의 수술은 관골구에 대퇴골두가

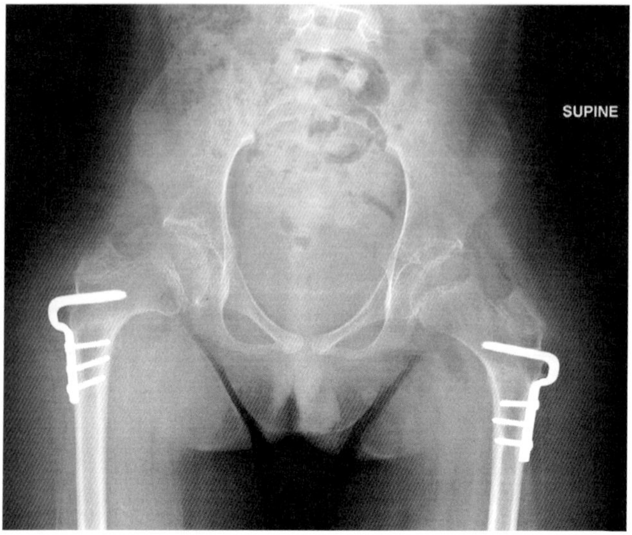

그림 2-2 그림 2-1의 양측 고관절 아탈구에 근위대퇴골 감염절골술(proximal femoral derotational osteotomies) 후 촬영한 전·후방 방사선사진

잘 들어 앉게 하는 것으로 연부조직 이완술, 뼈 골절술(대퇴골 및/또는 관골구 골절술) 및/또는 근육전이술이 있다. 일반적으로 수술 후에는 고관절 스피카 캐스트 또는 외전보조기로 일정기간 고정한다.

척수손상 아동이 사춘기가 되기 전 약 46~98%에서 척추측만증이 발생한다. 척추측만증 커브가 20° 미만이면 척추 수술 또는 수술 범위를 줄이기 위한 목적으로 보조기를 착용하는 것이 도움이 된다. 커브가 20~40°인 경우, 상태가 악화되는 것을 지연시킬 목적으로 수술 시까지 보조기를 착용한다. 척추측만증 커브가 40° 이상이면 보조기를 착용 시 피부손상을 입을 수 있으므로 사용하지 않는다.

척수손상 아동은 마비된 팔·다리가 심하게 구축될 수 있다. 일반적으로 고관절 및 무릎관절 굴곡 구축 및 발목 저측 굴곡 또는 첨족(equinus)이 발달한다. 구축 때문에 앉아 있기가 어렵고, 서기/이동을 할 수 없으며, 피부의 청결 관리가 힘들어지고, 피부손상, 관절손상 그리고 자존감이 낮아진다. 고관절 및 무릎관절의 굴곡 구축이 생기지 않게 규칙적인 연부조직 스트레칭, 스프린팅 및 보조기, 엎드린 자세로 포지셔닝 등의 예방적 조처가 필요하다. 이같은 보존적 관리로는 효과가 없고, 구축 때문에 똑바른 자세로 이동 또는 앉기와 같은 기능에 지장을 끼치거나 불편함이 커지면 수술이 필요하다. 구축의 수술적 치료 계획에는 구축 재발 방지를 위해 수술 후 스트레칭 및 보조기 착용과 같은 집중적인 홈프로그램이 필요하다. 성인척수손상 환자처럼 아동척수손상 환자도 골밀도가 낮아지므로 골다공증의 위험이 있다. 척수손상을 입으면 골반 및 다리의 해면골이 급격히 감소된다. 이 복잡한 기전에 관해서는 아직 밝혀지지 않았다. 부동화(immobilization) 및 근위축으로 인해 뼈로 전달되는 기계적 힘이 감소하여 뼈의 재흡수 및 뼈 형성의 감소가 더욱 급격해진다. 부동화에 의한 고칼슘혈증으로 인해 소변으로 칼슘이 분비되어 골밀도의 40%가 감소된다. 비척수손상인이라면 일정기간의 부동화에 따른 고칼슘혈증치료는 다시 몸을 움직이는 것이다(예: 골절). 하지만 척수손상 환자에게는 일반적인 방법이 될 수 없다. 약물로 뼈의 칼슘 소실을 감소시키고 소변으로 칼슘이 배출되게 한다. 중재 유무와 상관없이 척수손상 후 약 2년이 지나야 뼈의 재흡수와 형성이 안정적으로 이뤄진다.

골밀도 감소로 병적 골절 및 이소성골화증이 일어난다. 척수손상 아동의 골절 발생률은 약 10~20% 정도이다. 척수손상 아동은 감각손상으로 인해 골절 후 통증을 잘 표현하지 못하므로, 물리치료사 및 보호자는 변형, 염발음, 팽윤, 발적, 전신 발열과 같은 골절의 징후가 있는지 잘 살펴야 한다. 장골 골절의 치료는 연성(soft) 스프린트로 고정하여 감각이 없는 팔·다리를 석고로 고정하여 생길 수 있는 피부손상의 위험을 줄인다. 성인척수손상 환자의 골다공증 약물치료 효과에 관한 연구결과가 많다. 비스포스포네이트는 골 흡수 억제제로, 특히 척수손상 후 첫 12개월 동안 성인척수손상 환자에게 사용하면 고칼슘혈증 및 골 손실을 감소시키는데 약간의 효과를 볼 수 있다. 성인척수손상 환자에게 20년 넘게 비스포스포네이트치료가 이뤄지고 있지만, 골절 예방에 효과적이라는 근거는 부족하다. 아동척수손상 환자에게는 그 효과가 더욱 제한적이지만 사례보고가 있다. 12세, C3 불완전척수손상 남아로 사고 1년 6개월 이후부터 졸레드론산(비스포스포네이트제제)을 투여하고 그 효과를 논하였다. 비스포스포네이트치료 18개월 후에 성숙과 성장의 결과가 아닌 치료의 효과로 뼈 부피, 밀도, 근력이 향상되었다. 저자들은 비스포스포네이트가 뼈의 흡수를 막아 해면골 손실이 줄어든 것으로 여겼다. 골밀도 관리에는 서기(standing) 및 전기자극치료 같은 물리치료가 필요하다. 하지만 척수손상 환자에게 이 중재의 효과에 대한 근거는 분명치 않다.

골밀도가 줄어들면 말초관절 주변에 불필요한 뼈가 형성되는 이소성골화증이 생길 수 있다. 척수손상 환자에게 이소성골화증은 손상 수준 아래쪽 관절에서만 발생한다. 엉덩이에서 가장 호발하며(70~97%) 무릎, 팔꿈치, 어깨, 척추 순으로 발생한다. 성인척수손상에서 이소성골화증 발생률은 20~50%이지만 아동척수손상에서는 3~18%이다. 이소성골화증은 성인척수손상 1~6개월 후에 가장 많이 발생한다. 아동에서는 약 14개월 후부터 시작되는 것으로 본다. 증상은 관절가동범위 제한, 관절 팽윤, 경직 증가 등이다. 척수손상 수준 아래로 감각이 잔존한 부위에서 통증을 호소하기도 한다. 소아의 임상소견은 성인보다 명확치 않을 수 있고 자연 흡수도 더 잘 이뤄진다. 이소성골화증의 약물치료로 소듐 에티드로네이트 또는 비스테로이드성 항염증약물이 쓰인다. 이소성골화증의 예방 또는 수술 후 재발을 막기 위해 방사선치료도 한다. 관절범위 제한이 움직임 또는 기능에 지장을 미치거나, 이소성골화증으로 경직과 욕창이 심해지면 수술로 해당 부위를 제거하기도 한다. 하지만 수술 후 재발률이 높고 합병증 발생률이 높다. 재활 초기부터 이소성골화증이 발생하기 쉬운 관절에 가볍게 수동 관절운동을 시작하면 관절낭의 유연성을 유지하고 구축 위험을 줄여 이소성골화증 예방에 도움이 된다. 공격적인 중재를 최소화함으로써 이소성골화증 형성을 유발하는 연부조직에 가해질 미세 외상의 위험도 줄일 수 있다.

경직은 근골격계의 합병증으로, 대개 척수손상 후 첫 2년 이내에 발생하며 근긴장도 및 심부건반사의 항진으로 정의한다. 척수손상 환자의 약 65~78%에서 경직이 나타난다. 15~82세(평균 31세) 척수손상 환자(발병기간 1~41년, 평균 14년) 403명을 대상으로 경직에 관한 연구가 이뤄졌다. 환자보고식으로 조사한 경직은 관절범위 제한 그리고 다리에서 경직의 유발과 상관관계가 있었으며, 경직을 호소한 환자의 60%가 손으로 시행한 경직검사에서 실제로 경직이 나타났다.

경직 유발과 힙 외전 및 신전, 팔꿈치 굴곡 및 신전 관절범위 간에는 유의한 상관관계가 있다. 아동척수손상의 약 50%에서 경직이 나타난다. 경직은 구축 및 욕창과 연관이 있어 삶의 질에 부정적인 영향을 끼친다. 또한 옷 입기, 목욕, 카테터 관리와 같은 일상활동의 수행에도 지장을 미쳐 부정적인 자아 이미지를 갖게 되고 통증이 수반되기도 한다. 이와는 반대로, 경직을 이용하여 몸통을 조절하거나 다리에서 체중을 지지하기가 쉬워지는 등 기능적 이점도 있다. 경직치료에는 스트레칭, 수동 관절운동, 약물치료가 있다. 국소 부위의 경직치료로 보툴리늄 톡신 같은 화학적 신경차단제를 주사한다. 전신 경직치료에는 골격근이완제(예: 바크로펜, 디아제팜, 클로니딘)를 사용한다.

척수손상성인 및 아동 모두에게 자율신경반사부전은 심각한 합병증이다. 임상적 특징은 수축기 및 이완기 혈압의 급격한 상승과 서맥으로 심장박동이 느려지거나, 맥박이 비정상적으로 빨라지는 빈맥이 나타나기도 한다. 증상은 두통, 소름 돋음, 창백함, 감각이상, 몸의 떨림, 코 막힘, 손상 부위 혈관확장(홍조), 걱정 및 불안감, 메스꺼움, 시야 흐려짐 등이다. 자율신경반사부전은 손상 부위 아래의 유해한 자극에 대한 반응으로 발생하며, 일반적으로 T6 이상의 척수손상 환자에게서 발생한다. 완전손상 및 불완전손상 환자 모두에서 발생한다. 자율신경반사부전을 유발하는 유해한 자극은 방광 팽창, 소변줄에 의한 통증, 상기도질환(위궤양 또는 위식도역류증), 손상 수준 아래의 골절, 성

행위, 근육의 치료적 전기자극 등이다. 몸에 조이는 옷, 지나친 피부 압박(예: 휠체어에 장시간 앉아 있기), 척수손상 아래로 다른 부상이나 상처를 입은 경우에도 자율신경반사부전이 유발될 수 있다. 아동과 성인의 자율신경반사부전 발생률은 비슷하지만 아동에서 낮은 편으로, 그 이유는 임상 양상이 더 복잡하기 때문이다. 치료하지 않고 그대로 두면 고혈압, 뇌졸중, 간질, 사망에 이를 수 있다. 아동의 보호자에게 자율신경반사부전 관련 교육을 실시하여 징후 및 증상이 나타나면 즉시 적절한 조처를 통해 원인이 되는 유해한 자극을 경감시켜야 한다. 보호자 케어로 효과가 없을 시에는 응급치료가 필요하다는 점도 잘 이해시킨다. 부모, 다른 가족, 선생님, 코치, 척수손상 아동을 돌보는 다른 사람들도 자율신경반사부전의 징후와 증상, 예방법, 처치법, 응급실에 연락 취하기 등 철저한 교육이 필요하다. 자율신경반사부전의 처치로는 침대머리 거상(또는 아동 똑바로 앉히기), 옷 풀기, 소변 및 대변 비우기 또는 자율신경반사부전을 유발할 수 있는 다른 유해한 자극의 제거 등이다. 물리치료사는 간호사 및 의료진과 함께 아동의 보호자 교육을 담당한다.

척수손상의 심혈관계 합병증은 팔·다리의 체위 부종, 기립성저혈압, 심부정맥혈전증, 심장질환이다. 성인기에 발생한 척수손상에 비해 아동기에 발생한 척수손상에서 심혈관질환이 발생할 위험이 더 높다. 규칙적인 홈운동프로그램 교육은 이러한 위험을 최소화하는데 도움이 된다. 심부정맥혈전증은 척수손상 아동이 성인보다 발생률이 낮다. 대체로 정맥혈전색전증(심부정맥혈전증과 폐색전증 모두 포함)의 발생률은 14세 이하 1.1%, 14~19세 4.8%, 성인 5.4%로 성인보다 아동에서 발생률이 낮다. 심부정맥혈전증의 치료에는 혈액응고방지제, 압박스타킹, 부츠가 있다.

초기의 척수쇼크 시기에는 장 및 방광이 저긴장도 상태이지만 이 시기가 지나면 손상 수준 아래로 골격근의 경직이 발달하므로 장/방광근육에도 경직이 발달해 신경인성 방광/장이 된다. 방광근육의 경직 또는 과다활동성이 발달하면 괄약근이 닫힌 채로 수축하므로 방광 압력이 상승한다. 환자 스스로 방광을 비우지 못하므로 3~4시간 간격으로 소변을 비워줘야 한다. 배뇨근–외요도괄약근 협조 장애가 있으면 약물치료를 한다. 신경인성 방광의 합병증으로는 자율신경반사부전, 신장질환, 빈번한 요로감염 등이 있다. 척수손상 환자는 신경인성 장을 관리하기 위해 정기적인 장프로그램 훈련을 받아야 한다. 일반적으로 매일 또는 격일로 같은 시간에 이뤄진다. 경구용 변비약을 같이 사용하기도 한다. 배변을 돕기 위해 좌약과 함께 대변 연화제 및/또는 완하제를 함께 사용하기도 한다.

청소년기의 척수손상은 욕창 발생의 위험이 높으므로 피부 관리가 중요하다. 욕창은 아동, 청소년, 성인척수손상 환자 모두에게 흔한 합병증으로, 원인은 감각손상 또는 소실, 이동성 감소, 영양 부족, 무지방 신체질량 감소 등이다. 욕창은 장기간에 걸쳐 연부조직이 압박 상태에 놓이므로 조직에 필요한 영양분 및 산소 결핍에 따른 허혈, 저산소증, 괴사 단계를 지나 결국 궤양이 발생하게 된다. 욕창이 잘 발생하는 부위는 천골, 좌골 결절, 발뒤꿈치 같은 뼈 돌출부이다. 욕창이 생기면 패혈증, 골수염, 영양실조에 걸릴 수 있다. 또한 상처의 치유를 촉진하기 위해 직장과 학교를 쉬면서 장기간 침상 안정이 필요하므로 환자와 가족에게는 막대한 재정적 손실이 따른다. 그러므로 욕창 예방은 척수손상 아동의 건강을 위한 필수조처이다. 예방적 조치로 에어 매트리스와 환자 개개인에 맞는 휠체어 쿠션과 같이 압박을 경감시켜 주는 지지면 소재의 사용, 침대에서 빈번한 자세 변경, 휠체어 착석 상태에서 체중 이동, 야간용 발목–발보조기 착용으로 뒤꿈치 보호, 자리 이동(transfer) 시 전단력 발생의 최소화, 적절한 영양 상태 유지 등이 있다. 보호자는 환자의 피부손상을 줄여줄 수 있는 포지셔닝 교육을 받아야 한다. 사지마비 환자는 스스로 자세를 바꾸지 못하므로 자주 자세를 바꿔줘야 한다. 적어도 하루에 2회 피부 상태를 검사해야 한다. 청소년 시기는 스스로 피부 상태를 점검할 수 있지만, 신체기능상 스스로 할 수 없다면 보호자가 도와준다. 또한 척수손상 환자는 감각 소실로 뜨거운 것을 만지거나 뜨거운 액체가 쏟아져도 느끼지 못하므로 화상을 입을 위험이 높다. 환자/보호자는 환자가 열에 의한 손상을 입지 않도록 차량의 보온매트, 접시, 컵, 헤어드라이어, 매직 헤어드라이어와 같이 뜨거운 물건은 미리 치우고, 무릎에 뜨거운 것(예: 노트북 또는 피자 박스)을 올려놓지 않도록 늘 주의해야 한다.

남성 척수손상 환자는 성적 반응을 상실하고 생식기능이 감소하지만 일반적으로 여성은 생식기능에 문제가 없다. 하지만 임신으로 합병증이 발생할 위험은 크다. 성인척수손상 환자의 재활치료지침에서는 척수손상 후 성 생활에 대한 신체적 · 정신적 문제에 대해 다루고 있다. 아동척수손상의 재활에서도 성교육에 관한 부분이 포함되어야 한다. 청소년의 성교육은 성인과 거의 같다. 사춘기 청소년의 성 상담 시에는 부모나 보호자가 동반하지 않는 것이 원칙이며, 다른 척수손상 환자를 멘토로 질문과 답변이 이뤄지게 하는 것이 좋다. 부모가 이 부분을 먼저 언급하지 않더라도 아동의 전반적인 재활 계획에 성에 관한 정보도 포함시킨다. 척수손상 아동의 부모는 자녀의 성 성장발달을 또래의 정상적인 관점에서 생각해야 하고, 성교육은 나이에 맞게 이뤄져야 한다.

C3 수준 이상 완전손상 아동은 장기적으로 기계적 호흡에 의존하게 된다. C5 이하 손상 아동은 급성기에는 인공호흡장치가 필요하지만 차차 필요하지 않게 된다. 하지만 재발성 흡인, 만성 무기폐, 연하곤란, 가래, 지구력 감소, 성장장애, 수면호흡장애와 같은 폐합병증에 걸릴 위험이 있다. C5 수준 이상의 척수손상 아동에서 호흡질환은 횡격막을 지배하는 횡격신경의 기능부전뿐만 아니라 가슴과 배의 흡기근 및 호기근의 기능부전에 의한 것이다. 호흡부전의 뚜렷한 징후 및 증상은 재발성 폐렴, 열, 무기력, 기침이다. 호흡부전의 다른 임상 양상으로 만성 피로, 예민함, 주의집중의 어려움 등이 있다. 사지마비 아동에게 이같은 증상이 관찰되더라도 호흡부전과 연결지어 의사결정을 하는 것은 쉽지 않다. 사지마비 아동의 폐 관리 목표는 호흡 건강 유지 및 합병증 예방이다. 물리치료사는 아동척수손상 환자의 호흡물리치료를 담당한다.

물리치료 환자/고객 관리

청소년기 척수손상 환자의 물리치료 목표는 환자/가족의 치료목표, 환자/가족의 문화적 · 개인적 가치 그리고 손상 수준 및 정도에 따라 여러 가지 요인을 복합적으로 고려해서 정한다. 물리치료사는 환자/가족이 치료목표를 세우고 달성할 수 있도록 척수손상이 발생한 나이, 신체, 인지, 정서 그리고 사회적 발달까지 고려하여 일련의 물리치료 과정을 수행해야 한다. 아동과 부모에게 물리치료의 목표는 척수손상을 "치료"하는 것이 아니라 환자의 현재 손상 수준에서 기능과 독립성을 최대한 향상시키고 건강과 안녕 상태를 유지시키는 것이라는 점을 이해시킨다. 물리치료사는 청소년 환자의 기능을 최대로 높여 주기 위해 의사, 간호사, 작업치료사, 언어치료사, 병리사, 아동전문가, 사회사업가, 심리치료사, 영양사, 퇴원계획담당자 그리고 환자 가족 등으로 구성된 재활팀과 긴밀한 협조를 해야 한다. 청소년기는 아동기에서 성인기로 이행되는 시기로, 치료목표는 부모에 대한 의존도를 줄이고 생활하도록 하는 것이다. 청소년기 척수손상 환자도 또래처럼 시간제 직업 또는 자원봉사활동에 참여시켜 앞으로 직업을 갖는데 유용한 경험을 하게 한다. 청소년기 척수손상 환자가 성인기로 잘 진입할 수 있도록 집안일, 자원봉사활동, 여가활동 같은 작업활동에 참여하도록 격려한다. 또한 재활팀은 척수손상과 관련된 성 건강 및 임신 교육도 실시해야 한다. 데이트, 자기효능감, 이 시기에 중요한 다른 문제들에 중점을 둔 또래와의 그룹 토론활동에 참여시키는 것도 좋다.

퇴원 계획은 물리치료를 위해 입원하는 시점부터 시작된다. 재활팀은 가족과 협조적인 관계를 유지하며 집으로 퇴원이 가능할 것인지 기능적 관점에서 관찰하고 고민해야 한다. 물리치료사 또는 작업치료사는 중재 계획을 세울 때 환자 집의 구조적인 환경을 평가하여 출입이 가능할 수 있게 한다[예: 경사로 또는 리프트, 목욕 시스템 또는 가로대(grab bar)와 같이 내구성이 좋은 보조장치 설치]. 재활팀은 외래치료, 진료에 대해 항상 보호자와 의사소통 및 협조

관계를 유지한다. 또한 아이가 다시 학교에 다닐 수 있도록 출입구 편의성, 선생님과 학생을 위한 척수손상 교육, 학교에 기반을 둔 치료 등에 대해 학교 담당자와 협조관계를 유지한다.

검사, 평가 및 진단

척수손상 환자의 치료 계획을 수립하고 재활을 시작하기 위해 정확하고 철저한 검진(정보 수집)과 평가(수집한 정보 평가)가 필요하다. 척수손상 관련 정보는 의무기록지 검토 및 환자/보호자 면담으로 수집한다. 척수손상 발생 시기 및 기전, 급성기 의학적 처치에 대한 정보는 매우 중요하다. 물리치료사는 이차적인 손상 여부도 파악해야 한다. 척수손상이 발생한 초기에 의식을 잃었는지 여부를 확인하여 예비적으로 인지 수준을 평가하고 외상성 뇌손상은 없었는지 확인한다. 외상성 척수손상의 26~74%에서 외상성 뇌손상이 함께 일어난다. 비외상성 척수손상에서 중요한 정보는 발생 시기와 증상의 진행 과정 또는 의학적으로 문제가 되기 시작한 시점이다. 치료사는 이같은 정보를 통해 마비가 진행되는 속도를 예측할 수 있다.

과거병력 및 수술이력에서 발병 전 신체적 문제 또는 제한 여부를 알 수 있다. 아동의 사고 이전의 기능 수준과 주요 운동발달이정표 획득 시기를 포함한 발달 이력은 척수손상을 입기 전 발달 수준을 확인할 수 있는 중요한 정보이다. 주 양육자 정보, 퇴원지, 가정/주거환경, 학교 상황 등의 사회적 정보는 퇴원 계획을 수립하는데 필요하다. 치료사는 환자가 발병 이전에 학습의 어려움 또는 관련 치료(예: 개별화프로그램)를 받은 이력이 있는지 확인한다. 또한 사회적 상호작용, 지원체계, 여가활동, 스포츠, 문화적 신념 그리고 미래 계획 등 환자의 기능적 치료결과를 최대화하는데 도움이 될 정보들을 수집한다.

위와 같이 면담과 의무기록지를 검토한 다음에는 신체계통문진을 실시한다.

심박수, 혈압, 호흡수 등의 신체 활력징후를 모니터링하는 것은 심혈관계 평가의 한 부분이다. 청소년기 척수손상 환자는 합병증으로 기립성저혈압이 생길 수 있으므로 복부 바인더 및/또는 혈전색전증 치료기구(예: 압박 스타킹)를 사용하면 도움이 된다. T6 수준 이상의 손상 환자들은 자율신경반사부전이 발생할 위험이 있다. 또한 사례의 김○○ 같은 경추손상의 경우 호흡기능이 감소될 위험이 있으므로 폐기능을 면밀히 검사한다.

청소년기 척수손상 환자의 피부계검사에서는 피부색, 피부 상태, 피부이상 부위, 흉터 등을 관찰한다. 심혈관계의 징후로 맥박, 통증, 온도, 부종을 평가한다. 피부 평가를 시작으로 욕창 예방을 위한 피부 압박을 경감시키는 운동의 중요성에 관해 환자/보호자 교육을 한다.

근골격계에서는 관절범위, 도수근력검사, 근긴장도, 경직, 자세, 감각 등을 평가한다. 어린 아동 또는 인지장애가 있는 경우 도수근력검사는 시행이 어렵다. 그러므로 치료사는 기능적 움직임을 관찰하여 환자가 중력에 대항하여 움직일 수 있는지 확인한다. 수정된 애쉬워스척도는 관절을 수동으로 움직일 때 근긴장도와 건반사의 증가를 등급으로 측정해 주는 경직의 심각도를 측정할 수 있는 대표적인 방법이다. 간대성경련을 특별히 주의해서 평가해야 한다. 간대성경련은 불수의적 근수축이 주기적으로 발생하는 것으로, 기능에 큰 지장을 끼쳐 자조활동 및 물리치료에 방해가 된다. 척수손상 환자는 욕창, 관절 구축, 자세 불균형에 따른 척추측만증이 발달할 위험이 커서 주기적인 자세 평가가 필요하다. 불완전척수손상 환자에서 근력과 운동기능의 소실로 특정 관절 주변에 근력의 불균형이 생긴다. 주동근이 약화되거나 억제되면 길항근이 단축되거나 과다 촉진된다. 사례의 14세 경추 불완전손상 김○○은 키와 몸무게가 계속해서 성장할 것이므로 비대칭적 자세가 발달하는지 자주 모니터링한다. 비대칭적인 자세가 발달하면 휠체어 좌석을 수정하거나 보조기를 사용하여 변형 및 피부손상을 최대한 줄여준다. ISNCSCI 검사에서는 일반적으로 감각검사를 하며, 물리치료 시 정기적인 재평가를 통해 신경학적 회복 여부를 확인한다.

통증은 손상 수준, 손상 수준 위 및 아래 수준까지 평가한다.

신경근육검사에서는 자리 이동, 침대 운동성, 이동, 균형 및 협응력, 휠체어 이동성 등의 기능적 움직임을 평가한다. 기능에는 개개인의 일상에서 신체적 요구를 수행하는 전략이 포함된다. 물리치료사는 기능 평가 시 각각의 과제를 완수하는데 필요한 신체적 보조 수준, 구두 또는 시각적 신호, 보조기 및/또는 보조장비의 종류 등을 확인한다. 앉기 균형평가에서는 환자가 다리를 앞으로 길게 뻗고 앉은 자세 및 의자에 앉은 자세에서 정적 및 동적 균형을 평가한다.

검진결과를 철저히 평가한 다음 적합한 물리치료 진단을 한다. 청소년기 척수손상 환자의 물리치료 진단명은 예를 들어서 근력 감소, 균형 감소, 관절가동범위 감소, 기능적 이동성 감소 그리고 활동 능력 제한 등이다. 물리치료사에게 물리치료 진단명은 환자가 성취할 수 있는 최적의 기능 수준을 예측하게 해주는 지침이다. 기능적 결과는 개인마다 다르며 손상 수준 및 정도, 신경학적 회복 가능성, 척수손상 관련 합병증의 유무, 물리치료의 질과 양, 환자의 의욕 및 가족의 지지 등에 영향을 받는다. **표 2-1**은 완전척수손상의 각 손상 수준별로 최상의 재활 환경을 가정한 상태에서 예상되는 기능적 회복 수준을 정리한 것이다. 불완전척수손상 환자는 완전척수손상 환자와 손상 수준이 같더라도 운동 및 감각기능이 매우 다르므로, 불완전척수손상 환자의 경우 척수손상 수준을 기준으로 기능적 회복 정도를 예측하는 것이 어렵다.

척수손상 환자의 물리치료 효과는 표준화된 검사도구를 사용해서 평가할 수 있다. FIM (Functional Independence Measure, 기능적독립성측정도구)은 널리 사용되는 신경학적 평가도구로, 18개 항목 7점 척도로 성인환자가 독립적으로 기본 일상생활을 수행하는 정도를 측정한다. FIM은 신뢰도와 타당도가 입증된 평가도구지만, 척수손상 환자에게는 적합하지 않다. 아동용 FIM 또는 WeeFIM은 FIM을 아동에게 맞게 개발한 것이다. WeeFIM은 생후 6개월~7세 아동의 기능적 능력을 평가하고 추적하는데 사용하지만, 발달 수준이 7세에 못 미친다면 21세까지 사용할 수 있다. 하지만 WeeFIM은 인지 수준이

표 2-1 • 완전척수손상 환자의 기능적 회복 수준

손상 수준	침대 이동성	자리 이동	휠체어 이동성	서기/보행
C1–C4 사지마비	의존적	의존적	**수동형**: 의존적 **전동형**: 십앤퍼프(마우스 피스를 빨아 들이고 불어서 작동), 헤드 어레이 또는 미니 조이스틱	**서기**: 의존적 **보행**: –
C5 사지마비	약간의 보조	약간의 보조~의존적	**수동형**: 의존적 **전동형**: 십앤퍼프	**서기**: 의존적 **보행**: –
C6 사지마비	독립적~약간의 보조	**편평한 표면**: 약간의 보조~독립적 **고르지 못한 표면**: 약간의 보조~독립적	**수동형**: 집 안에서 독립적 이동; 집 밖에서는 의존적 **전동형**: 헤드 콘트롤을 이용하여 독립적 이동	**서기**: 의존적 **보행**: –
C7–8 사지마비	독립적	**편평한 표면**: 독립적 **고르지 못한 표면**: 독립적~약간의 보조	**수동형**: 집 안과 밖의 편평한 표면에서 독립적 이동; 고르지 못한 표면에서는 약간의 도움 필요	**서기**: 독립적 서기에서 보조기 또는 스탠딩 프레임을 이용한 서기 **보행**: –
T1–T9 하지마비	독립적	독립적	**수동형**: 집 안과 밖의 모든 표면에서 독립적 이동	**서기**: 보조기 또는 스탠딩 프레임을 이용한 독립적 서기 **보행**: RGO 또는 HKAFO와 보조도구를 이용한 치료적 보행
T10–L1 하지마비	독립적	독립적	**수동형**: 집 안과 밖의 모든 표면에서 독립적 이동	**서기**: 보조기를 신고 독립적 서기 **보행**: KAFO와 보조도구를 이용한 기능적 보행
L2–S5 하지마비	독립적	독립적	**수동형**: 집 안과 밖의 모든 표면에서 독립적 이동	**서기**: 보조기 또는 보조기 없이 독립적 서기 **보행**: KAFO 또는 AFO, 보조도구를 이용한(또는 없이) 기능적 보행

약어: AFO, ankle-foot orthosis; HKAFO, hip-knee-ankle-foot orthosis; KAFO, knee-ankle-foot orthosis; RGO, reciprocating gait orthosi

정상인 14세 아동들을 대상으로는 표준화된 것이 아니므로 사례의 김○○에게 적용하는 것은 적합치 않다.

SCIM (Spinal Cord Independence Measure, 척수손상독립성측정도구)은 13세 이상 척수손상 환자의 기능 평가, 치료결과 평가, 치료목표 결정 등의 목적으로 널리 사용되는 평가도구이다. SCIM은 환자에게 의미 있는 기능적 성취 수준을 측정할 수 있는 타당도와 신뢰도가 입증된 포괄적인 기능분류척도이다. SCIM은 FIM에 비해 기능적 변화에 대한 민감도가 높다. SCIM-II는 자조(0~20점), 호흡 및 괄약근 조절(0~40점), 방과 화장실에서 이동(0~10점), 집 안·밖에서 이동(0~30점)의 4개 하위 영역에서 일상과제 19개로 구성되어 있다. 총점 0~100점으로 0점은 완전 의존, 100점은 완전 독립을 의미한다. SCIM은 급성기 재활에서 환자의 초기 기능 수준을 포괄적으로 이해하고 주된 문제점을 파악하여 치료의 방향을 정하는데 유용하다.

WISCI (Walking Index for SCI, 척수손상보행지표), 6MWT (6-Minute Walk Test, 6분보행검사), SCI-FAI (Spinal Cord Injury Functional Ambulation Inventory, 척수손상기능적이동평가) 등은 보행 능력을 측정하는 신뢰도와 타당도가 입증된 검사도구이다. WISCI II는 척수손상 환자가 보행에 필요한 신체적 보조와 보조기구 및/또는 보조기가 무엇인지 검사하는 평가도구로, 20개 항목으로 구성되어 있다. 평가 점수범위는 0점(보조기, 보조기구 또는 신체적 보조에도 전혀 걷지 못함)~20점(보조기 또는 보조기구 없이 독립적으로 보행)이다. 초기 평가에서 김○○의 WISCI 점수는 0점이었지만 물리치료를 시작하고 서기와 보행이 시작되면 반복 재측정하여 향상 수준을 평가한다.

SCIM도 척수손상 환자의 기능을 포괄적으로 측정하지만 시간의 경과에 따른 기능 향상을 측정하는 검사도구는 이외에도 다양하다. 물리치료사는 표준화된 평가도구를 사용하는 역량, 즉 평가도구의 선택, 수행, 해석, 결과 공유 등의 전문성을 갖춰야 한다.

치료 계획과 중재

청소년기 척수손상 환자의 기능적 장애와 잠재적 합병증에 대한 이해를 바탕으로, 현재 장애 수준을 고려하여 기능과 독립성을 극대화하려는 치료목표를 가지고 포괄적이고 개별화된 물리치료 계획을 세운다. 아동의 중재는 성인과 유사하지만 아동의 발달 단계에 맞는 활동과 참여를 고려해야 하는 접근법에서는 차이가 있다. 사례의 14세 김○○의 경우, 초기 물리치료 평가에서 양쪽 팔·다리의 근력 감소, 감각, 균형, 고유수용성감각손상, 자신의 상태에 대한 이해 부족 등이 문제점으로 확인되었다. 자조활동과 이동성이 제한되어 침대에서 움직일 때 최대 보조가 필요하고, 정적으로 앉은 자세에서의 균형 조절과 자리 이동 시 보조가 필요하다. SCIM 초기 평가점수는 26/100이었다. 김○○의 물리치료 계획 시 기능적 이동성 훈련(침대 이동성, 자리 이동, 휠체어 이동성, 보행), 근골격계 중재(피부 관리, 균형운동, 지구력, 스트레칭, 근력강화, 서기) 그리고 교육 및 보조도구 관리 등에 중점을 둘 것이다.

치료적 운동으로 관절운동, 근력강화, 균형훈련이 포함되어야 한다. 관절운동은 척수손상 후 가급적 빨리 시작하는 것이 좋다. 팔·다리의 관절범위가 감소하면 기능적 독립성이 감소되고 기능적 활동 시 에너지 요구가 증가한다. 또한 관절운동은 이소성골화증의 예방과 관절낭의 유연성 유지에 도움을 줄 수 있으므로 구축이 발생할 위험이 줄어든다. 청소년기 C7 불완전척수손상 아동의 기능적 독립성 유지를 위해, 다리 들어올리기나 루프 같은 보조기구를 이용해 스스로 관절운동을 할 수 있도록 훈련시킨다. 시간적 효율성을 높이기 위해 옷 갈아입기와 같은 일상활동 시 관절운동을 함께 하는 것이 좋다. 기능적 훈련에서 근력 및 지구력훈련도 필수적이다. C7 불완전척수손상 환자는 손상 수준 아래 근육의 신경지배가 잔존한다. 척수손상 환자는 기능이 남아 있는 근육군으로 움직여야 하므로 정상인에 비해 더욱 근력이 요구되며, MMT를 통해 훈련이 가능한 근육을 확인해야 한다. 훈련방법에는 전통적인 점진적저항운동, 서킷저항훈련, 기능적 전기자극치료, 체중지지 트레드밀훈련이 있다. 경추 척수손상에 따른 잠재적 폐합병증을 줄이는데 유용한 중재법에는 호흡근훈련, 복부바인더 착용, 비침습적 양압환기 및 호흡보조도구 사용, 가슴물리치료, 손 보조 또는 "쿼드(quad)" 기침 유도 그리고 호기양압기 사용 등이 있다. 척수손상의 물리치료에서 균형훈련은 매우 중요하다. Tamburella 등은 균형을 보행 회복의 중요한 요인으로 꼽았다. 균형훈련은 다리 길게 뻗고 앉기, 의자(매트 테이블) 앉기, 팔꿈치로 지탱하고 엎드리기, 서기(가능한 경우) 그리고 자리 이동 및 자세 변경과 같이 기능적 활동을 하는 동안 균형을 유지할 수 있는 기능적 균형훈련으로 이뤄져야 한다. 청소년기의 불완전척수손상 환자는 잔존하는 수의적 근육기능이 많을수록 적용할 수 있는 균형훈련의 전략도 많아진다. Boswell-Ruys 등에 의하면 목표지향적, 과제지향적 균형훈련이 가장 효과적이다. 성인척수손상 환자와 다르게 청소년기 척수손상 환자의 기능적 훈련은 또래와 함께 하는 활동 속에서 일상적인 훈련이 되어야 한다(예: 친구들과 앉아서 비디오게임을 하며 균형훈련).

기능적 이동성은 한 장소에서 다른 장소로, 한 자세에서 다른 자세로 움직이는 것으로 침대 이동성, 자리 이동, 자세 변경 그리고 휠체어 이동성 등이 있다. 뒤집기 또는 누운 자세에서 앉은 자세로 이동과 같은 침대 이동성의 능력은 개개인의 신체적 · 발달학적 제한에 따라 달라진다. 오버헤드 트라피즈바(overhead trapeze bar) 또는 침대 난간 같은 장치는 침대에서 일어나 앉기, 앉아서 움직이기, 뒤집기 등의 수행 시 유용하다. 김○○은 연습을 통해 팔꿈치 굴곡근을 사용해서 침대 난간을 잡고 또는 팔꿈치 신전근으로 매트리스를 밀면서 독립적으로 뒤집기를 할 수 있을 것이다. 독립적인 자리 이동 능력도 기능적 능력과 제한 수준에 따라 다르다. 이송보드(transfer board)는 자리를 이동하는 두 표면을 연결해 주는 매우 유용한 도구이다. 물리치료사는 이송보드를 사용하여 처음에는 높이가 같은 위치에서 자리 이동훈련을 시작하고, 차차 이송보드 없이 자리 이동하기를 훈련시킨다. 그다음에는 이송보드 유무에 상관없이 높이가 다른 두 위치에서 자리 이동을 연습한다. 이송보드 없이 매트 테이블에서 휠체어로 이동하기처럼 높이가 같은 위치 간의 자리 이동은 C7 불완전척수손상 환자의 기능적 목표에 해당한다(**표 2-1**).

청소년기 C7 불완전척수손상 환자에게 보행훈련은 치료적으로만 가능할 것이다. 따라서 물리치료사의 역할은 대체 이동수단을 촉진하는 것이다. 이는 개인의 삶의 중요한 구성요소로 인지, 사회, 의사소통 기술을 촉진하기 때문이다. 김○○은 휠체어가 주된 이동수단이 될 것이다. 휠체어 타입(즉, 전동형 대 수동형)은 아동의 기능적 능력, 균형, 팔 근력, 전신 지구력, 일상활동 수준 그리고 집안구조 등을 고려해서 선택한다. 나이, 손상 수준, 손상 전 독립적 기능 수준, 관절가동범위, MMT, 정적 앉기 균형 등의 초기 평가결과에 따라 김○○은 실내 및 실외에서 수동 휠체어를 사용할 것이다.

휠체어 처방 시에는 고려해야 할 점이 있다. 좌석은 팔 좌상 및 부상의 위험을 줄일 수 있도록 설계되어야 하며, 평생 팔을 사용해서 기능적 이동을 해야 하므로 팔의 기능을 잘 유지해야 한다. 조절식 차축은 프레임 높이와 무게중심을 조정할 수 있어 사용자의 안정성은 유지하면서 뒷바퀴 차축이 최대한 앞으로 추진할 수 있는 위치에 오게 할 수 있다. 김○○은 성인이 될 때까지 키가 성장할 것이므로, 의자 너비와 길이를 설계할 때 이 점을 고려해야 한다. 보조기를 사용할 가능성도 생각해야 한다. 휠체어 평가에서 좌석 평가는 매우 중요하다. 휠체어 쿠션은 앉았을 때 편하고, 동적 안정성을 유지할 수 있고, 적절히 압력을 줄여줄 수 있어야 한다. 휠체어용 쿠션은 종류와 재료(예: 스펀지, 젤, 에어, 다이나믹)가 다양하다. 등받이가 단단하면 자세를 똑바로 유지하기에 좋고, 좌석면이 단단하면 골반과 엉덩이를 중립 자세로 정렬할 수 있어 회전과 내전을 줄여준다.

적합한 휠체어가 준비되면 실내 및 실외의 경사로와 연석을 비롯한 다양한 표면에서 휠체어 이동훈련을 한다. 초기의 휠체어 이동훈련에서는 휠체어 추진법을 배워야 한다. 반원형 추진 패턴(즉, 사용자가 다음 푸쉬를 준비할 때 손이 핸드림 아래에 위치)은 장기간 사용에도 팔에 좌상이 발생할 위험이 적은 효율적인 추진법이다. 환자는 보조를 받아 계단을 보행하는 것에도 익숙해져야 하며 넘어질 경우에 대비해 휠체어를 다루는 법도 훈련해야 한다. 휠체어 이동훈련에는 둔부, 좌골 결절, 기타 다른 뼈 돌출부에 욕창이 발생하지 않도록 체중을 이동하는 훈련도 포함된다. 체중 이동은 앞, 옆, 수직 푸쉬-업 그리고 뒤로 기울임의 네 가지가 기본이다. 하지마비 환자에게 가장 유용한 압력경감법은 수직 푸쉬-업이다. 팔꿈치를 완전히 신전시킬 수 있도록 상완삼두근의 근력이 충분해야 하며, 착석면에서 엉덩이 들기를 보조할 정도로 어깨를 밑으로 내릴 수 있는 근력이 필요하다. 하지만 경추손상 환자는 전방 체중 이동을 한 다음, 좌우 외측으로 체중을 이동하는 것이 팔기능을 보존할 수 있는 압력경감법이다. 체중 이동시간의 물리치료 용량(PT dose)에 관한 근거에 따르면 42초~3.5분까지 다양하다. Coggrave와 Rose가 경피산소압으로 조직 생존력을 측정한 연구에서 다양한 압력경감 자세를 고려했을 때, 조직 산소량이 부하가 없는 수준으로 회복하는데 걸리는 평균시간은 1분 51초였다. 빈도는 대부분의 재활프로그램에서 15~30분 간격을 권장하지만 이를 입증할 만한 연구결과는 제한적이다.

불완전척수손상 환자의 최대 75%까지는 어느 정도 보행 능력을 회복한다. Vogel과 Lubicky는 207명의 척수손상 환자(1~22세)의 보행에 관한 고찰연구에서 사고 전에 보행이 가능했던 사지마비 환자는 지역사회보다는 치료환경에서 보행이 가능했다. 일반적으로 치료환경, 집 안 또는 지역사회의 보행 여부는 개인의 신체적 능력 수준(**표 2-1**)과 환자/가족이 갖는 보행에 대한 열의에 따라 달라진다. 불완전척수손상 환자에서 보행이 현실적인 치료목표가 될 수 있을지 면밀한 평가가 필요하며, 보행이 가능할 경우에는 보조기와 보조도구의 종류를 잘 선택해야 한다.

척수손상 환자가 서기와 걷기프로그램을 통해 갖게 될 생리적 이점을 지지하는 근거는 미비하다. 성인척수손상 환자를 대상으로 사고 후 2년 이내에 서기프로그램을 실시하고, 그 효과에 대한 연구에서는 하루 최소 1시간, 매주 5일씩 서기 훈련을 했을 때 대조군에 비해 다리의 골밀도가 유의하게 높았다. 척수손상 후 8~12주 이내에 수동적 서기 훈련을 시작한 급성 척수손상 환자의 경우 골밀도 손실 예방에 도움이 되었다. 하지만 1960~2010년까지 체계적 문헌고찰 연구결과를 보면 척수손상 환자에게 서기와 걷기 훈련이 골밀도, 경직 또는 전신건강에 도움이 된다는 질 높은 근거는 부족하다. 대부분의 연구는 설문조사방식으로 근거 수준이 낮다. 보행보조기에 대해 환자가 보고한 문제점은 보조기 신고 벗기의 어려움, 외관상의 문제, 넘어짐에 대한 두려움 그리고 에너지 소비가 많다는 것이다. 이런 이유로 중재기간이 짧은 대다수의 연구에서 보조기를 착용하지 않는 경우가 많았다.

젊은 척수손상 환자의 건강에 서기/걷기가 미치는 생리적 이점에 대한 수준 높은 근거는 부족하지만 정신적 이점을 생각해야 한다. 걷기는 척수손상 환자와 그 가족의 중요한 목표가 될 수 있으며, 척수손상 아동에게 정신적인 면에서 도움이 될 수 있다. 이러한 이유에서 청소년기 척수손상 환자의 물리치료프로그램에는 서기 및 똑바른 자세로 이동하기 프로그램이 포함되어야 한다. 치료사는 환자/보호자에게 보조기를 착용하고 보행하는 것은 시간과 에너지를 요구하므로 장기간에 걸친 연습이 필요하다는 점에 대해 일찍부터 교육해야 한다.

치료 초기 단계부터 경사 테이블 또는 스탠딩 프레임을 사용하여 정적 서기를 연습한다. 팔 근력이 충분한 경우, 다리 보조기를 신고 팔 보조도구를 사용하여 걷기 연습을 할 수 있다. 보조기 종류는 척수손상, 몸통 조절, 하지 잔존 근력, 균형 수준 등을 고려해서 선택한다. HKAFO (Hip-Knee-Ankle-Foot Orthosis, 고관절-무릎-발목-발-보조기, 그림 2-3)는 고관절 주변과 하지의 약화된 근육기능을 보조해 주며, 근위부쪽 몸통 지지가 필요할 때는 흉추 부위를 지지하는 보조기를 사용한다. HKAFO에는 무릎과 힙에 드롭록(drop lock)이 있어 다리를 신전 상태로 유지시켜 준다. HKAFO를 착용한 경우 반그네걸

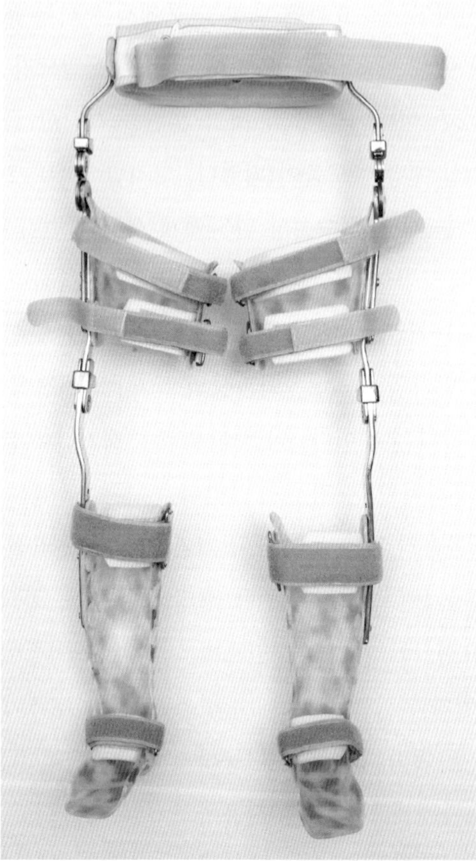

그림 2-3 HKAFO는 힙 주변과 다리 근력이 약한 척수손상 환자에게 사용한다. 무릎과 힙에 드롭 록 장치가 다리를 신전 상태로 고정시킨다.

음(swing to gait) 또는 그네걸음(swing-through gait)의 보행 패턴이 일반적이다. 하지만 능동적으로 힙을 굴곡할 수 있고 수동적으로 힙을 정상범위에서 신전시킬 수 있다면 고관절의 드롭 록 장치를 풀고 상호교대적 패턴으로 보행할 수 있다.

HKAFO 드롭 록을 모두 잠그고 보행하는 아동은 정상 또래와 비교해서 대사소비율이 많게는 6배나 높다. HKAFO 대신에 RGO (Reciprocating Gait

Orthosis)를 사용하면 대사소비율을 정상 또래의 2배 수준으로 낮출 수 있다. RGO를 통해 HKAFO(흉추 부분 부착 유무에 상관 없음)를 착용하고 상호교대 패턴으로 걸을 수 있다. 보행 시 무릎은 신전 상태로 고정되고, 힙에서는 굴곡과 신전이 교대로 반복된다. HKAFO와 RGO는 팔의 근력이 충분해야 사용할 수 있다. 손상 수준이 낮거나 다리의 잔존 근력이 많은 불완전손상의 경우, 보조기 사용의 제한이 덜하다. 입각기 시 무릎 신전을 유지해 주는 대퇴사두근의 근력이 불충분하면 KAFO (Knee-Ankle-Foot Orthoses, 무릎-발목-발보조기)를 사용하고, 입각기 시 힙과 무릎의 신전을 유지해 주는 엉덩이와 무릎 근력은 충분하지만 발목 근력이 부족하다면 AFO (Ankle-Foot Orthoses, 발목-발보조기)를 사용한다.

BWSTT (Body-Weight-Support Treadmill Training, 체중지지 트레드밀 훈련) (**그림 2-4**)는 집중적인 걸음 연습과 하지근력 및 지구력훈련에 좋다. 최근 성인 및 아동 신경계 질환의 재활에서 사용이 크게 늘고 있다. Damiano와 DeJong은 경추 척수손상을 포함하여 21세까지의 척수손상 환자를 대상으로 한 중재법에 대해 체계적 고찰연구를 하였다. 연구결과에 따르면 아동척수손상 환자에게 BWSTT 중재를 한 다수의 문헌은 사례연구와 다중 사례 시리즈로 근거 수준이 높은 편은 아니다. 하지만 연구자들은 이같은 연구들의 긍정적인 연구결과를 들어 척수손상 아동을 대상으로 BWSTT 효과에 대한 더욱 체계적인 연구가 필요하다고 결론지었다. 사례의 경추 불완전손상인 김○○에게 BWSTT를 적용하면 다리의 잔존 근육을 강화하는데 효과를 기대할 수 있을 것이다.

심혈관질환과 근육 위축은 척수손상에 따른 흔한 합병증이며, 심혈관질환은 성인척수손상 환자의 주요 사망원인이다. 근 부피 감소는 인슐린저항성, 글루코오스 불내성, 제2형 당뇨와도 연관 있다. NMES (Neuromuscular Electrical Stimulation, 신경근전기자극)와 FES (Functional Electrical Stimulation, 기능적 전기자극)는 근 부피의 소실을 보존하고 유산소 능력을 향상시켜 주는 이

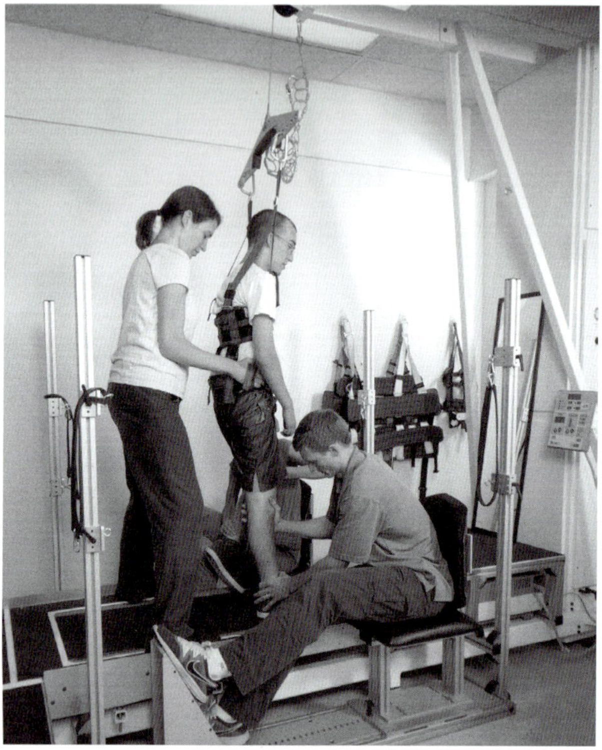

그림 2-4 청소년기 척수손상 환자의 BWSTT 훈련 모습

점을 기대할 수 있다. 전향적 코호트연구에서 앉아서 생활하는 14명의 성인 AIS A 및 B 환자 14명을 대상으로 8주 동안 경도 테타닉 NMES 훈련프로그램을 적용한 후 최대 산소소비량을 조사하였다. 매 60분, 주 5일, 8주 동안 양쪽 대퇴사두근과 뒤넙다리근에 주파수 2~4Hz, 최대 강도 200mA로 NMES 치료를 하였다. 보그운동자각도검사(Borg scale of perceived exertion) 13~15단계까지 강도를 높였다. 휠체어 트레드밀 에르고미터(즉, 트레드밀 위에서 점차 속도와 경사를 증가시키며 실시하는 휠체어 추진 운동검사)로 훈련 전과 후에 실시한 운동검사에서 최대 산소소비량이 평균 22.65% 증가하였다. 같은 연구자들의 두 번째 연구에서 성인척수손상 환자에게 비슷한 경도 테타닉 NMES

중재를 실시한 결과, 제지방체중(lean body mass)은 증가하고 국소지방은 감소하였다. 이같은 연구결과를 요약하면 간단히 손으로 잡고 할 수 있는 경도 테타닉 NMES 훈련프로그램이 성인척수손상 환자의 건강에 도움이 된다는 것이다. 하지만 아동척수손상 환자에게도 같은 효과를 기대할 수 있는지는 연구가 필요하다.

성인 및 아동척수손상 환자를 대상으로 가정에서 실행하는 FES-자전거프로그램의 효과에 관한 연구는 다음과 같다. 피시험자는 C4-T11 성인 남자 척수손상 환자(AIS A, B, C)로 매 40~60분, 주 3일, 8주 동안 가정에서 FES를 적용한 후에 삶의 질이 향상되었다. 5~13세 C4-T11 수준의 척수손상 아동에게 수동 자전거타기, 하지 FES 치료와 함께 자전거타기, 하지 NMES 치료군의 세 군으로 나눠서 중재 효과를 비교한 연구에서 전기자극치료를 받은 두 군에서 효과가 있었다. 세 군 모두 6개월 동안 주 3회, 1시간씩 치료를 받았다. 전기치료는 뒤넙다리근, 대퇴사두근, 둔근에 실시하였다. 하지 FES 치료와 함께 자전거타기를 한 군에서 대퇴사두근의 부피와 근력이 모두 향상되었고, NMES 군에서는 대퇴사두근의 부피만 증가하였다. 척수손상 환자에서 근 부피의 증가는 심혈관질환, 인슐린저항성, 글루코오스 불내성, 제2형 당뇨병의 위험을 낮춰주는 것과 연관이 있다고는 하지만 더 많은 연구가 필요하다.

또 다른 연구에 의하면 FES는 척수손상 환자의 골밀도를 높여준다. 5~13세 C4-T11(AIS A, B 또는 C) 척수손상 아동을 대상으로 한 무작위 대조군 연구에서 하지 FES 치료와 함께 자전거타기, 수동 자전거타기, 전기자극치료만 실시한 세 군 간에 중재 효과를 비교하였다. 전기자극치료는 뒤넙다리근, 대퇴사두근, 둔근에 매 1시간, 주 3회, 6개월 동안 실시하였다. 이 연구에서 자전거를 탄 두 군에서 근위부 힙 쪽의 골밀도가 증가되었지만, 통계적으로 유의한 수준은 아니었다. 연구자들은 FES와 수동 자전거타기는 뼈 건강에 효과가 있어 보이지만 좀 더 연구가 필요한 것으로 결론지었다. 사례의 김○○의 경우, 홈 FES프로그램은 심혈관 지구력 및 근 부피 향상과 유지에 도움이 될 것이다.

아동기에 척수손상을 입은 많은 사례에서 성공적으로 안정적인 성인기를 맞이하지만 평생 지속되는 척수손상에 대한 근본적인 치료는 없다. 그러므로 척수손상에 대한 공공인식과 예방만이 척수손상의 발생 위험 및 관련된 영구적 장애를 최소화할 수 있는 길이다. 척수손상을 예방하기 위해 스포츠 및 여가활동 시 적절한 보호구를 착용하고, 물놀이 및 운전 시 안전수칙을 지키며, 총기 관련 규율을 준수해야 한다. 물리치료사는 척수손상으로 이어질 수 있는 사고와 상황을 예방하는데 도움이 되는 척수손상 예방 교육에 중요한 역할을 한다.

근거중심 임상적 추천

SORT: 추천 분류의 장점

A 일관된, 양질의 환자 지향적 근거

B 일관되지 않거나 제한된 질적 수준의 환자 지향적 근거

C 동의, 질병 중심의 근거, 일반적인 관행, 전문가의 의견 또는 사례 시리즈

1. ISNCSCI는 10세 이상 척수손상 아동의 손상 수준을 결정할 수 있는 신뢰할 만한 평가도구이다. **B 등급**
2. SCIM은 척수손상 환자의 기능적 독립성을 측정하고 모니터링하는데 신뢰도와 타당도가 입증된 평가도구이다. **등급 A**
3. 급성 척수손상 환자에게 주 5일, 60분씩 서기 프로그램을 실시하면 골밀도 손실을 예방하는데 도움이 된다. **B 등급**
4. BWSTT는 아동기 척수손상 환자에게 효과적인 중재법이다. **등급 C**
5. 척수손상 아동에서 자전거타기는 하지 FES 및/또는 NMES 치료와 함께 다리의 근 부피 증가에 효과적이다. **B 등급**

종합 질문

2.1 SCIWORA(영상촬영상 뼈손상이 확인되지 않는 척수손상)의 원인으로 옳지 않은 것은?

A. 어린 아동에서 후만측만증이 있는 경우

B. 아동의 몸에 비해 상대적으로 큰 머리

C. 아동에서 수평으로 발달한 후관절

D. 자동차 충돌사고

2.2 척수손상 아동의 손상 수준과 심각한 정도를 결정하기 위해 사용하는 평가도구는?

A. WeeFIM

B. SCIM

C. ISNCSCI

D. FIM

2.3 자율신경반사부전에 관한 내용으로 옳은 것은?

A. 혈압은 항상 상승하고 심박수는 줄어든다.

B. 주로 T12 이상 환자에서 발생한다.

C. 방광 또는 장 팽창이 주요 원인이다.

D. 청소년 및 성인에 비해 어린 아동에서 징후와 증상이 더욱 뚜렷하다.

정답

2.1 **D.** 자동차 충돌사고는 MRI에서 확인할 수 있는 원인이다. 방사선 이상 소견이 없는 척수손상 또는 SCIWORA의 주된 원인은 아동의 척추가 미성숙하기 때문이다(A). 척추 미성숙의 특징으로는 느슨한 인대, 수평으로 발달한 후관절(C), 몸에 비해 큰 머리로 인한 탄성(B) 등이다. 이같은 특징으로 아동의 척추는 영상에서 뚜렷하게 나타나지는 않지만 손상을 입기 쉽다.

2.2 **C.** ISNCSCI는 아동의 척수손상 수준과 심각한 정도를 결정하는 가장 대표적인 방법이다. WeeFIM, SCIM, FIM은 척수손상의 심각한 정도가 아닌 기능을 측정하는 평가도구이다.

2.3 **C.** 자율신경반사부전은 주로 방광 또는 장 팽창이 원인이 되어 발생한다. T6 이상 척수손상에서 가장 호발하며(B), 서맥 또는 빈맥을 동반한 고혈압(A)을 특징으로 한다. 연령이 높은 아동이나 성인에 비해 유아 및 어린 아동에서 징후와 증상이 더욱 모호하다(D).

대뇌반구절제술

Cerebral Hemispherectomy

Nisha Narula Pagan

CASE 3

5개월 여아 김○○은 영아연축(infantile spasm)으로 병원에 입원하였다. 하루에 30~40 차례 경기를 한다. 생후 2개월부터 여러 항경련제를 시도했지만 효과가 없었다. 이전에도 여러 번 병원에 입원했었다. 시간이 지나면서 경기 지속시간이 길어지고 오른쪽 팔·다리 경련이 심해졌다. 뇌파검사에서 좌반구에 간질파가 나타났다. MRI 및 PET 검사에서 좌측 두정후두부에 피질이형성증 부위가 확인되었다. 신경학적 검사에서 우측 동측반맹(homonymous hemianopsia)이 확인되었다. 신경외과의는 간질 유발 부위 제거 수술을 권유하였다. 김○○은 좌측 반두개절제술(hemicraniotomy)과 좌측 피질의 기능적 반구절제술(hemispherectomy)을 받았다. 약 10시간의 긴 수술이었지만 합병증이나 과다출혈은 없었다. 수술 당일 밤에 의식이 돌아오고 의사표현을 했지만, 수술 이틀 후 상호작용이 다소 감소하였다. 이에 대해 김○○의 부모는 수술 후 뇌가 부었기 때문이라는 설명을 들었다. 하지만 수술 후 합병증은 화학적 수막염이었으며 수술 2주 후에 열이 가라앉았다. 그 당시 두개내압은 16mmHg이었으며 뇌실도관을 제거하였다. CT 검사결과에 따라 뇌실복강션트[ventriculoperitoneal (VP) shunt] 시술은 하지 않았다. 수술 3주 후 마시기와 먹기가 안정화되어 퇴원하였다. 퇴원 시 진료 및 재활치료 계획, 상처 관리 및 주의사항을 교육받았다. 수술 후 한 달이 지나서 가정물리치료와 작업치료가 시작되었다. 아동물리치료사가 김○○을 평가할 때 엄마도 함께 있었다.

- 아이의 임상 양상을 근거로 적합한 중재법에 대해 논의한다.
- 유아, 아장아장 걷는 시기 그리고 학령기 등 아동 전 주기에 걸쳐 물리치료 계획을 설명한다.
- 다른 의료팀에게 의뢰해야 하는 경우에 대해 설명한다.
- 병인과 수술 나이에 근거하여 재활에 따른 아동의 예후는 어떻게 예측할 수 있는가?

주요 정의

- **화학적 수막염**(chemical meningitis): 뇌와 척수를 싸고 있는 보호막에 급성 염증이 발생한 것이 수막염이다. 화학적 수막염(무균성 수막염으로 불리기도 함)은 수술 후 발병할 수 있고 열, 목의 뻣뻣함, 불편감 등의 증상이 나타난다.
- **피질이형성증**(cortical dysplasia): 피질의 선천성 형성이상으로 경기의 원인이 된다.
- **수두증**(hydrocephalus): "뇌에 물이 찬 것"으로, 뇌척수액의 정상적인 흐름이나 흡수가 차단될 때 뇌척수액이 지나치게 축적되면 뇌 팽윤이 발생한다.
- **두개내압**(intracranial pressure, ICP): 두개골 안쪽에서 측정하는 뇌조직과 뇌척수액(뇌와 척수를 에워싸고 있는 맑은 무색의 액체)에 가해지는 압력이다.
- **우측 동측반맹**(right homonymous hemianopsia): 양쪽 눈의 오른쪽 시야 결손
- **뇌실도관**(ventricular catheter): 뇌실에서 뇌척수액을 배출시켜 감압 상태를 유지시키는 수술에서 사용하는 플라스틱관으로, 두개내압 상승과 수두증 상태를 모니터링하고 경감시킬 목적으로 사용한다.
- **뇌실복강션트**[ventriculoperitoneal (VP) shunt]: 뇌척수액이 뇌실에서 복강으로 흘러가도록 조절하는 수두증 치료기구이다.

목표

1. 반구절제술을 설명할 수 있다.
2. 반구절제술이 필요한 병인에 대해 설명할 수 있다.
3. 반구절제술 후 임상 증상에 대해 설명할 수 있다.
4. 반구절제술 후 신체적 회복에 영향을 미치는 요인이 무엇인지 설명할 수 있다.
5. 유아 및 아동에서 반구절제술 후 재활의 필요성에 대해 설명할 수 있다.
6. 반구절제술을 받은 아동을 위한 근거중심물리치료에 대해 설명할 수 있다.

물리치료 시 고려사항

유아기 대뇌반구절제술 후 장기적으로 고려할 점:

▶ **일반적 물리치료 계획/목표**: 관절가동범위, 근력, 유산소성 기능적 능력 감소의 예방 및 최소화; 신체기능 및 안전의 최대화; 이차 손상의 최소화; 건강 관련 삶의 질 최적화

▶ **물리치료 중재**: 환자/가족 교육; 목, 척추, 팔 · 다리 구축(사경, 팔꿈치 및 힙 굴곡 구축, 발목 저측 굴곡 구축) 예방을 위한 포지셔닝 및 관절운동 평가; 이동성 증진 및/또는 뼈 성장과 대칭적 체중지지 촉진을 위한 보조도구; 나이에 맞은 운동기술을 위한 단계적 근력강화운동; 가정에서 하는 운동프로그램 개발 및 수행 촉진; 관절가동범위, 협응력, 근력 향상을 위한 치료적 운동; 보행훈련(예: 체중지지 트레드밀훈련); 균형훈련; 양측 손/팔 운동

▶ **물리치료 시 주의사항**: 수술 후 수두증; 학업 능력 변화를 비롯한 점진적 퇴행 시 뇌실복강션트 시술 또는 교정 고려; 수두증에 의한 경기 재발; 경기 시 재수술 및/또는 치료약 변경 고려

▶ **물리치료를 방해하는 요인**: 인지, 언어, 소운동, 대운동, 사회성, 정서, 적응기술 등의 발달이 전반적으로 늦어지는 것은 물리치료 참여를 저해하는 요인이 될 수 있음; 시각 및/또는 지각손상은 기능적 기술에 영향을 미칠 수 있음; 손 및/또는 발과 가까운 쪽의 영구 편마비; 경직; 통증 및 감각손상장애

건강 상태의 이해

대뇌반구절제술은 한쪽 대뇌반구를 수술로 절제 및/또는 다른 한쪽 반구와 연

결을 차단시키는 것이다. 약으로 조절되지 않는 만성적으로 지속되는 경기가 아동의 발달에 부정적 영향을 미치는 것을 막기 위한 수술이다. 뇌의 구조적 이상으로 한쪽 반구에서 약으로는 치료가 안 되는 경기가 발생할 때 대뇌반구절제술을 시행한다. 난치성 경기의 원인은 다음과 같이 세 가지로 분류한다. 발달학적[예: 피질이형성증 또는 편측거대뇌증(한쪽 반구가 다른 쪽에 비해 비정상으로 큰 경우)], 후천적(주산기 또는 출생 초기에 발생하는 안정적, 비진행성 경기로 허혈성 또는 출혈성 병인에서 비롯됨) 그리고 진행성(라스무센뇌염 또는 스터지-웨버증후군)이다. 일반적으로 피질이형성증과 편측거대뇌증 환자는 어린 나이에 경기가 시작되므로 다른 원인으로 경기를 하는 경우에 비해 수술 시기가 빠르다.

대뇌반구절제술이 발달의 향상을 도모하는 최선의 방법이 되기도 한다. 위험보다 이점이 많다고 판단될 때 선택하는 마지막 방법이다. 아동의 난치성 간질에서 대뇌반구절제술은 다른 비수술적 치료법에 비해 삶의 질의 향상을 기대할 수 있다. 또한 다른 유형의 간질 수술에 비해 경기 조절이 잘 된다. 170명의 아동을 평균 5.3년(± 3.3년) 동안 추적 조사한 결과, 112명(66%)에서 경기가 완전히 사라졌다. 5년간 후속 조사를 한 다른 연구결과를 보더라도 86%에서 경기가 발생하지 않았다. 환자들은 일반적으로 수술 전에 세 종류의 항경련제를 복용했지만 대뇌반구절제술 시행 2년 그리고 5년 후 후속조사에서는 항경련제의 수가 한 개로 줄었으며, 수술 5년 후 검사에서 17%는 더 이상 항경련제를 복용하지 않았다. 경기의 병인에 따라 수술 후 기능 수준, 경기가 사라질 확률, 약물 사용 여부 등이 달라진다. 예를 들어, 편측거대뇌증 또는 피질이형성증 아동은 남은 뇌조직이 통합되므로 인지 및 기능 수준이 제한되고 경기가 재발할 가능성이 있다.

2004년 세계뇌전증연맹(International League Against Epilepsy, ILAE)에서 실시한 환자보고식 설문조사결과에 의하면, 대뇌반구절제술은 전 세계(아시아, 호주, 북아메리카, 라틴아메리카 포함) 약 36개 아동간질센터에서 시행하고 있다. 수술의 1/3 이상은 2세 이하의 어린 아동에서 이뤄졌다. 이 수술은 아동 간질치료의 모든 수술 유형의 약 16~20%를 차지한다. 대뇌반구절제술은 1928년에 처음 보고되었다. 원래 비우세반구의 악성 뇌교종(malignant glioma)을 제거하기 위한 수술이었다. 대뇌반구를 완전히 제거하는 "해부학적 반구절제술"이었다. 그 후로 10년이 지나고 이 수술방법으로 난치성 만성 경기를 없애는데 성공하였다. 1966년까지 Oppenheimer와 Griffith는 해부학적 반구절제술에 따른 장기적인 합병증에 대해 보고하였다. 후에 "표재성 대뇌 헤모시데린침착증(superficial cerebral hemosiderosis, SCH)" 증후군이란 용어로 정리되었다. 표재성 대뇌 헤모시데린침착증 사례의 약 25%에서 수술 받은 지 평균 8년 후에 신경학적 기능 퇴행 및 수두증이 발생하였다. 사망률은 40%나 되었다. 표재성 대뇌 헤모시데린침착증에 대한 인식이 높아지면서 수술방법도 달라졌다. 뇌 절제 부위를 줄이면, 경기가 줄고 합병증 발생률도 낮아진다. 1974년에 "기능적" 또는 "라스무센(Rasmussen)" 반구절제술이 소개되었나. 이 수술법은 반구의 일부만 제거하고 뇌량(두 반구를 연결하는 섬유속)을 절단하여 반구 간의 신호전달을 차단하는 방법이다. "기능적" 반구절제술이 소개된 후부터 대부분의 반구절제술은 뇌조직 절제와 반구 간의 연결을 차단하는 방식으로 시행되고 있다.

의사마다 수술방법이 다르며, 환자 나이, 제거 부위, 출혈 위험 등은 수술 시 고려요인이다. 1986년 이후 UCLA 대학 소아간질프로그램센터는 아동 경기의 수술과 반구절제술을 시행하는 몇 안 되는 클리닉 중 하나이다. 일반적으로 대뇌반구절제술을 받기 위해 UCLA 대학을 찾는 사례는 심한 피질이형성증과 편측거대뇌증을 앓는 3세 이하의 아동들이다. 1998년에 개발된 "수정된 UCLA 기능적 대뇌반구절제술"은 심한 피질이형성증과 피질 발달의 기타 다른 기형들 중에서도 뇌실계통에 작은 기형이 있는 유아와 어린 아동의 출혈과 합병증을 줄이기 위한 수술방법이다. 1998~2008년 사이 UCLA에서 96명의 어린 아동이 기능적 반구절제술을 받았다. 수술 후 합병증으로는 삼차신경 부분마비, 골편의 부분 골수염, 뇌척수액감염 그리고 후천성 수두증 등이 있다. 환자의 2/3는 후천성 수두증으로 결국 션트 시술을 받았다. 대부분은 수술 후 2주 이내에 션트를 삽입했지만, 몇 달 후에 심지어는 몇 년이 지나고 수두증이 발생해 시술을 받기도 하였다. 반구절제술 후 션트기능이상 또는 수두증의 증상은 션트 삽입으로 나타나는 일반적인 증상과 다르다. 반구절제술로 두개골 내 공간이 커졌기 때문에 구토, 늘어짐, 두통 같은 일반적인 수두증 징후와 증상은 나타나지 않는 것으로 본다. 대신, 션트기능이상의 초기 징후로 경기 또는 몇 주에서 몇 달에 걸쳐 나타나는 행동 또는 활동수행력에 미세한 변화가 생길 수 있다. 가족과 보건전문가들은 경기 재발 및/또는 점진적 행동 변화를 비롯하여 두개내압 상승에 따른 일반적인 징후를 잘 살펴보아야 한다.

대뇌반구절제술 후, 대개는 운동 및 감각손상이 지속되어 심한 편마비, 경직, 병변 반대측 감각손상, 일부 시야의 소실 등이 나타난다. 편마비의 임상양상은 뇌졸중 및 뇌성마비와 같은 신경학적 장애가 있는 아동과 비슷하다. 수술 후 처음 걸음마를 배우는 유아를 비롯하여 수술 전에 걸었던 아동들은 보행능력이 회복된다. 팔의 원위부 근육들이 가장 심하게 침범되지만, 팔의 기능은 아이마다 다르며 편마비의 정도도 각각이다. 대뇌반구절제술 후 기능적 회복은 병의 원인 및/또는 수술 당시 나이와 연관이 있다. 발달학적 원인(피질이형성증 및 편측거대뇌증)에 따른 수술은 후천성 원인(뇌경색)에 의한 수술과 비교했을 때 원위부의 팔 근력과 손기능이 크게 감소하고 대운동기능의 향상이 잘 이뤄지지 않는다. 이와 유사하게 후천성 및 진행성 뇌 병변 환아에서는 대운동발달이 향상되었지만 발달학적 병인의 뇌병변에서는 대운동발달이 향상되지 않는다는 연구결과가 나와 있다.

한쪽 반구의 완전 절제 또는 반구 간 연결 차단에 따른 전반적 영향 및 특정 손상에 대해 지속적으로 연구가 이뤄지고 있다. 반구절제술 후 편마비측의 기능적 회복은 신경 재조직화나 잔존 조직의 가소성에 따라 달라진다. 잔존 뇌조직은 절개술을 실시한 반구의 피질(비일차적 운동 및 체성감각 영역), 동측 피질척수로 그리고 다른 피질하 조직(피질그물척수로 및 척수피질로) 등이다. 대뇌반구절제술을 받은 아동의 경우, 근위부 근육이 원위부 근육보다 양측 피질에서 신경정보를 더 많이 받기 때문에 원위부 쪽의 손상이 더 심하다. 대뇌반구절제술을 시행한 시기에 대한 연구에서 수술 시기는 손상을 입지 않은 구조물의 성숙 및 이환에 영향을 주는 것으로 나타났다. 예를 들어, 정상발달에서 동측 피질로는 약 10세가 되어야 억제 조절된다. 그러므로 10세 이전에 대뇌반구절제술이 이뤄지면 동측 피질척수로의 작용으로 마비측의 회복을 좀 더 기대할 수 있다. 동측 신경로의 이같은 작용은 병인과는 상관이 없으며 수술 시기에 영향을 받는다.

새로운 신경세포와 시냅스 형성이 최대로 이뤄지는 "결정적인 성숙 시기"가 있는 것으로 본다. Villablanca와 Hovda는 고양이 실험모델을 통해 대뇌반구절제술 같은 수술은 3세 이전에 이뤄져야 수술 후 최대의 뇌 재조직화 및 회복을 기대할 수 있다고 하였다. 하지만 급성 재활치료의 기능적 회복은 결정적인 성숙 시기를 지나서도 계속된다. 예를 들어, 5세에 처음 경기가 발병한 이래 그 빈도가 늘어 우측 대뇌반구절제술을 받은 28세 남성의 사례를 들 수 있다. 수술 전에 보조도구 없이 약 15m를 걸을 수 있었다. 하지만 좌측 근육 약화로 비정상적인 보행 패턴, 보상 전략 사용, 잦은 균형 소실이 따랐다. 수술 직후, 침범된 왼쪽은 이완성 마비 상태로 자세 이동과 옮겨가기에 완전 보조가 필요했다. 수술 11~14일 이후, 왼쪽 팔과 다리를 움직일 수 있었고 한 사람의 부축을 받아 약 122m를 걸을 수 있었다. 5세 때 외상성 뇌손상을 입고 수술 후 뇌의 재조직화로 이같은 회복이 이뤄졌을 것이다. 대뇌반구절제술을 받기 전에도 여러 차례 작은 수술을 받았다. 이같은 수술은 시간이 지날수록 신체에서 느끼는 스트레스가 덜하므로 뇌가소성과 재조직화에 도움이 된다. 초기 손상과 여러 차례의 수술로 우측 반구의 기능을 차차 좌측 반구가 대신하게 된다. 한창 성장하는 아동의 대뇌반구절제술 후 재활 및 뇌가소성의 영향에 대한 연구가 지속적으로 이뤄지고 있다.

물리치료 환자/고객 관리

대뇌반구절제술을 받은 아동은 평생 동안 여러 전문가로 구성된 재활팀의 건강과 삶의 질에 대한 케어가 필요하다. 신경수술팀은 수술 후 6개월, 12개월 그리고 이후로는 연 1회 정기검사를 시행한다. 나중에 경기, 수두증, 션트기능이상, 지속적인 두통 등이 발생할 수 있으므로 장기적이 후속 평가가 필요하다. 나이에 맞는 발달 여부를 체크하고 촉진하기 위해 물리치료, 작업치료, 언어치료도 필요하다. 아동의 담당 신경과 및 신경외과의사 외에도 다음과 같은 의료진이 필요하다. (1) 이차 손상(예: 구축, 다리 길이 차이, 골절)을 담당할 정형외과전문의 또는 외과의, (2) 인지손상, 행동장애, 감정장애를 담당할 신경심리사, (3) 수술 후 호르몬과 성장을 담당할 내분비내과전문의 그리고 (4) 시야 소실을 케어할 신경안과전문의 등이다. 일단 유아/아동이 의학적으로 안정되면 물리치료사는 환자 및 가족과 협조적으로 구축과 다른 이차 손상이 발생할 위험을 줄여 주고, 삶의 질 향상을 도모하기 위해 기능적 이동성을 증진시켜야 한다. 물리치료사는 경직 관리방법, 정형외과적 수술 여부 등 아동의 가족 및 전문가들과 긴밀히 협력해야 한다. 또한 의료용 장비판매인 및 보조기 전문가와도 상의가 필요하다.

검사, 평가 및 진단

첫 검진에서 가족으로부터 자세한 병력청취와 의학적 이력에 대한 정보를 수집하는 것은 물리치료 계획 및 목표를 정하는데 필수적이다. 가능하다면 물리치료사는 대뇌반구절제술을 시행하기 전, 이전의 물리치료 및 작업치료 기록지를 검토하여 환자의 수술 전 운동기능 수준을 확인한다. 초기 검사에서 수술기록지, 입원환자 퇴원 요약지, 현재 복용하는 약, 영상검사결과 등을 확인한다. 주관적 검사에서는 병리 또는 병인의 영향에 대해 이해하고 앞으로의 병의 진행 과정에 대해 예측해야 한다. 특히, (1) 경기가 발병한 시기 및 원인, (2) 경기 발병일 및 빈도, (3) 항경련제 종류, 용량, 복용 빈도, (4) 수술 전 대운동 기술발달 과정을 포함한 운동기능, (5) 수술 종류 및 아동의 나이, (6) 합병증 유무, (7) 션트 삽입 또는 약물치료와 같은 의학적 치료 가능성 등을 파악해야 한다. 수두증이 발생할 위험이 있으므로 두통, 피로, 놀이나 먹는 양의 감소와 같은 행동 변화는 없는지 지속적으로 확인한다. 경기가 재발할 경우 신경과의사는 수두증 여부, 션트 교정 및/또는 재수술 등을 고려하는데, 잔존하는 조직과 신경연결이 남아 있을 수 있어서이다.

대뇌반구절제술을 받은 유아 또는 아동의 신체계통문진에는 수면 및 먹기 패턴, 말초감각 및 모든 감각(시각, 청각, 촉각, 전정감각)의 중추 처리, 아동의 자세와 움직임에서 기능적 근력 관찰, 대칭성, 움직임이나 자세를 취하는 전략, 머리와 두개골 모양, 시각손상, 목, 척추, 팔 · 다리의 관절가동범위와 유연성, 피부 상태, 보행, 발 사용, 안전 및 기능적 손상 등이 포함된다. 아동의 담당 작업치료사와 협업하여 아동의 적응 행동(예: 수면 및 먹기)과 감각조직화 능력도 잘 평가한다.

대뇌반구절제술 아동의 팔 · 다리에서 경직이 지속된다면 기능적 이동성에 영향을 끼칠 것이다. 치료사가 근육을 빠르게 스트레치시키면 근육에 경직이 있을 경우 작은 범위에서는 수동적으로 움직일 수 있지만 특정 범위를 넘어가면 근 저항이 빠르게 증가할 것이다. 5개월 유아의 발목 저측 굴곡의 경직을 평가하기 위해, 치료사는 유아를 편안히 눕힌 다음 다리를 잘 잡는다. 다리를 가능한 범위에 걸쳐 수동으로 움직인 다음, 발목관절을 빠르게 배측 굴곡시키면 저측 굴곡근이 빠르게 신장된다. 다양한 속도로 관절을 평가하는 것은 중재 계획 및 평가에 유용하다. 경직은 MTS (Modified Tardieu Scale, 수정된 Tardieu척도)로 측정할 수 있다. TS (Tardieu Scale, Tardieu척도)는 1950년대에 처음 만들어졌다. MTS는 최초 버전에 최대 속도의 수동 움직임이 추가된 것이다. 수동 움직임에서 분명한 "저항"이 느껴지는 각도를 기록한다. MTS는 느린 속도 및 빠른 속도에서 수동 움직임에 대한 저항을 고려하여 측정한다. 두 관절의 자세를 기록한다. R1 및 R2이다. 수동 움직임에 대한 초기 저항을 첫 번째 저항(R1), 그다음에 팔 · 다리를 끝 범위까지 천천히 움직인다(R2). MTS는 최초의 TS와 동일한 측정체계를 사용하지만 수정된 버전은 검사 시 팔·다리 위치, 자세, 평가절차를 명시하여 평가절차의 표준화를 위해 만들어졌다. 뇌성마비아동의 비복근을 MTS로 측정 시, 측정자 내/측정자 간 신뢰도는 좋지 않음(poor)에서 우수함(excellent)으로 일정치 않다.

아동의 근력, 관절가동범위, 감각같은 손상검사는 나이 또는 지시사항의 이해 부족으로 쉽지 않을 것이다. 하지만 기능적 과제를 수행하는 모습을 유심히 관찰하면 운동 패턴, 신체기능 및 구조의 손상, 활동 제한, 참여 제한 간의 연관성을 파악할 수 있다. 전반적으로 발달이 지연되면 Bayley-III (Bayley Scales of Infant and Toddler Development-III, 베일리영유아발달검사 제3판)로 검사할 수 있다. Bayley-III는 1~42개월의 아동을 대상으로 인지, 언어, 운동기술을 평가한다. 검사시간은 12개월 이하는 약 50분, 13개월 이상은 약 90분이 소요된다. 대운동발달, 소운동발달, 인지발달의 지연을 확인하고 발달 과정을 추적하는데 도움이 된다. Bayley-III는 다른 발달검사도구와 중등도(moderate) 또는 높은(high) 수준의 상관관계를 가지며, 내적일치도 및 검사-재검사신뢰도가 괜찮은 편이다. 특별히 운동 및 시각 능력이 좋지 않은 아동에게 사용할 수 있는 Bayley-III 수용판(accommodated version)도 있다. 19명(22~90개월)을 대상으로 유용성 평가가 이뤄졌다. Bayley-III의 검사 목적은 그대로 유지하면서 인지 능력 측정항목에서 특정 운동요소를 제거하여(손가락으로 가리켜서 비슷한 그림 맞추기) 운동 및/또는 시각손상에 의한 비뚤림(bias)을 최소화하고자 하였다.

물리치료사는 GMFM (Gross Motor Function Measure, 대동작기능평가)을 사용하여 뇌성마비아동의 대운동발달을 평가한다. GMFM은 뇌성마비아동의 운동 능력을 측정하는 것이 주된 목적이지만 0~5세의 다른 운동장애를 가진 아동에게도 사용할 수 있다. GMFM은 임상관찰 평가도구로 5개 영역으로 구성된다. GMFM-66은 3세 이하 뇌성마비아동의 대운동기능 평가 시 신뢰도 및 타당도가 높다.

대뇌반구절제술을 받은 아동은 팔의 원위부 근육이 더욱 심하게 침범된다. 또한 한쪽 팔·다리를 움직이면 동시에 반대쪽 팔·다리에서도 똑같은 움직임이 따라서 일어나는 거울 움직임(mirrored movements)이 일어날 수 있다. 이것은 손상되지 않은 대뇌반구가 양손의 움직임을 조절한다는 의미이다. 물리치료사는 아동 또는 유아가 비마비측 팔뿐만 아니라 마비측 팔로 기능적 과제를 수행하는 모습을 잘 관찰해야 한다. 유아의 손-눈 협응력 및 팔 근력과 움직임도 여러 자세에서 관찰해야 한다. 예를 들어, 정상적으로 발달하는 5개월 유아는 누워서 손으로 무릎, 종아리, 발을 잡고 놀아야 한다. 5개월이 되면 엎드려서 양팔을 함께 뻗거나 한쪽 어깨로 체중을 이동하면서 한쪽 팔을 뻗을 수 있다. 엄마 팔에 안겨서 분유를 먹을 때 젖병을 잡을 수 있다. 물론 젖병의 무게와 형태에 따라 자세를 유지하는데 엄마의 도움이 필요하다. 양손 사용 능력은 AHA로 측정한다. AHA는 신뢰도와 타당도가 검증된 평가도구로 일측성 상지기능장애, 특히 편마비 뇌성마비 또는 산과 상완신경총마비(사례 1 참고) 아동(18개월~12세)의 양손활동을 측정하는데 사용한다. AHA 평가는 2단계로 이뤄진다. 먼저 평가자는 AHA 키트에 들어 있는 장난감을 아이가 양손으로 가지고 노는 활동을 10~15분 비디오로 레코딩한다. 그다음에 비디오를 검토하여 전반적인 손의 사용, 팔의 사용, 쥐기 및 놓기, 소운동 조정, 협응력, 속도 등 22개 항목을 4점 척도로 점수를 부여하는 준거참조검사이다. AHA가 대뇌반구절제술 아동을 대상으로 표준화된 바는 없지만 일측성 상지기능장애 아동에게 사용할 수 있으므로 반구절제술을 받은 아동에게도 적용할 수 있을 것이다.

치료 계획과 중재

예비적 연구를 통해 뇌졸중 및 뇌성마비아동의 재활방법이 대뇌반구절제술을 받은 아동 및 젊은 성인에게도 효과적인 것으로 나타났다. 대뇌반구절제술 환자의 여러 가지 손상은 주요 감각운동피질의 한쪽이 제거되었기 때문에 불가역적이지만, 뇌 재조직 및 뇌 가소성 기전의 작용으로 운동기능의 부분적 회복은 기대할 수 있다.

치료 계획에 많은 물리치료 중재가 포함될 수 있다. 전반적 인지 및 운동발달지연, 감각/지각손상, 행동 문제(짜증, 과잉행동, 공격적 및 자폐 성향의 행동) 등이 나타나므로 다양한 감각 환경을 경험시켜야 한다. 그네 동작 및 흔들기 같은 감각자극을 통해 유아 또는 아동이 일상활동 및 나이에 맞는 활동에 참여할 수 있도록 각성 상태를 조절한다. 치료 과정에서 5개월 유아에게 적합한 간헐적 흔들기 및 그네 동작으로 신경계를 진정시켜 팔 뻗기, 뒤집기, 일어나 앉기 같은 새로운 운동기술을 효과적으로 학습할 수 있게 한다. 또한 시각, 촉각, 청각 등을 적절히 자극할 수 있는 놀이가 좋다. 예를 들어, 장난감으로 시각적 자극을 주면 한쪽 팔을 미드라인(midline)을 지나 반대쪽에 놓인 장난감을 향해 뻗을 것이다. 이때 체중 이동으로 한쪽 옆으로 뒤집기가 촉진된다. 이같은 치료 시 시야 결손 및 감각손상을 면밀히 고려해서 놀이운동을 진행한다. 치료적 활동은 척추 및 팔 · 다리의 근력과 유연성을 향상시키고 최적의 신체정렬 상태를 유지하면서 운동기술발달을 촉진해야 한다. 주로 NDT (Neurodevelopmental Treatment, 신경발달치료)에 근거한 핸들링 기법을 사용한다. NDT는 아동운동장애의 중재법으로 뇌성마비아동의 대표적인 치료법이다. 보조 수준을 점진적으로 조절하면서 핸들링과 포지셔닝을 통해 운동기능을 조절한다. 5개월 된 유아는 누워서 옆으로 구르기(supine to sidelying)는 물론이고, 팔은 앞으로 짚고 고리 앉기(ring sitting with arm propped)와 같이 지지면이 넓은 자세에서 머리와 몸통을 조절해 잠깐이라도 자세를 유지할 수 있어야 한다. 나이에 맞게 앉기에서 서기, 걷기로 발달해야 한다. 양측 팔의 협응력, 근력, 관절가동범위의 향상을 촉진하기 위해 가족중심접근법으로 과제중심활동을 운동학습시켜야 한다. 사례의 김○○에게는 지지하고 앉은 자세에서 팔을 뻗어 손바닥 쥐기(palmar grasp)로 장난감을 잡아서 입으로 가져오는 것이 팔의 협응력을 촉진하는 운동과제로 적합하다. 아이가 학교에 입학하면 치료사는 환자, 선생님, 가족에게 새로운 학교환경에서 안전하게 자세를 바꾸고 움직이는 활동을 수행하고 건강 증진 및 지역사회활동으로 통합될 수 있도록 교육과 훈련을 제공해야 한다. 아이가 서기 시작하면, 스탠더(stander)의 사용을 고려하게 된다. 물리치료사는 아이의 이동성과 탐색 능력을 높여 주는 자극이 제공되는 환경 조성에 필요한 보조기구 및 포지셔닝도구에 관해 고민해야 한다. 스탠딩 프레임(standing frames)은 뒤허벅지근육과 힙 굴곡근을 신장시키고, 발목 배측 굴곡범위를 증가시키고, 사춘기 초기에 중요한 골밀도를 높여준다. 서기 훈련은 매일 45~60분씩 규칙적으로 하는 것이 좋다.

치료사가 계획한 치료적 중재가 능동적 운동학습으로 통합될 때 치료적 효과를 기대할 수 있다. 운동학습의 원칙은 운동활동의 획득 및 수행법과 관련있다. 촉진을 위한 반복, 강도, 집중 연습 같은 운동학습원칙을 적용하면 새로운 시냅스 형성, 성상세포의 부피 증가, 가지돌기 발아, 축삭 발아, 혈관신생 등의 신경해부학적 변화가 일어나기 때문에 기능적 운동 능력에도 영구적인 변화가 일어난다. 특정 운동과제의 수행 능력 향상 및 성공적인 수행을 위해서는 목표로 하는 운동과제 자체를 연습해야 한다. 대뇌반구절제술을 받은 12명의 아동(11~19세)을 대상으로 뇌의 재조직화 능력에 대한 연구가 수행되었다. 이동성 훈련을 2주간 실시(물리치료사의 감독하에 트레드밀훈련 30시간 및 동네에서 부모와 함께 40시간 걷기)한 후에, 기능적 MRI 검사에서 감각운동피질 및 체성감각피질 영역의 피질의 양과 활성화 강도가 향상되었다.

최상의 기능적 결과를 위해 물리치료 중재에 대한 최적의 용량(빈도, 강도,

타이밍, 타입)에 관한 연구가 필요하다. IMT (Intensive Mobility Training, 이동성 집중훈련)는 척수손상, 뇌졸중, 파킨슨씨병 그리고 대뇌반구절제술 등의 만성 신경학적 환자의 보행, 균형, 이동성 장애를 치료하기 위한 집중 연습 형식의 물리치료 중재법이다. IMT는 매일 3시간씩 10일간(총 30시간) 진행되는 물리치료프로그램이다. 특정 운동과제를 집중적으로 반복하는 것이다. 일반적으로 중재기간이 일정시간 이상 되었을 때 효과적이다. IMT는 CIMT (Constraint-Induced Movement Therapy, 억제유도 움직임치료) 같은 효과적인 물리치료 개념을 포함하고 있다. IMT는 보행 및 능동적 · 수의적 보행 관련 활동들을 집중적으로 연습하는 것을 강조하므로 대뇌반구절제술 환자에게 효과적인 중재법이 될 것이다. 대뇌반구절제술 환자 19명(5~25세)을 대상으로 IMT의 기능적 효과를 조사한 연구에서 5세 이전에 수술한 아동이 6세가 지나서 수술한 사례에 비해 균형 및 보행 관련 활동이 향상되었다. 5개월 유아에게 IMT를 적용한 효과에 대한 연구결과는 없지만, 운동학습의 여러 가지 원칙으로 구성된 IMT를 적용할 수 있을 것이다. 예를 들어, 일상적으로 집에서 팔 뻗기, 뒤집기 또는 일어나 앉기 같은 특정 운동기술을 연습시키는 것이다. 물리치료사는 기저귀 갈기 같은 일상 케어 시 양쪽으로 뒤집기 또는 일어나 앉기 같은 운동과제를 반복적으로 자주 연습할 수 있게 부모에게 필요한 핸들링과 촉진법을 교육시킨다.

CIMT는 주로 성인 뇌졸중에 적용된다. 비마비측 팔을 사용하지 못하도록 억제한 상태에서 마비측 팔 및 손을 기능적으로 사용하는 과제를 집중적으로 연습(연습시간이 쉬는 시간보다 많음)시키는 것이다. CIMT는 마비측의 학습된 "비-사용"을 극복하기 위해 개발된 것으로, 침범된 팔을 어떻게 사용하는지 전혀 배우지 못한 유아나 어린 아동에게는 적용하지 못 할 것이다. 그러므로 CIMT의 수정이 끊임없이 제안되고 있다. 12~22세 대뇌반구절제술 환자 4명을 대상으로 한 연구에서 수정된 CIMT프로그램(점진적으로 과제복합성을 높여가면서 하루에 3간씩 기능적 과제 수행) 적용 후에 AAUT (Actual

Amount of Use Test, 실제 사용량검사)와 BBT (Box and Block Test, 박스 앤 블록검사) 같은 평가도구로 움직임의 질, 팔의 자발적 사용, 양손의 능숙한 사용 등을 측정한 결과, 향상이 나타났다. 또한 훈련 후에 검사한 기능적 MRI 에서도 변화가 있었다. 예를 들어, 훈련 전에 미비측에서는 아무런 신경신호가 감지되지 않았으나, 양손을 사용하는 훈련 후에 남은 반구에서 신경신호가 감지되었다. 피시험자들은 10일간의 CIMT 중재에서 깨어 있는 시간의 90%는 안정 시 부목을 착용했다. 보다 전통적인 CIMT치료에서는 하루에 6시간 동안 기능적 과제를 연습하므로 이 프로그램은 축약 버전에 해당한다. 위 연구에 참여한 피시험자들의 건강 상태와 인지 및 감정손상을 고려할 때 훈련시간은 3시간이 적절하다. 전향적 무작위 병용 그룹 임상연구에서 3~8개월 유아를 대상으로 CIMT프로그램의 효과를 조사하였다. 이 "베이비-CIMT" 프로토콜은 잡기와 장난감 탐색에 중점을 두고 있다. 다양한 환경, 아기 수준에 맞는 장난감 선택, 최적의 아기 자세, 중재 제공자로서 부모 교육 및 감독 등이 베이비-CIMT 중재의 중요한 구성요소이다. 어린 아동에게 CIMT를 적용할 때는 매우 주의해야 한다. 뇌성마비 고양이 모델실험에서 초기 활동이 피질척수로의 성숙에 영향을 미치는 것으로 나타났다. 그러므로 어린 나이에 집중 억제로 초기 자극이 감소되면 비마비측 상지에 손상을 가져올 위험이 있다.

HABIT (Hand-Arm Bimanual Intensive Therapy, 손-팔 양측 집중치료)는 또 다른 형태의 집중기능훈련(하루 6시간, 2주)이지만, 양손 놀이와 기능적 활동을 하면서 구조화된 과제 연습을 통한 손의 협응력 향상을 강조한다. 한 무작위 임상시험에서는 3.5~10세 아동 42명에게 90시간의 CIMT와 HABIT 효과를 비교하였다. 한 손 사용과 양손 사용에 대하여 각기 잽슨-테일러 손기능 평가(Jebsen-Taylor Hand Function Test)와 AHA 검사에서 CIMT 그룹과 HABIT 그룹 간의 기능 향상은 비슷하였다. 하지만 아이의 보호자에게는 양손 사용기술이 더 중요했으므로, 만족도는 HABIT 그룹에서 높게 나타났다. 각 치료법의 이점 때문에(예: CIMT는 전완 회외 감소의 향상, HABIT는 양손의 기능적 기술 향상에 유용함) CIMT 및 HABIT 두 가지 방법을 혼용하여 "아동-친화적" 방법으로 사용할 것을 권장하고 있다.

근거중심 임상적 추천

SORT: 추천 분류의 장점

A 일관된, 양질의 환자 지향적 근거

B 일관되지 않거나 제한된 질적 수준의 환자 지향적 근거

C 동의, 질병 중심의 근거, 일반적인 관행, 전문가의 의견 또는 사례 시리즈

1. 대뇌반구절제술을 시행한 아동의 기능적 결과는 병인 및/또는 수술 시기와 연관이 있으며, 후천적 원인에 의해 그리고 수술 시기가 어릴수록 기능적 향상이 컸다. **B 등급**
2. 베일리영유아발달검사 제3판은 1~42개월 아동의 대운동, 소운동, 인지발달지연을 확인하는데 유용하며 대뇌반구절제술 아동의 평가에도 사용할 수 있다. **C 등급**
3. CIMT는 대뇌반구절제술을 받은 아동의 운동기능과 마비측 팔의 사용 능력을 높여준다. **C 등급**

종합 질문

3.1 대뇌반구절제술이 가장 필요한 경우는?

A. 피질 종양

B. 난치성 경기

C. 뇌경색에 따른 편마비 뇌성마비

D. 양쪽 반구의 여러 뇌 부위에서 유발하는 경기

3.2 대뇌반구절제술을 시행한 아동에게 나타나는 전형적인 임상 양상은?

A. 팔보다 다리의 침범이 심하여 경직이 증가된다.

B. 상지에 감각손상 없이 시야 결손이 나타난다.

C. 모든 발달 영역의 지연과 함께 마비측 상지에서 근위부보다 원위부의 침범이 심하다.

D. 수술 전에 걸을 수 있었던 아동이 수술 후 보행 회복이 더욱 어렵다.

3.3 대뇌반구절제술 후 물리치료 중재는?

A. 새로운, 과제중심의, 집중적인 반복 연습이 이뤄져야 한다.

B. 손상된 대뇌반구의 완전 차단으로 손상의 변화를 기대하기 어렵다.

C. 급성 회복기에만 필요하다.

D. 집중 연습은 효과가 없다.

정답

3.1 **B.** 대뇌반구절제술은 피질 종양의 치료법으로 적용한다(A). 하지만 약물치료에 반응하지 않는 난치성 경기치료에 보다 효과적인 수술법이다. 뇌경색이 있지만 난치성 경기가 아니라면, 대뇌반구절제술은 적용하지 않는다(C). 이 수술의 적응증에 해당하는 아동의 수술 전 평가에서 다초점 간질파(뇌의 여러 부위에서 유발되는 경기)가 나타날 수 있지만, 경기는 한쪽 반구에서만 일어난다. 신경영상촬영에서도 한쪽 반구에서만 이상이 확인된다. 편측거대뇌증 또는 피질이형성증 같은 발달학적 원인에 의한 경기

는 양쪽 반구에서 이상이 확인되지만, 경기가 한쪽 반구에서만 유발되는 경우에만 수술 적응증이 된다(D).

3.2 C. 일반적으로 대뇌반구절제술 후 다리에서 경직이 발생한다(A). 하지만 피질하 신경지배 감소 및/또는 병인에 의해 팔의 원위부가 가장 많이 침범되는 부위다. 양측성 피질신경정보는 원위부 근육보다 근위부 근육으로 더 많이 전달되므로, 비침범측 반구는 일측성 병변 또는 손상 후에도 계속해서 근위부 근육 쪽으로 신경 정보를 제공한다. 기능적 회복 수준은 환자마다 다르다. 최소한의 자발적 움직임이 나타나기도 하며, 침범된 손을 보조 손으로 사용하기도 한다(우세측, 덜 침범된 손으로 가위질을 할 때 비우세측 손으로 종이를 잡아주는 보조를 제공함). 어눌한 쥐기가 가능한 경우도 있다. 시야 소실(B)이 나타나지만, 팔 · 다리에서 감각손상도 있다. 비록 시각/지각, 균형, 근력, 경직, 감각 그리고 관절범위 제한으로 이동성 회복이 쉽지는 않지만, 뇌 재조직화/뇌 가소성의 결과로 운동기능의 부분적 회복은 가능하다(D).

3.3 A. 대뇌반구절제술 후 물리치료의 효과 및 용량에 관한 더욱 많은 연구가 필요하지만 운동학습기법(새로운, 집중 연습)에 기반한 중재법은 긍정적 효과가 기대된다. 피질이형성증 같은 병인의 어린 나이의 환자는 대뇌반구절제술 후 만성장애를 겪게 되므로 평생에 걸친 물리치료가 필요하며 도움이 된다.

반구 다왜소뇌회증: 보행에 필요한 보조기

Hemipolymicrogyria: Bracing for Gait

Beth Ennis

CASE 4

14개월, 여아 김○○은 우측 전두엽, 측두엽, 두정엽을 침범한 다왜소뇌회증(polymicrogyria) 진단을 받았다. 미국장애인법에 근거한 조기 중재 파트 C에 따라 매주 물리치료사의 방문치료를 받고 있다. 아이는 생후 9개월부터 정기적으로 물리치료서비스를 받고 있다. 생후 1세부터 작업치료도 시작했다. 초기에는 왼쪽 팔의 마비가 다리보다 심했으며 앉기, 네발기기, 체중지지를 하지 못했다. 6개월 동안 치료를 받고 앉기, 네발기기, 잡고 서기, 잡고 옆으로 걷기, 장난감 밀고 몇 걸음 걷기 등 운동기술이 향상되었다. 하지만 김○○의 치료사와 가족은 아이의 왼쪽 팔과 다리의 근긴장도가 높아지는 것과 이것이 기능에 미칠 영향을 걱정하고 있다. 포괄적 재활 평가 후 팔에 CIT (Constraint-Induced Therapy, 억제-유도치료)를 시작했다. 또한 왼쪽 다리에 보조기를 착용하는 것도 고려하였다. 아이의 운동기술이 나이에 적합한 수준으로 빠르게 향상되었지만 치료사는 움직임의 질, 긴장도 증가가 뼈, 관절, 자세에 미칠 영향에 대해서 걱정하고 있다.

- ▶ 14개월 김○○의 보행을 평가하는데 가장 적합한 평가도구는 무엇인가?
- ▶ 보조기 착용의 적합성을 고려할 때 평가요소는 무엇인가?
- ▶ 14개월 아동의 보조기 착용 시 고려할 점은 무엇인가?
- ▶ 아동에게 적합한 보조기를 결정하는 재활팀 전문가는 누구인가?

주요 정의

- DAFO(dynamic ankle-foot orthosis, 동적 발목-발보조기): 발목-발보조기의 한 종류(경첩과 탄력후엽으로 구성)로 발목에서 전-후방 움직임이 허용된다.
- **첨족기형**(equinus deformity): 발목 배측 굴곡이 제한되는 기형이다.
- **고정형 AFO**(solid ankle-foot orthosis): 발을 중립 자세로 유지해 주는 보조기로, 발목의 움직임이 허용되지 않는다.
- SMO(supramalleolar orthosis, 과상부보조기): 발목 내번과 외번은 제한하지만 배측 굴곡과 저측 굴곡은 허용되는 높이가 낮은 보조기이다.

목표

1. 근긴장도가 움직임 패턴 발달에 미치는 영향을 이해할 수 있다.
2. 편마비아동에서 예상되는 일반적인 보행이상을 설명할 수 있다.
3. 근긴장도 변화에 따른 근골격계의 손상에 대해 논할 수 있다.
4. 증가된 긴장도에 따른 손상과 기능적 활동 제한을 연결지어 설명할 수 있다.
5. 사례의 아동에게 사용할 수 있는 보조기의 장단점을 비교할 수 있다.
6. 아동이 성장함에 따라 보조기의 적합성을 모니터링하는 방법에 대해 논할 수 있다.

물리치료 시 고려사항

어린 편마비아동의 물리치료 시 고려할 점:

- ▶ **일반적 물리치료 계획/목표**: 마비측 관절가동범위 및 활동 유지로 전형적 또는 근접한 발달이정표 획득; 최대한 에너지 효율적 움직임 패턴 발달; 근골격계 변형 예방
- ▶ **물리치료 중재**: 근긴장도 감소를 위한 길항근에서 체중지지 및 활성화; 마

비측의 과제중심적 활동을 통한 또래 참여 촉진; CIT; 전기자극치료; 기능적 움직임; 발목의 지나친 저측 굴곡을 막고, 기능적 움직임을 촉진하는 동적 보조기

- **물리치료 시 주의사항**: 근긴장도가 높은 경우 경직 조절을 위한 구강용 약물치료, 보톡스 주사 또는 기능적 움직임을 목적으로 하는 척수강 내 바크로펜 펌프 삽입. 위 약물의 부작용은 각성 상태 감소와 지나친 근육 약화 등으로 모니터링이 필요함. 근긴장도가 높은 상태에서 강제로 움직이면 구조적 문제가 초래됨(예: 배측 굴곡을 억지로 시키면 중족부 골절의 위험이 있음)
- **물리치료를 방해하는 요인**: 속도가 매우 빨라지거나 활동이 증가하면 마비측 근긴장도가 증가됨; CIT 장기 중재는 양손 사용에 지장을 끼칠 수 있음; 근긴장도가 크게 감소하면 움직임에 부정적인 영향을 끼칠 수 있음, 특히 근긴장도로 안정성을 유지한 경우

건강 상태의 이해

다왜소뇌회증(polymicrogyria)은 출생 전 뇌의 이랑(gyri) 또는 주름(fold)의 형성과 관련 있는 질환으로 정의한다. 이랑이 지나치게 많고 크기가 정상에 비해 작을 때 다왜소뇌회증으로 진단한다. 일측성은 양측성에 비해 경미한 형태이며 양측성은 그 예후가 더 심각하다. 다왜소뇌회증은 단독으로 또는 다른 뇌 기형을 함께 동반한다. 침범된 뇌 부위에 따라 신체구조 및 기능의 손상이 다양하다. 매우 경미한 수준의 징후 및 증상이 나타나기도 하고 병적 과긴장/저긴장, 경기, 인지장애를 동반하는 심각한 발달지연이 따르기도 한다. 다왜소뇌회증의 원인과 발생률은 알려져 있지 않다. 상염색체 열성 형태의 유전질환이라는 일부 근거가 있지만, 경미한 형태는 발견되지 않는 경우도 있으므로 단정짓기 어렵다. 가족력이 없는 경우에도 발병한다. 개개인의 임상 양상에 맞게

케어가 이뤄져야 하며 사례가 매우 다양하다.

사례의 김○○은 다왜소뇌회증에 의한 편마비이므로, 보조기 및 보행에 대한 근거중심 의사결정이 필요하다. 편마비아동의 보행이상은 편마비 정도에 따라 다양하다. 1987년 Winter, Gage, Hicks의 분류체계에서는 경직형편마비의 보행 패턴을 네 가지 그룹 유형으로 분류하였다. 그룹 I은 유각기 시 족하수, 발뒤꿈치 닿기에서 편평발 또는 엄지발가락 닿기, 유각기 시 지나친 힙과 무릎의 굴곡, 입각기에는 적합한 발목 배측 굴곡 등이 특징이다. 그룹 II는 근긴장도가 높아서, 보행주기에 걸쳐 저측 굴곡의 양상이 뚜렷하다. 그룹 III는 무릎 과신전 및 요추전만이 증가된다. 가장 심각한 그룹 IV는 힙 움직임이 제한적이며 요추전만이 더욱 증가한다. 편마비아동의 보행 시 효율성 감소와 에너지 소비 증가를 평가한 연구에서 입각기 시 엉덩이 뒤로 빼기, 비마비측의 발끝 떼기 주기 증가 그리고 장비골근의 조기 활성화 등이 보행 시 에너지 요구 증가와 변형의 원인으로 보았다. 지나친 저측 굴곡이 골반 뒤로 빠짐과 힙 회전에 미치는 영향에 대한 연구도 이루어졌다.

비정상적 움직임 패턴에 따른 보상적 움직임은 에너지 소비 증가, 근골격계 변형, 수술 중재의 필요성과 같은 문제를 초래한다. 치료 및 보조기를 사용하는 목표는 보행 패턴을 최대한 정상화시키고, 비정상적 체중지지로 인해 향후 수술적 교정을 초래할 수 있는 위험을 최소화하는 것이다. 근력강화(근긴장도 증가에 종종 동반되는 근력약화를 치료하기 위함)는 중재의 중요한 부분이다. 근력강화운동은 치료적 중재보다는 일생의 습관이 되도록 일상활동 속으로 통합시켜야 한다. 보조기가 근긴장도에 미치는 영향을 이해하고 편마비아동에게 가장 적합한 보조기 타입을 결정한다. 아이에게 적합한 보조기의 사용으로 기능의 향상을 기대할 수 있지만, 보조기에 지나치게 의지할 경우 보행 패턴에 심각한 지장을 끼쳐 보상 작용이 더 심해질 수 있다.

물리치료 환자/고객 관리

편마비아동의 물리치료 시 치료사, 의사, 가족 및/또는 다른 전문가들이 팀을 이루어 팔과 다리의 움직임장애를 조절한다. 물리치료사의 역할은 아동의 나이를 고려하여 증가한 근긴장도가 움직임과 발달에 미치는 영향을 모니터링하고, 이동성 및 탐색 능력을 향상시키는 것이다. 다리 보조기 및 다른 보조도구의 필요성에 대해 지속적으로 모니터링한다. 가족 홈프로그램은 가족생활 속에서 할 수 있는 활동을 위주로 구성하여 교육하고, 가족에게 홈프로그램이 새로운 부담이 되지 않게 한다. 물리치료에는 능동 스트레칭, 체중지지활동, 수중치료 또는 승마치료가 있다. 중재의 목적은 근긴장도의 증가가 미치는 영향을 줄이고 움직임 패턴을 향상시는 것이다. 치료적 중재에는 보톡스 주사 또는 수술 후 길항근의 긴장도가 감소된 상태에서 근력을 강화시킬 목적도 포함된다. 보조기를 결정할 때 보조기전문가, 의사 또는 정형외과의사와 협의한다. 각각의 전문성을 바탕으로 아동에게 최상의 선택을 해야 한다. 보조기가 보행에 미치는 영향에 대한 현재 문헌과 임상결과를 바탕으로 근거중심 접근을 한다.

검사, 평가 및 진단

적합한 보조기를 결정하기 위해서 병력, 근긴장도, 보행, 현재 발달학적 운동기술 수준 등을 검사하고 그 결과를 평가한다. 치료사는 부모와의 인터뷰로 정보를 수집하는 과정에서 교감을 형성할 수 있고, 가족의 일상에 관해 알 수 있다. 아동의 일상활동을 바탕으로 치료적 우선순위를 정할 수 있다.

근긴장도는 정량적으로 측정하는 것이 어렵다. 따라서 치료사의 오랜 연구분야이기도 하다. 현재까지 측정법은 크게 두 가지가 있다. 애쉬워스척도(그리고 수정버전) 및 Tardieu척도가 있다. **표 4-1**에 나와 있는 애쉬워스척도와 수

표 4-1 • 애쉬워스척도 및 수정된 애쉬워스척도

측정체계	애쉬워스척도(1964)	수정된 애쉬워스척도(1987)
(0) **0**	근긴장도 증가 없음	근긴장도 증가 없음
(1) **1**	팔·다리를 수동 굴곡 또는 신전시키면 근긴장도가 약간 증가하여 저항이 느껴짐	침범 부위를 굴곡 또는 신전시키면 관절범위 끝 지점에서 약한 저항이 느껴짐
(2) **1+**		관절범위의 1/2 미만에서 약한 저항이 느껴짐
(3) **2**	뚜렷한 저항이 느껴지지만 팔·다리를 쉽게 굴곡시킬 수 있음	대부분의 관절범위에 걸쳐 뚜렷한 근긴장도의 증가가 느껴지지만, 침범 부위를 쉽게 움직일 수 있음
(4) **3**	근긴장도의 증가가 상당하여 팔·다리를 수동적으로 움직이기 어려움	근긴장도의 증가가 상당하여 팔·다리를 수동적으로 움직이기 어려움
(5) **4**	팔·다리가 굴곡 또는 신전 상태로 고정된 경직 패턴	침범 부위가 굴곡 또는 신전 상태로 고정된 경직 패턴

정된 애쉬워스척도는 관절을 다양한 속도로 수동으로 움직일 때 느껴지는 저항을 측정하는 것이다. 굵은체로 표시된 숫자가 수정된 애쉬워스척도의 점수체계이며, 괄호 안의 숫자는 오리지널 애쉬워스척도의 점수체계이다.

뇌성마비아동을 대상으로 한 오리지널 애쉬워스척도와 수정된 애쉬워스척도의 검사-재검사신뢰도는 검사한 관절에 따라 부족에서 적합의 범위이다. 검사자 내 신뢰도는 검사-재검사신뢰도보다 높다. Tardieu척도는 각기 세 가지 속도(최대한 느리게, 중력에 대하여 팔·다리 늘어뜨리기, 최대한 빠르게)에서 관절을 수동적으로 움직이며, 첫 번째로 느껴지는 저항과 전 범위에 걸쳐서 느껴지는 저항을 측정한다. 뇌성마비아동의 다리 경직을 측정한 Tardieu척도의 검사-재검사신뢰도는 적당함에서 우수함 그리고 검사자 간 신뢰도는 적당한 수준이었다. 다왜소뇌회증 아동을 대상으로 신뢰도와 타당도를 연구한 결과는 없지만, 편마비와 근긴장도 증가를 보이는 아동을 이 방법들을 써서 근긴장도를 측정하는 것이 안면타당도(face validity)에는 적합할 것이다.

보행 패턴 평가에서 비정상적인 보행요소를 확인하여 적합한 보조기를 사용한다. 보행분석실에서 비디오로 분석하는 것이 가장 정확하지만 대부분의 임상환경에서는 현실적인 방법이 아니다. 다른 여러 가지 평가도구가 있지만, 현재까지 비디오 또는 GAITRite(휴대용 보행분석도구)가 주된 보행 평가방법이다. 2013년에 Sagawa 등은 GDI (Gait Deviation Index) 같은 임상 보행 평가법을 이용하여 3차원적으로 보행 패턴의 손상 수준을 평가하였다. GDI는 삼차원적 보행분석에 대한 점수를 매기고 정상 보행 패턴과 비교하여 결과가 100점 이상이면 보행에 이상이 없는 것으로 해석하였다. Sagawa 등은 고관절 신전근 약화, 내전근 경직, 무릎 과신전 그리고 발목 경직 및 약화는 낮은 GDI 점수와 관련이 있다는 것을 입증하였다.

전통적으로 임상에서 편마비 뇌성마비의 보행을 평가할 때는 Winter 분류체계를 사용했지만, 최근 연구에 따르면 신체구조와 기능의 침범이 매우 경미한 경우에는 이 분류체계로는 분류할 수 없다. 그룹 I로 분류되지 않는 편마비 아동을 위해 추가적으로 그룹 0 분류체계가 필요하다는 연구결과들이 있다. 김○○은 14개월로 손상 수준이 매우 경미하므로 Winter 분류체계는 적합하지 않다. 하지만 Winter 분류체계를 통해 유각기 시 발뒤꿈치 닿기, 입각기 시 무릎 자세 그리고 보행 전 주기에서 힙 자세 같은 유용한 보행 측정 변수를 평가할 수 있으므로 물리치료사에게는 유용한 정보이다.

SF-GT (Salford Gait Tool, 샐포드보행평가) 및 VGAS (Visual Gait Assessment Scale, 시각보행평가척도)는 최근에 새로 개발된 보행 평가도구이다. SF-GT는 보행의 여섯 구간(발뒤꿈치 닿기, 말기 두발지지기, 중간 입각기, 초기 두발지지기, 발끝-떼기, 중간 유각기)을 선택하여 힙, 무릎, 발목을 평가하는 18개 변수를 측정하는 것으로, 준거타당도가 높고 측정자 내 및 측정자 간 신뢰도가 높다. VGAS도 보행의 7개 측정 변수를 정해서 힙, 무릎, 발목의 자세를 측정한다. 이 평가도구 역시 3차원 보행분석과 비교하여 타당도가 높으며 숙련된 평가자의 경우 신뢰도가 높다. 흥미롭게도 뇌성마비아동의 보행 분류체계에 대한 체계적 고찰연구를 통해 다양한 분석법으로 보행을 진단한다는 것을 알 수 있지만, 피시험자 분류는 임상과 큰 연관이 없으므로 연구결과를 임상에서 활용하는 것은 제한적이다.

물리치료사가 어떤 평가도구를 사용하든, 선택한 평가도구를 일관성 있게 사용하는 것이 보조기 착용 후 보행주기의 특정 관절의 각도 변화를 추적평가하는 데 유용하다. GMFM 같은 기능적 결과 평가도구로 보조기 사용에 따른 기능 향상을 모니터링할 수 있다. GMFM은 A영역(눕기 및 뒤집기), B영역(앉기), C영역(네발기기 및 무릎 서기), D영역(서기) 그리고 E영역(걷기, 달리기, 점프) 등 5개의 하위 영역에서 총 88개 항목으로 구성된다. GMFM은 뇌성마비아동에게 사용할 수 있는 신뢰도와 타당도가 높은 표준화된 평가도구로, 2008년 뇌성마비아동 381명을 대상으로 D영역 및 E영역의 MCID (Meaningful Clinically Important Differences, 임상적으로 의미 있는 점수 변화)도 연구되었다. GMFCS (Gross Motor Functional Classification System, 대동작기능 분류체계)는 0~19세 뇌성마비아동을 연령대별로 분류하고 기능적 이동성을 측정하는 분류체계로, 제I단계는 기능적 이동 능력이 가장 높고 제V단계는 전적으로 타인에게 의존하여 이동하는 것을 나타낸다. **표 4-2**는 GMFCS 제I~III단계에서 effect size=0.8로 설정한 MCID 점수를 보여준다. 예를 들어, GMFCS 제I단계의 뇌성마비는 영역(걷기, 달리기, 점프)에서 중재 전과 후에 6.5점의 점수 변화가 있어야 기능적으로 의미 있는 변화를 기대할 수 있다.

사례의 김○○에게 적합한 보조기를 선택하기 위해 평가를 하였다. 수정된 애쉬워스척도에서 왼쪽 저측 굴곡근의 긴장도는 1+, 왼쪽 뒤허벅지근의 긴장도는 1이었다. 엉덩이에서는 비정상적인 긴장도가 확인되지 않았다. 보행 평가에서 유각기 시 저측 굴곡, 초기 입각기에서 제1중족골로 딛고 이어서 급히

표 4-2 • MCID*(ES = 0.8)

영역	GMFCS 제I단계	GMFCS 제II단계	GMFCS 제III단계
D 영역	3.8	5.3	2.4
E 영역	6.5	4.5	3.0

*MCID (meaningful clinically important differences, 임상적으로 의미 있는 점수 변화)

발 전체로 딛는 보행 패턴으로 보아 Winter 분류체계 I에 해당하는 것으로 볼 수 있다. 초기 평가의 중간 입각기 시에 무릎 과신전은 없었다. 말기 입각기 시 아이는 능동적으로 발목을 배측 굴곡하고 경골을 앞으로 움직였다. 위와 같은 결과를 종합하여 치료사는 DAFO를 추천하였다. 의사 한 명은 발목에서 배측 굴곡이 허용되면 중족부 골절의 위험이 있다는 이유로 치료사와 견해가 달랐다. 재활팀 전문가들의 관찰과 검사결과는 같았지만, 각기 임상경험과 연구결과를 바탕으로 보조기를 선택하는데 있어서는 의견이 달랐다. 최종적으로 배측 굴곡 운동범위의 소실을 막기 위해 밤에만 고정형 AFO를 착용시키는 것으로 결정하였다. 몇 달 지나지 않아, 입각기 시 좌측 무릎의 과신전이 뚜렷해져 무릎손상을 예방하고자 보행 시에도 고정형 AFO를 신기로 하였다. 하지만 고정형 AFO는 말기 입각기 시 경골을 전방으로 움직이는 기능이 억제되어 걸음걸이가 불안정했다. 그러므로 치료사는 DAFO 착용의 필요성에 대해 의사와 재논의하였다.

치료 계획과 중재

물리치료사가 편마비아동의 보행에 대해 다시 의견을 제시하면서 신체구조와 기능 수준에서의 기능 제한도 고려되었다. 관절범위 제한으로 보행의 역학기전이 정상적이지 못하므로 치료적 기법, 의학적 처치, 적합한 보조기구 등이 필요하다. 종종 AFO를 벗은 상태에서 치료가 필요하다. 보조기가 비정상적 보행 패턴을 줄여주고 보다 정상적인 보행 패턴으로 걸을 수 있도록 보조하는 역할을 하지만, 근력과 조절력의 발달을 위해 보조기 없이 움직임을 연습하는 것도 필요하다. 일부 연구결과에 의하면 체중지지활동은 근긴장도를 감소시켜 준다. 근긴장도가 높은 근육은 약화되기 쉬우므로 근력강화운동이 필요하다. 근력강화활동으로 경직이 증가되지는 않는다. Damiano에 의하면 근력강화는 치료활동이 아니라 일상활동이다. 근력강화활동을 일상생활로 통합시킨다면 물리치료는 더 이상 "숙제"가 아니며 삶의 일부가 된다.

김○○의 치료목표는 편평한/편평하지 않는 지지면 모두에서 독립적 보행, 계단 보행, 점프 등이므로, 치료 계획에 체중지지 촉진, 종아리 근육의 경함에서 중등도의 긴장도 감소, 양쪽 다리를 대칭적으로 사용하여 똑바른 자세 유지를 위한 다양한 활동이 포함되었다. 치료사는 손으로 골반 또는 무릎에서 발쪽으로 체중을 전달시키고 자세를 조절하여 발이 바닥에 편평하게 닿을 수 있도록 촉진하였다. 아이의 긴장도가 경함에서 중등도였으므로 이 방법은 효과가 있었다. 치료사는 아이가 스스로 좀 더 움직임을 조절하게 될 때까지 천천히 움직이게 하였다.

일반적으로 어린 아동의 높은 근긴장도를 조절하기 위해서는 여러 가지 중재법을 복합적으로 적용한다. 8~9세 이하에서는 보톡스 주사, 전기자극치료, 보조기, 물리치료와 같은 신경학적 중재법이 있다. 보톡스 주사의 목적은 경직을 일시적으로 감소시킨 상태에서 길항근을 강화시켜 새로운 움직임 패턴을 학습시키는 것이다. 아동의 나이, 주사 횟수, 아동의 의욕, 부모 스트레스와 같은 요인들이 보톡스 후 운동 패턴에 영향을 미친다. 위의 연구들은 보톡스 주사 후 아이가 새로운 전략으로 움직이는데 있어 물리치료의 중요성을 강조하였다. 편마비아동의 경우 전경골근의 근력이 긴장도가 높아진 길항근을 조절할 정도가 되는지 평가해야 한다. 전경골근을 능동적으로 수축할 수 있으면 길항근(비복근, 가자미근)의 긴장도를 일시적으로나마 떨어뜨릴 수 있다.

따라서 치료사는 아이의 배측 굴곡근을 강화시켜 저측 굴곡근긴장도가 작용하는 방향대로 발목이 저측 굴곡되는 것을 조절할 수 있다. 긴장도를 감소시키기 위해 의학적 중재(예: 보톡스 주사) 및/또는 외부지지(예: 보조기)의 방법도 있다. 아동은 성장 과정에 있으므로 긴장도가 높아진 근육을 신장시켜서 사용하지 않으면 긴장도로 인해 성장이 억제된다. 그러므로 중재 시 지속적으로 긴장도 감소에 신경을 써야 한다. GMFCS 제I~III단계 뇌성마비아동에서 보톡스 주사 후 수정된 CIT와 기능적 전기자극치료로 운동 재훈련을 한 결과, 보행 패턴이 개선되었다.

아동의 기능적 능력에 따라 보조기 적용에 관한 근거를 활용할 수 있지만, 철저한 임상 평가로 아동의 일생주기에 맞게 가장 적합한 보조기를 사용해야 한다. 손상이 심할수록 고정형 AFO를 추천한다. 반대로, 긴장도가 높지 않다면 DAFO가 기능적 향상 및 발뒤꿈치 닿기, 보폭, 분속수 같은 보행 변수의 향상에 효과적인 것으로 본다. GMFCS 제I, II단계의 편마비아동 11명을 대상으로 한 연구에서 경첩이 달린 AFO가 에너지 소비의 감소와 함께 첨족기형을 조절하는 것으로 나타났다. 임상적으로 긴장도가 높을수록 변형의 예방을 위해 외부지지의 요구가 높아지지만, 경미하다면 보조기에 의한 지지를 줄여 보행 시 자연스런 움직임을 유도해야 한다는 것으로 해석할 수 있다.

김○○은 보행 시 DAFO의 효과를 평가하기 위해 재검사를 받았다. 유각기 시 발목 자세는 중립이었지만 고관절의 지나친 굴곡에 따라 차차 배측 굴곡되었으며, 초기 입각기에서는 발뒤꿈치가 닿고 발바닥으로 체중을 지지한 다음 경골을 전방으로 옮기면서 말기 입각기로 나아갔다. 물리치료사는 아이의 중족부가 아닌 발목에서 배측 굴곡이 일어날 수 있도록 부모에게 발뒤꿈치가 보조기 뒤축에 잘 닿도록 DAFO 착용과 스트랩 사용에 대해 교육하였다.

근거중심 임상적 추천

SORT: 추천 분류의 장점

A 일관된, 양질의 환자 지향적 근거

B 일관되지 않거나 제한된 질적 수준의 환자 지향적 근거

C 동의, 질병 중심의 근거, 일반적인 관행, 전문가의 의견 또는 사례 시리즈

1. 수정된 애쉬워스척도와 Tardieu척도는 편마비와 근긴장도가 증가된 다왜소뇌회증 아동에게 적용할 수 있는 안면타당도가 있다. **C 등급**
2. 뇌성마비아동(GMFCS 제I~III단계)에게 보톡스 주사 후 일시적으로 경직이 감소된 상태에서 물리치료로 길항근을 강화시켜 새로운 움직임 패턴을 연습할 수 있다. **A 등급**
3. 다리에 경직이 있는 아동에게 긴장도 감소와 보행 패턴의 정상화를 위해 보조기를 신는 것은 효과적인 중재법이지만, 반드시 아동마다 적합한 보조기를 선택해야 한다. **A 등급**

종합 질문

4.1 편마비아동에 대한 설명으로 옳지 않은 것은?

A. 비대칭적 보행 패턴

B. 첨족기형

C. 보행의 정상화를 위해 항상 보조기를 착용해야 함

D. 같은 쪽 팔과 다리가 침범됨

4.2 근긴장도가 높은 아동에게 효과적인 중재법이 아닌 것은?

A. 근긴장도의 의학적 처치

B. 근력강화프로그램

C. 보조기를 신고 활동

D. 안정성을 높이기 위해 근긴장도 증가시키기

4.3 근긴장도를 측정하는데 타당하고 신뢰도가 높은 평가도구는?

A. GMFM

B. 수정된 애쉬워스척도

C. 도수근력검사

D. 근육 촉진

정답

4.1 C. 항상 보조기를 착용할 필요는 없으며, 근긴장도의 정도에 따라 결정한다. 일반적으로 경미한 수준이더라도 보행은 어느 정도 비대칭적으로 이뤄진다(A).

4.2 D. 경직이 있는 아동의 긴장도가 높아지면 움직임 패턴이 더욱 비효율적으로 되며 에너지 소비가 증가한다.

4.3 B. 보기의 평가도구 중에서 근긴장도를 측정하는 것은 수정된 애쉬워스척도뿐이다.

극조산아와 신생아집중치료실 물리치료

Extreme Prematurity and the Neonatal Intensive Care Unit

Anastasiya Ruiz

CASE 5

32세 임산부가 심한 임신중독증(preeclampsia)으로 응급실로 이송되어 제왕절개로 재태기간 25주 2일, 출생 시 체중 550g의 남자아이 김○○을 출산하였다. 아프가 스코어 1분, 5분, 10분에서 각기 1점, 4점, 7점이었다. 김○○은 호흡 상태가 좋지 않아 분만실에서 기도삽관을 하고 신생아집중치료실(neonatal intensive care unit, NICU)에 입원하여 제4단계에 해당하는 신생아집중치료를 받았다. 엄마의 과거 병력인 만성 고혈압은 중요한 의미를 갖는다. B군용혈연쇄구균(Group B streptococcus)을 포함한 출산 전 검진에서는 이상이 없었다. 임신 중에 만성 고혈압 및 임신중독증으로 산전 스테로이드(antenatal steroid) 치료를 받았다. 김○○은 미숙아무호흡(apnea of prematurity, AOP), 신생아호흡곤란증후군(neonatal respiratory distress syndrome, RDS), 기관지폐이형성증(bronchopulmonary dysplasia, BPD), 자궁내성장제한(intrauterine growth restriction, IUGR) 그리고 동맥관개존증(patent ductus arteriosus, PDA) 등의 의학적 문제가 있다. 현재 임신 후 연령 34주 3일이 되었으며 몸무게는 1,040g이다. 김○○은 물리치료 평가와 치료가 필요하다. 신생아집중치료 전문 물리치료사의 관찰에 따라 아기는 인큐베이터 안에 왼쪽 옆으로 누운 자세로 포지셔닝, 5L/min 고유량산소코줄(high-flow nasal cannula) 및 분유 공급을 위한 비위관(nasogastric tube, NG tube)을 달고 있다. 심호흡모니터에서 확인되는 신체 활력징후는 심박수 155~160beats/min, 호흡수 65~75breaths/min, 산소포화도 94~95%였다. 아기의 엄마도 인큐베이터 옆에 함께 있다.

- ▶ 검진 시 우선적으로 고려할 사항은 무엇인가?
- ▶ 물리치료에 지장을 미칠 수 있는 문제점은 무엇인가?
- ▶ 물리치료 검진과 중재 시 주의할 점은 무엇인가?
- ▶ 건강 상태의 변화 단계에 따른 치료 계획은 무엇인가?

주요 정의

- **아프가**(APGAR): 신생아 출생 후 1분, 5분, 10분에 호흡, 맥박, 근긴장도, 반사, 피부색을 검사하여 각각 0~2점을 매긴다. 점수가 높을수록 아기의 건강 상태가 좋다는 뜻이다.
- **B군용혈연쇄구균**(Group B streptococcus) **감염**: 여성의 질, 직장 또는 방광에서 발생하는 세균감염증으로, 분만 중에 아기가 감염될 수 있다. 드물지만 감염된 아기는 폐렴, 패혈증, 뇌수막염에 걸릴 위험이 있다.
- **고유량산소코줄**(high-flow nasal cannula): 산소전달장치이며, 실내보다 높은 흡기산소분율로 따뜻하고 습한 공기를 전달한다.
- **인큐베이터**(incubator): 질병 또는 조산으로 태어난 아기에게 필요한 환경요인들을 조절할 목적으로 사용한다. 인큐베이터의 주된 목적은 아기가 적절한 체온을 유지할 수 있도록 따뜻한 환경을 제공하는 것이다.
- **제4단계 신생아집중치료실**(level IV neonatal intensive care unit): 의학적으로 심각한 아기들에게 포괄적 케어를 제공하는 신생아집중치료실의 가장 높은 치료 단계다. 호흡보조, 신생아팀 24시간 대기, 고급 영상검사, 소아전문의 및 외과의 응급 콜 등 포괄적 케어를 제공한다.
- **임신 후 연령**(post-conceptual age): 재태기간과 출생 후 주(week) 수를 합한 나이(생활연령)를 말한다.
- **임신중독증**(preeclampsia): 전자간증이라고도 하며 임신기의 가장 대표적인 합병증으로 고혈압과 단백뇨(proteinuria)가 임상적 특징이다.

목표

1. 조산의 대표적인 의학적 후유증에 대해 이해할 수 있다.
2. 조산에 따른 발달학적 결과를 이해할 수 있다.
3. 아기의 현재 문제점(조산, 미숙아무호흡, 신생아호흡곤란증후군, 기관지폐이형성증, 자궁내성장제한)이 발달에 미칠 수 있는 영향을 설명할 수 있다.
4. 신생아집중치료실에서 신생아전문물리치료사의 역할에 대해 설명할 수 있다.
5. 조산아(이른둥이)치료와 관련된 주의사항을 이해할 수 있다.
6. 조산아에게 적절한 중재법을 이해할 수 있다.

물리치료 시 고려사항

조산아의 물리치료 시 고려할 점:

- **일반적 물리치료 계획/목표**: 출생에서 퇴원 시까지 전형적인 발달과 발달 이정표의 획득 촉진; 이차 손상의 방지 또는 최소화; 적절한 근긴장도와 움직임 패턴의 발달 촉진; 자가-조절기술과 각성 수준의 발달 촉진; 아기의 역할 수행 촉진(사회적 상호작용, 탐색적 놀이, 먹기); 적절한 핸들링 기법, 포지셔닝, 발달학적 활동에 대한 보호자 교육 및 부모 역할 촉진
- **물리치료 중재**: 아기의 움직임 패턴, 근긴장도, 자세, 신경행동학적 조직화(스트레스 신호 포함), 생리적 안정성의 확인 및 촉진; 조용하게 깨어 있는 상태 및 각성 상태의 이행(state transition) 촉진; 스트레스의 최소화; 연령에 적합한 자세 및 움직임활동 촉진; 적절한 핸들링 기법 및 포지셔닝 촉진; 환경 수정; 간호사 및 보호자 교육 실시
- **물리치료 시 주의사항**: 치료시간 동안 신체 활력징후 및 행동상의 큐(cue)를 지속적으로 모니터링; 의학 처치용 라인(line)과 튜브(tube)를 건드리지 않도록 주의; 검진 대상 아기에게 미칠 생리적 스트레스 고려; 중재의 효과 고려
- **물리치료를 방해하는 요인**: 통증과 스트레스; 생리적으로 불안정한 상태(무호흡, 서맥); 골절

건강 상태의 이해

발달은 자궁이라는 다양한 자극이 충분히 주어지고 중력이 제거된 환경에서 이뤄지는 복잡하고 역동적인 과정이다. 조산(재태기간 37주 이전 출생), 특히 극조산(재태기간 28주 이전 출생)은 신경행위와 생리적 성숙이 한창 발달하는

매우 중요한 시기에 발생한다. 조산아는 신체계통이 미성숙한 상태에서 신생아집중치료실의 환경에 적응해야 하며, 스트레스, 통증, 조산 관련 여러 의학적 문제, 과도한 환경자극(빛, 소리, 의학적 중재) 그리고 자궁 내 환경과는 다르게 필요한 감각자극의 결핍 등이 문제가 될 수 있다. 간단히 정리하면, 조산으로 인해 환경과 아기의 미성숙한 신체계통 간의 복잡한 상호작용이 야기된다. 조산은 정상발달 경로에 영향을 미쳐 인지, 행동 그리고 운동발달에 지장을 초래한다.

조산의 원인은 유전성, 유독성, 대사성 그리고 감염성으로 나뉘며 조기분만, 양수막 조기 파열 및/또는 태아나 모체의 질환을 초래할 수 있다. 유아 이환율과 사망률의 대부분이 조산에 의한 발달상의 문제 그리고 조산을 일으킨 질병, 분만 시 합병증 및 출생 후 의학적 중재와 관련 있다. 조산아 생존율은 산전 스테로이드치료, 계면활성제치료, 환기치료 등을 포함한 의료기술의 발달로 지난 수십 년에 걸쳐 높아졌다. 2009년 재태기간 25주, 1,500g 미만으로 태어난 조산아의 생존율은 각기 67%, 90%였다. 하지만 조산아의 질병 이환율은 여전하다. 조산아의 재태기간과 출생 시 체중은 발달의 주요 예측 요인이며, 재태기간이 출생 시 체중보다 중요한 요인이다. 남아, 다태 출산, 산전 스테로이드치료 부족 등도 극조산아의 생존 및 건강 상태에 부정적인 영향을 미치는 요인이다.

조산은 결코 단일 질환이 아니다. 조산은 출생 시에만 문제가 되는 것이 아니라 청소년과 성인기까지 영향을 미친다. 조산으로 태어난 아기는 미숙아무호흡, 신생아호흡곤란증후군, 기관지폐이형성증, 시각손상(예: 미숙아 망막증), 뇌손상(예: 뇌실 내 출혈, 백질연화증), 동맥관개존증, 먹기 과민증(feeding intolerance), 미숙아 골연화증(osteopenia of prematurity), 위식도역류증 그리고 신생아괴사성장염 같은 다양한 의학적 합병증의 위험에 노출되어 있다. 미숙아무호흡은 20초 이상 호흡이 이뤄지지 않는 것으로, 대개는 서맥 및/또는 산소포화도 저하가 동반된다. 미숙아무호흡은 호흡 조절 능력이 미성숙한 것과 관련 있다. 1,000g 미만으로 태어난 조산아의 미숙아무호흡 발생률은 90%이다. 미숙아무호흡의 의학적 처치로는 산소 보충과 카페인 같은 중추신경계 자극제를 처방하는 것이 일반적이다. 신생아호흡곤란증의 원인은 폐가 미성숙하여 계면활성물질이 충분히 분비되지 않기 때문이다. 이 외에도 매우 약한 가슴벽, 흉강 내압 감소, 심혈관 단락(cardiovascular shunting) 등이 원인으로 작용한다. 신생아호흡곤란증의 위험요인으로는 조산, 남아, 모성당뇨 그리고 융모양막염이 있다. 의학적 처치로 계면활성제, 기계적 환기, 산소 보충치료 등이 있다. 기관지폐이형성증은 유아 만성 폐질환의 가장 대표적인 원인으로, 1세까지 재입원의 위험이 높다. 기관지폐이형성증의 특징은 폐포의 숫자는 줄고 크기는 커져 폐의 혈관구조가 비정상적으로 되는 것이다. 병인은 폐에 대한 손상을 유발하는 염증성 사이토카인의 방출을 촉진하는 기계적 환기 및 보충 산소와 같은 산전 및 산후요인과 관련 있다. 최소한 28일 동안 산소 보충이 필요할 때 기관지폐이형성증으로 정의한다. 임신 후 연령 36주에 필요한 산소 보충의 양에 따라 질환의 심각성이 결정된다. 기관지폐이형성증의 발생요인에는 낮은 재태기간, 낮은 체중, 기관삽관, 체액량 과부하, 생후 첫 주 동맥관개존증 그리고 기계적 환기치료 시 최고흡기압 등이다. 비강 지속적 양압환기법과 비강 간헐적 양압환기법을 사용하면 기관지폐이형성증 발생의 위험이 감소된다. 기관지폐이형성증은 신생아질환의 주요 원인으로, 만삭유아와 비교해서 운동 능력이 떨어지고 운동, 언어, 인지 영역의 발달에 문제가 생기기 쉽다. 기관지폐이형성증의 증상은 성인기 초기까지 지속될 수 있다. 동맥관개존증은 동맥관이 폐쇄되지 않은 것으로 심부전증(오른쪽과 왼쪽), 몸 전체 혈류의 재분배 그리고 콩팥, 장간막, 뇌혈류량 감소의 원인이 된다. 재태기간이 짧을수록 동맥관개존증의 위험은 높아진다. 동맥관개존증이 클수록 뇌실 내 출혈, 기관지폐이형성증, 이환율과 사망률이 증가한다. 자궁내성장제한은 자궁 내에서 태아의 성장발육이 잘 이루어지지 않은 것으로, 아기 체중이 재태기간 기준으로 10백분위수 이하에 해당한다. 대칭적 타입과 비대칭적 타입으로 나뉜다. 자궁내성장제한 아기는 사망, 신경발달학적 문제 발생, 조산의 위험이 높다. 또한 기억력 부진, 학습장애, 시각-운동기능 및 집중력이 짧다. 자궁내성장제한은 고혈압, 임신중독증, HELLP증후군, 임신성 당뇨병을 포함하여 모성 동반 질환과 관련 있다. 머리 성장 수준은 자궁내성장제한으로 태어난 아이의 9~10세 때 운동 및 인지발달에 영향을 미치는 가장 중요한 요인이며 머리 성장이 좋을수록 발달이 좋다.

발달하는 유아의 뇌는 특히 손상에 취약하다. 조산은 그 자체로 다른 관련 질환이 없더라도 신경발달학적 손상을 입기 쉽다. 발달 중인 뇌는 가소성이 있어 손상으로부터 회복될 가능성이 높은 것으로 여긴다. 하지만 재태기간과 출생 시 체중이 적을 수록, 운동발달의 결과가 좋지 않다는 것은 분명하다. 뇌발달은 염증, 저산소증, 흥분독성 또는 심한 질병 및 유아의 생명을 유지하는 데 필요한 처치로 인한 스트레스와 관련된 허혈성 이벤트에 영향을 받을 수 있다. 조산아가 교정 만삭 연령이 되었을 때, 만삭아와 비교했을 때 뇌의 총 부피 감소, 피질 면적 감소, 회백질 손상, 신경로 변화 그리고 백질기형이 나타났다. 이러한 차이는 학령기까지 지속되기도 한다. 백질기형은 생후 2세 때 인지 및 운동발달지연 그리고 뇌성마비와 매우 밀접한 연관이 있다.

극조산, 극저체중(1,500g 미만)의 의학적 처치로는 계면활성물질치료, 호흡보조, 비경구 및 경구영양법 그리고 조기 카페인치료 등이 있다. 출산에 앞서 엄마가 산전 스테로이드치료를 받으면 신생아 사망, 신생아호흡곤란증후군, 뇌실 내 출혈, 신생아괴사성장염, 전신감염증 그리고 생후 첫 48시간 내 호흡보조의 필요가 줄어든다.

조산으로 태어난 아기는 다양한 장애를 갖기 쉽고 어느 한 발달 영역에 장애가 있으면 다른 여러 발달 영역과 부정적인 상호작용을 하게 된다. 심각하거나 경미한 뇌손상이 있는 조산아에서 인지, 운동, 행동발달에 어려움이 따르기 쉽지만, 뚜렷한 뇌손상이 없더라도 이와 같은 발달상의 문제가 생길 수 있다. 예를 들어, 뇌성마비가 아니더라도 경미한 신경운동계의 기능이상이 있는 경우 반사, 자세나 근긴장도 이상, 실조증 또는 비대칭성이 나타날 수 있다. 생후 초기에는 만삭아와 조산아의 운동수행 능력에서 뚜렷한 차이가 나지 않기도 하지만, 취학 전 시기가 되면 분명한 신경학적 손상이 없더라도 조산아와 만삭아의 차이가 분명해지고 이 문제는 청소년기까지 계속된다. 차차 균형기술과 능숙한 손 사용에 대한 요구도가 높은 과제를 수행하게 되면서 이러한 차이가 나타나는 것으로 본다. 이외에 다른 대표적인 발달상의 손상으로는 행동과 감정 문제(예: 주의력결핍과잉행동장애), 사회 관계 형성 문제, 학교생활의 어려움, 낮은 인지점수, 정보처리 속도의 손상, 실행기능(executive function) 손상, 부주의 등이 있다. 이같은 행동, 학업, 인지 문제는 성인기까지 지속되는 경향이 있다. 또한 여러 연구결과에 의하면 부모의 낮은 사회경제적 상태가 조산아의 발달에 부정적인 영향을 미친다.

조산은 아기는 물론 부모 역시 유대감 단절, 아기의 생존과 잠재적 장애의 가능성에 대한 두려움으로 고통과 스트레스를 경험한다. 엄마와 아기 간의 애착과 관계 형성이 중요한 이유는 앞으로 발달할 사회적 상호작용, 행동 및 인지발달의 기초가 되기 때문이다. 조산은 엄마가 아기에게 갖는 감정과 질적인 모자관계 형성에 부정적인 영향을 미친다. 낮은 사회경제적 상태와 교육 수준은 엄마와 아기 관계에 문제를 유발하는 위험요인이다.

물리치료 환자/고객 관리

신생아집중치료실팀은 신생아전문의, 레지던트, 간호사 또는 의사보조, 신생아전문간호사(아기는 보통 전담 간호사가 케어함), 호흡치료사, 사회복지사, 수유전문가, 발달전문가 그리고 치료사(물리치료사, 작업치료사 및/또는 언어치료사) 등으로 구성된다. 목표 지향적이며, 발달을 촉진하는 케어가 이뤄진다. 가족은 신생아집중치료실팀의 중요한 능동적 구성원이므로 의사결정에 참여하고 아기 케어에 직접 참여할 수 있도록 격려하고 지지해야 한다. 아기는 중재의 시기와 정도, 평가에 관한 모든 결정의 중심이 된다. 물리치료사에게 신생아집중치료실은 매우 전문화된 환경이며 높은 수준의 역량이 요구되는 분야이다. 신생아집중치료실에서 이뤄지는 모든 케어에 대해 안전과 필요성에 대한 지속적인 재평가가 필요하며, 케어를 통한 이점이 잠재적 위해보다 크다는 것을 확인해야 한다. 아기에게는 기본적인 평가와 검진기법도 유해하게 작용할 수 있기 때문이다. 따라서 학생, 물리치료보조사, 전문 트레이닝 과정을 밟지 않은 물리치료사는 신생아집중치료실 케어에 적합하지 않다. 신생아집중치료실의 물리치료사는 광범위한 신생아 케어 지식, 중환자 관리 환경, 일반적인 신생아질환, 정상 및 비정상 신생아발달, 가족 교육 및 신생아집중치료실에서 상호작용 등이 포함된 멘토링 및 역량강화 과정을 이수해야 한다. 신생아집중치료실에서 물리치료사의 일차적 역할은 정상발달을 촉진하고, 이차 손상을 예방하고, 보호자를 지지하고 교육하는 것이다. 신생아집중치료실의 물리치료는 운동조절이론을 바탕으로 발달하였다. 역동체계모델의 관점에서 여러 요소(아기, 환경, 아기의 과제)들이 상호작용하며, 기능적 움직임과 자세를 조절한다. 의학적으로 취약하고 생리적으로 미성숙한 아기의 발달은 한 요소가 다른 요소의 발달을 제한하는 요인으로 작용할 수 있다. 유아가 자기 진정(self-soothing) 또는 깨어 있는 상태로 전환과 같은 과제를 수행하려는 시도는 물리치료사 또는 부모가 아기를 도와줄 수 있는 가장 좋은 기회로, 이때 신체계통이 변화에 가장 잘 반응한다. 역동체계이론은 움직임에 중점을 둔 이론이지만, 시낵티브이론(synactive theory)은 행위조직화를 강조한다. 행위조직화 및 유지는 유아의 미성숙한 신체계통, 보호자, 환경 간 상호작용의 영향을 받는다. 자율신경계는 시낵티브이론을 구성하는 운동 능력, 각성 상태 이행, 집중력/상호작용 그리고 자가 조절의 기초를 이룬다. 이런 요인들은 계층적이며, 각 요인 간에 서로 영향을 주고받기 때문에 어떤 한 요인이 불안정하면 나머지 요인도 그 영향을 받는다. 조산아는 신체계통이 미성숙하며 조직화되지 않은 행위와 스트레스를 행동 특징으로 들 수 있다. 행위조직화는 아기가 운동과제를 수행하는데 필요한 가장 기초적이며 중요한 능력이다.

검사, 평가 및 진단

물리치료 평가는 의무기록지를 검토하는 것에서부터 시작한다. 아기의 나이, 출생 시 체중 및 평가일 기준의 체중, 엄마의 이력(과거 병력, 교육 수준, 이전의 임신 횟수, 임신기간 중 복용약), 임신 중 특이점(예: 조산의 원인, 약물 남용, 산전 건강 관리), 주산기 이력(예: 아프가 점수, 분만 중 문제), 아기의 의학적 문제, 가족의 사회적 정보(예: 사회서비스 참여, 활용 가능한 지원) 등이 포함된다. 치료사는 포괄적인 의무기록지 검토를 통해 평가의 방향을 정할 수 있다. 평가에 앞서 아기의 의무기록지 및 간호사를 통해 지난 며칠 동안 신체활력징후가 불안정했거나 보채는 정도가 심해지지 않았는지 확인한다. 신경과, 유전학과, 소아정형외과 등의 진료기록, 혈액 및 소변검사결과, 영상검사결과도 검토한다. 간호사와 소통하여 평가에 적절한 시간을 결정한다. 아기가 충분한 수면을 취하고 신경발달 및 성장에 필요한 에너지를 비축할 수 있도록 분유 먹기 전 또는 간호사들이 아기를 케어하는 동안 평가를 실시한다.

일단 침대 옆에서 아기의 안정 시 활력징후, 호흡보조장치(예: 고유량산소코줄) 그리고 아기에게 연결된 라인과 튜브 등을 확인한 다음, 아기 몸에 직접 손을 대고 평가할 때는 특별히 주의를 기울인다. 평가에서 관찰 부분은 아기가 인큐베이터에 누워 있는 자세, 발달 촉진을 위해 사용한 포지셔닝 도구, 각성상태의 확인에서부터 시작한다. 아기가 편안해 보이는지 확인한다. 또한 간호사들이 아기를 케어할 때 아기의 반응을 관찰하면 안정성, 움직임 패턴, 아기가 참을 수 있는 핸들링의 정도 등을 파악할 수 있다. 관찰형 평가를 통해 아기의 기초 상태(baseline status)와 중재의 수용 수준을 알 수 있다.

아기의 몸에 직접 손을 대고 평가할 때는 아기의 몸통, 엉덩이 또는 머리에 손을 몇 분 동안 지긋이 올려놓는 것(contained touch)에서부터 시작한다. 아기를 촉각자극에 적응시키는 방법이다. 치료사의 자극입력이 처리되는 동안 아기는 항상성을 유지하려는 시도로, 처음에는 스트레스 징후를 보일 수 있다. 척추를 활처럼 구부리고, 팔과 다리의 신전, 짜증을 부릴 수도 있다. 아기가 스트레스를 받으면서 자가조절행위(self-regulatory behaviors)로 빨 것 찾기, 손바닥 치기, 굴곡 자세 시도, 안정직 울타리 탐색(searching for boundaries), 다리 움직이지 않고 고정하기 등의 시도로 신경생리학적 균형을 회복하고 유지하려는 노력을 할 것이다. 아기가 도움 없이 스스로 스트레스를 극복하는지 관찰한다. 아기가 스스로 차분해지지 못 할 경우 치료사가 외부지지를 제공한다. 손 잡아주기, 양손 모아 입으로 가져가기, 굴곡 자세, 안정적 울타리 제공, 빨 것 제공 등이다. 신경행동발달을 위해 치료사는 아기 스스로 자가조절기술을 습득하고 차분해질 수 있도록 도와주면서 아기와 교감해야 한다. 치료사가 아기와 이러한 섬세한 역할 분담을 조절하기까지 많은 경험이 필요하다. 아기가 외부의 도움을 받아서 또는 스스로 다시 신경행동학적 조직화를 할 수 있게 되면 어떤 전략이 가장 효과적인지, 아기를 달래기 위해 자극이 얼마나 필요한지, 시간이 얼마나 걸리는지 그리고 아기의 생리적 요구도 등을 확인한다. 이 변수들은 물리치료 평가의 필수요소로 아기의 핸들링에 대한 한계치와 신경행동학적 조직화 수준 평가에 중요한 요인이다.

조산아의 통증 수준을 측정하는 것도 평가의 중요한 부분이다. 조산아는 힐스틱(heel stick) 같은 침습적 처치를 받을 때 통증을 느끼며, 말초신경계와 중추신경계에서 통증을 감지하고 처리할 수 있다. 실제로 조산아는 신경계의 미성숙으로 인해 만삭아에 비해 통증의 역치가 낮다. 또한 조산아는 자극이 제거된 후에도 일정시간 계속해서 유해한 자극을 느끼므로 반복적으로 주어지는 통증 감각자극에 더욱 민감해질 것이다. Lucas-Thompson 등은 출산 재태기간이 빠를수록 아픈 처치를 받을 때 더 쉽게 통증을 느끼며 유해한 감각자극에서 회복이 쉽지 않다는 사실을 입증하였다. 조산아의 통증은 신체 활력징후의 변화, 심박수 증가, 코 옆 주름 패임, 눈썹 찌푸리기, 눈 꼭 감기 등의 행위로 측정한다. 조산아는 스스로 통증을 조절하거나 통증을 느낀다는 표현이 어렵다. 물리치료사는 쪽쪽이 같은 비약물적 중재가 통증을 줄여줄 수 있으므로 통증이 수반될 수 있는 시술 시 쪽쪽이의 사용에 관한 정보를 보호자나 다른 전문가들과 공유하도록 한다.

평가 시 아기를 직접 핸들링해야 한다면, 그 이점이 잠재적 위험이나 생리적 요구의 증가를 고려하더라도 필요한 것인지 고민해야 한다. 치료사는 신체 활력징후의 변화, 스트레스 징후, 통증을 느끼는지 관찰하면서 잠시 평가를 중단하거나 종료해야 할 시점을 잘 판단해야 한다. 이러한 지표들은 아기의 유일한 의사표현방법이므로 가볍게 여길 수 없다. 조산아로 태어난 아기는 신경학적 미성숙, 근골격계의 긴장도손상, 환경요인(예: 중력, 빛, 소리)의 부하로 자극과 핸들링에 대처하기 어렵다. 아기는 외적 지지를 통해서만 행위를 조직화할 수 있다. 따라서 적절한 시기에 필요한 지지를 제공할 때 신경연결이 강화되고 자기-진정에 필요한 행위가 발달할 수 있다. 아기가 불편함을 표시하는 신호를 알아차리지 못하면 서맥, 무호흡, 산소탈포화 같은 심각한 상태로 이어져 의학적 조처가 필요할 수 있다. 창백함, 청색증, 늘어짐 그리고 무반응 등도 즉각적 중재를 요한다. 치료사는 의학적으로 취약한 아기를 핸들링할 때 골절이 발생하지 않도록 주의해야 한다. 알칼리인산분해효소(alkaline phosphatase) 레벨 상승(>800 IU/L) 및 골연화증은 골절의 위험을 높인다.

아기가 촉각자극에 적응하면 평가를 계속 이어간다. 이제 촉각자극의 유·무에 따른 근육의 능동적인 기능을 평가한다. 아기가 안정적 울타리 없이도 움직인다면 움직임의 질(즉 부드러움, 신체중심성, 조직화, 대칭성)과 빈도에 주의를 기울인다. 조산아의 움직임은 정상아에 비해 협응력과 다양성이 부족하므로 치료사는 전형적 및 비전형적 움직임을 비교해서 관찰해야 한다. 기관지폐이형성증 같은 호흡기계에 문제가 있다면, 능동적으로 움직일 때 호흡을 위해 목과 견갑골을 뒤로 젖힐 것이다. GMA (General Movement Assessment)는 움직임의 질을 관찰하는 또다른 평가방법이다. GM (General Movement)은 팔, 다리, 목 그리고 몸통의 움직임이 다양하게 연결되는 자발적 움직임이다. GM은 움직이는 속도, 강도, 힘의 세기가 매우 다양하다. GM은 점진적으로 시작되었다가 끝나며 질적으로 자연스럽고 우아한 움직임이다. 조산시기의 GM은 움직이는 범위가 크고 속도가 빠를 수 있다. 복잡성과 다양성이 결여된 움직임은 중추신경계의 이상을 말해 주는 것일 수 있다. 능동적인 움직임 시 뚜렷한 비대칭성이 나타나는 것은 비전형적인 모습이다. GM의 관찰을 통해 신경발달학적 문제를 예측할 수 있다. Noble과 Boyd의 체계적 고찰연구에 의하면, GMA는 뇌성마비의 발생률을 예측할 수 있는 타당하고 신뢰할 수 있는 평가법이다. 이외에 영유아의 운동발달 평가도구로는 APIB (Assessment of Preterm Infants' Behavior, 조산아행동평가), NICUNNS (Neonatal Intensive Care Unit Network Neurobehavioral Scale, 신생아집중치료실 네트워크 신경행동척도), TIMP (Test of Infant Motor Performance, 유아운동수행평가), NAPI (Neurobehavioral Assessment of the Preterm Infant, 조산아신경행동평가) 등이 있다.

원시반사검사도 중추신경계의 성숙 수준을 평가하는데 쓰인다. 반사의 발달 이상은 자세와 움직임발달에 지장을 끼칠 수 있다. 반사는 꼬리에서 머리 방향으로(다리에서 팔 방향으로) 그리고 원위부에서 근위부으로 발달한다. 손바닥쥐기반사(palmar grasp)와 발바닥쥐기반사(plantar grasp)는 재태기간 32주부터 나타나므로 사례의 조산아 평가 시 꼭 포함되어야 한다. 아기가 핸들링을 견딜 수 있다면, 재태기간 35주에 나타나는 비대칭성긴장성목반사(asymmetric tonic neck reflex, ATNR)도 평가한다.

긴장도 역시 꼬리에서 머리 방향으로 발달하고 원위부에서 근위부 방향으로 발달한다. 다리에서는 재태기간 33~35주 사이에 긴장도가 발달하기 시작하고, 팔에서는 재태기간 35~37주 사이에 발달하기 시작한다. 조산아는 굴곡근긴장도가 낮다. 교정 만삭일에 만삭아와 비교해도 근긴장도가 낮고 움직임의 패턴도 다르다. 근긴장도 평가에는 스카프 징후(scarf sign), 팔 되감기 반응, 다리 되감기 반응, 슬와 각도 측정 등이 포함된다.

아기의 각성 상태는 평가와 중재에 큰 영향을 준다. 능동적 움직임, 긴장도, 반사를 포함해서 졸립거나 수면 상태에서는 반응이 약해지고 깨어서 활발하게 움직일 때는 과장된다. 평가는 다양한 각성 상태에서 하도록 한다. 하지만 GM은 아기가 활발하게 깨어 있는 상태에서 보다 정확한 평가를 할 수 있다. 조산아의 경우, 깨어 있는 상태 또는 유지의 생리적 요구도가 높다. 따라서 수면시간이 긴 경향이 있다. 재태기간 36주까지 잠깐은 깨어 있지만, 오랜 시간 깨어 있기는 어려울 것이다. 아기가 항상성을 유지하면서 각성 상태를 찾고 유지하는 능력은 행위조직화 수준을 나타내는 지표이다. 조용히 깨어 있는 상태가 수유, 상호작용, 주변탐색에 최적의 시간으로 40주에 가까워진 일부 조산아만 가능하다.

조산아는 미리 모양의 변형과 주로 머리를 돌리고 있는 쪽을 평가해야 한다. 1992년 미국소아과협회에서 제시한 영아급사증후군(sudden infant death syndrome, SIDS) 가이드라인에 따라 아기를 바로 눕혀 재우기 시작한 이후로 조산아의 머리 모양이 비대칭적으로 발달하는 사례가 증가하고 있다. Nuysink 등은 재태기간 32주 이하 조산아의 44.8%가 머리를 한쪽으로만 돌리는 경향이 있어 반대쪽의 능동적 움직임이 제한적임을 관찰하였다. 만삭아는 이러한 자세 선호도가 13~20%밖에 되지 않았다. Nuysink 등의 연구결과에서 머리를 한쪽으로 돌리는 아기들의 91%가 오른쪽으로 향했다. 조산아가 머리를 한쪽으로 돌리는 것은 자궁 내 위치, 근골격 및 신경·근육계의 미성숙 그리고 이러한 미성숙한 계통에 작용하는 중력의 영향 등을 포함하여 다양한 요인으로부터 기인한다. 신생아집중치료실에서 아기를 기준으로 보호자의 위치도 머리를 돌리는 방향에 영향을 미친다. 보호자나 장치가 아기의 오른쪽에 있다면, 보호자의 우세손은 오른손이 되기 쉬워 주로 아기의 오른쪽을 자극하게 된다.

머리를 한 방향으로만 돌리면 한쪽 머리에 지속적인 압박이 가해지므로 자세성사두증(positional plagiocephaly)이 발달하기 쉽다. 자세성사두증이란 머리 모양이 비뚤어지고 같은 쪽 귀가 앞으로 돌출된 것을 말한다. 위험요인에는 조산, 바로 눕혀 재우기, 남아, 깨어 있는 시간 부족("터미타임" 시간 부족) 그리고 선천성 사경 등이 있다. Nuysink 등은 32주 이전에 출생한 조산아가 교정 만삭일에 만성 폐질환이 이환되는 것은 자세성사두증의 위험을 증가시키는 중요한 요인이라고 하였다. 재태기간 40주의 머리 자세 선호도는 생후 6개월에 자세성사두증의 발달을 예측하는 요인이며, 그 빈도는 남아와 다태 출생에서 가장 높았다. 최근 연구에서 자세성사두증은 시각, 청각, 운동발달의 기형, 지속적인 비대칭적 과제 수행과 연관이 있는 것으로 본다. 자세성사두증 발달의 최대 위험요인은 다태임신, 남아, 만성 폐질환 등으로 여겨지므로, 치료사는 보호자에게 시기 적절한 교육과 예방법을 알려주는데 중점을 두어야 한다. 인큐베이터에서 머리 모양을 평가하는 것은 쉽지 않기 때문에 평가 중에 아기가 가만히 있을 때 그리고 자발적으로 움직일 때 주로 머리를 어느 쪽으로 돌리는지 관찰해야 한다.

치료사는 검사를 하는 동안 근골격계의 기형(예: 관절 구축)과 부종이 있는지, 특히 비대칭적인 상태에 대해 관찰한다. 예를 들어, 왼쪽 다리 전체에 부종이 있다면 골절을 의심해야 한다. 마지막으로 검사에는 많은 요인들이 영향을 미친다. 결과가 좋지 않다면 아기의 각성 수준 또는 물리치료 검사 전날 이뤄진 처치(예: 예방주사, 동맥관개존증 수술)를 비롯하여 다양한 요인들이 영향을 미쳤을 수 있다. 하지만 여러 차례 검사에서 일관되게 비정상적인 모습이 관찰되었다면 이것은 중요한 문제가 된다.

치료 계획과 중재

발달 중재는 아기의 발달, 산소 공급, 기계적 환기장치 제거, 수유, 성장 그리고 입원기간 등에 긍정적인 영향을 미친다. 따라서 신생아집중치료실에서 물리치료는 중요한 중재법이다. 이전 치료시간에 확인한 아기의 상태를 기준으로 자가 진정, 탐색, 상호작용, 수유 등에 아기가 최대로 참여할 수 있도록 치료를 계획한다. 아기의 운동 능력에 맞게 특정 과제 위주 및 목표지향적으로 발달을 촉진한다. 아기는 미성숙하며 핸들링을 견디기 어렵다는 점에도 특별히 주의를 기울인다. 치료사는 스트레스와 활력징후를 모니터링하며 중재를 제공해야 한다. 치료는 아기의 행동 및 생리적 큐에 맞게 간단한 중재(예: 손을 지긋이 대기, 조심스럽게 팔 · 다리 · 몸통 움직이기)에서 복잡한 중재(예: 탐색적 움직임, 중력에 대한 움직임)까지 다양하게 구성된다. 인큐베이터에 있는 아기를 치료할 때는 아기를 워머로 꺼내서 치료를 해야 할지 고민이 될 것이다(**그림 5-1A**). 인큐베이터는 공간이 한정적이므로 중재에 제한이 많고, 인큐베이터 밖에서는 체온 조절이 어려워 아기가 스트레스를 받아 생리적으로 불안

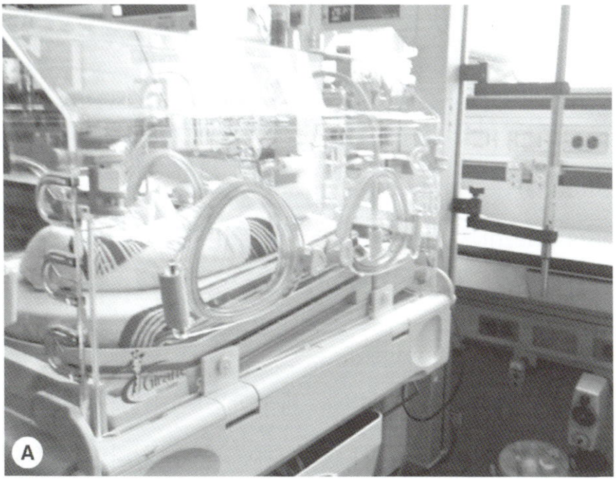

그림 5-1 A 신생아집중치료실 내 인큐베이터 안 "울타리(nest)"

정해질 수 있고, 체중 감소로 이어질 수 있다. 아기를 인큐베이터 밖으로 꺼내기 전에 지난 며칠간의 체중 증가 양상, 체온 유지 능력(즉, 워머로 옮겨도 되는지) 그리고 인큐베이터 밖 중재의 이점 등을 고려한다.

행위조직화(behavioral organization)를 촉진하고 스트레스를 예방하는 것은 물리치료의 중요한 목표로, 초기 경험이 뇌발달과 신경조직화에 영향을 미친다. 신생아집중치료실의 환경이 조산아의 발달과 생리적 안정성 유지에 부족한 부분도 많지만, 자궁 밖 환경에 적응하기 위해서는 필요한 부분이다. 발달에 도움이 되도록 아기 머리 위의 불필요한 조명 끄기, 소음 제한(예: 인큐베이터 조용히 열기, 아기 얼굴 위에서 직접 큰 소리로 대화 피하기) 그리고 깊은 수면시간을 위해 한 번에 케어 제공으로 불필요한 핸들링 줄이기 등 환경을 수정하는 노력을 할 수 있다. 신생아집중치료실의 환경 수정을 통해 발달학적으로 활동과 기술을 촉진할 수 있다. 하지만 여러 감각자극을 동시에 제공하면 기관지폐이형성증에 이환되었거나 활동 내성(tolerance)이 낮은 경우에는 자율신경계의 안정에 부정적인 영향을 미칠 수 있으므로 감각자극을 줄 때 한 번에 한 가지씩 아기가 단계적으로 감각자극에 적응할 수 있게 한다. 예를 들어, 아기가 조용히 깨어 있는 각성 상태를 촉진하기 위해 아기가 누워 있는 자리 위에서 직접 말하는 것을 피하고 빛을 차광시키면 눈을 뜨는데 도움이 된다.

먼저 환경을 최적화시킨 다음, 치료시간에 스트레스 요인과 통증을 줄여주는 방식으로 운동조직화 및 발달을 촉진한다. 이를 위한 한 가지 방법으로 울타리 제공(containment)이라는 것이 있다. 스트레스 요인을 감소시켜 행위조직화를 촉진시키는 것이다. 예로써, 치료사가 손으로 아기와 터치하는 것이 있다. 손바닥을 몇 분 동안 아기의 몸통, 머리 또는 엉덩이에 대고 자세를 유지시킨다. 엄마의 자궁벽과 같은 울타리를 제공하면 움직임이 제한되기보다는 오히려 움직임을 가이드하며 감각 피드백을 제공할 수 있다. 치료사가 아기 몸에 손을 대고 있는 사이 아기는 차차 촉각자극에 적응하고 스스로 행위를 조절할 수 있는 시간을 갖게 되므로 중재를 위한 준비가 이뤄진다.

포지셔닝은 자궁 내 환경을 모방하는 또 다른 방법으로, 행위조직화나 자가 조절행위를 촉진하는 것이다. 조산아는 자궁 내 환경에 대한 경험이 부족하기 때문에 근육, 뼈의 정렬, 자세, 움직임발달에 큰 영향을 미친다. 자궁 내에서는 중력의 영향을 받지 않고 자유롭게 움직일 수 있지만, 인큐베이터에는 엄마 자궁 내 울타리가 없어 운동 패턴의 발달과 행위조직화가 어렵고, 미성숙한 근육과 뼈의 발달이 움직이고 자세를 바꾸는데 부정적인 영향을 미친다. 또한 신생아집중치료실에서 경험하는 스트레스와 통증에 대한 조절반응으로 신전 패턴이 강화될 수 있다. 포지셔닝이 적절하지 않을 경우, 목의 과신전, 몸통 신전, 견갑골 뒤당김, 골반 전방경사가 일어날 수 있다. 포지셔닝의 목표는 자궁 내 환경을 모방하는 것이라는 점을 기억한다. 자궁 내 자세와 유사한 자세를 촉진하는 포지셔닝은 근골격계의 정렬, 전형적 움직임 패턴, 굴곡근긴장도의 발달, 자가 조절 그리고 편안한 수면 등의 촉진에 유용하다. 치료사는 신생아집중치료실의 일차 양육자인 간호사와 협력을 통해 아기에게 꼭 맞는 포지셔닝이 이뤄지게 한다.

적절한 포지셔닝을 위한 지침으로 몸통과 목의 정기적인 재포지셔닝, 목의 중립 정렬, 신체중심선을 맞춘 포지셔닝, 굴곡의 촉진(예: 팔·다리를 굴곡하여 몸 가까이 가져오고, 몸통 굴곡, 양손 모아서 입 가까이 가져오기) 그리고 안정적인 3차원 울타리 등을 강조한다. 간단히 아기의 움직임을 허락하고 제한하는 미세한 경계선이 있다고 생각하면 된다. 울타리는 아기의 움직임을 도와주는 것이지 제한하는 것이 아니다. 아기는 울타리 내에서 움직이며 감각과 운동발달에 필수적인 감각 및 고유수용성감각 피드백을 받게 된다. **그림 5-1B**는 아기를 사방에서 둘러싸줄 수 있는 담요 및/또는 포지셔닝 도구로 만든 타원형의 "울타리"로 약간의 움직임은 허용된다. 이런 타입의 "울타리"를 사용하면 굴곡 자세를 유지시키기에 좋고 아기 스스로 미드라인 가까이 팔 · 다리를 모으도록 촉진할 수 있다.

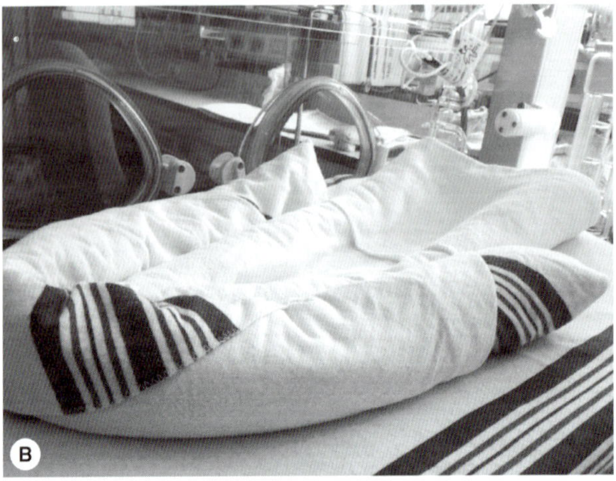

그림 5-1(계속) B 담요로 만든 타원형의 울타리를 가까이서 찍은 사진. 아기의 주변으로 깊은 울타리를 만들어 주어 약간의 능동적 움직임이 허락되면 팔·다리가 신체 미드라인으로 모아지는 것이 촉진된다.

발달, 머리 모양, 머리 회전 방향, 피부 상태 그리고 구축발달의 위험을 감소시키기 위해 아기가 견딜 수 있는 범위 내에서 다양한 자세를 촉진한다. 자세마다 고유한 이점이 있다. 엎드린 자세는 산소 공급, 무호흡 발생 빈도 감소, 수면 향상, 위식도역류 감소 그리고 신체 활력징후 안정화에 좋은 자세이다. 옆으로 누운 자세는 양손을 함께 모아 입으로 가져와 자가 조절 및 탐색적 놀이를 하는데 도움이 된다. 옆으로 누운 자세와 엎드린 자세는 울타리를 제공하고 스트레스로부터 회복을 촉진한다. 보충용 산소가 필요한 유아에게 엎드린 자세와 왼쪽 옆으로 누운 자세를 취해 주면 폐기능과 호흡효율성이 향상된다. Gouna 등의 연구에서도 무호흡과 저산소증이 감소되었다. 바로 누운 자세에서는 발달에 도움이 되는 포지셔닝이 어렵다. 그 이유는 중력의 영향으로 신전 자세가 촉진되기 때문이다. 하지만 처치를 하는데 제한이 없다는 점은 바로 누운 자세의 이점이다.

각 자세에서 굴곡 포지셔닝, 안정적 울타리, 신체정렬 등을 고려하고, 아이가 편안함을 느껴야 한다. Monterosso 등에 따르면 엎드린 자세에서 자세지지용 기저귀 및 서포트 롤(support roll)을 사용하면 굴곡 자세, 미드라인으로 팔과 다리 모으기(midline orientation), 다리의 운동기능이 촉진된다. 이 연구결과에 의하면 자세 서포트 롤을 골반 아래에 받쳐주면 힙이 거상되어 정렬 상태와 다리의 움직임이 향상된다. 서포트 롤을 이용해 아기를 엎드린 자세에서 1/4 뒤집은 자세로 포지셔닝시키면 굴곡 및 팔·다리의 정렬을 바르게 할 수 있다. 또한 근골격계의 정렬 상태가 좋아지고 견갑골 뒤당김, 힙 외전, 골반 전방경사의 빈도가 감소한다. 옆으로 누운 자세에서 롤을 몸통 앞쪽에 받쳐주면 어깨와 힙 관절의 바른 정렬을 촉진할 수 있다. 또한 옷을 롤 형태로 말아서 아기가 옆으로 그리고 바로 누운 자세에서 견갑골 내밈(protraction)과 양손 모으기 자세를 취하도록 포지셔닝에 이용할 수 있다.

지속적인 터치 및 포지셔닝과 함께 아기가 치료시간에 받을 수 있는 스트레스를 줄여줄 수 있는 방법에는 손바닥 쥐기, 빨 것 물리기, 양손 모아 입으로 가져가기 촉진, 의학적으로 취약한 아기의 항상성을 깰 수 있는 급작스런 자세 변경 및 핸들링 변경과 같은 과도한 자극 피하기 등이 있다. 아기의 스트레스를 줄이기 위한 방법으로 외부지지(예: 지속적인 터치, 재포지셔닝, 손바닥 쥐기)의 효과가 없다면, 터치를 멈추고 아기를 관찰한다. 아기가 차분해졌다면 핸들링에 대한 한계치를 말해 주는 것으로 치료를 멈춘다. 아기에게 관찰되는 스트레스 징후에 적절한 반응을 해 주면 나중에 유사한 상황에서 아기는 더 잘 적응하게 된다.

포지셔닝처럼 다양한 자세에서 움직임을 촉진할 때 최적의 발달에 필요한 여러 가지 경험을 하게 된다. 아기들은 지지면을 밀면서 움직이는 법을 배운다. 조산아는 미성숙함, 중력, 환경적 스트레스로 발달이 불리하다. 울타리가 제공된 환경에서 움직임을 연습하면서 이와 같은 경험을 갖게 할 수 있다. 양육자 또는 치료사는 아기가 능동적으로 움직일 수 있는 울타리를 제공한다. 아기가 가만히 있을 때는 굴곡 자세로 포지셔닝시킨다. 아기가 잘 적응하면 그다음 단계로 탐색적 움직임을 촉진한다. 탐색적 움직임은 바로 누운 자세, 옆으로 누운 자세, 엎드린 자세에서 울타리 없이 아기가 능동적으로 움직이는 것이다. 먼저 몸통 및 몸의 근위부 지지, 중력 제거 자세 및/또는 팔·다리 조절을 도와주면서 아기가 한번에 팔 또는 다리 한쪽을 스스로 움직일 수 있게 가이드한다. 이때 호흡 상태는 중요한 고려사항으로 특히 만성 폐질환을 앓는 아기는 엎드려 누운 자세에 비해 바로 누운 자세와 옆으로 누운 자세에서 에너지 요구가 더 크다. 머리와 상부 몸통을 30~45° 거상시키면 호흡기계의 부담이 줄어들 것이다. 치료의 목표는 모든 움직임과 자세에서 대칭적인 움직임 패턴의 촉진이다.

다른 중재법으로 치료사의 가이드에 의한 다리 굴곡 및 신전운동이 있다. 이것은 아기가 엄마 뱃속에서 발을 교대로 리드미컬하게 움직였던 것과 유사한 움직임으로, 하지의 근력강화와 전형적 운동 패턴을 촉진하는데 도움이 된다. 조산아는 골절의 위험이 높기 때문에 끌어당기는 힘을 주거나 세게 움직이면 안 된다. 또한 이 운동을 할 때 아기가 자가 조절을 할 수 있게 외부지지를 해줄 필요가 있다(예: 손 입으로 가져가기, 울타리 제공과 터치). 심한 스트레스를 경험한 아기는 한 번에 한 쪽 팔 또는 다리를 움직이는 방식으로 중재의 양을 조절하고 반복하는 사이에 휴식과 외부지지를 제공한다. 조산아는 스트레스, 통증, 신경·근골격계의 미성숙 및 신전 패턴 때문에 견갑골이 뒤로 당겨진 자세로 있기 쉬워 견갑골 앞내밈을 촉진하는 중재도 중요하다. 견갑골이 뒤로 당겨진 자세는 장난감을 향해 신체중심선으로 팔 뻗기 또는 네발기기 같은 운동기술의 발달에 방해가 될 수 있다. 자세 근육을 부호흡근으로 사용하기 쉬운 만성 폐질환을 앓는 유아에게서 견갑골 뒤당김 자세는 더욱 뚜렷하다. 바로 누운 자세, 옆으로 누운 자세 또는 엎드린 자세에서 견갑골 뒤당김근을 부드럽게 스트레칭시켜 근육 길이를 적절히 신장시킨다.

가족 교육과 트레이닝은 신생아집중치료실의 가장 중요한 물리치료 중재 중 하나이다. 유아발달은 부모-유아 관계에 영향을 받으므로 부모 교육 및 부모의 케어 참여로 관계가 강화된다. 부모는 신생아집중치료실팀의 중요한 구성원으로 그 역할을 능동적으로 수행하도록 하는 것이 가족중심케어의 핵심이다. 가족중심케어는 병원 입원기간을 단축시켜 주고, 유아-부모 관계를 향상시켜 주며, 장기적으로 발달을 향상시킨다. 치료사는 아기와 부모 간의 유대감 향상과 부모의 역할을 강화시키는데 효과적인 캥거루엄마케어, 모유수유, 손으로 감싸주기(hand swaddling) 등에 대한 부모 교육을 실천함으로써 가족중심케어를 촉진할 수 있다. 부모는 신생아집중치료실에서 치료사가 아기의 발달을 촉진하는 모습이나 피부를 자극할 수 있는 처치들을 직접 보면서 아기가 스트레스나 통증을 느낄 수 있다는 사실을 알게 된다. 그리고 이때 외부적 지지의 중요성과 그 방법에 대해 배울 수 있다.

부모-아기 관계 및 발달에서 부모의 역할이 중요하므로, 치료사는 이 상호작용을 지지하고 부모가 참여할 수 있는 기회를 주어야 한다. 가족 교육에 앞서 사회복지사와 상담을 통해 아기와 관련해서 가족 상황에 관한 정보를 구하는 것이 좋다. 물리치료사는 아기의 가족이 겪고 있을 슬픔을 극복해가는 과정을 이해해야 한다. 종종 감정 조절 능력의 상실, 부모 역할 상실, 아기의 생존과 발달에 대한 두려움 등을 경험한다. 대개의 부모들은 아기의 발달을 능숙하게 케어할 자신이 없어 하며 무조건 전문가에게 의존하려고 한다. 많은 부모들이 아기가 너무 약해 보이므로 자세를 바꾸거나 기저귀를 교체하는 것조차 두려워한다. 물리치료사는 아기를 발달학적으로 케어하는 법에 관한 전문가로 부모 교육을 통해 부모가 자신감을 갖게 한다. 부모 트레이닝과 교육에는 치료 관찰, 구두 지시, 유인물 등 다양한 학습전략을 이용한다. 신생아집중치료실에서 집으로 퇴원할 때 부모가 직접 손으로 아기를 핸들링하는 연습을 통해 자신감을 가질 수 있게 한다.

신생아집중치료실 입원기간 동안 이뤄지는 부모 교육에는 아기의 현재 및 예측되는 발달, 조산에 따른 아동주기별 발달, 굴곡근 및 굴곡 자세의 중요성, 스트레스 징후의 이해, 행위조직화의 촉진, 머리의 주된 회전 방향, 머리 모양의 변형 예방, 적절한 핸들링 기법 및 자세, 운동기술 획득을 촉진할 수 있는 놀이활동, "바로 눕혀 재우기(back to sleep)" 교육 및 "터미 타임(tummy time)" 강조 그리고 주기적 발달 평가 및 조기 중재 등이 포함된다. 부모 교육의 한 가지로, 아기의 인지발달을 촉진하는 방법으로 아기에게 말을 많이 걸어야 한다는 점도 강조한다. "꼭 필요한 말" 이외에도 여러 가지 말(일상 대화, 긍정적 강화, 다양한 단어)을 많이 할수록 좋다.

또한 발달을 촉진하고 사두증 및 한 방향으로 머리 회전을 예방하기 위해 자세를 다양하게 취하고(수면, 놀이, 수유 시), 머리의 대칭적 자세와 움직임을 촉진하기 위해 집 안 내 물건 배치도 고려한다. 예를 들어, 캥거루엄마케어를 할 때 아기 머리가 오른쪽으로 회전되어 있다면, 다음 시간에는 왼쪽으로 회전되도록 부모 교육을 한다. 사두증의 위험을 줄이기 위해 아기의 머리가 한쪽으로만 돌아가지 않도록 교육시키는 것이 핵심이다. 부모의 낮은 사회경제적 상태 및 엄마의 교육 수준은 사두증에 부정적인 영향을 끼치는 요인으로 터미 타임을 잘 안 지키고 젖병 수유 시 한 쪽에서만 하기 쉽다. 포지셔닝 지침에 대한 교육 시 부모의 특성을 고려해야 한다. 자세성사두증 같이 자세성 두개골 변형을 예방하는 방법은 다음과 같다. 부모가 지켜보는 가운데 아기가 깨어 있는 상태에서 터미 타임을 실시하고, 낮이나 밤에 아기를 눕혀 놓을 때는 머리의 좌우가 모두 바닥에 닿도록 자세 바꿔주기, 손으로 아기의 머리 방향 바꾸기 또는 누운 위치 바꾸기(예: 침대가 벽에 붙어 있다면 주변 자극에 대해 머리를 돌릴 수 있도록 아기 위치를 바꿔준다) 그리고 카 시트(차에 사람이 없을 때), 유아 시트 또는 스윙(swings)에 오래 앉혀 두지 않기 등이다.

치료사는 영아급사증후군에 관한 교육 시 터미 타임 자세에서 놀이의 중요성을 강조한다. 터미 타임은 머리 모양과 머리를 한 쪽으로만 돌리는 경향을 감소시켜 주고 바로 누운 자세, 엎드린 자세, 앉은 자세에서 운동기술의 발달을 촉진시켜 준다. 미국소아과협회 지침에 따르면, 아기가 깨어 있는 상태에서 놀이 매트같이 단단한 바닥에서 부모가 지켜보는 가운데 하루에 최소한 30분

터미 타임이 필요하며, 아기의 반응에 따라 점차 횟수와 시간을 늘려가는 것이 필요하다.

근거중심 임상적 추천

SORT: 추천 분류의 장점

A 일관된, 양질의 환자 지향적 근거

B 일관되지 않거나 제한된 질적 수준의 환자 지향적 근거

C 동의, 질병 중심의 근거, 일반적인 관행, 전문가의 의견 또는 사례 시리즈

1. GM의 평가는 발달지연과 뇌성마비의 위험이 있는 유아를 확인할 수 있는 타당하고 신뢰할 수 있는 검사방법이다. **A 등급**
2. 보충용 산소가 필요한 유아는 바로 누운 자세에 비해 왼쪽 옆으로 누운 자세와 엎드린 자세가 폐기능과 호흡 전략을 향상시켜 무호흡과 저산소증의 발생 빈도를 낮춰준다. **B 등급**
3. 엎드린 자세에서 자세지지용 기저귀와 서포트 롤을 사용해서 극소저체중아의 하지 굴곡 자세, 신체중심선으로 다리 모으기, 근골격계의 정렬, 운동기능을 촉진시킬 수 있다. **C 등급**
4. 부모 교육은 치료 관찰, 구두 지시 그리고 유인물 등 다양한 방법을 사용하는 것이 효과적이다. **C 등급**

종합 질문

5.1 조산아에게서 자세성사두증의 발달 위험이 높은 경우는?

A. 깨어 있는 시간에 부모의 감독하에 하루에 최소 30분 터미 타임 실시

B. 만성 폐질환 진단

C. 여아

D. 스윙과 유아용 시트에서 보내는 시간 줄이기

5.2 물리치료 시 신경행동학적 조직화를 촉진시킬 수 있는 방법은?

A. 아기가 스트레스를 받을 때 다양한 감각자극을 제공한다.

B. 아기를 삼차원 경계나 울타리 없이 옆으로 눕혀 둔다.

C. 촉각자극을 단계적으로 제공하고 자세를 변경하는 사이에 휴식을 취하게 한다.

D. 치료시간은 수유시간 사이, 아기가 깊은 수면을 취하는 시간으로 정한다.

5.3 치료사가 아기 침대 옆에서 초기 평가를 할 예정이다. 아기의 신경행동학적 조직화가 최대로 이뤄질 수 있도록 다음 내용을 순차적으로 열거하시오.

1. 아기의 각성 상태, 자세, 움직임 패턴을 관찰한다.
2. 인큐베이터 문을 조심스럽게 연다.
3. 울타리를 제공하면서 아기 몸을 터치한다.
4. 안정 시 활력징후와 아기 몸에 연결되어 있는 모든 라인과 튜브를 체크한다.

A. 2-3-1-4

B. 1-2-3-4

C. 2-3-4-1

D. 4-1-2-3

정답

5.1 B. 남아 그리고 만성 폐질환을 앓는 경우에서 자세성사두증의 발생률이 높다. A와 D는 자세성 두개골 변형의 발생 위험을 줄여주는 방법들이다.

5.2 C. 조산아의 스트레스를 높이는 요인으로는 다양한 감각자극(A) 그리고 적절한 울타리나 지지의 결여(B)가 있다. 신생아집중치료실의 조산아는 환경요인과 신경행동학적 미성숙으로 스스로 조절하는 능력이 떨어져 깊은 수면을 취하기가 어렵다.

5.3 D. 물리치료의 목표는 아기의 발달을 최대화시키기 위해 스트레스와 통증을 줄여주고 발달학적 중재를 제공하는 것이다. 직접 아기 몸에 손을 대고 평가를 하기 전에, 아기의 상태와 환경(예: 라인 및 튜브)을 확인해야 조직화된 집중치료로 이어질 수 있다. 인큐베이터 문을 열고 닫는 것도 소음이 될 수 있고 아기는 스트레스를 받을 수 있다. 마지막으로 울타리를 제공하면서 아기 몸을 몇 분 동안 지긋이 터치하는 것은 아기가 촉각자극에 단계적으로 적응할 수 있는 좋은 방법이다. 아기 몸에 직접 터치가 필요한 평가나 치료를 시작할 때도 좋다.

뇌성마비 – 조기 중재

Cerebral Palsy — Early Intervention

Kimberly D. Ward / Barb Kellar

CASE 6

26개월 여아 김○○은 현재 조기 중재서비스(early intervention service)를 받고 있다. 김○○의 엄마는 임신 중에 임신중독증과 태아 곤란증(fetal distress)으로 재태기간 28주에 제왕절개로 김○○을 출산했다. 1분 아프가 점수 4점, 5분 아프가 점수 6점이었으며, 보충용 산소치료가 이뤄졌다. 조산, 수유의 어려움, 폐 발달 등의 문제로 신생아집중치료실에 9주간 입원했었다. 신생아집중치료실에서 퇴원 시 물리치료를 권유했지만 엄마는 의료진의 말을 따르지 않았다. 이후 김○○, 엄마 그리고 엄마와 동거 중인 남자친구는 이사를 갔다. 생후 7개월이 되었을 때, 대운동기술의 발달 문제, 상·하지의 경직 그리고 수유 문제로 미국장애인교육법 파트 C (Individuals with disabilities Education Improvement Act Part C, IDEA Part C)에 따라 조기 중재서비스를 받았다. 개별화가족서비스계획(Individualized Family Service Plan, IFSN)의 내싱이므로, 기정방문의 형태로 학습, 작업치료, 물리치료 그리고 언어치료를 받았다. 사회복지사는 의학적 서비스와 지속적인 후속 서비스를 받을 수 있도록 도움을 주었다. 엄마는 집에서 병원까지 이동서비스를 이용할 수 있었고, 김○○은 병원에서 소아과, 정형외과, 신경과 의사 그리고 물리치료, 작업치료, 언어치료사로 구성된 전문치료팀의 케어를 받았다. 엄마는 동네 피자가게에서 아르바이트를 하면서도 김○○의 진료와 치료시간을 잘 지켰다. 엄마는 여러 가지 의학용어를 이해하는데 어려움이 있고 아이의 건강 상태와 진단명에 대해 걱정하고 있다. 엄마의 남자친구는 이사를 한 직후 마약 복용으로 유죄 평결을 받았으며, 현재 가족서비스에는 참여하지 않고 있다. 김○○은 생후 8개월부터 물리치료를 시작해서 현재 26개월이 되었다. 생후 20개월에는 경직형 양하지뇌성마비 진단을 받았다. 물리치료와 작업치료를 시작한 이후로 대운동기술이 향상되고 있다. 누운 자세에서 엎드린 자세로 스스로 뒤집을 수 있고, 바닥에 앉기는 도움이 필요하지만 일단 앉혀 두면 자세를 유지할 수 있다. 선 자세와 이동을 위해 양쪽 발을 지지해 주는 AFO, 뒤넙다리근과 아킬레스건의 타이트니스의 조절을 위한 양측 무릎 고정기 그리고 안정 시 나이트보조기(resting night orthoses)를 착용하고 있다.

또한 수파인 스탠더(supine stander, 등을 기대고 앞을 보고 서는 스탠더)도 사용한다. 현재, 양측 힙과 무릎에 구축이 있다. 움직이고, 걷고, 균형을 조절하는 활동 시 다리의 경직이 심해진다. 김○○은 집 안에서 후방 워커를 사용해서 짧은 거리는 걸을 수 있고, 어른의 도움을 받아 턴(turn)을 해서 워커를 조절할 수 있다. AFO를 신지 않으면 발 끝으로 걷고 과전만증이 나타난다. GMFCS 제Ⅲ단계에 해당한다. 김○○은 자조활동, 자리 이동(transfers) 그리고 모든 이동성(mobility)활동에서 중등도의 보조(moderate assistance)가 필요하다. 아이는 할 수 있는 수준에서 스스로 움직이는 것을 좋아하지만 종종 충동적이기도 하다. 김○○은 주 5일 데이케어센터에 간다.

▶ 김○○의 진단명과 가족의 지지에 근거하여 활동 제한에 영향을 끼치는 요인은 무엇인가?

▶ 이 시기에 필요한 교육은 무엇인가?

▶ 아이의 기능 향상을 위해 엄마의 이해와 참여가 필요하며, 이를 위해 고려해야 할 점은 무엇인가?

주요 정의

- **발목-발보조기**(ankle-foot orthosis, AFO): 발 및/또는 하지에 착용하는 맞춤식 또는 조립식 보조기로, 발목의 적절한 자세 유지 및/또는 체중지지활동 시 발목과 발을 지지해 준다.
- **아프가 점수**(apgar scores): 출생 후 1분, 5분에 신생아의 상태를 빠르게 평가하는 방법이다. 1분 아프가 점수는 아기가 출산 과정을 얼마나 잘 견뎠는지를 발해 주고, 5분 아프가 점수는 아기가 엄마의 자궁 밖에서 얼마나 잘 적응하고 있는지를 나타낸다. 검사자는 호흡, 심박수, 근긴장도, 반사, 피부색을 관찰한다. 각 항목은 0, 1 또는 2점으로 점수를 매기므로 최대 점수는 10점이다. 7점 이상은 정상, 7점 미만은 의학적 주의가 요구된다. 1분, 5분 아프가 점수가 낮은 것은 뇌성마비와 상관관계가 있다.
- **조기 중재**(early intervention): 장애아동과 그 가족의 발달학적 요구를 지원하기 위해 연방정부 기금으로 지원되는 서비스프로그램이다. 주로 신체, 인지, 의사소통, 사회/정서 및/또는 자조 영역의 발달과 관련된 서비스를 제공한다.
- **대동작기능분류체계**(gross motor function classification system, GMFCS): 앉기, 걷기, 휠체어 사용 등 이동 능력을 바탕으로 뇌성마비아동의 이동성을 다섯 단계로 분류한다.
- **개별화가족서비스계획**(individualized family service plan, IFSP): 미국장애인교육법(IDEA) 파트 C 서비스에 해당하며 장애가 있는 유아 및 걸음마 아동을 대상으로 제공된다. 다학제적(multidisciplinary) 접근방법으로 가족 자원, 우선적 고려사항 및 염려되는 점, 장애아동의 강점 및 부족한 부분, 필요한 서비스, 요구에 부응하는 개별화된 서비스 계획 등을 평가한다. 수립한 계획에 대해 최소 1년에 한 번 평가하며 6개월마다 검토해야 한다.
- **미국장애인교육법**(individuals with disabilities education improvement act)
  - 파트 B(IDEA Part B): 3~21세의 장애가 있는 학령기 아동에게 필요한 서비스를 제공하는 내용의 연방법률이다.
  - 파트 C(IDEA Part C): 0~3세의 유아 및 걸음마 시기의 장애아동과 그 가족에게 조기 중재서비스를 제공하도록 하는 내용의 연방법률이다.
- **무릎 고정기**(knee immobilizer): 하지에 착용하는 보조기로 선 자세에서 지지 제공 및/또는 뒤허벅지근을 장기적으로 신장시킬 목적으로 사용한다.
- **후방 워커**(posterior wheeled walker): 이동 시 상지로 지지하는 것으로 균형 능력을 높여준다. 팔을 뒤로 뻗어 워커 손잡이를 잡게 되어 있으며, 아이의 앞쪽은 오픈되어 있어 이동 시 똑바른 자세를 촉진하고 앞으로 기울임을 감소시켜 줄 목적으로 사용한다.
- **임신중독증**(preeclampsia): 임신합병증의 일종으로 주로 재태기간 20주 이후에 발생한다.

고혈압이 발생하여 임산부 또는 뱃속 아이의 질환 이환 및 사망을 포함하여 심각한 문제를 초래할 수 있다.

- **수파인 스탠더**(supine stander): 독립적으로 선 자세를 유지할 수 없는 개인이 스탠더에 등을 대고 선 자세를 경험할 수 있는 포지셔닝 기구이다.

목표

1. 뇌성마비아동의 전형적인 특징을 기술할 수 있다.
2. 뇌성마비의 타입별 분류를 이해하고 정의할 수 있다.
3. 개별화가족서비스계획(IFSP)에 관해 뇌성마비아동에게 적합한 검사법을 열거할 수 있다.
4. 아이 케어 시 가족 및 다른 전문가의 참여를 포함하여 조기 중재 및 데이케어프로그램에 따라 물리치료 중재를 제공할 때 잠재적 이점과 문제점을 열거할 수 있다.

물리치료 시 고려사항

어린 뇌성마비아동의 조기 중재를 위한 물리치료 시 고려할 점:

- ▶ **일반적 물리치료 계획/목표**: 조기 중재서비스 시작; 독립적 이동성(휠체어, 워커) 및 신체기능, 활동 그리고 참여의 극대화; 이차 손상 최소화
- ▶ **물리치료 중재**: 부모, 개별화가족서비스 계획팀, 의료진과의 협조 및 의사소통; 아동과 관련된 핸들링, 포지셔닝, 돌봄, 아이를 안을 때 신체역학적 안전 문제 그리고 장비 사용 등 환자 관련 지시사항(부모 및 다른 양육자를 대상으로 함); 절차적 중재(포지셔닝, 이동성, 돌봄 등에 필요한 적합한 기구 사용); 보행훈련, 근력강화활동, 보조기 및 브레이스, 관절가동범위 유지; 놀이 및 아이 참여
- ▶ **물리치료 시 주의사항**: AFO(발목-발보조기)를 착용하는 경우 피부 상태의

세심한 모니터링; 보행훈련 및 이동 시 근접 모니터링; 아동 특성상 충동적인 행동을 할 수 있으므로 모든 움직임 시 안전 문제 모니터링

- **물리치료를 방해하는 요인**: 진단명 및 예상되는 발달학적 문제, 학습, 놀이 향상을 위한 전략에 대한 부모의 니즈; 재정 상태의 어려움으로 장비 사용 및 병원 이용에 따른 문제에 대해 사회복지사의 도움이 필요함

건강 상태의 이해

뇌성마비는 발달 중인 태아 또는 유아의 뇌에 비진행성 병변이 발생해 자세와 움직임의 영구적인 장애를 갖는 아동기의 대표적인 질환이다. 뇌 병변은 비진행성이지만 근골격계의 손상 수준은 달라질 수 있다. 전 세계적으로 뇌성마비 발생률은 출생아 1,000명당 약 2명 정도이다. 재태기간 28주 이전에 태어난 조산아의 뇌성마비 발생률은 생존아 1,000명당 약 112명으로 매우 높은 편이다.

뇌성마비를 분류하는 방법은 다양하다. 기능적 능력, 신체의 운동손상 부위 또는 움직임에 지장을 주는 병적인 근긴장도에 따라 분류한다.

기능적 능력에 따라 GMFCS, MACS (Manual Ability Classification System, 손기능분류체계), CFCS (Communication Function Classification System, 의사소통기능분류체계)의 세 가지로 뇌성마비를 분류한다. GMFCS는 이동성 또는 휠체어 이동성을 포함한 기능적 이동성을 바탕으로 뇌성마비를 분류한 것이다. GMFCS는 0~18세 아동을 2세 미만, 2~4세, 4~6세, 6~12세 그리고 12~18세 등 다섯 개의 연령군으로 분류한다. MACS는 손으로 물체를 조작하는 능력과 놀이, 먹기, 입기 같은 일상활동에서 보조가 필요한 정도에 따라 분류한다. MACS는 아이의 전형적 조작수행력(manual performance)을 기준으로 하며, 최대 능력(maximal capacity)을 평가하는 것은 아니다. MACS는 4~18세의 뇌성마비아동의 손기능을 분류한다. 마지막으로 CFCS는 2세 이상

의 뇌성마비아동을 대상으로 사용한다. GMFCS, MACS 그리고 CFCS는 모두 다섯 단계로 기능을 분류하며, 제1단계는 가장 높은 능력을 그리고 제5단계는 기능이 가장 제한적임을 나타낸다.

신체분절의 운동기능장애에 의한 뇌성마비 분류는 개개인의 임상 특징을 바탕으로 한다. 보통 편마비, 양지마비, 삼지마비 또는 사지마비로 나뉜다. 편마비는 한쪽 상지와 하지, 즉 신체의 한쪽에 운동장애가 있는 것이다. 양지마비는 상지와 몸통보다 하지의 운동장애가 심한 것이다. 삼지마비는 양쪽 하지와 한쪽 상지에 운동장애가 나타난다. 사지마비는 양쪽 팔과 몸통이 다리에 비해 운동장애가 심한 것이다.

마지막으로 뇌성마비는 움직임에 영향을 끼치는 근긴장도의 손상에 근거해 경직형(spastic), 운동이상형(dyskinetic), 실조형(ataxic) 그리고 혼합형(mixed)으로 분류한다. 경직형뇌성마비에서 경직은 관절을 수동으로 움직일 때 느껴지는 서항으로 움직이는 속도가 빨라질수록 증가한다. 경직이 있는 사람은 비정상적인 움직임 패턴이 나타나고 관절 구축이 발달하며 포지셔닝과 이동에 어려움이 따른다. 운동이상형뇌성마비는 무정위형(athetoid), 무도성무정위형(choreoathetoid), 디스토니아(dystonia) 등을 모두 포함하며, 근긴장도의 변화와 "비전형적 자세 패턴과 불수의적, 조절이 어려운, 반복적인 그리고 이따금씩 침범된 신체 부위(들)에서 상동증적 움직임(stereotyped movement)"이 나타난다. 무정위형뇌성마비는 "느리게, 지속적으로, 꿈틀거리는 움직임이 나타나므로 안정적인 자세를 유지할 수 없는 것"이 특징이다. 디스토니아(디스토닉뇌성마비)는 "불수의적으로 지속적인 또는 간헐적인 근수축이 반복 움직임 및 비정상적 자세와 함께 나타나는 것"이 특징이다. 실조형뇌성마비의 움직임은 비협응적, 비정상적 그리고 불안정하다. 이같은 움직임 패턴은 근육 약화 또는 불수의적 근육활동에 의한 것이 아니다. 혼합형뇌성마비는 경직형-운동이상형뇌성마비가 가장 흔하지만 다양한 타입이 있다.

1~15세 뇌성마비아동의 대운동기능 발달곡선이 연구되어 있다. 뇌성마

비의 일차적 손상(primary impairments)은 경직, 자세 조절 부족, 선택적 · 수의적 운동 조절 부족 그리고 감각처리기능의 손상이다. 위와 같은 일차적 손상은 구축, 골격 변형, 근력 감소, 지구력 제한과 같은 이차적 손상(secondary impairments)을 초래한다. 시간이 흐름에 따라 하지의 회전 변형(대퇴골 전경 및 경골 비틀림), 관골구 부전형성, 고관절 아탈구 및 탈구, 발목 및 발의 변형 그리고 골격계 발달 속도의 차이 등이 있을 수 있다. 또한 뇌성마비는 뼈 무기질 밀도가 쉽게 낮아지기 때문에 골연화증과 골다공증이 생길 수 있다.

뇌성마비와 관련된 일차적 및 이차적 손상으로 활동 제한과 참여 제한이 생긴다. 기능적 수준에 따라서 보행 능력도 독립적으로 이동하거나, 손으로 조작하는 이동용 보조도구를 사용하거나 수동 또는 전동 휠체어를 사용해서 이동하는 등 다양하다.

또한 뇌성마비는 동반 손상(행동, 언어, 청각, 시각), 인지발달지연, 경기, 요실금 또는 변비가 있다. 이와 같은 손상이 뇌성마비아동에서 많기는 하지만 모든 뇌성마비아동에게 동반 손상이 있는 것은 아니다.

물리치료 환자/고객 관리

물리치료사는 가족중심서비스를 제공하기 위해 가족의 치료목표를 지지하고, 가족과 함께 치료목표를 수립하며 중재를 실행한다. 조기 중재를 담당하는 물리치료사는 아동의 가정 내에서 활동과 참여는 물론, 지역사회 및 아이가 생활하는 그 밖의 환경에서의 활동과 참여도 고려해야 한다. 물리치료사는 아동의 가족, 교육팀(선생님과 다른 조기 중재 제공자), 의료팀(주치의, 발달전문 소아과의사, 신경과 · 정형외과의사, 보조기전문가, 작업치료사, 언어치료사) 그리고 아동에게 서비스를 제공하는 다른 물리치료사 등과 의사소통 및 협력적 관계를 맺어야 한다.

취학 전 뇌성마비아동의 물리치료 목표는 독립적 이동성(휠체어 이동 및/또는 워커 사용) 획득 및 신체기능, 활동, 참여 등을 최대화하면서 이차적 손상을 최소화하는 것이다. 독립적으로 걷기 또는 네발기기를 못하는 아이는 보조도구(예: 워커)나 휠체어를 사용하면 환경 접근성을 높일 수 있다. 아이들의 인지기술은 환경을 탐색하는 것에서 발달하기 때문에 취학 전 시기에 독립적 이동성의 획득은 매우 의미가 있다. 독립적으로 서기가 안 되는 뇌성마비아동은 서포티드 서기 프로그램(supported standing program)이 효과적일 것이다. 수파인 스탠더 또는 프론 스탠더(prone stander, 배를 기대고 서는 스탠더)에서서 똑바른(upright) 자세를 유지하거나 하지에서 체중을 지지하는 연습을 할 수 있다. 서기 프로그램은 뼈 밀도, 고관절 안정성, 하지 관절가동범위의 증가, 경직 감소 등 다양한 이점이 있다. 지속적 서기를 통해 발달 중인 뼈에 체중지지를 통해 힘이 전달되므로 대퇴골두와 관골구의 보다 전형적인 리모델링(remodeling)이 촉진될 것이다. 똑바른 자세로 포지셔닝은 정신·사회적인 면에서 사회적 상호작용과 기민성 향상에도 도움이 될 것이다. 물리치료사는 시간의 경과에 따라 발달하는 경직과 비전형적 포지셔닝에서 발생할 수 있는 구축의 발달을 최소화시키는 것에도 관심을 기울여야 한다. AFO를 사용하면 보다 정상적인 발목-발 포지셔닝이 가능하고, 서기와 이동 시 발을 지지해 준다. 포지셔닝을 통해 구축의 발달 위험이 있는 근육조직에 저부하(low load)를 가하면서 장시간 신장시킬 수 있다.

검사, 평가 및 진단

어린 뇌성마비아동의 검진과 평가는 신체기능 및 구조의 손상, 활동 제한, 참여 제한, 환경 및 개인요인을 포괄적으로 확인해야 한다. 가족의 치료목표 및 우선적인 고려사항에도 주의를 기울여야 한다.

물리치료사는 부모/선생님으로부터 발달이력, 이전의 치료이력, 의학적 및 수술적 중재를 포함한 모든 중재, 가족의 치료목표, 우려하는 점, 우선적 고려사항에 대해 정보를 수집한다. 검진에는 또래의 아이들이 익숙하게 생활하는 환경(예: 집, 어린이집, 놀이터)에서 활동하는 모습의 관찰 및 아이와 양육자/가족 간에 상호작용 패턴의 관찰도 포함된다.

신체구조 및 기능의 일차적 손상의 검진에는 경직, 균형 및 자세 조절, 선별적 운동 조절 능력, 감각정보처리 과정 등의 평가가 포함된다. 신체기능 및 구조의 이차적 손상 검진에서는 자세 정렬, 몸통 및 팔 · 다리의 관절가동범위(근육의 유연성 포함), 근력, 지구력을 평가한다. 이외에도 통증, 심폐계통(예: 심박수, 호흡수), 피부 상태를 평가한다. 추가적으로 영양, 먹기, 경기, 시각, 청각 및 배변/소변 조절기능 등도 고려한다. 활동 제한 및 참여 제한의 검진에서는 이동성, 대운동수행력, 소운동수행력, 자조수행력 그리고 놀이 등을 평가한다.

고긴장도, 저긴장도 또는 디스토니아 등을 포함해서 근긴장도는 임상 관찰 및/또는 MAS (Modified Ashworth Scale, 수정된 애쉬워스척도)로 평가할 수 있다. MAS는 근긴장도를 0~4점으로 평가하며, 0점은 근긴장도의 증가가 없는 상태 그리고 4점은 굴곡근 또는 신전근의 경직을 나타낸다. 경직은 수정된 Tardieu척도로도 평가할 수 있다. 수정된 Tardieu척도(사례 3 참조)는 느린 속도 및 빠른 속도로 관절가동범위를 측정해서 경직을 평가한다. 빠른 속도로 관절을 움직일 때 처음 저항감이 느껴지는 지점에서 측정하고(Tardieu's R1) 관절을 느린 속도로 움직여 근육이 안정 상태에 있을 때 수동으로 완전 가동범위로 움직일 때 처음 저항감이 느껴지는 지점에서 다시 한 번 측정한다(Tardieu's R2).

어린 뇌성마비아동의 균형과 자세 조절을 측정하는 도구는 MAI (Movement Assessment of Infants, 유아움직임평가), PBS (Pediatric Balance Scale, 소아균형척도) 또는 ECAB (Early Clinical Assessment of Balance, 초기 임상

적 균형평가) 등을 포함해서 매우 다양하다. 균형은 손 뻗기의 기능적 관찰 및 앉기, 서기, 걷기 시 놀이활동, 자세 변경 시에도 평가할 수 있다. 자세 정렬 상태와 관절가동범위는 관절각도계 또는 SAROMM (Spinal Alignment and Range of Motion Measure, 척추정렬 및 관절범위 측정)을 사용해서 측정할 수 있다. 고관절 외전과 슬관절 굴곡 및 신전, 고관절 신전과 슬관절 굴곡 및 신전, 슬관절 신전과 고관절 굴곡 그리고 발목관절 배측 굴곡과 슬관절 굴곡 및 신전 등 구축이 발달하기 쉬운 근육군에 세심한 주의를 기울여야 한다. 자세 대칭성, 고관절 통합성, 하지 정렬, 다리 길이 차이 그리고 척추측만증의 평가도 중요하다. 어린 아동의 근력검사는 기능적 근력검사로 할 수 있다. 2~6세 뇌성마비아동의 지구력은 EASE (Early Activity Scale for Endurance, 초기 지구력활동척도)로 검사할 수 있다.

아이의 자조활동과 참여는 PEDI 또는 CEDL (Child Engagement in Daily Life, 아동일상생활참여도)로 검사할 수 있다. CEDL은 아동(17~59개월)이 가족, 지역사회, 여가 그리고 자조활동에 참여하고 즐거움을 느끼는 수준을 평가할 수 있는 신뢰도와 타당도가 입증된 검사도구다. 치료사는 ECC (Ease of Caregiving for Children, 아동케어조사지) 설문지를 사용하여 부모가 자녀를 돌보는데 필요한 점을 파악하는데 도움을 줄 수 있다. 자녀를 일상생활에 안전하게 참여시키는데 느끼는 어려움의 정도를 측정하는 신뢰도와 타당도가 높은 부모보고식 설문지다. Ward 등은 뇌성마비자녀를 둔 429명의 부모와 정상자녀를 둔 100명의 부모를 대상으로 육아의 어려움을 평가하였다. 운동장애가 없는 자녀를 둔 부모의 경우 아이의 연령에 따라 육아의 어려움은 정도에 차이가 있었다. 하지만 뇌성마비자녀를 둔 부모는 아이의 나이에 따른 차이가 없었으며, 대운동기능이 낮을수록 아이를 돌보기 어려운 것으로 나타났다.

뇌성마비의 대운동수행력을 측정하는 표준화된 검사도구로는 GMFM과 QFM (Quality Function Measure, 대동작기술질적평가)이 있다. GMFM은 눕기와 뒤집기, 앉기, 네발기기 및 무릎 서기, 서기, 걷기/뛰기/점프의 5개 영역에 걸쳐 대운동의 이동성을 측정하는 임상 평가도구이다. GMFM은 5세까지의 아동이 일반적으로 수행하는 운동기술들로 구성되었다. GMFM은 운동기술 평가, 시간의 경과에 따른 변화 평가 그리고 치료 계획의 목적으로 사용할 수 있다. GMFM은 이미 알려진 대로 신뢰도가 높으며 뇌성마비와 다운증후군 아동에게 사용할 수 있다. QFM은 관찰형 평가도구로, 뇌성마비아동(GMFCS 제I, II 또는 III단계; 4세 이상)의 움직임의 질(quality)을 평가한다.

물리치료사는 아동의 물리적 환경, 가족 및 아동의 사회/문화적 환경을 평가한다. 물리적 환경에는 아동이 주로 생활하는 장소(집, 학교, 동네), 활용 가능한 장비, 교통수단 등이 포함된다. 사회/문화적 환경에는 양육자-아동 간의 상호작용, 지지 및 자원, 양육자의 학습 스타일 및 요구, 언어 그리고 문화적 신념 등이 포함된다. 아동의 개인적 특성으로 인지, 놀이, 의사소통, 언어, 사회/감정적 기술, 행동 그리고 동기 수준 등도 고려한다.

치료 계획과 중재

어린 뇌성마비아동의 조기 중재는 재활팀/부모 간의 의사소통, 직접 중재, 부모 교육 등으로 이뤄지며, 치료목표는 IFSP 목표와 같아야 한다. 물리치료사는 가족들에게 뇌성마비 및 운동장애에 대해 잘 이해시켜야 한다. 아이의 예후에 대한 긍정적인 자문도 중요하지만 현실적인 목표를 갖게 한다. 치료사는 가족들이 자녀가 뇌성마비라는 점을 수용할 수 있도록 활용 가능한 지원망에 연결시켜 주는 역할도 한다. 또한 뇌성마비자녀의 케어와 상호작용을 위한 도움도 줄 수 있다. 특히 포지셔닝, 먹이기, 옷 갈아 입히기, 외출 같이 아이를 돌보는 일을 쉽게 하는 방법이 가족들에게 매우 유용할 것이다. 물리치료사는 핵심 조력자로, 가족들이 아이가 지역사회에서 여가활동, 놀이 그리고 체력단련 등의 참여에 도움이 될 수 있는 지역사회 자원들을 파악하고 활용하는 데 도움을 줄 수 있다.

홈프로그램은 가족에게 새로운 짐이 아닌 일상으로 통합될 수 있어야 규칙적으로 시행할 수 있다. 26개월 김○○의 물리치료 목표로 현재 교육 환경 내에서 움직이는 능력을 높여 주는 것이 포함된다. 한 가지 중재법으로 일상 케어 시 매주 두 번씩 AFO를 착용하고, 후방 워커를 이용해 보행훈련을 시켰다. 치료사는 워커를 전방으로 움직이고 똑바로 선 자세를 촉진하기 위해 점차 보조의 양을 줄여주었다. 치료사는 간헐적으로 고관절을 굴곡하도록 구두 지시를 주어 아이가 다리를 앞으로 움직일 수 있게 하였다. 아이의 자연스런 환경(어린이집, 집)에서 연습의 양을 늘리고 규칙적인 수행을 위해 어린이집 선생님과 엄마가 아이의 보행연습을 도울 수 있도록 훈련시켰다.

놀이에 기초한 활동중심 또는 기능에 초점을 둔 중재는 이동성, 지구력 그리고 운동발달과 관련된 치료목표를 달성하는데 특히 유용하다. 아이의 참여 수준을 높이고 활동수행력을 향상시키기 위해 환경요인들을 개조하거나 적응시키는 중재도 필요하다. 26개월 아이를 치료하는 치료사라면 가정 및 교실에서 할 수 있는 연령에 맞는 다양한 활동을 구성할 수 있도록 아이디어가 풍부해야 한다. 집에서 팔꿈치로 지지하고 엎드린 자세에서 TV를 시청하면 몸통 신전근의 강화가 촉진될 수 있다. 교실에서는 앉은 자세에서 선 자세로 또래와 같이 움직이고 활동시간에 보행연습을 함으로써 대운동활동 수준을 높일 수 있다. 교실에서 실외 놀이터로 이동할 때 후방 워커를 사용하면 이동성을 촉진할 수 있다.

중재를 통해 아이의 자세 안정성과 독립적 이동성을 향상시켜 참여를 촉진시킬 수 있을 것이다. 치료사는 이차적 손상을 예방하고 운동발달, 탐색 그리고 놀이발달을 위해 엄마가 하루 중에 다양한 자세로 김○○을 포지셔닝할 수 있도록 격려하고 교육해야 한다. 엎드려 눕히기 및 서포티드 서기 프로그램은 근육을 가볍게 장시간 신장시키는 효과가 있다. 물리치료사는 포지셔닝, 이동성 그리고 참여에 필요한 장비와 보조 테크놀로지(예: 보조기, 스탠더, 워커)

에 대해서도 자문 역할을 해야 한다.

근거중심 임상적 추천

SORT: 추천 분류의 장점

A 일관된, 양질의 환자 지향적 근거

B 일관되지 않거나 제한된 질적 수준의 환자 지향적 근거

C 동의, 질병 중심의 근거, 일반적인 관행, 전문가의 의견 또는 사례 시리즈

1. 이동 능력이 없는 뇌성마비아동은 서포티드 서기 프로그램을 통해 경직 감소, 뼈 밀도, 고관절 안정성, 사회적 상호작용 그리고 의식 수준의 기민함 등이 향상된다. **B 등급**
2. CEDL과 ECC는 신뢰도와 타당도가 입증된 검사도구로, 각기 어린 뇌성마비아동(17~59개월)의 참여 수준을 측정하고 어린 뇌성마비자녀(18~60개월)의 육아의 어려움을 측정할 수 있다. **B 등급**
3. GMFM은 뇌성마비의 시간의 경과에 따른 대운동기능의 변화를 평가하는 신뢰도와 타당도가 입증된 검사도구이다. **A 등급**
4. 홈프로그램은 물리치료의 중요한 중재로 가족에게 새로운 짐이 되지 않도록 일상에서 할 수 있는 것이어야 규칙적으로 실천할 수 있다. **B 등급**

종합 질문

조기 중재를 담당하는 물리치료사가 생후 20개월 때 뇌성마비 진단을 받고 현재 26개월된 아이를 치료하고 있다. 아이는 독립적으로 앉을 수 있지만, 스스로 잡고 일어서지 못한다. 두 살 된 사촌처럼 장난감과 블록을 가지고 놀이를 할 수 있지만, 다른 장난감이 필요할 때는 통나무 돌기(log rolling)로 마루를 이동한다. 아이를 들어서 세우면 다리의 경직이 심해져 매우 뻣뻣해지고 고관절이 내전 및 내측 회전되어 다리가 가위처럼 교차된다. 팔보다 다리의 운동장애가 심해서 주로 팔을 이용해서 기능적 과제를 수행한다.

6.1 김○○의 엄마는 물리치료사에게 뇌성마비는 뇌손상에 의한 것으로 시간이 지나면 뇌손상이 더 심해지는지 물어보았다. 다음 중 가장 적합한 답은?

A. 뇌성마비는 근육에 직접 영향을 미치는 유전질환이다.

B. 뇌성마비의 뇌손상은 시간이 지나도 변하지 않기 때문에 김○○에게 현재 나타나는 징후들도 앞으로 달라지지 않을 것이다.

C. 뇌성마비는 뇌의 비진행성 병변에 의한 것이지만, 근골격계의 이차적인 손상은 시간이 지나면서 나빠질 수 있다.

D. 뇌성마비는 진행성 뇌 병변으로 시간이 지나면서 점점 나빠지고 근골격계의 문제로 점점 심해진다.

6.2 팔 · 다리의 침범 정도에 따른 뇌성마비 분류에서 김○○은 다음 중 어떤 타입인가?

A. 양지마비　　B. 편마비

C. 단마비　　D. 사지마비

6.3 김○○의 다리 자세 및 운동기술을 바탕으로 조기 중재를 계획할 때 가장 적합한 것은?

A. 매일 아침, 저녁으로 수동 관절가동범위운동 20분씩 실시

B. 매일 규칙적으로 프론 스탠더(prone stander)에 세우기

C. 체중부하 트레드밀훈련

D. 매일 6시간씩 반대되는 자세 패턴으로 포지셔닝

정답

6.1 C. 태아기 또는 발달 중인 뇌에서 발생한 뇌 병변으로 비진행성이다. 하지만 아이의 고긴장도/저긴장도 및/또는 비정상적 포지셔닝으로 근골격계의 손상은 진행될 수 있다.

6.2 A. 아이는 서기와 보행 시 다리에 경직이 증가해 가위 자세(다리가 미드라인을 가로질러 교차됨)가 되고 "뻣뻣함", 즉 신전근긴장도가 높아진다. 김○○은 팔보다 다리의 운동기능이 더 침범된 유형이다.

6.3 B. 김○○에게 유용한 치료는 다양하다. 먼저, 서포티드 서기 프로그램을 통해 다리에서 체중을 지지하게 함으로써 생리적 · 사회심리적 이점을 촉진할 수 있다.

뇌성마비 – 조기 중재로부터 유치원 교육체계로 이행

Cerebral Palsy — Early Intervention to Kindergarden

Kimberly D. Ward / Barb Kellar

CASE 7

5세 6개월의 여아 김○○은 어린이집 반일반에 다니고 있지만, 3개월 후 학교 부속 유치원의 종일반으로 옮길 계획이다. 물리치료서비스도 조기 중재프로그램(IDEA, Part C)에서 학령기프로그램(IDEA, Part B)으로 바뀐다. 이를 위해 유치원 교육팀으로부터 전반적인 교육 평가를 받았다. 유치원담당 교육 심리학자, 작업치료사, 언어치료사, 물리치료사가 김○○을 평가했고 유치원 입학에 필요한 일반 검사도 받았다. 현재 김○○이 다니는 어린이집은 한 학급당 선생님 1명, 보조선생님 1명 그리고 14명의 친구들이 있다. 김○○은 종일 보조선생님의 도움을 받는다. 어린이집에서 주 2회 물리치료와 작업치료를 각각 45분, 30분씩 받고 있다. 어린이집에서는 김○○을 일반 활동에 참여시키려 했지만, 실외 놀이터활동은 쉽지 않았으며, 실내에서 친구들과 어울리는 것을 좋아한다. 조기 중재프로그램에서 유치원프로그램으로 이행하는 과정의 일환으로, 유치원담당 물리치료사가 아이, 엄마, 어린이집 선생님들과 면담을 할 예정이다. 어린이집에서 활동 및 참여 수준, 고려했던 점들, 앞으로 유치원 생활에서 주의할 점들을 알아볼 것이다. GMFM 측정 및 다른 평가결과를 종합하면 김○○은 GMFCS 제III단계에 해당한다. 현재 김○○을 담당하는 물리치료사는 유치원에서도 이동성 증진을 위해 물리치료가 필요하며, 유치원 선생님들은 이와 관련해서 트레이닝과 자문이 필요할 것이라고 한다.

물리치료 관점에서 김○○은 점심시간 30분 동안 안전하게 앉아 있는 자세를 유지하는데 필요한 지구력과 균형이 부족하며, 유치원 식당 의자는 등받이가 없으므로 점심시간에 사용할 수 있는 의자가 필요하다. 짧은 계단은 양쪽 난간을 잡고 성인의 중등도 도움을 받아 걸어서 올라가고 내려올 수 있지만, 유치원 선생님들은 교실과 도서관이 있는 2층으로 이동할 때는 엘리베이터를 이용하는 것이 좋다고 생각한다. 또한 응급 시(예: 화재) 대피 계획도 필요하며, 해당 인력은 안전한 응급 대피 절차에 관한 훈련을 받아야 한다. 유치원에는 다양한 대운동발달장애가 있는 아이들이 함께하는 특수 체육시간이 있지만, 김○○의 엄마는 환경을 수정하는 형태로 정규 체육수업에 참여시키고 싶어 한다. 유치원 체육담당 선생님들은 유치원 물리치료사에게 아이를 정규 체육수업에 참여시키고 싶지만, 관리해야 하는 아이들의 수가 많고, 김○○ 같은 신체장애를 가진 학생을 지도해 본 경험이 적다는 이유로 어려움을 호소하였다. 아이의 엄마는 유치원에서 보다 독립적으로 그리고 효율적으로 이동하는데 필요한 전동 휠체어를 이용하고 싶어 한다. 어린이집 물리치료사는 아이의 엄마에게 지역 아동병원에서 장애아동 휠체어 지원 클리닉의 도움을 받을 것을 권유하였고 엄마는 예약을 하였다. 또한 지역 내 지원기구를 통해 김○○에게 필요한 의료장비와 지역 소재의 외래 물리치료 병원에서 물리치료서비스를 받을 수 있는 재정적 지원을 받았다.

▶ 아이의 장점과 부족한 부분에 근거하여 유치원에 입학했을 때 활동 제한과 참여 제한을 초래할 수 있는 요인은 무엇인가?

▶ 이 시기의 교육에서 고려해야 할 점은 무엇인가?

▶ 새학기부터 시작될 유치원 생활(예: 식당, 교실, 대피, 놀이터, 체육, 아이 운송)에 필요한 장비는 무엇인가?

▶ 어린이집에서 유치원으로 이행하기에 앞서 유치원 선생님들에게 교육이 필요한 내용은 무엇인가?

▶ 김○○을 정규 체육프로그램에 참여시키기 위해 가장 먼저 고려해야 할 것은 무엇인가?

주요 정의

- **평가보고서**(evaluative report, ER): 다학제 간 보고서로 유치원에서는 최소 2회 평가를 실시한다. 특수교육이 필요하다고 판단되면 교육팀은 30일 안에 IEP (individualized education program, 개별화교육프로그램)를 실행해야 한다.
- **개별화교육프로그램**(individualized education program, IEP): 특별한 중재가 필요한 학생을 대상으로, 연간 단위로 작성하는 법적 구속력이 있는 문서이다. 특수교육의 필요성을 확인하고 1년 동안 학생에게 필요한 서비스 내용 등을 기록한다.
- **교육배치통지문**(notice of recommended educational placement, NOREP): 개별화교육프로그램 기간에 아이에게 적합한 학급의 타입과 프로그램을 분류해서 작성한 서류이다.
- **평가 허락**(permission to evaluate, PTE): 특수교육서비스의 필요 여부에 대한 평가를 위해 사전에 부모/후견인의 서명이 적힌 서류이다.
- **1973년 재활법 504항**(section 504 of the rehabilitation act of 1973): 장애인에 대한 차별을 불법으로 정한 연방법이다. 제504항에 따르면, 특수교육적 관리가 필요한 학생이 아니더라도 일상생활에 필요한 주요 기능에 장애가 있다면 환경 수정과 물리치료를 포함한 서비스를 받을 수 있다.

목표

1. 취학전 시기 뇌성마비의 일반적인 특징을 이해할 수 있다.
2. 뇌성마비아동의 유치원 물리치료 평가를 구성하는 목록을 열거할 수 있다.
3. 자문, 협업 그리고 뇌성마비아동과 관련된 교육 제공에 관한 유치원 물리치료사의 역할을 이해할 수 있다.

물리치료 시 고려사항

조기 중재프로그램에서 유치원기반서비스로 이행하는 뇌성마비아동의 물리치료 시 고려할 점:

- **일반적 물리치료 계획/목표**: 유치원 교육에 필요한 서비스를 조율하여 효율적인 이행의 수행; 교실, 유치원 건물, 매점, 놀이터를 포함하여 유치원 환경에 잘 접근할 수 있는 방법훈련; 유치원활동(예: 수업, 쉬는 시간, 현장학습)에 참여를 높일 수 있는 개인 및 환경요인 조절
- **물리치료 중재**: 교육팀의 구성원들과 협조 및 의사소통; 학생의 자기효능감을 높이고 운송과 이동 시 안전한 보조방법을 포함한 유치원 선생님 교육; 특정 목표(예: 유치원 환경과 유치원활동 참여에 필요한 이동성, 균형, 근력) 달성을 위한 직접 중재(procedural intervention); 응급 대피 계획 준비; 유치원생활에 필요한 다양한 자세훈련; 참여 증진을 위한 유치원활동(예: 체육수업, 과외활동) 및 환경(예: 교실 내 공동 학생 공간, 놀이터) 적응훈련
- **물리치료 시 주의사항**: 유치원생활 중 피로감을 느끼지 않게 함
- **물리치료를 방해하는 요인**: 교육활동 및 관련 서비스에 필요한 시간 확대; 유치원생활에 필요한 에너지/시간 요구 증가; 보조도구로 이동 시 에너지/시간 요구 증가

건강 상태의 이해

사례 6(뇌성마비 – 조기 중재)의 건강 상태의 이해 부분 참조

물리치료 환자/고객 관리

연방법에 따라 장애학생의 교육 참여에 물리치료가 필요하거나 교육에 도움이 필요할 경우 유치원에서 물리치료를 받을 수 있다. IDEA에 따르면 장애학생

의 참여를 높이기 위해 물리치료서비스를 제공하게 되어 있다. 이와 유사하게 1973년 재활법 504항에 따라 "장애학생이 비장애학생과 마찬가지로 자유롭고 적합한 교육을 받을 수 있도록" 물리치료서비스를 제공한다. 서비스 요건과 재활팀의 역할이 기존 의료적 모델의 관점과는 다르다. 교육 환경에서 제공되는 물리치료의 목표는 학생이 유치원활동에 효과적으로 접근하고 참여하여 학습의 기회를 갖도록 하는데 있다. 유치원 물리치료사는 근거중심적 평가 및 중재(직접 중재, 학생 교육, 학생/가족/교육팀/의료팀 간의 상호협조 및 자문)를 제공해야 하며, 이를 위해 전문지식, 폭넓은 치료기술, 전문가적 역량을 발휘해야 한다.

교육 환경에서 물리치료사는 교육팀의 일원으로 학생의 포괄적 교육프로그램의 한 부분을 담당한다. 교육팀에는 학생과 학생에게 도움을 주는 사람들[부모/후견인, 정규/비정규 교사, 개인보조인, 유치원 간호사, 작업치료사, 특수교사(예: 체육 교사), 이송 인력 등]이 포함된다.

유치원 환경에서 유치원중심서비스는 교육팀이 지속적으로 확인한 교육목표와 부합해야 한다. 이같은 공통의 목표 설정은 학생중심케어의 중요한 부분으로 긍정적인 케어결과를 기대할 수 있다. 아이는 성장함에 따라 의사결정과정에도 점차 능동적으로 참여해야 한다. 학생의 개별화교육프로그램에 포함된 목표들은 일상에서 의미가 있고 교육적이며, 측정과 관찰이 가능하며, 양적인 측정 기준이 분명하고, 교과 과정에서 유치원의 기능 또는 일반적 유치원활동(예: 매점, 체육관 또는 교실 등에 참여 또는 이동)과 관련된 것이어야 한다.

일반적인 유치원 환경(유치원 건물 및 운동장 그리고 교실 밖 체육 및 놀이시설) 이외에도 유치원 환경으로 고려해야 할 장소들이 있다. 비전형적인 유치원 환경에는 단독 또는 다가구 주거 형태, 양호실, 홈 스쿨링을 하는 학생들의 개인 집, 유치원 외에 교육활동이 이뤄지는 지역사회(견학, 지역사회기반활동, 직업훈련) 그리고 유치원활동 관련 이송 등이 포함된다.

교육 환경에서 활동하는 물리치료사는 종종 학생의 의료팀과 교육팀 간에 의사소통 창구의 역할을 한다. 유치원 물리치료사는 학생 가족, 교육팀, 의료팀과 의사소통을 통해 자문 역할을 해야 한다. 학생 가족과 교육팀 관련 자문 내용에는 교육 환경에서 학생에게 필요한 서비스, 적응, 환경 수정 등이 포함된다. 학생의 의료팀과 관련된 자문에는 지역사회와 유치원에서 학생의 강점과 부족한 부분 그리고 의학적 환경과의 관계가 포함된다. 예를 들어, 학생이 의학적 또는 수술적 처치를 받게 될 때, 유치원 복귀를 위해 특별히 고려할 점은 없는지 의료진과 의견을 교환한다.

검사, 평가 및 진단

유치원에서 실시하는 뇌성마비아동의 검진과 평가에서는 아동, 가족, 교육팀의 치료목표를 확인하고, 신체구조 및 기능, 활동 그리고 참여 수준에서 아동의 강점과 부족한 부분을 검사하고, 개인 및 환경요인을 고려해야 한다. 이같은 정보를 바탕으로 유치원 물리치료사와 교육팀이 함께 물리치료의 필요 여부를 결정한다.

물리치료 검진에서는 부모, 아동 그리고 교육팀과 인터뷰를 통해 발달 이력, 염려되는 부분 그리고 교육프로그램 관련 가장 먼저 고려할 점이 무엇인지에 관한 정보를 수집한다. 아동의 강점과 부족한 부분에 대해 아동 자신, 부모 그리고 교육팀 간에 이견이 있을 수 있으므로 이 과정은 매우 중요하다.

검진에는 김○○이 유치원 환경에서 활동하는 기능을 관찰 및 평가하는 것이 포함된다. 교실의 위치와 유치원 교정에서 이동하는데 걸리는 시간도 평가한다. 유치원 교육 환경에서 김○○의 기능을 평가하기 위해 SFA (School Function Assessment, 학교기능평가)를 사용할 수 있다. SFA는 유치원생부터 초등학교 6학년까지 유치원 및 학교 생활 참여와 신체 및 인지/행위 과제 활동을 평가하는 규준참조 평가도구이다. 참여범주는 정규 수업 교실 또는 특수교육 교실과 교실 외 다음과 같은 환경, 즉 놀이터/휴게실, (학생) 이송, 화장실, 자세 변경 그리고 식사/간식시간에 아이의 참여 수준을 평가한다. 활동 범주에는 여행, 자세 유지 및 변경, 여가활동 시 움직임, 움직임 조절, 위생 관리, 먹기와 마시기, 옷 입기/벗기, 계단 올라가기/내려오기 그리고 기타 활동 등으로 구성된다. SFA는 아이의 유치원활동에 대해 잘 아는 교육전문가도 사용할 수 있다. 점수 계산은 원 점수를 준거 점수(criterion scores)로 변환시킨 다음 학생의 점수를 준거 컷 오프 점수(cut-off scores)와 비교한다. SFA에는 유치원생부터 초등 3학년, 초등 4~6학년의 각기 두 연령대에 대한 별도의 준거 컷 오프 점수가 있다.

물리치료사의 관찰에 의하면 김○○은 어린이집 내 편평한 곳에서는 후방 워커를 사용해 이동할 수 있다. 워커 이동 시 가끔 친구들이나 주변 장애물에 부딪히므로 이를 방지하기 위해 간헐적으로 보조나 구두 신호가 필요하다. 교실활동에 필요한 이동이나 자세를 바꿀 때는 시간이 많이 걸렸지만, 혼잡하지 않을 때는 어렵지 않게 장소를 이동하였다. 김○○은 이동이 필요할 때마다 전담 보조원으로부터 중등도의 보조를 받고 있다. 실내 및 실외의 쉬는 시간 활동 시에는 직접 수동 휠체어를 밀고 이동한다. 견학처럼 먼 거리를 이동할 때는 다른 사람이 휠체어를 밀어주어야 한다. 잔디밭 또는 놀이터 우드 칩스(wood chips) 같이 표면이 고르지 않은 곳에서는 워커 보행이 어려워 성인의 도움이 필요하다. 근력, 협응력, 운동 계획 능력이 부족하여 놀이터 기구에서 쉽게 놀지 못한다. 놀이터의 경사진 기구를 지나 작은 미끄럼틀에 올라갈 때는 보조원의 도움이 필요하다. 놀이터의 특수 개조된 그네 타기를 좋아하지만 그네에 타고 내릴 때는 최대 보조가 필요하다.

신체구조 및 기능 수준의 일차적 손상의 검사항목은 경직, 균형 및 자세 조절, 선택적 · 수의적 운동 조절 그리고 감각 처리 능력 등이다. 이차적 손상의 검사항목은 자세 정렬, 몸통 및 팔 · 다리의 관절가동범위, 근력 그리고 지구력 등이다. 또한 통증, 심혈관계(심박수, 호흡수) 그리고 피부 상태에 손상이 없는지 평가한다. 근긴장도는 임상 관찰, MAS 또는 수정된 Tardieu척도를 사용한다. 김○○은 보행 시 발끝 걷기 패턴이 나타나며, 몸을 옆으로 크게 움직여 외측으로 체중을 이동하고, 보폭은 짧고, 근긴장도와 경직(양측 하지 MAS=3)이 증가한다. 김○○은 다음 진료에서 하지 근육의 타이트니스를 줄이기 위해 보톡스 중재 여부에 대한 평가를 받기로 되어 있다. Wong-Baker의 안면통증 단계척도(Wong-Baker FACES pain scale)에서 보행 시 느끼는 하지 통증에 대해 "2-약간 아픔"으로 표시하였다.

어린 뇌성마비아동의 균형과 자세 조절을 평가하는 검사도구는 여러 가지이다. 김○○에게 적합한 평가도구에는 PBS, PRT (Pediatric Reach Test, 아동 팔 뻗기 검사) 그리고 ECAB (Early Clinical Assessment of Balance, 초기임상 균형평가) 등이 있다. 치료사는 김○○이 균형과 바로잡기반응이 제한적이며 균형을 잃었을 때 보호반응이 부족하다는 것을 확인하였다. 김○○은 정적 서기 시 기저면을 넓게 한 채로 선 자세를 유지한다. 손을 잡아주면 네 계단을 걸어서 올라갈 수 있지만, 스스로 체중을 옮기려는 시도 시에는 넘어진다. 교실 의자에서 일어설 수 있지만 근접 감독(close supervision) 및 의자나 책상 같은 단단한 표면을 밀거나 끌어당기면서 일어선다. 후방 롤링 워커를 사용하기 위해 자세를 바꾸거나 움직일 때는 접촉 경계 보조(contact guard assistance) 및 구두 지시가 필요하다. 바닥에 엎드린 자세에서 네발 자세로 스스로 움직일 수 있지만, 선 자세를 취할 때는 균형 조절력의 감소로 중등도의 보조가 필요하다.

뇌성마비아동의 기능적 이동성 및 지구력을 평가할 수 있는 임상에서 손 쉽게 사용할 수 있는 타당도가 입증된 검사도구들이 많이 있다. 보행 가능한 아동의 이동성 평가는 30SWT (30-Second Walk Test, 30초보행검사), 6MWT, TUG (Timed Up and Go test, 일어서 걷고 되돌아오기 검사) 그리고 TUDS (Timed Up and Down Stairs, 계단 올라가고 내려오기 검사) 등을 사용한다. 보행이 가능한 4~13세 뇌성마비(GMFCS 제I–III단계) 아동의 이동성은

MobQues 28 (Mobility Questionnaire 28, 이동성질문서 28)을 이용한 부모보고를 통해서도 평가할 수 있다. MobQues 28은 편평한 바닥에서 이동하기, 표면이 고르지 않은 표면에서 이동하기 또는 턱 넘기, 자세 변경(예: 바닥이나 의자에 앉은 사세에서 다른 자세로 이행; 샤워 부스에서 나오기 또는 차에서 내리기) 그리고 여가활동(예: 공 차기, 다양한 표면에서 달리기) 등의 활동이 포함된 다양한 이동과제를 수행할 때 따르는 어려움의 정도에 대한 부모보고형 평가도구이다. 각 과제는 "도움 없이 수행 불가능"에서 "쉽게 수행"까지 5점 척도로 점수를 준다. 지구력은 EASE (Early Activity Scale for Endurance, 지구력초기활동척도) 또는 6MWT를 사용해서 부모보고로 평가할 수 있다. 6세 이상의 아동은 심호흡계의 평가도 필요하며, EEI (Energy Expenditure Index, 에너지소비지수)를 사용한다. GMFCS 제I단계 또는 II단계 아동은 SRT–I (Shuttle Run Test I, 셔틀 런 테스트 I) 및 SRT–II (Shuttle Run Test II, 셔틀 런 테스트 II)로 유산소 능력을 평가할 수 있다. 이와 함께 PCERT (Pictorial Children's Effort Rating Table, 그림형 아동노력등급표) 또는 OMNI 아동 걷기/뛰기 운동자각도(Children's OMNI Walk/Run Scale of Perceived Exertion) 같은 자가–보고식 검사로 활동 시 힘든 정도를 측정한다. 치료사는 김○○의 나이와 이동 수준을 고려해서 초기 평가에는 후방 롤링 워커를 사용해서 6MWT 및 TUG 검사가 적합한 것으로 결정하였다. 김○○은 6MWT 검사에서 190m를 걸었고 OMNI 아동 걷기/뛰기 운동자각도에서 "6–피곤함"이라고 응답했으므로 에너지소비량이 높아졌음을 알 수 있다. 일상적으로 후방 롤링 워커 보행으로 교실 안에서 그리고 교실 간 이동을 할 수 있지만, 걷는 속도는 또래에 비해 느리다. 또한 유치원 단상의 세 계단 정도는 양쪽 난간을 잡고 성인의 중등도 보조를 받아 올라가고 내려올 수 있다.

뇌성마비아동의 참여 수준은 CAPE (Children's Assessment of Participation and Enjoyment, 아동의 참여 및 즐거움 평가) 그리고 PAC (Preference for Activity of Children, 아동의 활동선호도)으로 측정한다. 건강 관련 삶

의 질은 CP QOL-Child (Cerebral Palsy Quality of Life Questionnaire for Children, 뇌성마비아동의 삶의 질 질문서-아동용), PedsQL (Pediatric Quality of Life Inventory, 아동 삶의 질 평가) 또는 CPCHILD (Caregiver Priorities and Child Health Index of Life with Disabilities, 아동건강지표 및 보호자 우선순위)로 평가한다. 보조 테크놀로지(예: 이동기구, 자조활동에 필요한 보조도구, 의사소통과 교육을 위한 테크놀로지)의 사용 및 영향에 대한 평가도 시행한다.

뇌성마비아동의 대운동수행력은 주로 GMFM과 QFM을 사용한다. GMFCS로는 독립적 이동 수준을 분류한다. 사례의 김○○은 GMFCS 제III단계로 워커 보행이 가능하고, 먼 거리 또는 실외에서는 휠체어를 사용하며, 골반 또는 몸통 지지대를 사용하면 일반 의자에 앉을 수 있다.

치료 계획과 중재

조기 중재프로그램에서 유치원서비스로 이행 시기의 뇌성마비아동의 물리치료 중재는 교육기반서비스에 초점을 두고, 아동이 유치원 교육프로그램에 참여할 수 있도록 이동성 증진에 중점을 두어야 한다. 또한 단기 및 장기적으로 건강, 안녕 상태 그리고 삶의 질에 영향을 미칠 수 있는 이차적 손상의 예방 또는 최소화가 목표가 된다.

치료사는 뇌성마비아동의 유치원 물리치료에서 아동, 가족, 교육팀 구성원들의 뇌성마비 및 운동기능장애의 이해, 교육적 접근 및 참여 수준 증진을 위한 전략과 중재법을 이해할 수 있도록 도와야 한다. **표 7-1**은 학생, 가족 그리고 유치원 선생님의 관점에서 이해가 필요한 물리치료 영역에 관한 내용이다. 뇌성마비아동이 성장함에 따라 독립성, 자기효능감, 긍정적 자아 개념, 장애의 자가 관리 그리고 의학적 및 교육적 의사결정 시 참여 확대 등을 강조해야 한

표 7-1 • 아동, 가족, 유치원 선생님의 관점에서 각기 요구되는 물리치료 영역

아동	가족	유치원 선생님
개개인의 장애 및 주의점에 대한 이해도 향상	자녀의 장애와 필요한 예방 조치에 대한 이해도 향상	아동의 장애, 병의 진행 과정, 의학적 예방 조처에 관한 이해도 향상
독립성 증대	자녀의 독립성 향상을 높일 수 있는 방법 제공	아동의 독립성 향상을 높일 수 있는 방법 제공
장애의 자기 관리 능력 향상	자녀가 장애를 스스로 관리하도록 촉진할 수 있는 전략 제공	장애에 대한 인식(개인, 학급, 유치원) 높이기
장애 관련 문제해결력 향상	일상 케어 기법 또는 전략 교육	유치원생활 시 일상 케어 및 핸들링에 관한 정보 제공(개인 위생처리 요구)
대처 전략 개발 또는 향상	홈운동프로그램 교육	적절한 이송 및 보조 기법 교육
자기효능감 향상	특수교육과 학군별 정책 및 절차의 이해 및 정보수집 돕기	응급 시 대피 절차 교육
케어나 도움 요청 및 학습 보조	바른 신체역학 및 부상 방지를 위한 트레이닝 교육	바른 신체역학 및 부상 방지를 위한 트레이닝 교육
장애에 대한 일반 인식 향상	장비의 필요성 및 올바른 사용에 관한 자문	장비의 필요성 및 올바른 사용에 관한 자문
지역사회 자원 파악	장애 자원에 관한 정보 제공	견학 계획 자문
학령기 및 졸업 후 이행 준비	지역사회 자원 파악	과제 및 환경 수정의 필요성 파악 및 실행
	다양한 전문가들과 연계	피로 징후 및 증상 파악

다. 물리치료사는 조기 중재프로그램에서 유치원기반 치료서비스로 이행 계획을 수립하는 과정에서 아이의 가족에게 자문 역할을 할 수 있다. 프로그램 관리자, 치료사, 뇌성마비자녀를 둔 부모들을 대상으로 한 반구조화된 면담 조

사에서 부모들은 서비스 전달모델의 변화에 적응이 어렵고, 유치원기반 치료서비스 관련 요인들(법령 포함)을 잘 이해하지 못하고, 지역사회기반서비스 및 지원에 대해 좀 더 일반적인 정보가 필요한 것으로 나타났다. 특히 가족과 교육 관계자들도 포지셔닝, 먹기, 옷 입기, 아이 이송과 관련해서 좀 더 쉬운 중재를 배울 수 있다면 도움이 될 것이다. 가족과 유치원 선생님들이 지역사회 및 여가활동 관련 자원 및 자원 활용 전략을 이해한다면 뇌성마비아동 및 가족이 여가활동, 놀이, 피트니스 활동에 참여하는데 큰 도움이 된다.

또한 물리치료사는 지역사회기반 장애 지원 및 사회화 네트워크 정보를 제공하기도 한다. 유치원 선생님들은 신체장애를 가진 학생의 교육에 필요한 트레이닝이나 지원이 부족하다고 느낀다. 그러므로 유치원기반 물리치료사는 선생님과 담당 뇌성마비아동 간에 성공적인 학업 관계가 형성될 수 있도록 필요한 트레이닝을 제공하고 지지자의 역할을 해야 한다.

중재는 환경 제한을 최소화하면서 교육에 최대한 참여할 수 있는 전략을 갖춰야 한다. 김○○의 연령이 높아짐에 따라 독립성과 자기효능감 증진에 중점을 두어야 한다. 손상 또는 활동 제한을 직접 치료하는 중재도 있지만, 학생의 참여를 높여 주고 활동수행력을 향상시키기 위해 환경을 수정하는 전략도 포함되어야 한다. 직접 서비스 시 독립적 이동성, 신체기능, 활동 그리고 참여의 극대화 등을 반드시 고려한다. 환경적 측면에서는 시스템 또는 정책은 물론 물리적 환경, 다른 사람과의 관계, 태도, 보조기구 등도 고려한다. 김○○이 유치원 건물에서 안전하게 이동하기 위해 엘리베이터 사용 또는 다른 학생들보다 몇 분 먼저 교실 나오기 및/또는 몇 분 늦게 교실 들어가기는 좋은 중재법이다. 교실 안에서 의자와 책상을 포지셔닝에 적합하게 개조하거나 교실 출입이 용이하도록 교실 내부 배치를 달리할 필요도 있을 것이다. 김○○의 엄마는 정규 체육수업을 위한 환경 수정을 요구했지만, 유치원의 체육담당 선생님들은 관리할 학생수가 많고 비슷한 신체장애를 가진 학생들을 지도한 경험이 부족한 것을 이유로 이에 대해 난처한 입장을 표시했다. 물리치료사는 김○○이 안전하게 체육수업에 참여할 수 있게 활동 내용을 수정하고, 체육 선생님들에게도 그 전략에 쉽게 적용할 수 있도록 교육을 제공할 수 있다. 다양한 놀이기반, 기능중심 또는 참여기반 중재들은 목표, 특히 독립성, 이동성, 지구력, 운동발달과 관련된 목표를 달성하는데 유용하다. 아동 또는 맥락–중심(context-focused) 중재는 자조, 이동성, 참여 수준에서 의미 있는 향상을 기대할 수 있다.

독립적 보행을 못 하는 뇌성마비아동은 보조도구(예: 워커, 크러치) 또는 휠체어를 사용하면 환경 접근성이 높아질 것이다. 물리치료사는 포지셔닝, 이동성 그리고 참여에 필요한 기구들을 찾고 사용하고 관리하는 법을 알려 주어야 한다. 유치원라는 환경의 특수성을 고려해서 이동, 즉 독립적 이동을 강조할 때 에너지 소비 및 시간적 부담이 유치원 교육에 부정적 영향을 미치지 않는지 고려해야 한다. 김○○은 편평한 바닥에서 후방 롤링 워커 보행을 하고, 주변에 장애물이 있을 때는 간헐적으로 보조가 필요하며, 먼 거리를 걸을 때는 시간이 오래 걸린다. 집 안에서는 스스로 수동 휠체어를 밀고 다니지만 먼 거리 이동 및 야외활동 시에는 성인이 휠체어를 밀어주어야 한다. 이전 평가에서 김○○의 엄마는 전동 휠체어를 사용할 수 있는 방법을 알아보기 시작했다. 김○○을 평가한 치료사는 엄마의 전동 휠체어 요구에 동의하였다. 전동 휠체어를 사용하면 유치원 내에서 이동이 쉬워지고, 에너지 소비가 줄어, 보다 많은 활동에 참여할 수 있기 때문이다. 학령기가 시작되는 아동에게 독립적 이동성이 특히 중요한 이유는 또래와 상호작용 및 환경 탐색이 가능해져 학습의 기회가 확대되기 때문이다.

스스로 이동하지 못하는 아이의 경우, 치료사는 이차적 손상을 예방하고 운동발달, 탐색 그리고 놀이활동량을 늘리기 위한 방법으로 가족과 주 양육자 교육을 통해 한 자세로 장시간 있는 것을 피하고 자세를 다양하게 바꿔주도록 한다. 유치원에서 자세 관리프로그램이 잘 이뤄지려면 보조기구의 사용, 자세 관리 이점에 대한 선생님들의 이해, 유치원 선생님들과 치료사 간의 의사소통 그리고 선생님들의 의욕이 중요하다. 반대로 방해가 되는 요인으로는 기구 사용의 복잡함, 고장, 시간 부족 그리고 선생님들의 교육 부족을 들 수 있다.

독립적 서기를 못 하는 뇌성마비아동은 수파인 스탠더 또는 프론 스탠더 같은 기구를 사용하는 것이 좋다. 체중지지를 위한 서기 프로그램으로 뼈 밀도/힙 안정성/하지 관절가동범위의 증가 그리고 경직 감소의 효과를 기대할 수 있다. 지속적으로 서기 훈련을 통해 발달하는 뼈에 보다 정상적인 형태로 힘이 전달될 수 있다. 이는 정상발달 과정에서 이뤄지는 일반적 형태의 체중지지와 유사한 것으로, 대퇴골두와 관골구의 리모델링에 유용하다. 똑바른 자세 유지(upright positioning)가 중요한 또다른 이유는 사회적 상호작용 및 각성 수준의 향상 같은 심리적 이점에 있다.

청소년기 뇌성마비는 대운동 능력(capacity)이 감소된다는 연구결과를 바탕으로 운동기능이 낮은 경우(GMFCS 제III–V단계)에는 관절가동범위 증진, 통증 감소 그리고 영양 상태 증진을 위한 중재에 특히 중점을 두어야 한다. 대운동기능의 감소는 관절가동범위 감소, 통증 증가 그리고 신장, 체중 등의 성장 지연과 연관 있다. 물리치료사는 과긴장 및 시간 경과에 따른 비정상적인 포지셔닝에 따라 발생할 수 있는 근육 구축을 예방하는 법을 고민한다. 타이트해질 위험이 있는 근육은 낮은 부하로 장시간 신장시키는 것이 손으로 하는 스트레칭보다 효과적이다. AFO도 서기와 걷기에 효과적이다.

마지막으로 물리치료사는 뇌성마비아동의 근력 향상 및 심호흡계의 건강을 통합적으로 고려한 중재를 계획하고 실천해야 한다. 연구결과에 의하면, 점진적저항운동프로그램은 경직에 부정적인 영향을 끼치지 않으면서 선별적으로 근육 그룹의 근력을 향상시켜 주고 독립적 이동성을 높여준다. 뇌성마비아동의 유산소운동은 심호흡계의 건강 상태를 높여준다. 독립 보행이 가능한 뇌성마비학생(GMFCS 제I, II단계)은 기능적 신체 트레이닝프로그램을 통해 유산소 지구력, 무산소 능력, 보행거리, 민첩성, 근력 그리고 기능적 이동성을 향상시킬 수 있다. 사례의 김○○은 놀이터 기구 및 유치원 환경에 효율적으로 접근하는데 있어 근력, 협응력, 운동 계획 그리고 심호흡계의 건강 등이 부족하다. 물리치료사는 유치원 체육 선생님과 협력하여 체육수업시간에 아이의 근력과 심호흡계의 건강을 높일 수 있는 활동을 계획하였다. 치료사는 홈프로그램기반의 근력과 유산소활동 그리고 아이가 좋아하는 신체활동에 바탕을 둔 여가활동을 계획하였다. 자전거 도로가 인접한 곳에 살고 있는 김○○은 자전거에 관심이 많다. 동네 자전거상점에 연락하여 아이가 탈 수 있는 자전거가 있는지 알아보았다. 자전거 타기와 운동프로그램을 통해 근력, 이동성 그리고 유산소 지구력이 향상되면 일상에 필요한 이동성, 신체활동 그리고 지구력이 향상될 것이다.

근거중심 임상적 추천

SORT: 추천 분류의 장점

A 일관된, 양질의 환자 지향적 근거

B 일관되지 않거나 제한된 질적 수준의 환자 지향적 근거

C 동의, 질병 중심의 근거, 일반적인 관행, 전문가의 의견 또는 사례 시리즈

1. SFA는 유치원생과 초등학생의 참여와 활동을 평가하는 신뢰도와 타당도가 입증된 평가도구이다. **A 등급**
2. 물리치료사는 조기 중재프로그램에서 유치원 물리치료서비스로 이행 과정에서 아이와 가족에게 도움을 주어야 한다. **C 등급**
3. 학령기는 또래와 어울리고 주변을 탐색하며 학습이 이뤄지는 시기이므로 독립적 이동성을 획득하는 것이 매우 중요하다. **B 등급**

종합 질문

유치원 물리치료사는 뇌성마비로 진단받은 GMFCS 제Ⅲ단계 유치원생 김○○을 치료하고 있다. 김○○은 바퀴 달린 워커를 사용해 이동할 수 있다. 같은 반 친구들과 어울리는 것을 좋아하지만 체육시간이나 놀이터, 유치원 운동장에서 친구들을 따라 움직이기가 어려워 실망하곤 한다. 공부에는 어려움이 없다.

7.1 유치원 참여와 과제활동 수준을 측정하기에 가장 적합한 평가도구는 무엇인가?

A. CAPE

B. GMFM

C. QFM

D. SFA

7.2 위 유치원생의 이동성과 지구력을 측정하기에 가장 적합한 객관적 평가도구는 무엇인가?

A. 6MWT

B. 30SWT

C. EASE

D. MobQues 28

7.3 체육시간과 쉬는 시간에 친구들과 어울리기 어려운 데서 느끼는 실망스러움을 해결하기 위해 다음 중 물리치료사가 시작할 수 있는 가장 적합한 중재법은 무엇인가?

A. 유치원생의 체육 선생님과 만나 개인 체육수업을 제안한다.

B. 유치원생이 체육시간과 쉬는 시간에 참여를 늘릴 수 있는 방법을 찾을 수 있게 돕는다.

C. 하지근력과 균형을 증진시킨다.

D. 담임선생님에게 쉬는 시간에 밖에 나가지 말고 교실 안에서 놀 수 있도록 요청한다.

정답

7.1 **D.** SFA는 유치원생부터 초등학교 6학년까지 사용할 수 있는 준거참조 평가도구이다. SFA는 유치원 참여와 신체 및 인지/행위 과제활동을 측정한다. CAPE (A)는 유치원 환경 이외에 레크리에이션과 레저활동에 참여 정도를 측정한다. GMFM (B)과 QFM (C)은 뇌성마비학생의 대운동 수행력을 측정하는 대표적인 표준화된 평가도구이다.

7.2 **A.** 6MWT는 이동성과 지구력을 함께 측정하는 객관적 평가도구이다. 30SWT (B)와 MobQues 28(D) 모두 이동성을 측정하지만 지구력은 측정하지 못 한다. EASE (C)는 지구력은 측정하지만 이동성은 측정하지 못 한다.

7.3 **B.** 위와 같은 문제들을 해결해야 독립성, 자기효능감, 장애로 인한 문제를 스스로 해결하는 능력이 높아질 수 있다. A와 D는 학생을 고립시킬 뿐 또래와 어울릴 기회를 박탈하는 것이다. 하지근력과 균형 능력의 향상(C)은 친구들과 어울리는데 도움이 되지만, 학생이 현재 느끼는 실망감을 직접적으로 해결하거나 문제해결 기회로 작용하지 못한다.

뇌성마비 – 대학 교육 및 성인기로의 이행

Cerebral Palsy — Postsecondary Education and Transition to Adulthood

Kimberly D. Ward / Barb Kellar

CASE 8

사례 6과 사례 7의 경직형 양하지뇌성마비아동 김○○은 고등학교 졸업 후 대학에서 컴퓨터 과학을 전공하기 위해 대학 입학 준비 과정을 마쳤다. 16세에 IEP 이행을 위한 재평가를 받았으며, 평가팀은 학교프로그램에 참여하는데 특별한 준비사항은 없는 것으로 판단하였다. 김○○은 1973년 재활법 504항의 서비스 합의 계획에 따라 자문 형태의 물리치료, 지도, 방향 및 이동훈련 등을 받아왔다. 김○○은 집에서 기차를 타고 4년제 국립대학에 다니게 되었다. 고등학교 때 지도 상담선생님과 학교 물리치료사로부터 자기주장기술, 특정 자원 및 시설 이용법, 필요한 시설 요청법에 대해 배웠다. 1973년도 재활법과 1990년도 미국 장애인법에 따라 장애를 가진 개인의 권리와 보호에 대해서도 배웠다. 또한 이동 및 방향 지도 전문가로부터 대학 진학을 위한 준비 과정으로 도시 지하철도와 지역 철도를 이용하는 법도 배웠다. 김○○은 현재 대학 4학년으로 컴퓨터 디자인을 전공하고 있으며 부전공은 마케팅이다. 대학 담당 부서의 도움으로 기숙사를 약간 개조하였으며 과제 제출 및 시험시간 연장, 수업시간에 노트 필기서비스를 받는 편의를 제공받았다. 기숙사와 강의실에서는 양측 아래팔지지 목발을 사용해 걷는다. 기숙사와 매점을 다닐 때, 강의실을 이동할 때와 같이 약간 먼 거리는 전동 휠체어를 타고 이동한다. 고등학교 때는 전동 휠체어를 꺼려 했었다. 하지만 지금은 먼 거리 이동 시 전동 휠체어가 가장 빠르고 힘이 덜 드는 수단이라는 것을 잘 알고 있다. 기숙사 출입문은 버튼을 누르면 자동으로 열린다. 독립적 자조활동이 가능하며 기숙사 방 옆에는 1인용 욕실이 있다. 욕실의 변기 및 샤워실 가까이에 손잡이 막대(grab bar)가 있고 샤워실은 넓고 문턱이 없으며 샤워 벤치가 있다. 김○○은 양쪽 다리에 AFO를 착용하며 혼자 보조기를 신고 벗을 수 있다. 친구들이 세탁물을 지하 세탁실로 옮기는 일을 도와준다. 고등학교를 졸업하고 대학에 진학하는 과정은 어렵지 않았지만, 성인 헬스케어서비스 체계에 적응하는 것은 쉽지 않았다. 그리고 성인뇌성마비를 제대로 이해하는 의사를 찾기란 어렵다.

대학 1학년 동안 이동기술을 유지하기 위해 노력했고 집에서 할 수 있는 운동과 스트레칭을 꾸준히 하고자 했지만, 학업과 사회 관계 형성에도 신경을 써야 했으므로 시간을 내기가 쉽지 않았다. 대학 2학년 때, 보행은 더욱 어려워졌고 고관절과 허리에 통증이 생겼다. 10대 및 젊은 성인뇌성마비 치료 경험이 있는 소아치료사를 찾아 일주일에 두 번씩 6주 동안 통증치료를 받았다. 지금은 물리치료를 받지 않지만 뇌성마비가 성인기에 미치는 장기적 영향을 잘 이해하고 있는 의사와 물리치료사를 찾고 있다. 또한 뒤허벅지에 보툴리눔 톡신 A형 주사를 맞을 계획이다. 뒤허벅지근의 경직으로 관절가동범위 및 이동 능력이 제한되기 때문이다. 사회 매체와 인터넷 검색을 통해, 성인뇌성마비 중에서 선택적 후근 절제술(selective dorsal rhizotomy, SDR)로 기능이 향상된 사례들을 접하면서 이 사례들이 본인에게도 해당되는지 궁금해하고 있다. 김○○은 취업을 목적으로 지역 마케팅 회사에 지원하여 면접을 보았다. 회사대표는 김○○의 이력서와 포트폴리오에 관심을 보였지만, 신체적 장애 때문에 약간 주저하는 상황이다. 대학취업센터에는 김○○의 주거지역 직업재활국과 협력하여 회사대표에게 신체장애는 있지만 지원한 업무는 충분히 처리할 수 있음을 설득하고 있다.

- ▶ 김○○의 강점과 부족한 점을 고려할 때 직장 업무 시 예상되는 활동 제한과 참여 제한은 무엇인가?
- ▶ 작업 환경을 어떻게 수정하는 것이 효과적인가?
- ▶ 김○○이 대학을 졸업하고 독립적 생활을 준비하기 위해 필요한 전략이나 서비스는 무엇인가?

주요 정의

- **1990년 미국 장애인법**(Americans with disabilities act of 1990, ADA): 고용, 운송, 공공서비스, 의사소통 그리고 정부활동 등에서 장애인의 차별을 금하는 연방시민권법이다.
- **보툴리늄 톡신 A형 주사**(botulinum toxin A, BTX-A): 7개의 신경독소(A–G) 중 하나로 보툴리늄이라는 박테리아가 배출하며, 보툴리늄 톡신 주사의 형태로 국소성 근긴장이상증(focal dystonia)과 경직 등의 치료에 사용한다. 주사를 놓은 근육은 수개월 동안 약화되거나 마비된다.
- **1973년 재활법 504항**(section 504 of the rehabilitation act of 1973): 장애인에게 한 가지 또는 보다 주요한 일상활동에 대하여 고용주나 연방재정보조를 기구로부터 차별이나 거부를 당하지 않도록 장애인을 보호하는 연방법이다. 504항은 특수교육이 필요하지 않은 공립 초등학생, 중학생, 고등학생, 전문대학 및 4년제 대학생, 정부기관이나 연방재정보조를 받는 고용주에 의해 고용된 성인 그리고 정부기관이나 연방재정보조를 받는 다른 기관의 서비스를 받는 개인들의 접근성과 서비스 이용을 보장한다.

목표

1. 젊은 성인뇌성마비의 건강 및 안녕을 보장하기 위해 관리가 필요한 영역을 열거할 수 있다.
2. 성인뇌성마비에게 일반적으로 발생하는 이차적 질환을 예방하거나 최소화할 수 있는 중재법을 설명할 수 있다.
3. 젊은 성인뇌성마비가 아동 헬스케어서비스에서 성인 헬스케어서비스로 옮겨가는데 유용한 전략을 이해할 수 있다.
4. 젊은 성인뇌성마비가 고등학교에서 대학으로 진학하는 전략을 이해할 수 있다.

물리치료 시 고려사항

고등학교에서 대학 또는 취업을 해야 하는 뇌성마비성인의 물리치료에서 고려할 점:

- **일반적 물리치료 계획/목표**: 직장 환경으로의 이행을 위한 협조와 지지; 직장 적응 및 고용 편의를 위한 지원; 종일 근무를 위한 환경 수정 자문; 성인 헬스케어 시스템으로 성공적인 이행
- **물리치료 중재**: 고등학교 장애아동 담당 부서, 대학 장애학생 복지팀, 이동 분야 전문가, 대중교통정책과, 성인중심 헬스케어 제공자(예: 의사, 치료사)와 협력 및 의사소통; 건강 증진 및 효율적 에너지 소비 전략; 아동기의 가족중심서비스에서 성인뇌성마비 경험이 풍부한 성인중심 헬스케어서비스로 전환될 수 있도록 지원
- **물리치료 시 주의사항**: 피로, 통증, 자세 비대칭, 균형 감소
- **물리치료를 방해하는 요인**: 의료보험의 제한적 지원; 일상과제, 고용, 운동 시 시간과 에너지 요구의 증가; 뇌성마비로 인한 이동성 감소 및 이차적 손상 증가; 성인 헬스케어서비스 체계로 이행; 대중교통 이용의 어려움

건강 상태의 이해

뇌성마비는 성장함에 따라 손상과 활동 제한이 심해지고 정상인에 비해 급속도로 상태가 나빠진다. 손상과 활동 제한에는 통증 및 피로 증가, 자세 비대칭, 균형 감소, 대운동 능력 감소, 신체활동 및 체력 감소, 이동성 감소, 기능 감소 등이 포함된다. 청소년 및 성인뇌성마비도 정상인에 비해 자아 개념이 낮아지기 쉽고 우울증에 걸릴 위험이 높다.

성인뇌성마비는 주로 허리, 힙, 다리, 발에서 통증을 호소한다. 성인뇌성마비의 주요 근골격계 질환에는 골관절염, 슬개고위증, 고관절형성부전증, 척추분리증, 경추 척추관협착증 등이 있다. 슬개고위증은 웅크린 보행 패턴을 보이는 경직형 양하지마비에서 가장 많이 발생한다. 슬개고위증의 증상은 무릎 전면 통증, 기능적 이동성 감소, 슬개골 스트레스 골절 또는 슬개골 아탈구/탈

구 등이다. 성인뇌성마비의 최대 30%에서 척추분리증이 발생하며, 특히 선택적 후근절제술 또는 골반 전방경사가 증가된 경우에 그렇다. 성인뇌성마비는 경추 척추원판 조기 퇴행 및 척주관 직경 감소에 따른 중간 경추부 불안정성이 발생할 위험이 매우 높아 기능 소실과 함께 점차 신경학적 손상으로 이어질 수 있다.

물리치료 환자/고객 관리

아동기에 발생한 장애는 성인기로 이행되는 시기가 매우 중요하다. 이행은 "생물학적 · 사회적 및 감정적 변화의 시기로 정의되며, 청소년기에는 정체성 확립, 부모로부터 독립, 가족 이외의 성인들과 관계 확립, 취업의 네 가지 주요한 발달학적 과제에 직면하게 된다." 따라서 성인기로 이행하는 뇌성마비청소년은 건강, 사회심리, 교육/직업 측면 등의 문제를 해결해야 한다. 학교 및 병원 물리치료사는 성년기에 이른 뇌성마비아동이 대학교육, 취업, 성인 의료서비스 체계로 자연스럽게 이행할 수 있도록 중요한 조력자의 역할을 맡게 된다.

자아 인식, 자기효능감, 인내심, 정신적 회복력 등은 개개의 뇌성마비인이 갖춰야 할 중요한 특성으로 특별한 관심을 기울여야 한다. 이제 막 성인이 된 뇌성마비인에게 장애인의 권리, 활용 가능한 자원, 서비스, 시설 등에 대한 정보는 유용하다. 예를 들어, 대중교통 이용에 불편함이 있다면 지역에서 이동하기 전에 미리 계획을 세우기 위한 정보가 필요하다. 대중교통을 이용해야 할 경우 앞에 설명한 서비스에 연계하여 활용하는 법을 배우는 것이 도움이 될 것이다.

젊은 성인뇌성마비는 아동/가족중심서비스에서 성인중심으로 서비스 체계의 전환이 필요하다. 아동기의 헬스케어는 가족중심모델이 일반적인 형태이므로 개인 위주로 제공되는 성인중심서비스에 적응이 쉽지 않을 수 있다. 경험이 많은 보건전문인들이 드물다는 것도 문제가 된다. 또한 뇌성마비와 관련된 손상(impairment)과 성인기 질환을 극복하여 건강 및 안녕 상태를 촉진하는 헬스케어서비스가 필요하다.

물리치료사도 성인기로 이행하는 뇌성마비아동이 독립성, 자아 개념, 자기효능감, 장애의 자기관리, 의학적 및 교육적 결정에 참여할 수 있도록 치료의 방향을 계획해야 한다. 물리치료사는 젊은 성인/가족에게 심리치료사, 사회복지사 또는 상담사 같은 다른 치료전문가들에 대한 정보를 제공하는 형태로 내재된 사회심리적 문제에까지 관심을 가져야 한다. 물리치료사는 막 성인이 된 뇌성마비아동이 장애에 잘 대처할 수 있도록 지역사회기반 장애지지망과 사회네트워크에 대한 정보를 알려 주는 역할도 해야 한다. 마지막으로 의료적 케어, 건강 증진 및 안녕 상태 또는 골격의 정렬 상태가 문제될 때, 의학적/수술적 처치, 근육기능, 구축 관리 또는 경직 관리 등에 대해 의료진과 협의할 수 있어야 한다.

검사, 평가 및 진단

성인이 된 뇌성마비의 검진과 평가는 신체구조와 기능, 활동 제한, 참여 제한, 환경요인, 개인요인 등 포괄적인 관점에서 이뤄져야 한다. 먼저, 인터뷰에서 병력, 운동기능의 문제점, 필요 조처, 우선적으로 고려할 사항 등에 관한 정보를 수집해야 한다. 기타 양육자, 가족, 교육 담당 선생님 또는 헬스케어 담당 선생님들과 인터뷰가 필요할 수도 있다.

신체구조 및 기능의 일차적 손상으로 경직, 균형 및 자세 조절, 선택적/수의적 운동 조절, 감각처리 등을 검사한다. 이차적 손상으로 자세 정렬 상태, 몸통 및 팔 · 다리 관절가동범위(근육 유연성 포함), 근력, 지구력 등을 검사한다. 관절가동범위는 관절각도계, 근력은 기능적 검사 및 휴대용 동력계(handheld dynamometry)로 평가할 수 있다. 이 외에도 통증, 심폐 건강, 피부 상태 등의 손상을 평가한다. 영양, 섭식, 경기, 시각, 청각, 소/대변기능도 고려할 사항이다. 슬개고위증(patella alta), 고관절 형성부전(hip dysplasia), 척추분리증(spondylolysis), 경추협착증(cervical stenosis) 등은 성인기까지 진행되는 질환이므로 징후와 증상에 대한 검사에 주의를 기울여야 한다. 슬개고위증, 고관절 형성부전, 척추분리증, 경추협착증이 의심될 때는 의학적 검사 및 영상검사가 필요하다.

활동 제한 및 참여 제한의 검사에는 이동성, 대운동수행력, 소운동수행력, 자조활동수행력, 여가활동, 환경 접근성, 익숙한 환경에 참여 등이 포함된다. 젊은 성인에게 적합한 신체적 · 사회적/문화적 환경 평가도 해야 한다. 물리적 환경(예: 집, 기숙사 방, 학교, 향후 직장, 지역사회), 장비, 이송수단도 고려한다. 이동 구간의 물리적 배치 상태, 이동에 소요되는 시간까지 평가한다. 사회적/문화적 환경에는 보호자–젊은 성인의 상호작용, 지지, 자원 등이 있다. 젊은 성인의 개인적 특성으로 인지, 의사소통, 언어, 사회적/감정적 기술, 행위, 문화, 동기 수준 등을 평가한다.

젊은 성인뇌성마비를 위한 표준화된 평가도구는 거의 없다. GMFCS(사례 6 참조)는 18세까지 뇌성마비아동에게 사용하는 것이지만, 성인뇌성마비의 이동성을 분류 및 기술할 수 있는 신뢰도 높은 평가도구이다. 균형, 자세 조절, 이동, 지구력, 심폐 건강, 신체활동, 삶의 질을 측정하는 평가도구는 다양하다. 자세 및 자세 조절 능력은 PPAS (Posture and Postural Ability Scale, 자세 및 자세 조절 능력검사)로 평가할 수 있다. PPAS는 엎드린 자세, 누운 자세, 앉은 자세, 선 자세를 취하고 바꾸는 이동성 및 이마면과 시상면에서 정적 자세의 질을 평가하는 7점 서열척도 점수를 부여한다. 자세 대칭성, 고관절 통합성, 하지 정렬 상태, 다리 길이 차이, 척추측만증도 평가한다. GMFM(사례 6 참조)은 최대 5세까지의 대운동기술을 평가하지만 성인뇌성마비 연구에도 사용된다. 사례의 젊은 여성 김○○은 GMFCS 제III단계에 해당한다.

균형은 BESTest (Balance Evaluation Systems Test, 균형평가시스템검사), OGS (Observational Gait Scale, 보행관찰척도), POMA (Tinetti Performance Oriented Mobility Assessment, 수행력-지향성 이동성 평가) 그리고 앉은 자세, 선 자세, 걸으면서 손 뻗기, 자세 바꿔 손 뻗기 등으로 측정한다. 이동 및 지구력은 6MWT, STS (Sit-To-Stand test, 앉은 자세에서 일어서기검사), TUG로 평가한다. 심폐 건강은 사이클 에르고미터를 사용한 점진적 프로토콜을 사용해 평가한다. 피로는 피로심각도척도(fatigue severity scale) 그리고 신체활동은 신체장애인의 신체활동척도(Physical Activity Scale for Individuals with Physical Disabilities)로 평가한다. 삶의 질은 SF-36v2 (Short Form 36 Version 2.0)로 평가한다. SF-36v2는 지난 4주간 또는 1주 동안 신체기능, 신체 역할 수행 능력, 통증, 전반적 건강에 대한 느낌, 활력, 사회적 기능, 감정 역할, 정신 건강 등에 대한 자기보고식 평가도구이다.

치료 계획과 중재

고등학교를 졸업하고 성인 역할을 하게 되는 젊은 성인뇌성마비의 물리치료 중재는 대학 진학, 취업, 성인의 역할, 일차적 손상 관리, 이차적 손상 예방, 건강과 안녕 상태 촉진 등에 중점을 두어야 한다. 중재는 가정, 학교, 직장 또는 지역사회에서 환경 장벽을 직접 해결하는 방향으로 이뤄져야 한다. 많은 활동중심, 기능중심 또는 참여기반 중재들은 특히 이동성, 지구력, 운동발달 등과 연관된 목표를 달성하는데 도움이 된다. 김○○은 고등학교 및 대학에서 엘리베이터를 이용했다. 강의실에서는 적절한 포지셔닝을 취하는데 도움이 되는 특수의자, 전완 클러치와 휠체어를 사용할 수 있는 책상과 작업공간을 사용하였다. 접근성의 편의를 위해 학교 담당부서의 도움으로 환경 조직화 전략을 계획하고 실행하였다.

물리치료사는 젊은 성인뇌성마비의 활동에 따른 통증 및 지구력에 미치는 영향에 대해 인식하고 에너지 보존과 피로 관리 전략을 세우는데 도움을 주어야 한다. 독립적 이동성 획득에 필요한 에너지와 시간적 소요가 참여에 부정적인 영향을 주어서는 안 된다. 사례의 젊은 여성뇌성마비 김○○은 생활하는 환경과 활동에 맞춰 다양한 보조도구를 사용하였다. 예를 들어, 기숙사와 강의실에서는 양측 아래팔지지 목발을 사용하지만 먼 거리를 장시간 이동할 때는 전동 휠체어를 이용하여 에너지 소비를 줄이고 또래들의 이동 속도와 보조를 맞췄다.

젊은 성인뇌성마비의 치료에서 이동성, 관절가동범위, 근력, 포지셔닝, 체중지지, 통증의 중재는 매우 중요하다. 성인뇌성마비에서 대운동 능력이 감소하는 것은 통증, 관절가동범위 감소, 또래에 못 미치는 신체발달과 관련 있다. 뇌성마비의 통증 중재로는 이동성, 관절운동, 근력강화프로그램 등이 있다. 오랜 시간에 걸친 근육의 과긴장과 비정상적인 포지셔닝에 따라 구축이 발생할 수 있다. 관절가동범위의 유지를 위한 중재에는 저부하의 지속적 스트레칭(low-load prolonged stretching), 보조기, 포지셔닝 등이 있다. 경직이 심한 경우 보툴리눔 톡신 A형 주사치료는 경직과 통증을 줄이고 수동 관절가동범위를 증가시키며 포지셔닝의 향상을 기대할 수 있다. 특히 독립적 이동성의 감소나 제한이 있는 성인뇌성마비는 기능적 체중지지와 이동성 및 이동기술의 유지가 중요하다. 독립적으로 서지 못하는 뇌성마비에게 서포티드 서기 프로그램(supported standing programs)은 여러 가지 생리적 · 사회심리적 이점이 있다.

젊은 성인뇌성마비의 신체활동 및 신체 건강은 뇌성마비가 없는 또래에 비해 낮으므로 건강 증진과 안녕 상태가 매우 중요하다. 점진적저항운동프로그램(progressive resistance exercise, PRE)은 특정 근육군의 근력을 향상시키는데 효과적이고, 유산소운동프로그램은 심폐 건강과 신체구성을 높이는데 효과가 크다. 김○○은 지역 체육관에서 매주 2~3회 할 수 있는 운동프로그램을 물리치료사와 함께 계획하였다. 이 프로그램에는 점진적저항운동 및 유산소운동을 위한 고정식 자전거와 누워서 하는 크로스트레이닝이 포함되었다.

수술이 필요한 경우 수술 전 · 후 특별한 물리치료 관리가 필요하다. 성인기에 선택적 척수후근절제술(selective dorsal rhizotomy)을 받은 경직형 양하지뇌성마비에 관한 초기 연구에서 뒤넙다리근 및 종아리근의 수동 관절범위 증가, 네발기기 및 무릎 서기 등 대운동기능 향상, 하지의 경직 감소, 환자의 주관적인 관점에서 기능의 향상 등이 있었다.

근거중심 임상적 추천

SORT: 추천 분류의 장점

A 일관된, 양질의 환자 지향적 근거

B 일관되지 않거나 제한된 질적 수준의 환자 지향적 근거

C 동의, 질병 중심의 근거, 일반적인 관행, 전문가의 의견 또는 사례 시리즈

1. 청소년기, 젊은 성인뇌성마비의 중재에서는 진학, 취업, 성인중심 의료서비스로의 안정적인 전환, 건강, 사회심리, 교육/직업 문제 등을 같이 고민하고 독립성, 의사결정, 자기효능감 등을 높일 수 있는 전략이 필요하다. **C 등급**
2. 경직이 심한 젊은 성인뇌성마비에서 근육에 보툴리늄 톡신 A형 주사치료를 하면 경직과 통증의 감소, 수동 관절범위의 증가, 포지셔닝 향상 등을 기대할 수 있다. **B 등급**
3. 청소년기 및 젊은 성인뇌성마비에서 점진적저항운동을 실시하면 근력이 향상된다. **B 등급**

종합 질문

외래 담당 물리치료사는 경직형 양하지마비로 진단받은 GMFCS 제III단계, 22세 여성의 성인뇌성마비를 치료하고 있다. 지난 해부터 이동 시 통증이 심해졌고 무릎 앞쪽에도 통증이 있으며 지구력 감소를 호소하고 있다.

8.1 다음 평가도구 중에서 사례의 젊은 여성뇌성마비의 심폐 건강을 측정하는데 가장 적절한 것은?

A. GMFM

B. 사이클 에르고미터를 사용한 점진적 프로토콜 검사

C. SF-36v2

D. POMA

8.2 성인 경직형 양하지뇌성마비의 무릎 앞쪽 통증의 원인으로 가장 가까운 것은?

A. 고관절형성부전증

B. 오스굿씨병

C. 슬개고위증

D. 척추분리증

8.3 사례의 젊은 여성은 건강 증진 및 안녕감을 위한 운동프로그램에 관심이 있다. 다음 중 가장 적합한 것은?

A. 고정식 자전거 또는 누워서 하는 크로스트레이닝을 사용한 점진적저항운동 및 유산소운동

B. 나이가 들수록 이차적 손상이 지속될 것이므로 건강 증진을 목적으로 한 운동은 적합하지 않음

C. 매일 20분씩 수동 스트레칭

D. 동네에서 매일 20분씩 걷기

정답

8.1 **B.** 사이클 에르고미터를 사용하는 점진적 프로토콜 검사는 성인뇌성마비의 심폐 건강을 검사하기에 적합한 방법이다. GMFM(A)은 운동발달을 검사한다. SF-36v2(C)는 신체기능, 통증, 전반적 건강에 대한 주관적 느낌, 활력, 사회적 기능, 감정적 역할 수행, 정신 건강 등을 평가한다. POMA(D)는 균형 측정 평가도구이다.

8.2 **C.** 성인 경직형 양하지 성인뇌성마비에서 슬개고위증이 발생하면 무릎 앞쪽에 통증이 생기며 웅크린 보행 패턴에서 가장 빈번히 발생한다. 고관절 형성부전(A)과 척추분리증(D)은 성인뇌성마비에서 흔하지만 무릎 앞쪽에 통증이 나타나지는 않는다. 무릎 앞쪽 통증은 오스굿씨병(B)에서도 나타날 수 있지만, 사례의 젊은 여성뇌성마비처럼 무릎 통증의 가장 대표적인 원인은 아니다.

8.3 **A.** 점진적저항운동과 유산소운동프로그램은 젊은 성인뇌성마비의 근력과 심폐 건강 향상에 매우 도움이 된다. 수동 스트레칭(C)은 건강과 안녕감과는 상관이 없다. 매일 20분 걷기(D)는 사례 환자의 이동 능력을 고려할 때 유산소 건강을 높이거나 유지하는데 좋은 방법이 아니다.

뇌성마비의 체력

Fitness in Cerebral Palsy

Lisa K. Kenyon

CASE 9

12세 남아로, 경직형사지마비인 김○○은 GMFCS 제Ⅲ단계로 물리치료 검진을 받고 있다. 물리치료 목표와 치료결과에 대해 물었을 때, 김○○은 친구들과 함께 스포츠활동에 참여하고 싶어했다. 현재 신체활동이 요구되는 놀이활동에는 거의 참여하지 못하고 있으며, TV 시청과 비디오게임 같이 주로 앉아서 하는 활동을 한다. 김○○의 부모는 아이의 치료목표를 지지하면서 체력에 대해 걱정하고 있다. 또한 안전의 측면에서 스포츠활동의 부정적인 면을 염려한다. 특히, 스포츠활동 시 경직이 증가되고 움직임의 질이 나빠질 것을 걱정한다.

- ▶ 사춘기 뇌성마비아동의 체력을 안전하게 향상시킬 수 있는 나이에 맞는 운동프로그램은 무엇인가?
- ▶ 사춘기 뇌성마비아동의 체력 수준을 결정할 때 적합한 검사와 측성방법은 무엇인가?
- ▶ 보조도구로 이동하는 뇌성마비아동에게 사용할 수 있는 검사와 측정도구는 무엇인가?

주요 정의

- **유산소 능력**(aerobic capacity): 산소기반 에너지 생산체계를 사용해서 사람이 수행할 수 있는 최대 일의 양(즉, 아데노신 삼인산의 생성)이다.
- **민첩성**(agility): 효과적이고 효율적인 형태로 급격히, 빠르게 방향을 바꾸는 능력이다.
- **무산소 능력**(anaerobic capacity): 단기간의 격렬한 운동을 할 때, 산소를 사용하지 않고 에너지를 생산하는 체계를 사용해서 사람이 수행할 수 있는 일의 최대량(예: 크레아틴인산과 젖산의 생성)이다.
- GMFCS(대동작기능분류체계, gross motor function classification system): 만 18세 이하 뇌성마비아동의 기능적 이동성을 다섯 단계로 기술한다. GMFCS는 앉기, 걷기, 휠체어 이동성에 기초한 분류체계로, 제I단계는 기능적 이동성이 가장 높은 수준이고, V단계는 가장 낮은 수준을 나타낸다.

목표

1. 뇌성마비아동의 건강과 체력을 높이기 위한 물리치료사의 역할을 이해할 수 있다.
2. 뇌성마비아동 및 청소년의 체력 평가에 유용한 타당도와 신뢰도가 입증된 검사 및 평가도구를 이해할 수 있다.
3. 뇌성마비아동 및 청소년의 체력 평가에 유용한 검사와 측정도구를 선택, 수행, 결과 해석을 할 수 있다.
4. 뇌성마비아동 및 청소년의 체력에 대한 근거중심 개념을 물리치료 계획에 통합 적용할 수 있다.
5. 뇌성마비아동에게 금기증이 되는 운동을 이해할 수 있다.
6. 뇌성마비아동 및 청소년의 체력과 기능의 향상을 목표로 하는 중재 전략을 계획할 수 있다.

물리치료 시 고려사항

체력이 걱정되는 십대 초반 뇌성마비 청소년의 물리치료 시 고려할 점:

- ▶ **일반적 물리치료 계획/목표**: 유산소 및 무산소 능력, 민첩성, 근력, 유연성 등의 체력단련 지표 향상을 통한 건강 및 안녕 상태 증진
- ▶ **물리치료 중재**: 목표활동에 필요한 신체계통의 손상을 향상시킬 수 있는 개인 맞춤형 운동프로그램
- ▶ **물리치료 시 주의사항**: 적절한 준비 및 마무리활동으로 부상의 위험 감소; 생체역학적 정렬 상태 모니터링; 근골격계 관련 통증 여부 모니터링
- ▶ **물리치료를 방해하는 요인**: 과사용에 따른 부상

건강 상태의 이해

뇌성마비는 유아기나 아동기 초기의 비진행성 뇌손상으로, 자세와 움직임을 조절하는 근육활동에 영구적인 손상이 발생한 아동기의 대표적인 질환이다. 미국질병통제예방센터(Centers for Disease Control and Prevention, CDC)는 미국에서 출생하는 신생아 303명당 1명꼴로 뇌성마비 발생률을 추정하고 있다. 뇌성마비는 정상발달하는 또래와 비교하여 신체활동 및 체력이 낮다. 유산소 능력, 무산소 능력, 근력 같은 체력 측정 지표가 떨어진다. 유산소 능력의 손상요인에는 혈액순환, 비효율적인 환기 그리고 경직(spastic), 근육조직의 피로 증가 등이 포함된다. 경직형뇌성마비에서 나타나는 최대하 무산소 지구력과 최대 근파워 감소는 경직성 근육조직이 정상 근육조직과 양적 및 질적 면에서 차이가 나기 때문으로 본다. 활동 수준의 감소에 따른 불용성 위축(disuse atrophy)도 경직형뇌성마비의 무산소 능력 감소에 영향을 미칠 수 있다. 근력손상은 중추신경계의 활성화 감소, 근 생리 변화, 이차적 근병 등에

따른 것이다.

뇌성마비아동 및 청소년 운동프로그램의 중재를 계획할 때 최대 운동프로그램(maximal exercise programs)은 움직임의 질에 부정적인 영향을 미치거나 경직을 증가시킬 수 있다는 가정하에 제외되기도 한다. 하지만 이 가정에 대해서 아직 확실히 입증된 바는 없다. 사실, 뇌성마비의 여러 연구결과에서 운동프로그램은 안전하고, 적절하며, 효과적인 것으로 보인다. Verschuren 등이 GMFCS 제I, II단계 뇌성마비를 서킷 트레이닝프로그램(circuit training program)군과 대조군으로 무작위 배치한 연구결과에 의하면 서킷 트레이닝프로그램군에서 무산소 능력, 유산소 능력, 민첩성 그리고 삶의 질 등의 측정변수에서 의미 있는 긍정적인 훈련 효과가 나타났다. Unnithan 등이 7명의 경직형뇌성마비 아동 및 청소년을 대상으로 근력 및 유산소 인터벌 트레이닝프로그램(aerobic interval training program)의 효과를 조사한 연구에서 유산소 능력과 대운동기능에서 의미 있는 향상이 있었다. 한 무작위 대조군 연구에서 보조도구의 사용 유무에 상관없이 이동 능력이 있는 21명의 뇌성마비아동에게 근력 트레이닝을 시행한 결과, 대운동기능과 근력이 향상되는 경향을 보였다. McBurney 등의 질적 연구에서는 가정에서 6주간 근력강화 트레이닝프로그램에 참여한 젊은 성인뇌성마비에서 안녕감 증가, 학교 및 여가활동 참여 향상의 결과가 나타났다. 마지막으로 운동은 장애/비장애 아동 모두의 인지발달에 도움이 되었다.

정상발달하는 아동과 마찬가지로 운동장애아동도 좌식생활에 따른 신체활동의 부족이 문제가 된다. 뇌성마비는 주로 앉아서 지내는 시간이 많기 때문에 신체활동이 어려워 기능 및 체력이 점차 감소한다. 뇌성마비는 연령이 높아지면서 기능적 이동성이 소실되고 일상생활에서 타인에 대한 의존도가 높아진다. 신체기능의 소실은 삶의 질을 떨어뜨리고 사망률을 높인다. 뇌성마비성인은 정상성인에 비해 관상동맥질환에 의한 사망률이 2~3배나 높다.

문헌을 통해 뇌성마비 청소년의 체력이 향상됨으로써 기대되는 이점이 많다는 것을 알 수 있다. 하지만 소아치료사는 아이의 치료목표에 부합된 체력단련 프로그램을 계획 및 수행하는데 필요한 시간 자원 또는 지식이 부족하다고 느낄 수 있다. 물리치료 수행가이드(Guide to Physical Therapist Practice)에 따르면 물리치료사는 안녕 상태, 체력 그리고 삶의 질을 촉진하기 위해 예방적 서비스를 제공하도록 명시되어 있다. 건강, 안녕 상태, 체력은 물리치료사의 주요 직무수행 영역이다. 미국물리치료사협회 소아분과의 체력단련 특별 전문위원회(task force)에서도 활동, 체력단련, 건강 그리고 안녕 상태의 촉진은 모든 물리치료사의 책임이며 "어린 아동과 청소년을 치료할 때 건강 관련 체력단련에 적합한 연구결과를 적용해야 한다."고 명시하고 있다.

물리치료 환자/고객 관리

조절되지 않은 경기와 심한 골다공증이 있는 뇌성마비아동에게는 운동프로그램을 적용할 수 없다. 체력이 저하된 뇌성마비아동의 주요 치료목표는 유산소 능력, 무산소 능력, 민첩성, 근력 그리고 다른 체력단련 관련 지표들을 향상시켜 건강과 안녕 상태를 촉진하는 것이다.

검사, 평가 및 진단

물리치료 검진은 아동 및 부모/양육자와의 인터뷰로 시작한다. 아이의 출생에서 현재까지 발달 이력을 모두 조사하고 위험요인, 치료목표 그리고 활용 가능한 자원 등을 확인한다. PAR-Q (Physical Activity Readiness Questionnaire, 신체활동준비질문서) 같은 평가도구를 사용하여 먼저 정식 선별검사를 하면 의학적 또는 다른 문제는 없는지 확인하는 데 유용할 것이다. PAR-Q로 7가지 건강 관련 질문을 통해 운동에 따른 잠재적 위험이 있는지 알아본다. 아이가 흥미를 느끼는 활동 관련 목표 및 결과 평가를 계획하는데 유용한 검사도구에는 CAPE (Children's Assessment of Participation and Enjoyment)/PAC (Preference for Activity of Children)이 있다. CAPE는 학교활동 이외에 일상활동의 참여 수준에 대해 다양성, 강도, 활동의 즐거움을 포함하여 참여의 5가지 영역과 관련된 정보를 제공한다. PAC은 CAPE와 함께 사용하며 다양한 활동 중에서 참여를 선호하는 활동을 알아볼 수 있다. CAPE 및 PAC은 6~21세의 장애아동(뇌성마비 포함)과 장애가 없는 아동 모두에게 사용할 수 있다. 아이가 학교 과정 이외에 매일 참여하는 55개의 일상활동으로 구성되어 있다. 아동 보고식 또는 면접관 보조를 통해 검사를 실시한다.

체중, 신장 그리고 체질량지수(body mass index, BMI) 같은 측정은 건강 및 안녕 상태의 평가에 특히 유용하다. 미국질병예방통제센터에서는 2세 이상의 모든 아동을 대상으로, 키를 기준으로 체중을 모니터하기 위해 연령별 체질량지수 성장 도표를 사용할 것을 권고하였다. 아동 및 청소년의 체질량지수는 나이와 성별에 따라 다르므로, 저체중, 건강체중, 과체중 또는 비만을 분류하는데 연령별 체질량지수의 백분위수를 사용하는 것이 가장 좋다.

검진의 기본 항목(예: 근긴장도, 관절가동범위, 대운동기술, 균형)에 더하여 체력검사에서 유산소 능력, 무산소 능력, 민첩성, 근력을 측정한다. 체력검사의 많은 연구는 주로 GMFCS 제I, II단계(대운동기능이 높고 손으로 잡는 보조도구를 사용하지 않고 걸을 수 있음)의 뇌성마비아동을 대상으로 한 것이다. Bruce 또는 Balke의 유산소 능력 측정 같은 전통적인 트레드밀 프로토콜은 뇌성마비아동에게는 적합하지 않다. 그 이유는 보행 속도 및 트레드밀 경사 증가와 같은 프로토콜 내용이 어렵기 때문이다. 그러나 6분보행검사는 GMFCS 제I, II단계의 뇌성마비가 수행할 수 있는 유산소 능력을 평가할 수 있는 최대하 검사이다. GMFCS 제I, II단계 뇌성마비의 유산소 능력을 측정하기 위해 신뢰도와 타당도가 높은 10-m SRT (10-m Shuttle Run Test, 10-m 셔틀런검사) 두 가지가 개발되었다. GMFCS 제I단계를 위한 SRT-I과 GMFCS 제II단계를 위한 SRT-II이다. GMFCS 제I단계 또는 제II단계, 6~12세 뇌성마비아동에 대한 SRT-I, SRT-II 검사의 기준값이 연구되어 있다. GMFCS 제III단계를 위한 SRT-III의 검사-재검사신뢰도 연구결과도 양호하다. 스스로 휠체어를 운전할 수 있는 GMFCS 제III, IV단계의 뇌성마비는 1SPT (1-Stroke Push Test, 원 푸쉬 이동거리), 6MPT (6-Minute Push Test, 6분 밀기 검사)로 체력을 측정할 수 있으며, 예비 조사에서도 신뢰도가 양호하였다.

연구자들이 뇌성마비의 유산소 능력의 중요성에 관심을 갖고 있지만, 일상활동은 주로 무산소성 대사와 민첩성을 요구하는 짧은 순간 활동으로 이뤄진다. 순간적 힘이 필요한 기능적 활동이므로, 무산소 능력은 신경근육질환 아동의 기능적 능력을 보다 잘 나타내는 지표로 본다. MPST (Muscle Power Sprint Test, 근파워 스프린트 검사)는 GMFCS 제I단계 또는 제II단계 뇌성마비아동 및 청소년의 무산소 파워를 평가할 수 있는 신뢰도와 타당도가 높은 검사방법이다. MPST는 정상발달하는 6~12세 아동을 대상으로 표준화되었다. 뇌성마비아동은 움직이는 방향을 갑자기 바꾸는 것이 어렵다. 10×5-m 스프린트 검사(10×5-m sprint test)는 GMFCS 제I 또는 II단계 뇌성마비아동 및 청소년의 민첩성을 평가하는 신뢰도와 타당도가 높은 검사방법이다.

근력검사는 물리치료의 기본 검진항목이다. 많은 치료사들이 치료기간 동안 도수근력검사로 근력과 그 변화를 측정 및 기록하지만 신뢰도에 대해서는 논란의 여지가 있다. 약력계를 사용해서 뇌성마비의 근력을 측정하기도 하지만 임상에서 정확하게 사용하는 것은 쉽지 않은 일이다. 대체 수단으로 기능적 근력검사는 과제-특정 활동에서 근력을 검사하는 방법이다. Verschuren 등이 GMFCS 제I 또는 II단계 뇌성마비아동을 위한 기능적 하지근력검사법으로, 외측 스텝-업 검사, 앉은 자세에서 일어서기 검사, 반 무릎 서기에서 일어서기 검사 등을 개발하였다. 앞선 각 기능적 근력검사법은 30초 동안 완전 수행하는 반복 횟수를 세어 점수화한다.

치료 계획과 중재

뇌성마비아동의 체력을 향상시키기 위한 운동프로그램은 안전하고, 적용이 쉽고, 효과적이어야 한다. 뇌성마비아동 및 청소년의 체력을 나타내는 지표를 향상시키기 위한 중재는 특이성(specificity), 과부하(overload), 가역성(reversibility) 같은 트레이닝의 기본 원칙을 따라야 한다. 특이성이란 각 아동의 특정 요구에 맞는 개별화된 중재프로그램이 필요하다는 의미이다. 프로그램은 목표로 하는 활동과 부합되어야 한다. 예를 들어 걷고 달릴 때 재빨리 자세를 바꾸는 것이 목표라면, 트레이닝프로그램은 무산소 능력과 민첩성 향상을 위한 것이어야 한다. 체력 향상을 위해 신체는 목표로 하는 신체계통에 일상적인 부하 이상의 과부하를 경험해야 한다. 간단히 말해서, 체력 향상을 위한 중재는 일상활동보다 높은 강도의 활동이 요구된다. 가역성은 무활동에 따라 운동 전 수준의 체력으로 돌아가는데 4~8주밖에 걸리지 않는다는 잘 알려진 개념이다.

특정 개인의 관심과 요구에 맞는 개별화된 프로그램은 트레이닝에 적응하기 쉽고 활동을 지속하는데 좋다. 청소년을 위한 개별화된 운동 및 영양프로그램 모델은 치료사가 개개인의 특정 요구에 기반한 체력 증진프로그램을 계획하는데 유용한 요구 사정(needs assessment)부터 시작한다. 이 모델은 생태학적 틀로 장애 청소년의 신체적 활동에 부정적으로 작용할 수 있는 장벽(barriers) 요인을 확인할 수 있다. 치료사는 요구 사정 후에 아이와 함께 개별 신체활동 및 영양 섭취에 대한 계획을 세운다. 중재 계획 시에 요구 사정에 따라 고려할 점들이 달라질 수 있고, 예상하지 못한 장벽요인에 부딪힐 수 있으므로 프로그램 수정도 염두에 둔다. 이같이 중재 계획이 유연해야 아이의 성장과 발달에 변화가 있을 때는 물론, 선호하는 활동이 달라져도 중재에 쉽게 적용할 수 있다.

여러 연구결과에서 뇌성마비는 짧은 고강도운동과 휴식으로 구성된 인터벌 트레이닝프로그램이 효과적이었다. Verschuren 등은 7~20세의 경직형뇌성마비 86명을 중재군과 대조군(일반 재활치료군)으로 나누었다. 중재군은 준비운동 5분, 기능적 유산소, 무산소, 근력강화운동 등으로 구성된 서킷운동 25~35분 그리고 마무리운동 5분으로 구성된 서킷 트레이닝프로그램에 참여하였다. 중재기간은 매주 2회, 8개월이었다. 기능적 활동은 달리기와 빠르게 방향 바꾸기, 스텝-업(step-up) 그리고 계단 오르기/내려가기 같은 과제지향적 운동으로 구성되었다. 중재군에서 대조군에 비해 유산소 능력, 무산소 능력, 근력, 운동 역량, 대운동기능 그리고 참여 수준이 크게 향상되었다.

일부 체력 증진프로그램은 뇌성마비의 삶의 질과 체력 향상을 위한 다양한 운동장비의 사용을 강조한다. PEDALS (Pediatric Endurance and Limb Strengthening, 아동 지구력 및 다리 근력강화) 프로그램은 지역사회 소재의 물리치료실에서 이동 능력이 있는 경직형뇌성마비(GMFCS 제I-III단계) 62명을 대상으로 고정식 자전거프로그램을 적용한 무작위 대조군 연구이다. 위의 연구에서 사용한 고정식 자전거는 등받이가 뒤로 기울어져 있고, 패드를 댄 넓은 안장, 몸통 지지대 그리고 발 스트랩 등의 사양을 갖춘 것이다. 또한 Peterson 등은 NuStep Recumbent Cross Trainer를 성인뇌성마비를 위한 운동프로그램으로 적용할 수 있는지 가능성과 안정성을 연구하였다. 위 연구들을 통해 보행을 하지 못하거나 보조도구를 이용해 보행하는 뇌성마비의 건강상태를 높이기 위해 어느 정도 운동방법의 수정이 필요하다는 것을 알 수 있다.

운동 시 운동 강도를 모니터링하여 훈련 효과를 최대로 높여야 한다. 어린아동은 심박수로 운동 강도를 측정하기 어렵지만, 10대 중반 및 후반 청소년에서는 타당한 것으로 여긴다. 어린 아동 및 청소년에게는 운동 강도를 지각하는 모습으로 구성된 OMNI 같은 그림척도가 Borg척도보다 타당도 및 신뢰도가 높다.

뇌성마비와 근력강화운동에 대한 체계적 고찰연구에 의하면 경직형뇌성마비 아동 및 청소년은 근력강화운동이 필요하다. 물리치료사의 지도하에 움직임을 안정화시키고 조절하는 간단한, 단일 관절 저항훈련이 중요하다. 근력강화운동 사이에 점차 휴식시간이 길어질 수 있으며, 한 세트 사이에 최대 3분까지 휴식이 가능하다. 뇌성마비아동의 중재기간이 12주 이상일 때 근력 향상을 기대할 수 있다. 근력강화프로그램은 치료목표가 되는 활동의 요구에 맞게 개별 프로그램으로 구성되어야 한다. 예를 들어 체중지지 자세에서 수행하는 활동과 관련된 기능적 향상을 기대한다면, 근력강화프로그램은 닫힌사슬활동으로 이루어져야 한다. 뇌성마비아동은 선택적 운동 조절이 어려우므로 특정 관절만 움직이기가 어렵다. 이럴 경우, 기능적 움직임과제에 기반한 근력강화프로그램에서 예상하는 훈련 효과를 기대할 수 있을 것이다. 이 외에 Mockford와 Caulton은 체계적 고찰연구를 통해 뇌성마비아동에게는 등장성 근력강화운동이 등속성 근력강화운동에 비해 효과적이라고 결론지었다.

근거중심 임상적 추천

SORT: 추천 분류의 장점

A 일관된, 양질의 환자 지향적 근거

B 일관되지 않거나 제한된 질적 수준의 환자 지향적 근거

C 동의, 질병 중심의 근거, 일반적인 관행, 전문가의 의견 또는 사례 시리즈

1. 뇌성마비아동은 신체활동과 체력이 정상적으로 발달하는 또래에 비해 떨어진다. **A 등급**

2. GMFCS 제I, II단계 뇌성마비아동에게는 10-m SRT, MPST, 10×5-m 스프린트검사가 각기 유산소 능력, 무산소 파워, 민첩성 등을 측정하는 신뢰도와 타당도가 입증된 평가방법이다. **B 등급**

3. 뇌성마비아동의 체력 증진을 위한 운동프로그램은 안전하고 효과적이다. **A 등급**

종합 질문

9.1 과부하 훈련 원칙에 대해 가장 잘 기술한 것은?

A. 정확한 활동 요구와 아동 개개인의 니즈가 맞아야 이행(carry-over)이 일어난다.

B. 일반적인 강도보다 높은 강도의 훈련이 필요하다.

C. 훈련 후 활동이 없으며 4~8주면 원래 상태로 돌아간다.

D. 체력 강화활동은 아이의 참여를 유도할 수 있도록 재미있고 동기 부여가 필요하다.

9.2 GMFCS 제I단계 또는 II단계 뇌성마비아동의 민첩성 측정에 가장 적합한 검사는?

A. 10-m SRT

B. MPST

C. 10×5-m 스프린트검사

D. 기능적 하지근력검사

9.3 GMFCS 제I단계 또는 II단계 뇌성마비아동의 유산소 능력 측정에 가장 적합한 검사는?

A. 10-m SRT

B. MPST

C. 10×5-m 스프린트검사

D. 6MWT

정답

9.1 **B.** 과부하 원칙은 신체계통에 평소보다 많은 부하를 주는 것이다.

9.2 **C.** 10×5-m 스프린트검사는 GMFCS 제I단계 또는 II단계 뇌성마비아동의 민첩성을 측정한다. 10-m SRT는 유산소 능력을 측정하고(A), MPST는 무산소 능력을 측정하며(B), 기능적 하지근력검사는 근력을 측정한다(D).

9.3 **A.** 10-m SRT는 GMFCS 제I단계 또는 II단계 뇌성마비아동의 최대 유산소 능력을 측정하는데 가장 적합한 방법이다. 6MWT는 최대하 유산소 능력을 측정한다(D). MPST는 무산소 능력을 측정하고(B), 10×5-m 스프린트검사는 민첩성을 측정한다(C).

다운증후군

Down Syndrome

Kathy Martin

CASE 10

다운증후군(Down Syndrome, DS) 여아, 김○○은 현재 15개월이며 최근 이사를 했다. IDEA 파트 C의 조기 중재서비스 시기이므로 지역의 새로운 병원에서 외래로 물리치료를 계속 받고자 한다. 가족들은 이번에는 추가적인 물리치료서비스를 원하고 있다. 김○○은 생후 6개월에 뒤집기를 시작했고, 10개월에 혼자 앉았으며, 12개월에 배밀이를 하였다. 현재, 뭔가 잡게 해서 세워 두면 서 있을 수 있지만 아직 혼자서 붙잡고 일어서지는 못한다. 과거 병력으로 4개월 때 중등도 심실중격결손증(ventricular septal defect, VSD)으로 개방성 심장수술(정중 흉골절개술)을 받았다. 수술 전에 비강 캐뉼라(nasal cannula)로 산소 보충치료를 받았지만, 그 이후로는 괜찮았다. 갑상선기능저하증(hypothyroidism)이 있어 티록신(thyroxine)과 라니디딘(ranitidine)을 복용하고 있다. 김○○은 집에서 막내로 5세 오빠와 7세 언니가 있다. 부모는 최근 이혼을 했고 엄마 혼자 세 아이를 키우고 있다. 아빠는 일주일에 한번 만나고 격주로 아이와 하루를 함께 지낸다.

- ▶ 김○○의 진단명과 연관 있는 검진 징후는 무엇인가?
- ▶ 개인적 환경요인이 환자/고객 관리에 미치는 영향 또는 변화는 무엇인가?
- ▶ 전반적인 감각운동발달 평가에 가장 적합한 물리치료 평가도구는 무엇인가?
- ▶ 김○○에게 가장 적합한 물리치료 중재는 무엇인가?

주요 정의

1. **갑상선기능저하증**(hypothyroidism): 갑상선에서 분비되는 갑상선호르몬이 부족한 질환이다.
2. **미국장애인교육법**[individuals with disabilities education improvement act (IDEA), 2004]: 각 주에 재정보조를 통해 포괄적·통합적·다학제적 접근법으로 발달학적 중재가 필요한 자녀를 둔 가정을 지원하는 연방 법률이다.
3. **라니티딘**(ranitidine): 히스타민 H2-수용기 길항제(histamine H2-receptor antagonist)로 위산 분비를 억제하며 주로 위식도역류증 치료제로 쓰인다.
4. **정중 흉골절개술**(sternotomy): 흉골을 위에서 아래로 절개하여 흉강을 노출시키는 수술법이다.
5. **티록신**(thyroxine): 갑상선기능저항증 치료제로 사용되는 합성 갑상선호르몬이다.
6. **심실중격결손증**(ventricular septal defect): 심장의 좌심실과 우심실을 분리해주는 중간벽(심실중격)에 구멍이 생긴 것이다.

목표

1. 심실중격결손증과 갑상선기능저하증 치료가 제대로 이루어지지 않았을 때 나타나는 합병증의 징후와 증상을 이해할 수 있다.
2. 환축추 불안정성(atlantoaxial instability)의 평가를 의뢰해야 하는 위험징후와 증상을 이해할 수 있다.
3. 다운증후군아동의 현재 기능 수준과 운동발달 과정을 기록할 수 있는 적합한 발달학적 평가도구를 이해할 수 있다.
4. 다운증후군아동의 12~36개월 시기의 대운동기술발달 예후를 설명할 수 있다.
5. 어린 다운증후군아동에게 적합한 물리치료프로그램을 계획할 수 있다.

물리치료 시 고려사항

어린 다운증후군아동의 물리치료 시 고려할 점:

- **일반적 물리치료 계획/목표**: 운동 이정표 획득에서 운동 조절의 질적인 측면 향상; 초기에는 붙잡고 일어서기, 서기, 독립 보행에 중점을 둠; 가정에서 운동발달을 촉진할 수 있는 법에 대한 보호자 교육; 하지 정렬 상태 및 보조기 필요성의 모니터링
- **물리치료 중재**: 독립적 탐색 및 대운동기술 놀이를 유도할 수 있는 환경 구성에 관한 보호자 교육; 잡고 일어서기, 서기, 지지면 밖으로 팔 뻗기 같은 코어 조절/균형 조절의 향상을 위한 근력강화운동과 놀이활동 통합; 보행 보조; 보조기 평가
- **물리치료 시 주의사항**: 저긴장도 및 느슨한 관절에서 이차적 문제로 나타나는 관절의 과운동성에 따른 관절보호; 환축추 불안정성의 징후 및 증상 관찰; 갑상선 및 심폐질환에 따른 위험징후 관찰
- **물리치료를 방해하는 요인**: 어린 나이와 지적장애에 따른 행동장애; 빈도는 낮지만 환추-후두 불안정성의 조기 발견 및 조기 치료가 이뤄지지 않을 경우 치명적인 결과가 초래됨; 의학적 합병증

건강 상태의 이해

다운증후군(Down syndrome, DS) 또는 삼염색체 21(trisomy 21)은 21번 염색체가 3개 존재하는 가장 흔한 염색체이상이다. 미국에서는 지적장애의 가장 대표적인 원인이다. 다운증후군은 여성의 임신 연령이 높아짐에 따라 발생률이 증가한다. 임신 연령 20세의 경우, 발생률은 신생아 2,000명당 1명이지만 40세에서는 신생아 100명당 1명으로 늘어난다. 미국에서는 매해 약 6,000명의 다운증후군 아기가 태어난다.

다운증후군은 임신 1기에 산모 나이, 태아 목 투명대(nuchal translucency, 초음파로 태아 목 뒤 투명한 부위의 크기를 측정함), 산모 혈액검사를 통해 출

생 전에 82~87%가 진단된다. 임신 2기 쿼드검사(엄마 혈청에서 네 가지 물질 측정)의 다운증후군 발견율은 80%이다. 임신 1, 2기를 통합해서 다운증후군의 95%가 진단된다.

출생 시, 신생아의 생김새를 보고 다운증후군을 의심하기도 한다. 작은 귀, 첫 번째와 두 번째 발가락 사이의 넓은 공간, 좁은 유두 간 거리, Brushfield's spots(홍채의 색깔 반점) 그리고 목 부위 두꺼운 피부 주름 등이 특징이다. 또한 저긴장증, 편평한 얼굴과 위로 치켜 뜬 눈, 납작머리(두개골 후두부의 편평함) 등도 특징이다. 표준 진단법인 염색체 분석(핵형)으로 다운증후군을 확진하며 결과가 나오기까지 며칠이 걸린다.

다운증후군은 뇌 볼륨이 작고 거의 모든 장기계통에 문제가 발생할 위험이 크다. 발달학적 이정표의 발달에 전반적인 지연이 있고 지적장애가 따른다. 대운동발달의 지연은 저긴장증, 느슨한 인대 그리고 특히 소뇌의 볼륨이 감소되어 있기 때문이다. 자세 조절과 걷기, 달리기, 점프 같은 협응력이 필요한 대운동기술의 획득에서 지연이 심각하다. 인지장애, 표현 언어 및 구두(oral) 단기기억장애는 참여 제한요인으로 작용한다.

다운증후군은 근골격계이상 및 신경계이상이 어느 정도 존재하며, 이러한 병리·해부학적 특징으로 물리치료와 관련된 임상 특성을 설명할 수 있다. 근골격계의 손상으로 저긴장증(안정 시 근긴장도 감소 및 수동적 스트레칭에 대한 저항 감소)과 인대의 느슨함으로 관절의 과운동성이 나타난다. 신경학적 손상으로 뇌 볼륨의 감소, 작은 전두엽과 측두엽, 작은 소뇌(자세 조절과 균형 담당) 그리고 작은 해마(장기기억에 중요)를 들 수 있다.

이외의 다른 신체계통도 다양하게 침범된다. 갑상선질환, 특히 갑상선기능저하증은 정상인에 비해 발생 빈도가 매우 높다(28~54배). 갑상선호르몬 대체요법은 갑상선기능저하증의 표준 치료법이다. 이 치료의 문제점은 증상을 완전히 해결하지 못 하거나 약물 혈장수치가 높아져 갑상선기능항진증의 징후가 유발될 수 있다는 것이다. 갑상선기능저하증의 임상 특징은 피로와 지구력

저하, 근육 및 관절 쑤심, 추위의 민감도 증가, 동기 감소, 체중 증가, 피부 건조 그리고 변비 등이다. 갑상선기능항진증의 특징은 짜증, 체중 감소, 심계항진, 불면증, 식욕 증가, 열과민증 그리고 갑상선종(goiter) 등이다.

다운증후군의 44~58%에서 심실중격결손증 같은 선천성 심장중격결손증이 발생한다. 심실중격결손증 치료제로 주로 이뇨제, ACE 억제제, 디곡신(강심제)이 쓰인다. 이뇨제는 신장의 수분 배설 능력을 증가시켜 혈압을 낮추는 데 사용되어 심장의 체액 부하를 줄여준다. 이뇨제의 가장 심각한 부작용은 탈수와 전해질 불균형이다. 기립성저혈압, 근 약화, 피로감도 물리치료 중재에 부정적 요인으로 작용할 수 있다. ACE 억제제도 혈압을 낮춰주며 치료제로 사용된다. ACE 억제제의 부작용은 소화불량, 어지럼증, 가슴 통증, 마른 기침 등이다. 강심제는 심장근육의 수축력을 높여주므로 심장의 효율성이 향상된다. 부작용은 부정맥, 위장장애, 졸림, 피로, 혼동(confusion) 그리고 시각장애 등이다. 해부학적 심장결손을 교정하는 수술은 생후 2~4개월에 주로 정중 흉골절개술(median sternotomy approach)로 시행된다.

일부 다운증후군아동은 이외에 다른 특징을 갖는다. 다운증후군은 위장관기형 10%, 셀리악병 5~7%, 십이지장협착/폐쇄증 1~5%, 항문폐쇄증 1~4%, 선천성 거대결장증 1~3% 그리고 식도기관루 또는 식도폐쇄증이 0.45~0.8% 발생한다. 이러한 질환의 의학적 관리로 특수 식이요법, 약물 그리고 수술 등이 사례에 맞게 처방된다. 다운증후군아동의 백혈병 유병률은 1% 미만이지만, 일반 인구와 비교하면 20배나 높다. 습진, 손발바닥각화증, 피부건조증, 지루성피부염, 모낭염 그리고 대리석피부증 등이 다운증후군의 최대 87%에서 발생한다. 질환에 따라 의학적 관리가 시행되지만, 피부에 바르는 연고나 약을 복용한다. 다운증후군의 6~8%에서 경기가 발생하며 항경련성 약물치료를 한다. 수면 패턴이 비정상적인 3세 다운증후군의 57%에서 폐쇄성 수면 무호흡이 발생한다. 이것은 또 다른 심각한 문제이다. 일반적으로 수면 무호흡에는 양압기치료를 한다. 20세 이하 다운증후군의 18~38%는 행동장애나 정신건강장애가 있다. 주로 ADHD (Attention-Deficit/Hyperactivity Disorder, 주의력결핍과잉행동장애), 자폐증, 품행/적대적 반항장애 또는 공격적 행동 등이 나타난다. 중재법으로 행동치료와 약물치료가 있다. 마지막으로 최대 78%에서 청각손상이 있고 80%는 시각손상으로 교정 안경이나 수술이 필요하다. 다운증후군의 의학적 · 수술적 관리에 대한 정보는 다양하다.

다운증후군아동, 청소년 그리고 성인을 위한 각각의 건강 관리지침이 있다. 주로 의사용이지만 물리치료사에게 유용한 정보도 있다.

물리치료 환자/고객 관리

다운증후군아동의 관리를 위해 팀 접근이 필요하다. 중복장애와 전반적으로 발달이 지연되므로 물리치료사, 작업치료사, 언어치료사, 특수교육교사, 소아신경과의사를 비롯해 여러 전문의로 구성된다. 물리치료사는 신체구조 및 기능손상, 활동 제한 그리고 아동뿐만 아니라 가족의 참여 제한 등에 대해 객관적으로 아동의 대운동발달 수준을 평가한다. 물리치료 목표는 운동지연, 저긴장증, 느슨한 인대로 인한 이차적인 합병증 방지와 기능적 독립성 촉진 및 대운동기술의 획득이다. 물리치료사는 직접 중재와 함께 발달을 촉진하는 환경 및 경험의 구성 전략에 대해 부모 교육을 해야 한다. 물리치료 중재는 연령에 적합한 놀이활동을 통한 근력강화운동과 자세 조절이 대표적이다. 일반적으로 하지의 역학과 효율성을 높여 주기 위해 보조기를 사용한다. 물리치료사는 미국장애인법 파트 C에 근거를 두고, 서비스 내용을 잘 숙지해서 조기 중재팀과 협조적으로 아동치료에 참여한다. 드물지만, 다운증후군은 인대가 느슨하므로 환추-후두 또는 환축추 불안정성이 발생할 위험이 있다. 다운증후군의 최대 15%가 이 문제를 갖고 있지만, 증상이 나타나는 것은 2%에 불과하다. 징후와 증상은 잦은 피로, 보행의 어려움, 비정상적 보행 또는 보행 패턴의 변화,

목 통증이나 사경, 목의 운동범위 제한, 손기능의 변화, 새로운 요폐(urinary retention) 또는 요실금 발생, 비협응성 또는 부자연스러움, 감각손상 그리고 경직, 반사항진 또는 바빈스키 사인 등이다. 환축추 불안정성의 선별검사는 검사 시기와 방법에 대해 문헌에 따라 견해가 다양하다. 미국소아과학회의 가이드라인에는 증상을 보이면 경추의 단순 X-선 검사를 하게 되어 있다. 이상 소견이 나오면 즉시 신경외과의사에게 의뢰하고, 문제가 없으면 경추 굴곡 및 신전 자세에서 다시 X-선 검사를 한다.

검사, 평가 및 진단

물리치료사는 김○○과 부모를 만나기 전까지 다운증후군 진단명과 나이 정보만 알고 있었다. 부모 및 아동과 첫 인터뷰 때 출생, 발달, 의학적 병력에 대한 자세한 정보를 수집한다. 아이가 주로 움직이는 패턴과 무엇에 관심을 갖는지 관찰한다. 정보 수집 인터뷰를 진행하면서 안전한 장소에 아이의 발달에 적합한 장난감을 준비해두고 가지고 노는 모습을 관찰한다.

의학적 정보를 구하기 위해 임신기간 중 합병증, 운동기술발달 시기, 수술 및 약물치료 등 합병증의 의학적 관리에 대한 질문을 한다. 신체 모든 계통의 구조 및 기능에 문제가 나타날 수 있으므로 신체계통 문진 시 기능장애가 의심되는 징후와 증상이 있는지 질문한다. 예를 들어, 청각 및 시각 문진에서는 "김○○이 큰 소리에 놀라나요? 또는 좋아하는 장난감을 보여주면 눈으로 따라 보나요?" 등의 질문으로 기능장애 여부를 확인한다. 행동 문제는 아이가 흥분하는 이유, 진정시키는 방법, 진정에 도움이 되는 활동이나 장난감이 무엇인지 물어본다.

검진의 객관적 정보 수집 파트에서는 현재 아동의 대운동기술의 양 및 질에 중점을 둔다. 운동기술의 양은 표준화된 발달 평가도구로 측정하고, 질적인 부분은 움직임 패턴을 잘 관찰하여 체계적으로 기술한다. 기능적 대운동기술에 중점을 두고, 신체구조/기능손상, 활동 제한, 참여 제한도 기록한다. 초기 검진 시 신장, 체중, 체질량지수 같은 신체지수도 정기적으로 측정한다. 허리둘레로 비만을 모니터링할 수 있다. 심박수, 호흡수, 혈압 같은 신체 활력징후는 치료시간마다 측정하는 것이 좋고, 선천성 심장결손증이 있는 아동은 반드시 확인해야 한다. 관절운동범위가 제한적이거나 과도한 관절은 각도계로 관절범위를 측정한다. 간단한 지시사항을 따를 수 있다면 MMT로 근력을 평가한다. 한 연구에서는 악력계로 7~15세 다운증후군아동의 근력을 "연습, 격려, 피드백" 등 일련의 측정 과정을 통해 성공적으로 측정하였다. 저자들은 8회 시도 중 가장 점수가 좋은 3회의 평균값을 사용했지만 4회 시도만으로도 신뢰도는 양호하였다. 사례의 15개월 김○○처럼 지시사항을 따르지 못하는 유아는 MMT를 시행하지 못하므로 중력하에서 기능적 움직임을 주의 깊게 관찰해 기능적 근력을 평가한다. 자세 조절과 균형은 개별적으로 평가도구를 이용해 평가한다. 한 발 서기 시간을 측정하거나 BBS (Berg Balance Scale, 버그 균형척도) 또는 PBS 같은 표준화된 검사도구를 사용할 수 있다. 임상에서 적합한 보행분석법은 관찰형 보행분석이다. Martin 등은 다운증후군아동에게 꼭 맞는 보행분석도구를 연구하였다. 0~3점 범위의 4점 척도(0=정상 범위, 1=비일관적인 정상, 2=경미함~중등도 이상, 3=뚜렷한 이상)로 말기 입각기 시 상지, 몸통, 힙의 자세, 중간 유각기 시 무릎 자세, 초기 뒤꿈치 닿기 시 발 자세 그리고 기저면 등 보행의 여섯 가지 요소를 평가한다. 각 신체분절에 대한 점수는 조작적으로 정의하며 "1점(비일관적인 정상)"의 의미는 새로운 운동기술의 출현으로 해석할 수 있다. 이 측정도구는 검사시간이 짧고 사용이 편리하며, 검사자 내 신뢰도 및 검사자 간 신뢰도가 높아서 보행을 객관적으로 기술할 수 있다. 하지만 타당도와 민감도(임상적으로 의미 있는 점수 변화)에 대한 연구는 아직 시행되지 않았다.

다운증후군아동에게 사용할 수 있는 표준화된 발달 평가도구는 여러 가지가 있다. GMFM은 가장 대표적인 준거참조 평가도구로 다운증후군아동을 대상으로 표준화되어 있다. GMFM은 표준화된 측정도구로 시간 경과에 따른 운동발달의 모니터링에 유용하다. GMFM은 눕기와 뒤집기, 앉기, 네발기기 및 무릎서기, 서기 그리고 걷기와 달리기와 점프 등 5개 영역으로 구성된다. GMFM은 6개월~19세를 대상으로 하지만 정상발달하는 5세의 운동기술에 못 미치는 경우라면 19세 이상에서도 사용할 수 있다. 다운증후군의 운동지연을 고려할 때, 아동 중기까지 천장 효과(ceiling effect) 없이 사용할 수 있을 것이다. GMFM은 4점 점수체계이며 임상적으로 의미 있는 운동기능의 변화에 민감하다. 다운증후군의 GMFM 운동발달곡선이 연구되어 있어 다운증후군의 평균 운동발달과 비교를 통해 가속, 적합 또는 지연을 알 수 있다. Palisano 등은 연령별로 대운동기술의 습득을 예상할 수 있는 연구결과를 발표하였다(**표 10-1**).

Gémus 등에 의하면 GMFM은 BSID-2 (Bayley Scales of Infant Develop-

표 10-1 • 로지스틱 회귀분석에 근거한 다운증후군의 연령별 대운동기능 획득의 예측 확률(%)

이정표	월령								
	6	12	18	24	30	36	48	60	72
뒤집기	51	64	74	83	89	93	97	99	100
앉기	8	78	99	100	100	100	100	100	100
네발기기	10	19	34	53	71	84	96	99	100
서기	4	14	40	73	91	98	100	100	100
걷기	1	4	14	40	74	92	99	100	100
달리기	1	2	3	5	8	12	25	45	67
계단 오르기	0	0	1	1	3	5	18	46	77
앞으로 점프	0	0	0	1	2	5	18	52	84

"Palisano RJ, Walter SD, Russell DJ, Rosenbaum PL, Gémus M, Galuppi BE, Cunningham L. 등의 허가를 받아 기재하였음. 다운증후군아동의 대운동기능: 운동발달 곡선 Arch Phys Med Rehabil. 2001; 82: 494–500."

ment-2nd edition, 베일리영유아발달검사 제2판)에 비해 비교적 다운증후군 유아의 운동기능 변화에 민감하다. Gémus 등은 GMFM을 사용하여 쉽고 정확하게 다운증후군을 평가할 수 있도록 다음과 같은 몇 가지 제안을 하였다. 첫째, 평가 시 아동이 협조적이지 않을 때는 부모보고 내용을 활용한다. 둘째, 말로 설명이 필요할 때는 가급적 간단하게, 대신 모델링 또는 시범을 보여주고 따라 하게 한다. 셋째, 평가 시 한 명의 치료사는 아이와 상호작용을 하면서 운동기술의 시범을 보여주고, 다른 한 명은 이를 관찰하고 점수를 매기는 식으로 팀을 이루어 평가한다. 넷째, 아이가 최대한 주변에 주의를 빼앗기지 않도록 환경을 구성한다. 다섯째, 개방형 질문은 피한다. 여섯째, 아동이 능숙한 자세와 움직임으로 구성된 항목부터 평가한다. 또한 어려운 운동기술을 수행하면 하위 수준의 운동기술은 자동으로 점수가 계산되며, 3세가 넘은 아동은 D 영역(서기)과 E 영역(걷기/달리기/점프)만 평가한다.

다운증후군에 적합한 표준화된 평가도구가 몇 가지 더 있다. PDMS-2는 0~72개월 아동의 대운동기술 및 소운동기술을 연령 등가 점수, 백분위수, 척도점수를 구할 수 있는 규준참조 평가도구다. 주기적으로 검사한 척도점수는 시간의 경과에 따른 운동 능력을 모니터링하기에 좋다. BSID는 1~42개월 아동에게 적합하며, 다른 발달 평가도구의 타당도를 조사할 때 비교하는 표준이 되기도한다. BSID는 인지, 언어, 운동, 적응 행동, 사회-정서 영역 등의 전반적인 발달을 평가한다. 마지막으로 3세 이하의 어린 다운증후군아동을 평가할 목적으로 네덜란드에서 개발된 비교적 새로운 평가도구가 있다. 다운증후군아동의 기본 운동기술검사(Test of Basic Motor Skills of Children with Down Syndrome)는 15개 항목으로 구성된 자세 조절 평가도구로, 민감도는 GMFM 수준이다.

장애아동의 참여에 관한 연구는 별로 이뤄지지 않았고, 다운증후군아동이나 성인을 대상으로 한 것도 거의 없다. 결과적으로 참여를 주제로 연구할 때 사용할 수 있는 도구와 자료는 거의 없다. 현재는 PEDI의 사회기능 영역을 평가하여 매우 어린 다운증후군아동의 참여 수준을 측정할 수 있다. PEDI의 다른 두 영역(자조활동, 이동성)은 활동 제한을 평가한다. PEDI는 6개월~7.5세의 아동에게 사용하며, 참여에 필요한 환경 수정과 보호자의 도움 수준을 알 수 있다. 아동의 참여 수준을 평가할 목적으로 최근에 CAPE/PAC이 새롭게 개발되었으며, 적용 대상은 6~21세이다.

치료 계획과 중재

일반적으로 물리치료 중재의 목표는 운동기술의 획득 속도를 높이고, 저긴장성과 관절 불안정을 보상하기 위한 전략에 따른 이차적 문제의 발생을 예방하며, 일상활동에 참여를 높이고자 하는데 있다. Palisano 등은 경미한 운동장애를 보이는 다운증후군아동의 운동기능이 연령에 적합하거나 기대되는 수준 이상일 때, 구조화된 놀이와 여가활동을 통해 운동목표를 달성해야 한다고 하였다. 하지만 중등도에서 심한 운동장애를 갖거나 예상에 못 미치는 운동기능 수준을 갖는 다운증후군아동은 물리치료 중재 없이 운동발달목표를 성취하기가 어렵다.

유아기 또는 걸음마 시기 다운증후군아동의 주요 치료목표는 자세 조절, 정위반응, 균형반응 그리고 운동기술(특히 독립적 이동성)의 발달을 촉진하는 것이다. 이를 위한 중재법으로 근력강화운동이 효과적이므로 다리 신전근이 강화되는 쪼그려 앉은 자세에서 일어서기 또는 앉은 자세에서 일어서기 같은 연결동작을 반복시킨다. 신체중심선을 지나 손을 뻗는 활동은 몸통 회전을 촉진하므로 복부의 조절력이 좋아진다. 움직이는 표면(치료용 공, 경사판, 볼스터 등) 위에서 자세를 취하거나 움직이면 코어 근력 및 자세 조절력 향상에 좋다.

표 10-2는 유아기부터 약 8세까지 다운증후군아동에게 대표적인 중재법에 관한 현재의 근거와 용량(dosage)을 정리한 것이다. 다운증후군을 위한 다양

표 10-2 • 다운증후군의 대표적인 중재법

중재법	연령 범위	근거 정리	용량 지침
조기 중재	출생~3세	• NDT 및 중재제공자 훈련은 최상의 치료결과를 얻는데 중요한 요인이 아님 • 중재 강도 및 부모 참여는 기능향상의 핵심요소임 • 부모는 집에서 할 수 있는 간단한 근력강화프로그램을 기대함	• 운동 강도가 중요함 • 부모 참여 및 발달촉진 운동의 일상활동 통합이 주당 치료 횟수보다 중요함
트레드밀 훈련	아이 혼자 30초 앉기 또는 트레드밀에서 1분에 6걸음 걷기(=10개월 수준) 또는 혼자 3~6걸음 걷기가 가능한 시기	• 전동 트레드밀에서 아이를 잡고 보행 연습을 시키는 것에 대한 부모 교육은 독립적 보행의 시작 시기를 앞당김(평균 101일) • 운동형상학 및 성숙/보행 패턴의 안정성 향상 • 다른 운동기술발달에 긍정적 영향을 미침 • 보행 패턴이 일정치 않고, 불안정할 때 시작하는 것이 좋음	• 주 5일, 매일 8분 연습에서 유의한 결과가 나타남 • 발목에 웨이트를 달고 걷는 속도를 높이면 결과가 향상되지만 부모에게 한번에 너무 많은 변수를 조작하게 하는 것은 부담이 될 수 있음
자세 조절	15~31개월 4~6세	• 자세 시너지 발달과 향상에 초점 • 운동 협응력 향상을 위한 연습과 과제 수행조건 변경	• 가이드라인이 될 만한 결과는 없음
보조기	3.5~8세 평균 28개월 3~6세 19~24개월 붙잡고 일어설 수 있을 때 4~7세	• 신발 인솔/발보조기 및 발목보조기는 보행, 균형, 대운동기술을 향상시킴 • 아이가 잡고 서기 시작하면 보조기를 사용해야 함; 너무 빨리(즉, 독립 보행 전) 보조기를 신기면 탐색 및 움직임이 다양성을 제한하므로 좋지 않음 • 보조기 타입 및 착용 시기에 대한 논란; 신장, 체중, 체질량지수, 관절 과운동성 수준은 보조기 선택의 핵심요소임	• 유효한 결과는 없음 • 활발히 활동하는 시간에는 보조기가 필요함

한 중재법의 유효성(efficacy)에 관한 연구도 있지만, 대부분 표본 크기가 작거나 내적 타당도가 높지 않다는 점에 유의한다. 다운증후군 중재에는 이견이 있으므로 치료사의 경험과 선호도가 치료지침에 영향을 미친다.

다운증후군은 지적장애와 언어손상이 동반되므로, 대운동기술의 향상을 위한 중재를 계획할 때 다운증후군에게 맞는 운동학습법을 고려해야 한다. 의사소통을 위해 연령에 상관없이 수화와 대체의사소통장치를 사용해서 치료 효과를 높여야 한다. 앞에서 말한대로 Gémus 등에 의하면 학습할 움직임을 말로 설명하는 것은 줄이고, 모델링이나 시범을 보이는 것이 치료 효과를 높일 수 있는 방법이다.

의사소통 문제 외에도 Wishart에 의하면 다운증후군은 어려운 운동과제를 수행해야 할 때 다른 것에 관심 있는 척하거나 "응석 부리기"식의 회피 전략에 크게 의존한다. 회피 전략이 통하지 않으면 치료를 거부하기도 한다. 다운증후군의 효과적인 중재를 위해 적절한 의사소통과 행동 전략이 반드시 필요하며, 어려운 운동과제에 당면했을 때 회피반응이 나타나면 부모나 양육자와 함께 아이가 관심을 가질 만한 활동을 구상해 치료에 참여하도록 유도한다. 아이의 연령과 인지발달 수준에 따라 관심 분산과 방향 전환, 연령에 맞는 치료 관련 선택권 부여 그리고 적절한 행동에 대한 보상도 효과적인 전략이 될 것이다.

근거중심 임상적 추천

SORT: 추천 분류의 장점

A 일관된, 양질의 환자 지향적 근거

B 일관되지 않거나 제한된 질적 수준의 환자 지향적 근거

C 동의, 질병 중심의 근거, 일반적인 관행, 전문가의 의견 또는 사례 시리즈

1. GMFM은 다운증후군아동에게 적합한 평가도구로, 운동발달곡선은 다운증

후군의 발달을 과속발달, 연령 적합 또는 지연 등을 확인하는데 매우 유용하다. **B 등급**

2. 부모들은 보호자 교육을 통해 집에서 할 수 있는 간단한 근력강화운동 방법을 알고 싶어하며, 홈프로그램은 운동기술의 변화에 요구되는 중재의 강도를 실천하는데 유용하다. **C 등급**
3. 보행 전 유아에게 체중지지 트레드밀훈련을 일주일에 5일, 매회 8분씩 실시하면 평균적으로 3개월 정도 빨리 걷기 시작한다. **B 등급**
4. 걷는 다운증후군아동에게 발보조기 또는 SMO를 신기면 기능적 대운동기술이 향상되고(**A 등급**), 아이 스스로 잡고 일어서거나 아이를 세웠을 때 좋아한다면 독립적 이동성이 빨리 획득된다(**C 등급**).

종합 질문

10.1 다운증후군아동의 자세 조절 발달이 지연되는 이유로 가장 적합한 것은?

A. 수두증
B. 정상보다 작은 크기의 소뇌
C. 시각장애
D. 비만 경향

10.2 어린 다운증후군아동의 조기 보행을 촉진시키는데 도움이 되는 것은?

A. SMO
B. 조기 중재프로그램
C. 트레드밀훈련
D. 수중치료

10.3 활동적인 놀이에 참여하는 시간이 몇 분 밖에 안 되는 활동내성의 부족과 관련 있는 것은?

A. 갑상선기능저하증
B. 시각손상
C. 위식도역류증
D. 자세 조절이상

정답

10.1 **B.** 소뇌는 균형과 자세 조절을 담당하는 중요한 역할을 한다. 다운증후군아동의 소뇌는 일반아동보다 크기가 작아 다운증후군아동의 자세 조절력이 부족한 이유를 설명하는 한 가지 이유가 된다. 수두증(A)은 다운증후군아동에서 흔히 발생하지 않고, 시각손상(C)도 자세 조절에 영향을 미칠 정도로 심각한 경우는 드물다. 비만(D)은 자세 조절에 좋지 못한 영향을 끼치지만 다운증후군아동은 체중에 상관없이 자세 조절에 어려움이 있다.

10.2 **C.** 트레드밀훈련을 한 다운증후군유아는 대조군에 비해 평균 101일 먼저 독립적으로 걷기 시작하는 효과가 있는 것으로 보인다. 보조기(A)는 현재 다운증후군 치료에서 보편화되었지만, 착용 시기(독립 보행 시작 이전 또는 이후)에 대해서는 아직 논란의 여지가 있다. 현재까지 조기 중재(B) 또는 수중치료(D)가 독립 보행에 미치는 영향에 대한 수준 높은 연구결과는 보고된 바가 없다.

10.3 **A.** 갑상선기능저하증의 일반적인 증상에는 지구력 감소 및 피로, 호기심 감소, 근육통 및 관절통 등이다. B~D는 활동 내성 감소에 영향을 미치지 않는다.

듀센형근이영양증

Duchenne Muscular Dystrophy

Christine A. Cronin

CASE 11

듀센형근이영양증(Duchenne Muscular Dystrophy, DMD) 진단을 받은 12세 남아 김○○은 도시 근교 지방에서 복층 구조의 주택에 부모와 여자 형제 1명과 살고 있다. 초등학교에 재학 중으로 날씨가 좋으면 집에서 학교까지 전동 휠체어로 이동한다. 학교생활에 열심이며 필기도 혼자 할 수 있다. 학교에서 도움이 필요하면 보조원의 도움을 받을 수 있다. 역사 과목은 별로 관심이 없고 정치 관련 수업을 좋아한다. 김○○은 스포츠를 매우 좋아한다. 아이와 부모는 학교 정규활동에 참여하기 위해 최선의 노력을 다하고 있다. 동네 YMCA에서 매주 1~2회 저녁시간에 물에 뜨는 보조장치를 이용해 수영을 하고 있으며 효과도 만족스럽다. 보이 스카우트활동도 적극적이며, 아이는 신장 175cm, 체중 86kg이다. 집에서는 차고와 가까운 1층에 있는 방을 사용한다. 1층에 작은 욕실이 있고 출입문이 넓어 휠체어 출입이 용이하다. 병원용 침대를 사용하며 가족 차량은 휠체어 탑승이 가능하다. 최근에 대퇴골 골절로 보행은 못하지만 전동 휠체어는 혼자 사용한다. 한 사람의 최대 보조를 받아 뒤집고, 일어나 앉고, 피봇 이동(pivot transfer)을 할 수 있다. 근접 감독(close supervision)하에 침대 가장자리에 앉아 있을 수 있다. 옷 입기/벗기와 화장실 사용은 최대 보조가 필요하다. 식사시간에 스스로 식기를 사용하지만 물이 담긴 컵을 들 때는 보조가 필요하다. 집에서는 수압식 슬링 리프트(hydraulic sling lift)를 사용하지만 크기가 크고 외관상의 이유로 보통은 창고에 둔다. 앞으로 예상되는 손목, 손, 손가락의 구축을 막기 위해 매일 잠깐 양측 핸드 스프린트를 착용한다. 또한 양측 고정식 AFO를 신는다. 신체기능 및 구조의 손상으로 폐활량 감소와 약한 기침, 팔 · 다리 관절의 관절가동범위 제한, 전신 근력 감소, 저긴장도, 척추측만증 진행 그리고 요추 및 양쪽 힙에 통증이 있다. 김○○은 휠체어에 앉아서 체중을 앞 · 뒤 그리고 양옆으로 이동할 수 있다. 김○○의 재활팀은 소아과와 정형외과의사, 학교 물리치료사, 가정방문 물리치료사로 구성되어 있다. 물리치료사는 보조기와 전동 휠체어, 가정에서 생활하는데 필요한 보조기구를 선택할 때 자문 역할을 했다. 김○○은 감기에 자주 걸리고 종종 기관지염으로 진행되기도 한다.

의학적 문제로 두 번의 대퇴골 골절이 있었다. 최근에는 집 뒷마당에서 휠체어로 수영풀의 임시 리프트로 이동하던 중 왼쪽 대퇴골 중간부에 골절상을 입었다. 칼슘제제와 변비완화제를 복용하고 있다. 부모는 체중 증가와 골 밀도 감소에 대한 걱정으로 당질코르티코이드제제는 복용시키지 않고 있다. 엄마는 전업주부로 언제든 아이를 케어할 수 있다. 김○○이 전동휠체어로 하교하지 않을 때는 엄마가 데리러 가고 숙제도 도와준다. 가족 간의 결속력은 좋아 보이지만, 김○○은 자신이 부모와 다른 가족에게 부담이 되는 것과 앞으로 얼마나 살 수 있을지 걱정이 많다. 현재 가정방문 물리치료사로부터 일주일에 두 차례 매회 45분씩 동네와 가정에서 필요한 이동방법과 보조기기 사용에 중점을 두고 치료를 받고 있다.

- ▶ 이 진단명과 관련하여 뚜렷한 징후는 무엇인가?
- ▶ 기능 및 참여를 평가하는 가장 적합한 테스트 세 가지는 무엇인가?
- ▶ 김○○의 상태에 영향을 주는 요인은 무엇인가?
- ▶ 김○○에게 가장 필요한 물리치료 중재법은 무엇인가?

주요 정의

- **크레아틴키나제 또는 크레아틴 포스포키나아제**(creatine kinase or creatine phosphokinase): 아데노신이인산과 포스포크레아틴을 ATP와 크레아틴으로 변환시키는 촉매 효소로, 대부분의 조직에 함유되어 있지만 뇌, 횡문근, 아데노신삼인산을 빠르게 재생할 수 있는 조직에 더 많이 농축되어 있다.
- **가우어 사인**(Gowers' sign): 양쪽 손과 발을 이용해 바닥으로부터 일어나는 형태로, 먼저 각기 손으로 무릎을 짚고 그다음 힙 신전근의 약화를 보상하기 위해 손으로 허벅지를 밀며 무릎을 과신전해서 일어난다.
- **과탄산혈증**(hypercapnia): 혈액 중에 이산화탄소의 농도가 지나치게 높은 것으로 대개는 폐질환, 호흡저하증후군 또는 의식 소실 등에서 비롯된다.
- **가성비대**(pseudohypertrophy): 근육 크기의 증가로 개별 골격근 섬유의 크기가 커진 것이 아니라 듀센형근이영양증에서 근육이 섬유성 조직과 지방으로 대체된 것이다.
- **트랜스아미나아제**(transaminase): 한 분자군에서 다른 분자군으로 아미노기의 변환을 촉진시키는 효소로, 단백질대사에서 아미노산을 형성하는 과정에 중요한 역할을 한다. 혈중 트랜스아미나아제 수치가 높으면 간 기능 이상을 의심할 수 있다.

목표

1. 듀센형근이영양증의 의학적 치료 계획을 설명할 수 있다.
2. 기능적 이동성 시기의 연장을 위해 처방하는 당질코르티코이드의 이점과 부작용을 이해할 수 있다.
3. 개개인의 목표 존중, 자기효능감 증진, 참여 강조 등 물리치료의 중요성을 이해할 수 있다.
4. 듀센형근이영양증 치료 시 주의사항과 다른 전문가에게 의뢰 시기를 판단할 수 있다.

물리치료 시 고려사항

십대 초반 청소년 듀센형근이영양증의 물리치료 시 고려할 점:

- **일반적 물리치료 계획/목표**: 가정과 지역사회 구성원으로 안전한 참여와 기능 수행 능력의 최대화; 24시간 포지셔닝을 통해 구축발달의 최소화; 하지근력, 관절가동범위, 지구력의 향상/유지; 호흡기능 유지; 휠체어, 욕실, 화장실로 이동 능력 최대화; 보조기구 사용 여부에 관계없이 선 자세의 유지 능력 및 이동 능력 향상; 환자 안전 우선 및 기능적 독립성 극대화; 자기효능감 향상
- **물리치료 중재**: 휠체어로 좁은 공간, 턱 넘기, 집, 자동차 그리고 버스 출입 연습; 뒷마당의 가족 수영장에 안전하고 효율적인 방법으로 이동 연습; 치료시간에 근력강화운동, 관절운동, 호흡프로그램 교육 및 홈프로그램으로 통합; 휠체어에서 체중 이동 및 침대 가장자리에 앉은 자세에서 균형훈련; 일상과제 및 활동 시 자기효능감 증진 및 관절운동, 이동, 적합한 운송수단을 이용한 이동기술에 대한 가족 및 양육자 교육
- **물리치료 시 주의사항**: 골절 및 근육손상의 위험이 높으므로 팔·다리 또는 몸통에 저항 또는 강한 힘이 가해지는 관절운동 금지; 통증, 약화, 피로; 이동을 위한 체중지지를 보조할 때 넘어짐 또는 부상의 위험 최소화; 보조기 착용 시 피부 상태의 면밀한 체크
- **물리치료를 방해하는 요인**: 아이가 AFO와 장시간의 포지셔닝을 불편해 함; 골절 위험에 대한 아동 및 부모의 걱정

건강 상태의 이해

근이영양증은 진행성 신경근질환으로, 일정한 패턴으로 근육기능의 퇴행이 일

어나며, 위축, 점진적 근육 약화, 구축, 진행성 기능장애가 특징이다. 듀센형근이영양증은 디스트로핀 근육 단백질에 유전학적으로 돌연변이가 발생한 것이 원인이다. 듀센형근이영양증은 디스트로핀 부족으로 근육세포가 쉽게 손상을 입으며, 대표적인 X-염색체 관련 질환으로 남아 신생아 약 3,500~6,000명 중 1명꼴로 발생한다. 근육 약화는 근원섬유가 점차 소실된 결과로 듀센형근이영양증의 가장 대표적인 특징이다. 남아에서 가우어 사인과 가성비대가 나타나면 듀센형근이영양증을 의심할 수 있고 추가적인 진단 평가를 통해 확진한다. 일반적으로 증상은 약 2세 6개월에 나타나지만 진단 연령은 평균 4.9세이다.

아이의 가족 및 양육자가 보고하는 초기 징후와 증상은 운동발달지연, 비정상적 보행 및 달리기, 계단 올라가기와 바닥에서 일어서기 능력의 감소 그리고 자주 넘어짐 등이다. 보행 특징은 골반 전방경사와 요추전만 증가, 오리걸음 패턴 그리고 발의 회내 및 외번이다. 발목을 저측 굴곡 형태로 발끝 보행을 하는 것은 무릎의 안정성을 확보하기 위한 부상 패턴이다. 병의 초기에 목 굴곡근, 견갑대 근육, 복근, 힙 근육들의 약화가 일어난다. 6세가 되면 근 파워의 40~50% 이상이 소실된다. 치료를 하지 않을 경우, 대개 10~12세가 되면 더 이상 실행을 할 수 없게 되고, 약 80%에서 보행 소실 후 척추측만증이 발생한다. 듀센형근이영양증의 일반적인 진행 과정을 기준으로 약 13세에 손목 굴곡근, 팔꿈치 굴곡근, 장경인대, 무릎 굴곡근 그리고 발목 저측 굴곡근에 빈번히 구축이 발생한다. 듀센형근이영양증 남아를 대상으로 한 행동연구에서 언어지연, 인지장애, 낮은 지능지수(평균 85) 등을 보고하였다. 어린 아이(X-염색체 연관 유전 패턴 때문에 주로 남아)에게서 비정상적 근육기능, 혈청크레아티닌키나제 수치 상승(근육세포 파괴의 증가를 가리킴), 혈청트랜스아미나아제 수치 상승 등이 나타나면 듀센형근이영양증을 의심해야 한다.

2010년, 2005~2007년 사이 전신 당질코르티코이드(프레드니손과 디플라자코트)의 장기간 사용(5.5~8년)이 듀센형근이영양증의 진행에 미치는 영향에 관한 네 편의 실험논문을 대상으로 한 리뷰논문이 발표되었다. 저자들은 당질코르티코이드를 빨리 사용할수록 신경근육기능이 좀 더 오래 유지된다고 결론지었다. 당질코르티코이드를 복용한 군에서 대조군에 비해 보행기간이 2~5년 연장되었다. 이 약을 장기 복용했을 때의 이점으로는 척추 안정화 필요성의 감소, 폐 기능 이상 발생률의 감소 그리고 비강 간헐양압환기(Nasal Intermittent Positive Pressure Ventilation, NIPPV) 필요성의 감소를 들 수 있다. 위에서 언급한 논문 네 편 중 두 편의 연구결과에 따라 당질코르티코이드 치료를 한 군에서 좌심실 박출률(left ventricular ejection fraction) 기능이 오래 유지되었다. Moxley 등은 듀센형근이영양증 환아가 디플라자코트 또는 프레드니손을 장기간 복용할 경우, 신장이 감소하고 체중이 증가하는 부작용을 보고하였다. 척추와 팔·다리의 골절도 빈번하였다. 2013년, 54명의 듀센형근이영양증 남아에서 척추측만증 발달에 디플라자코트의 장기간 사용이 미치는 영향에 관한 종적 연구(longitudinal research)가 이뤄졌다. 보행 능력을 상실하기 전, 30명의 남아는 약을 복용하고 24명은 복용하지 않았다. 15년에 걸친 추적조사에서 당질코르티코이드를 복용한 생존자의 78%는 척추 수술(척추만곡 ≥ 20°)이 필요 없었지만, 대조군에서는 그 비율이 8.3%에 그쳤다. 약물치료를 받고 10년 후에 당질코르티코이드군에서는 단 한 명도 척추측만증이 발생하지 않았다. 하지만 디플라자코트를 복용한 70%에서 백내장, 길이 성장의 감소(디플라자코트를 복용하지 않은 군과 비교해 신장 17cm 감소), 체중 증가(실험군 대 대조군: 평균 55kg 대 평균 51kg)가 있었다. 주목할 점으로 장골 골절의 차이를 비교한 결과, 두 군 간에 유의한 차이는 없었다.

듀센형근이영양증의 사망원인은 주로 호흡장애로, 대개 20~25세 사이에 사망한다. 낮에 과탄산증이 발생할 경우, 환기보조장치 없이 생존할 수 있는 평균기간은 9.7개월이다. 듀센형근이영양증 43명을 대상으로 한 최근 연구에서 30세까지 생존할 확률은 85%, 중위수는 35세였다. 저자들은 생존율 증가의 원인으로 보조적 기계환기장치의 사용 증가, 심근증 치료와 척추융합술 같은 치료법을 들었다.

물리치료 환자/고객 관리

보험, 거주 지역 그리고 병의 단계 등 여러 요인들을 고려해야 하므로, 다학제간 치료팀은 소아과의사, 소아정형외과의사, 소아신경과의사, 폐전문의, 심장전문의, 재활전문의, 위장병전문의, 물리치료사, 작업치료사, 호흡치료사, 영양사, 사회복지사 그리고 보장구전문가 등으로 구성된다. 팀 구성원은 환자와 가족에게 병의 일반적 진행 과정, 예상되는 기능의 감소 그리고 최적의 치료적 중재에 대해 이해시켜야 한다. 중재법에는 당질코르티코이드 그리고 보조적 도구로 전동 휠체어가 포함된다. 병이 더 진행되면 손으로 하는 간헐양압환기와 기계적 기침보조 같은 호흡보조가 중요해진다. 가정과 지역사회 생활에 필요한 교육과 이동수단 정보도 제공해야 한다. 물리치료사의 역할은 환자의 기능과 참여를 최대로 높일 수 있는 치료 계획을 세우고 실행하는 것이다. 물리치료 목표는 기능을 최대로 높여 주고 이차적 손상(예: 관절 구축, 근육 불균형, 관절 비대칭, 보조기 관리)을 최소화시켜 주는 것이다. 물리치료사는 균형, 근력, 관절가동범위 관리, 설인호흡(glossopharyngeal breathing) 교육 및 모니터링, 자기효능감 증진 전략에 중점을 둔다.

교육 대상은 부모, 성인 양육자 그리고 환자이다. 교육내용의 시행을 주기적으로 모니터링하고 필요할 경우 수정한다.

검사, 평가 및 진단

초기 검진 전에 관련 정보를 수집한다. 환자 케어를 담당하는 다학제팀의 구성, 의학적 정보(수술 및 X-선 검사결과), 약, 알러지반응에 대한 정보가 필요하다. 당질코르티코이드치료는 기능적 이동과 계단 보행 시기의 연장, 척추측만증 예방, 폐 기능 유지에 효과적이라는 현재의 문헌 근거에 대한 지식도 갖춰야 한다.

의학적 이력을 검토한 후에 환자 및/또는 부모에게 참여 수준과 삶의 질에 관한 자기보고식 설문조사를 할 수 있다. 이때 사용할 수 있는 평가도구로 아동의 일상생활 참여 수준을 측정하는 CAPE, 건강한 아동과 만성 질환을 앓는 아동 모두에게 사용하는 건강 관련 삶의 질을 측정하는 PedsQL이 있다. 50명의 듀센형근이영양증과 25명의 연령을 교정한 건강한 남아를 비교한 연구를 보면 자기보고식으로 작성한 CAPE 및 PedsQL 결과에서 듀센형근이영양증 아동은 같은 연령대의 규준 점수와 비교할 때 신체활동 참여 영역의 점수가 크게 낮았고, 감정 영역을 제외하고는 삶의 질에 대한 주관적 만족도가 낮았다. 듀센형근이영양증군은 나이가 많아질수록 활동 참여와 사회활동 빈도가 줄었지만, 건강한 남아에서는 그렇지 않았다. 치료사는 자기보고식 설문지 결과에서 환자의 현재 참여 수준을 이해할 수 있다.

치료사는 환자 인터뷰에서 듀센형근이영양증 환자 및 가족 케어에 유용한 정보를 구할 수 있다. 인지기능과 의사소통 능력을 파악하고 인구학적 정보도 조사한다. 복용 중인 약의 종류와 알러지반응 여부도 주기적으로 확인한다. 치료사는 환자의 치료 목적과 목표를 알아야 한다. 가족과의 인터뷰 정보가 유용할 것이다. 환자의 자기 평가결과까지 종합적으로 고려해서 치료목표를 세운다.

첫 평가 시 근골격계 검진, 신체구조 및 기능의 측정, 활동 제한 그리고 참여 제한 등을 측정한다. 평가도구는 아동의 연령, 현재 기능 수준, 측정할 기능 영역, 약물치료, 집/직장/학교 환경 그리고 활용 가능한 지원(support) 수준 등을 고려해서 선택한다.

집에서 약 11~12세의 듀센형근이영양증 아동의 초기 평가를 실시할 경우에는 근력, ROM, 균형(예: 기능적 뻗기 검사) 그리고 자세 등을 측정한다. 휠체어도 평가한다. 현재 사례의 김○○의 전담 호흡치료사가 없다면, 물리치료사가 호흡 패턴과 폐활량을 평가한다.

활동 제한 영역에서 연령에 적합한 집, 학교 및/또는 지역사회에서 자조활동 및 신체활동을 평가한다. 반복 평가 시에는 나이에 맞는 평가도구로 대체한다. 6분 보행검사를 했지만, 보행 능력을 상실했다면 다음 번 평가에서는 GSGC (Gait, Stair, Gower and Chair Assessment, 보행, 계단, 가우어, 의자 평가)가 더 적합할 것이다. 또한 브리케척도(Brooke scale) 및/또는 잽슨-테일러 손기능 평가로 상지기능을 평가한다. 근이영양증의 하지운동기능 평가는 수정된 비그노스 하지척도(Modified Vignos Lower-Extremity Scale)가 있다. MFM (Motor Function Measure, 운동기능평가)은 운동기능 변화를 측정하여 치료적 중재를 통한 향상을 나타내거나 보행 능력의 상실 시기를 예측하는데 유용하다. MFM은 32개 과제로 구성된 4점 리커트척도이다. 김○○에게 가장 적합한 평가도구는 EK척도(Egen Klassification Scale)일 것이다. EK척도는 보행 능력을 상실한 듀센형근이영양증 아동이 일상활동에 필요한 기능적 능력을 측정하는 것으로 평가시간은 약 10분 정도이다. EK척도로 듀센형근이영양증 아동이 단계적으로 신체기능을 상실해 가는 시기를 예측할 수 있다. EK척도는 10개의 범주로 휠체어 사용, 휠체어에서 이동, 휠체어에서 균형 조절, 서기, 팔 움직임, 식사 시 손 및 팔 사용, 침대에서 돌아눕기, 기침, 말하기, 신체적 안녕감 등이다. EK척도 점수와 노력성 폐활량(forced vital capacity, FVC%)을 고려하면, 보조 환기가 필요한 수준을 예측할 수 있다.

집에서 전신기능 및/또는 참여 수준을 평가할 때는 FIM, PEDI(6개월~7세 아동 및 발달 연령 7세 이하의 기능적 기술 측정) 또는 ESTR (Enderle-Severson Transitional Rating Scale, Enderle-Severson 이행등급척도) 등을 사용할 수 있다. ESTR은 집에 거주하며 지역사회에서 이동할 수 있는 장애 수준이 경미한 개인의 직업/직업훈련, 레저, 여가활동 영역 등을 평가한다.

이상의 평가를 바탕으로 12세 김○○이 생활에서 경험하는 상호작용의 어려움을 평가할 수 있는 표준화된 측정도구가 필요하다. PedsQL 3.0 NMM

(Pediatric Quality of Life Inventory and Neuromuscular Module, 아동 삶의 질 및 신경근육기능평가) 또는 CAPE1가 적합할 것이다.

치료 계획과 중재

환자/가족 인터뷰, 검진 및 평가 정보를 바탕으로 치료 계획과 적합한 중재의 실천 계획을 세운다. 2010년, DMDCCWG (DMD Care and Considerations Working Group, 듀센형근이영양증 케어 및 고려사항 실무단)에서 병의 단계에 따른 포괄적 다학제 간 접근의 중요성을 강조하였다. 증상 발현 전기, 초기 보행기, 후기 보행기, 초기 비보행기 그리고 후기 비보행기의 다섯 단계로 분류한다. 김○○은 제4기(초기 비보행기)에 해당한다. 주치의는 이동 능력을 최대로 연장시키기 위해 당질코르티코이드를 권했지만, 부모는 체중 증가와 골밀도의 감소를 우려해 아직 약을 복용시키지 않고 있다. 물리치료 중재로는 관절 유연성과 구축 관리를 위한 스트레칭, 운동 처방 및 모니터링, 보조기구 자문이 있다. 치료목표는 병이 일정한 패턴으로 진행되므로 예측되는 손상을 고려해서 증상의 경감이나 예방 쪽으로 정해야 한다. 치료사는 척추측만증의 발생이나 진행의 모니터링, 기본 호흡 관리, 적절한 포지셔닝 교육, 스탠더, 휠체어 좌석 그리고 집안 환경 수정을 위한 팀 의사결정에 참여한다. 병의 진행 시기에 가장 적합한 중재가 일상으로 통합될 수 있도록 환자/가족, 학교 선생님도 치료목표 설정 및 케어 계획에 참여시킨다.

관절 구축의 원인으로 근육 불균형, 이동성 부족, 근육조직의 변화 등을 들 수 있다. 기능과 정렬 상태를 최대로 유지하기 위해 관절의 신장성을 유지해야 하며 재활팀은 이를 위해 노력한다. 보행 시기 및 비보행 시기에도 수동, 능동 보조, 능동 스트레칭을 모두 적용한다. DMDCCWG에서는 매주 4~6일 집, 학교 또는 병원에서 일상생활의 한 부분으로 스트레칭을 시행할 것을 권고하고 있다. 유연성과 이동성의 유지를 위해 보조기, 스프린팅, 스탠딩프로그램(예: 스탠더)을 이용한 장기적인 스트레칭이 필요하다. 밤에도 보조기를 착용해 발목의 배측 굴곡범위를 유지해야 한다. 듀센형근이영양증의 후기 보행기에는 KAFO (Knee-Ankle-Foot Orthoses, 무릎–발목–발보조기)를 착용하고 짧은 거리를 이동할 수 있고, 초기 비보행기 때는 스탠드 피봇 이동(stand pivot transfer)과 서기가 가능하다. 35개의 연구결과를 리뷰한 논문에서 KAFO가 듀센형근이영양증 환자의 보조를 통한 보행과 서기 능력은 연장시켜 주지만, 기능적 보행기간의 연장 여부는 확인하지 못했다. Hyde 등은 듀센형근이영양증 남아의 아킬레스건 구축의 관리를 위한 두 가지 중재법을 비교할 목적으로 전향적, 무작위연구를 수행하였다. 수동 스트레칭을 시행한 군 그리고 스트레칭과 함께 야간용 무릎 아래 스프린트를 착용시킨 군으로 나누어 비교하였다. 30개월의 추적연구에서 야간 스프린팅 중재를 받은 군에서 아킬레스건 구축 발생률이 23% 낮았다. 연구결과에 따라 아킬레스건 구축의 악화는 보행 능력의 상실을 초래하는 중요한 요인이다.

듀센형근이영양증의 치료 계획에 근력강화활동을 포함시키는 것에 대한 정확한 가이드라인은 없다. 근력강화활동 타입에 따른 근육손상, 통증, 피로의 증가라는 문제와 앉아서 생활하기 때문에 무용성 위축이 발생할 위험이 있다는 두 가지 측면이 끊임없이 대립되어 왔다. 현재, 근력강화운동으로 듀센형근이영양증 환자의 근력이 향상되었다는 연구결과는 없다. 2002년, Kilmer는 신경근질환에 운동 트레이닝의 효과를 입증하고자 다각도로 노력을 기울였다. 세 편의 논문을 리뷰한 결과를 보면 듀센형근이영양증 같은 진행성 신경근질환은 저항운동으로 근력이 향상되지 않는다. 하지만 듀센형근이영양증 환자의 근력에 변화가 없다는 것은 긍정적인 결과로 볼 수 있다. 2010년, 30명의 듀센형근이영양증 남아(7~13세)를 대상으로 근력강화프로그램의 효과를 조사한 최초의 전향적 무작위 대조군 연구가 이루어졌다. 논문 제목은 『No Use is Disuse』로 보행이 가능한 남아와 최근에 휠체어를 사용하게 된 남아를 대상으로 팔, 다리에 다이나믹 트레이닝을 실시하고, 여러 해 동안 휠체어에 의존하여 이동한 남아들을 대상으로 팔 지지와 함께 기능적 훈련을 실시하여 두 가지 중재법의 효과를 조사하였다. 대상자들은 두 군으로 무작위 배정하였다. 중재군에는 6개월간 보조적 팔 · 다리 자전거훈련을 실시했고, 대조군은 6개월의 비중재기간 후에 중재군과 동일한 프로토콜을 적용하였다. A6MCT (Assisted 6-Minute Cycling Test, 6분 사이클링 보조검사)에서 두 군 간에 차이는 없었지만, 중재군은 MFM 총점을 유지한 반면, 대조군은 MFM 점수가 유의하게 감소하였다. 이 연구결과를 통해 보조적 팔 · 다리 자전거운동이 듀센형근이영양증의 특징인 진행성 근 약화와 기능 소실을 늦춰준다는 것을 알 수 있다.

듀센형근이영양증에서 보행 능력 유지의 중요성은 여러 문헌을 통해 입증된 사실이다. 보행 능력이 소실되면 차차 기능적 기술의 소실과 함께 근 약화, 새로운 구축의 발생, 척추측만증 그리고 호흡 문제가 생긴다. 물리치료사는 초기 평가 후 아동이 최대한 이동 능력을 유지하도록 지속적으로 동기 부여를 해야 한다. 보행 빈도, 거리, 넘어진 횟수, 통증, 지구력 및 에너지 보존 그리고 계단 및 턱 지나기 등을 주의 깊게 모니터링한다. 운동과제는 아이에게 맞게 안전하고 효율적으로 완수할 수 있도록 수정한다. 김○○의 치료를 위해 아이, 가족, 선생님 그리고 관련 전문가들의 팀 워크가 중요하다. 현실적인 치료목표의 성취를 위한 제안과 휠체어 사용, 환경 적응 및 조정을 함께 준비한다.

대개, 사망은 호흡부전에서 초래되므로 치료사는 듀센형근이영양증의 호흡 관리에 신경써야 한다. 호흡과 기침운동훈련 및 치료는 물리치료의 중요한 중재법이다. 설인호흡(개구리호흡)은 공기를 반복적으로 들이마셔 하기도 속으로 들어가는 공기의 양을 늘리는 호흡 형태이다. 호흡기를 단 상태에서 설인호흡을 하면 호흡기 사용시간이 길어질 수 있지만, 호흡기 보조에 의한 호흡은 감소한다. 물리치료사는 간헐양압환기 같은 호흡치료의 논문 근거를 숙지하고 필요한 경우 전문가(예: 호흡치료사)에게 의뢰한다.

듀센형근이영양증은 병의 진행에 따라 독립적 이동성이 감소되므로 이 점을 고려해서 치료를 계획한다. 보조기구의 사용, 집, 학교 그리고 가능하면 지역사회 환경을 수정하는 방법이 있다. 물리치료사는 보조기, 주간 및 야간 포지셔닝 그리고 휠체어와 좌석 시스템을 포함해서 이동성에 대한 의사결정에서 재활팀의 중요한 일원으로 최선을 다해야 한다. 집과 지역사회의 환경 수정은 문과 방의 개조, 문턱의 개조를 예로 들 수 있다. 리모컨 제어장치와 리프트 같은 환경 수정도 고려한다. 의사소통 및/또는 의사소통 보조기구의 사용도 염두에 둔다. 치료사는 김○○을 지역사회활동에 참여시키는데 유용한 자원목록을 찾아 활용해야 한다. 아동 이송수단에 대해서도 미리 검토한다. 치료사는 아동/가족 미팅 그리고 팀미팅 시 실질적인 도움이 되는 능동적인 역할을 해야 한다.

근거중심 임상적 추천

SORT: 추천 분류의 장점

A 일관된, 양질의 환자 지향적 근거

B 일관되지 않거나 제한된 질적 수준의 환자 지향적 근거

C 동의, 질병 중심의 근거, 일반적인 관행, 전문가의 의견 또는 사례 시리즈

1. 전신 당질코르티코이드를 사용하면 듀센형근이영양증 아동의 보행기간을 연장시켜 주며 삶의 질이 높아진다. **B 등급**

2. EK척도 점수로 환기보조장치의 필요 여부와 시간의 흐름에 따른 신체기능의 소실 정도를 예측할 수 있다. **B 등급**

3. 보조적 팔 · 다리 자전거운동은 듀센형근이영양증 질환의 진행상의 특징인 점진적 근 약화와 기능 소실을 늦춰준다. **B 등급**

종합 질문

11.1 듀센형근이영양증의 뚜렷한 징후와 관련 있는 것은?

A. 바빈스키 사인
B. 토마스검사
C. 가우어 사인
D. 호만 사인

11.2 듀센형근이영양증의 기능과 참여를 평가하는데 적합한 평가방법은?

A. TUG
B. ROM
C. FRT
D. EK척도

11.3 김○○의 사례에서 가장 적합한 중재법은?

A. 기능적 상지 사용 능력의 보존, 척추측만증 악화와 호흡기능 감소 모니터링
B. 하지 사용 보존, 스트레칭, 환경적 접근
C. 휠체어 이동, 집 개조
D. 집 안에서 보행 능력 재획득을 위한 집중적 치료

정답

11.1 **C.** 가우어 사인은 듀센형근이영양증의 대표적인 특징이다. 바빈스키 사인은 신경학적 손상을 나타낸다(A). 토마스검사는 고관절 굴곡근의 타이트니스를 검사하는 방법이다(B). 호만 사인은 심부정맥혈전증을 평가하는 방법이다(D).

11.2 **D.** A, B, C는 신체기능 및 구조의 손상 수준의 평가방법이다. D는 듀센형근이영양증의 기능적 평가도구이다.

11.3 **A.** B와 C도 중요하지만 이미 치료적 중재로 고려되었을 내용이다. 김○○의 경우 D는 의학적 진단명을 고려할 때 현실적이지 않다.

발달성협응장애

Developmental Coordination Disorder

Phyllis Guarrera-Bowlby

CASE 12

김○○은 6세, 여아로 협응 조절(coordination control)의 어려움과 또래에 비해 움직이는 능력이 뒤처져 학교에서 물리치료 평가를 시행하였다. 심각한 질병이나 입원을 한 적도 없다. 부모보고에 의하면 초기 운동기술은 시기에 맞게 발달했지만, 늘 행동이 서툴러 보였다. 김○○은 일반 유치원에 다니고 있다. 거주 지역 내 통합 학급에 편성되었다. 물리치료사는 필요한 검사와 평가를 거쳐 IEP(사례 7 참조)하에 물리치료가 필요한 것으로 진단하였다. 나이에 맞게 눈맞춤을 잘 하고 치료사와 상호작용도 좋다. 물리치료 검사에서 몸통, 양측 팔 · 다리 심부건반사 항진 또는 간대성경련(clonus)의 징후는 없었고 긴장도가 약간 낮았다. 특히 머리와 얼굴에서 연합반응이 심했고 글씨 쓰기를 어려워했다. 글씨 쓰기를 할 때 혀 내밀기, 반대쪽 손 주먹 쥐기, 글씨 모양대로 머리 움직이기(예: "Z"자를 쓸 때 머리를 지그재그로 움직임) 같은 연합반응이 나타났다. 네발 자세에서는 ATNR (Asymmetrical Tonic Neck Reflex, 비대칭성긴장성목반사)과 STNR (Symmetrical Tonic Neck Reflex, 대칭성긴장성목반사)의 영향이 심했다. 팔과 다리에서 교대성 반복운동(diadokinetic movements)을 수행하는 것이 어려웠다. 또한 한 발 서기 같은 정적 균형기술과 계단 보행 및 점프 같이 동적 균형기술을 수행하는데 어려움이 따랐다. 계단은 난간을 잡고 한 발씩 교대로 움직여 올라가고 내려왔다. 난간을 잡지 않고 계단을 내려오게 했을 때 발을 교대로 움직이지 못했다. 두 발 번갈아 깡충뛰기(skipping)는 한 발씩 번갈아서 못하고 갤로핑(galloping) 패턴으로 움직였다. 특히 일직선을 따라 뒤로 걷기를 못했다. 느리게 굴러가는 공 차기에서 왼발보다 오른발로 더 잘 찼다. 공은 정확하게 잘 던질 수 있지만, 테니스 공 잡기에서 5번 시도에 한 번밖에 잡지 못했다. 모든 대운동기술과 소운동기술의 수행에서 근위부 안정성이 부족했다. 글씨 쓰기는 팔꿈치를 몸통이나 책상에 댄 상태에서만 줄을 맞춰 쓸 수 있다. 블록 놀이는 배열을 도와주면 블록 쌓기 모방을 할 수 있다. 네발 자세에서 한쪽 팔이나 다리를 들면 요추전만이 심해진다. 반 무릎 서기 자세를 취할 수 있지만 외부 작용으로 무게중심이 움직이면 균형을 잃고 넘어진다. 지금까지 병원검사나 작업치료 평가를 받아본 적은 없으며, 물리치료 평가가 처음이다. 김○○의 부모는 아이의 상태에 대해 매우 궁금해하고 있으며 집에서 할 수 있는 홈프로그램에 관심이 많다.

▶ 임상 양상을 근거로, 가능한 진단명은 무엇인가?

▶ 치료사의 검사결과에 따라 학교 환경에서 우선적으로 수정할 것은 무엇인가?

▶ 김○○의 운동기술이 학교 물리치료서비스가 필요할 정도로 지연되었는가?

▶ 김○○의 상황요인이 물리치료에 어떤 영향을 미칠 것인가?

주요 정의

- **연합반응**(associated reactions): 난이도가 높거나 저항에 대해 움직일 때 나타나는 불수의적 움직임으로 정상발달하는 아동에서 최대 8세까지 관찰된다. 8세 이후의 연합반응은 중추신경계의 손상을 의미한다.
- **CO-OP프로그램**(cognitive orientation to daily occupational performance program): 발달성협응장애 아동의 운동기술을 향상시키기 위해 운동학습 개념과 역동체계이론을 통합하여 고안된 프로그램이다.
- **교대성 반복운동**(diadokinetic movements): 회외-회내운동, 발가락으로 바닥 치기 또는 입으로 "파-타-카" 반복하기 같은 움직임을 교대로 빠르게 수행하지 못하는 것은 중추신경계의 손상을 의미한다.
- **통합운동장애**(dyspraxia): 협응된 움직임을 수행하는 능력이 손상된 것이다.

목표

1. 발달성협응장애의 진단기준을 이해할 수 있다.
2. 발달성협응장애와 유사한 증상을 나타내는 질환을 구별할 수 있다.
3. 협응력의 손상 수준을 평가할 수 있는 검사도구를 선택할 수 있다.
4. 발달성협응장애의 다양한 양상을 이해할 수 있다.
5. 현재의 근거와 아이의 임상 양상에 맞게 치료 계획과 중재를 선택할 수 있다.

물리치료 시 고려사항

교육 환경에서 어린 발달성협응장애 아동의 물리치료 시 고려할 점:

▶ **일반적 물리치료 계획/목표**: 교육에 기반한 서비스 시작; 독립적 이동성 및 신체기능, 활동 및 참여의 최대화; 이차적 손상의 최소화; 다른 전문가에게 의뢰(필요한 경우)

- **물리치료 중재**: 보호자, IEP(개별화교육계획)팀, 의료팀과의 협조 및 의사소통; 아동과 관련된 대운동기술 획득(추가적인 연습 및 과제를 좀 더 작은 단계로 쪼개기 등) 및 안전 교육(보호자와 다른 양육자를 대상으로 함); 필요에 따른 직접(절차적) 중재
- **물리치료 시 주의사항**: 치료사는 아이가 어려워하거나 새로운 대운동기술을 수행할 때 근접 감독을 해야 함; 충동성(impulsivity)에 대비한 안전사고 주의
- **물리치료를 방해하는 요인**: 부모와 학교 관계자들의 발달성협응장애 이해 부족; 아동의 학습, 놀이, 연령에 적합한 대운동기술 획득을 도와주는 전략에 대한 이해 부족

건강 상태의 이해

발달성협응장애는 일상생활에 필요한 대운동기술과 소운동기술을 수행하는데 어려움이 따르는 것이다. DSM-IV-TR (Diagnostic and Statistical Manual of Mental Disorders, 4th Edition, Text Revision, 정신장애진단 및 통계편람 제4판)의 발달성협응장애 진단기준은 다음의 네 가지이다. 첫째, 운동협응력이 필요한 일상생활활동수행력이 개인의 연령과 지적 수준을 고려할 때 현저히 평균 이하이다. 둘째, 운동장애가 학업수행 및/또는 일상생활활동에 상당한 지장을 끼친다. 셋째, 협응력 문제를 야기하는 뇌성마비, 전반적발달장애 진단에 해당되지 않는다. 마지막으로 지적장애가 있더라도 협응장애는 발달학적 인지 수준보다 훨씬 심각하다. 발달성협응장애는 ADHD와 ADD (Attention Deficit Disorder, 주의력결핍장애)를 포함하는 신경행동장애와 함께 발생할 수 있다. DSM-V에 증상은 초기 발달 시기에 나타나지만, 주로 5세 이후에 진단할 수 있는 기준이 추가되었다. 이전에는 자폐범주성장애가 제외

기준이었지만 현재는 아동의 협응장애가 자폐에서 기인한 것이 아니라면 두 가지가 같이 나타날 수 있는 것으로 본다.

발달성협응장애 아동은 학교 입학 시기가 되면 또래와 비교해서 학업 수행력과 운동기능이 뒤처지므로 물리치료를 받는 경우가 많다. 협응장애가 심하면 시기별 초기 운동기술의 발달이 느려 치료서비스를 받을 것이다. 물리치료 평가를 의뢰한 경우, 물리치료사는 아이가 학교 물리치료서비스의 대상이 되는지 판단하기 위해 운동장애의 정도를 정량적으로 측정해야 한다. 물리치료사가 검사에서 수집한 정보는 뇌성마비 또는 전반적발달장애 같은 다른 의학적 진단에도 도움이 될 것이다.

발달성협응장애는 수년에 걸쳐 서툰아이증후군(clumsy child syndrome) 또는 발달성통합운동장애(developmental dyspraxia)를 비롯해 다양한 이름으로 불렸다. 1994년 런던에서 개최된 국제회의(International Consensus Meeting)에서 발달성협응장애라는 용어가 공식적으로 채택되었다. 발달성협응장애의 평균 발생률은 5~6%이지만, 그리스에서는 19%로 높게 보고되었다. 남아 대 여아의 비율이 2:1에서 7:1까지 남아에서 더 많다. 발달성협응장애의 원인이 중추신경계에 있다 해도, 상세한 병인은 제대로 밝혀지지 않았다. MRI를 비롯한 의학적 검사는 종양이나 뇌성마비 같은 질환을 배제하기 위한 목적으로 시행된다. 다수의 조산아가 발달성협응장애로 진단되기 때문에 주산기 뇌의 기능부전에서 그 원인을 찾으려는 시도도 있다. 일부 연구자들은 발달성협응장애가 주산기 문제와 연관성이 높다면 발달성협응장애를 뇌성마비와 같은 맥락에서 고려하거나 기능장애가 발생한 경로가 유사한 것으로 여기고 있다. 또한 관절 과다운동 증상(joint hypermobility condition)이 있는 아동과 유사한 점이 있다(사례 27 참조). 그러므로 물리치료 평가를 할 때 관절 과다운동 질환도 고려해야 한다.

발달성협응장애는 양상이 매우 다양하기 때문에 하위 그룹으로 분류할 수 있다. 감각운동기능장애는 난독증(dyslexia), 주의력결핍 그리고 과잉행동 같은 질환을 가장 많이 동반하는 발달성협응장애의 한 범주이다. 신경심리검사의 결과에 따라 다음과 같은 세 가지 그룹으로 분류할 수 있다. (1) 운동손상을 동반한 관념운동 통합운동장애(ideomotor dyspraxia)는 모방, 동적 균형, 글씨 쓰기의 어려움, (2) 시공간 및 시각구성 통합운동장애(visual spatial and visual construction dyspraxia), 시각운동기술(visual motor skills) 및 글씨 쓰기 손상 그리고 (3) 혼합 통합운동장애(전반적 손상범주로 앞의 두 그룹에서 관찰되는 증상과 함께 팔 · 다리의 심각한 협응력장애)이다. Green 등은 발달성협응장애를 하위 그룹으로 분류해서 CO-OP프로그램 시행 후 중재결과를 비교하였다. 위 연구에서는 M-ABC (Movement ABC, 아동 움직임평가), VMI (Developmental Test of Visual-Motor Integration, 시각운동 통합발달검사) 그리고 COMPS (Clinical Observations of Motor and Postural Skills, 운동 및 자세기술 임상관찰) 등 여러 가지 결과 평가도구를 사용하고, 그 결과를 바탕으로 5개 그룹으로 나누었다. (1) 지각운동기술의 최대 수행, (2) 지각 및 소운동기술의 최대 수행, (3) 정적 및 동적 균형의 손상, (4) 지각 및 소운동과제 수행의 손상 그리고 (5) 모든 영역의 손상이다. 전반적으로 CO-OP프로그램에 참가한 아동의 1/3에서 아주 약간의 향상 또는 아무런 향상도 없었다. 시지각 문제가 있는 아동들이 중재 후 향상 수준이 가장 낮았고, ADD가 동반된 아동들도 별로 향상이 없었다. 하지만 동반 질환이 있는 환자 1/3에서는 향상이 나타났다. 상관분석결과, 지능검사에서 구두 능력 점수가 높을수록 치료적 중재의 효과가 좋았다.

임상가는 세계보건기구(WHO)의 ICF 장애모델로 신체구조 및 기능의 손상, 활동 제한 그리고 가정과 지역사회에서 활동의 참여 제한 등 포괄적인 관점에서 장애를 분류 및 이해할 수 있다. 발달성협응장애 아동의 신체구조 및 기능 분류에 시공간적 운동 조절과 적응적 자세 조절의 손상이 포함된다. 시공간적 운동 조절에는 아이의 개인 공간 내 · 외부에서 이뤄지는 움직임이 포함된다. 적응적 자세 조절에서는 시각, 전정감각, 체성감각 등 다양한 감각들이 조화를 이루지 못하는 상황에서 감각정보를 통합하는 능력과 정적/동적 균형활동을 조절하는 능력이 부족하다. 발달성협응장애 아동은 장애물 지나가기와 무게중심점의 모멘텀을 조절하기가 어렵다. Laufer 등에 의하면 발달성협응장애 아동은 정상아동에 비해 자세 동요(postural sway)가 크고 압력중심(Center Of Pressure, COP)의 진폭 변동이 다양하다. 이러한 압력중심의 변동은 단단한 또는 움직이는 표면에 서서 간단한 물체(예: 공, 테이블)의 이름 대기 같은 이중과제를 수행할 때 더욱 커진다. 발달성협응장애 아동은 이중과제 패러다임에서 인지과제 처리를 자세과제보다 우선순위에 두었다. Fong 등은 발달성협응장애 아동의 SOT (Sensory Organization Test, 감각조직화검사) 측정결과에서 감각손상을 확인하였고, 감각입력이 분명치 않거나 없을 때 더 심했다. 또한 발달성협응장애 아동에서 "경미한(soft)" 신경학적 증상으로 거울 움직임(연합반응), 약간의 저긴장증 그리고 원시반사가 지속된다.

발달성협응장애 아동의 움직임은 미성숙하고 느린 것이 대표적인 특징으로 특히 원위부의 움직임이 그렇다. 따라서 글씨 쓰기가 서툴다. 다리 조절 능력이 부족하여 보행과 달리기 기술이 일정하지 않다. Diamond 등에 의하면 발달성협응장애 아동은 또래에 비해 발목의 추진력이 부족하다. 또한 공 잡기 활동에서 신체분절 간 조절이 어렵다. Przysucha와 Maraj에 따르면 팔과 몸통을 조화롭게 움직여 공을 가로챌 수 있는 자세를 취하기 어렵고 공을 잡는 타이밍이 정확하지 않다. 몸의 모든 분절을 더욱 협응된 패턴으로 움직여야 하는 몸의 바깥쪽에서 날아오는 공을 잡는 것이 가장 어려운 과제이다. 이때는 주로 가만히 서 있거나 몸을 과장되게 움직이는 시도를 한다.

발달성협응장애 아동의 기억력 문제로는 시공간, 구두 기억력 그리고 운동형상화(motor imagery)가 있다. Asonitou 등은 표준화된 평가도구를 사용한 평가결과를 바탕으로 계획, 집중력, 동시 정보처리의 인지장애와 대운동기술의 낮은 수행력의 연관성에 대해 보고하였다. Wilson 등은 수행력장애와 관련된 연구들을 리뷰한 후, 발달성협응장애 아동의 기본적인 문제점은 움직임의 예측성 조절의 어려움에 있다고 결론지었다. 발달성협응장애 아동은 대운동기술, 소운동기술, 자조활동기술 등 광범위한 발달 영역에 걸쳐 기능적 수행력에 어려움이 있다. Wilson 등의 리뷰연구에 의하면, 발달성협응장애 아동의 운동장애는 안정적인 협응 패턴이 발달하지 못했기 때문이다.

발달성협응장애 아동은 조직화된 스포츠활동을 포함해서 가정, 학교, 지역사회에서 신체 및 사회활동에 참여가 부족하다. 발달성협응장애 아동의 50~70%에서 운동 및 협응장애는 성인기까지 이어진다. 무능한 느낌, 자존감 감소, 부족한 대처 전략 같은 개인요인이 영향을 미친다. 발달성협응장애 아동은 가정과 학교생활이 어렵고, 부모들은 자녀의 장기적인 운동 및 학업의 어려움, 제한적인 또래 관계에 대한 걱정이 크다. 신체활동량이 부족하기 쉬워 비만, 피트니스와 심혈관계의 건강 상태가 나빠질 위험이 크다. 학교, 스포츠, 또래활동에 성공적으로 참여할 수 있다면 자신감이 향상되고 새로운 활동에 도전할 수 있는 동기부여가 될 것이다.

발달성협응장애 아동은 성인기에 들어서도 인지 및 운동 능력의 부족으로 계속해서 일상생활에 지장이 따른다. 또래에 비해 우울증과 분노를 느끼기 쉽고 고용률과 삶의 만족도가 낮다. 자동차 운전은 성년기에 습득하는 새로운 운동기술이지만 발달성협응장애가 있는 경우 또래에 비해 운전을 배우는 비율이 낮다. 운전을 배우더라도 거리 예측과 주차가 어렵다.

발달성협응장애 아동은 경미한 대뇌기능장애 또는 움직임을 조절하는 뇌 부위 전반에 걸쳐 기능장애가 있을 것으로 여기는 연구자들도 있다. 두정엽과 소뇌 그리고 연결신경로에 주목하고 있다. 형상화(imagery) 장애와 내적 표상의 발달 및 업데이트의 부족도 제기되었다. 내적 표상 모델의 발달은 특정한 목표 중심활동 시 움직임의 조정을 위해 필수적이다. 정확한 내적 표상 모델이 없으면, 운동 조절 피드백이 제한적이므로 신경학적 처리 과정이 지연되어 움직임을 수행할 때 수정이 이뤄지지 않는다. Wilson 등에 의하면 발달성협응장애 아동의 훈련 시 내적 피드백(운동감각 또는 움직임에 대한 느낌)과 외적 형상화(다른 사람의 관점에서 바라보기)를 모두 사용해서 내적 표상 모델을 형성 및 발달시켜야 한다. 일부 발달성협응장애 아동에서 기술의 자동화장애 및 새로운 기술의 학습장애가 나타나므로 소뇌의 기능부전과 연관이 있는 것으로 추측하고 있다.

물리치료 환자/고객 관리

학교 물리치료팀에는 선생님, 물리치료사, 작업치료사, 언어치료사, 가족 등으로 구성된다. 의학전문가들도 발달성협응장애를 최종적으로 진단하고 다른 질환과 감별진단을 하는데 중요한 역할을 한다. 물리치료사는 팀에게 진단 및 치료 계획을 수립하는데 도움이 되는 대운동기술장애와 신경학적 징후에 관한 필수 정보를 제공한다. Missiuna 등에 의하면 여러 전문가의 운동장애와 진단학적 기준에 관한 정보를 바탕으로 의사들은 발달성협응장애를 진단한다. 이것이 경미한 증상의 발달성협응장애 아동을 물리치료사에게 의뢰하는데 어느 정도 효과가 있는지 밝혀진 바는 없다. 발달성협응장애는 시간이 지나면서 저절로 좋아지지 않으므로 적절한 건강 관리 계획과 또래 수준의 참여를 가능하게 해 줄 대처 전략이 필요하다.

검사, 평가 및 진단

물리치료 검진에는 능동 및 수동 관절가동범위, 근력, 근긴장도, 원시반사 그리고 전반적인 협응력 등 신체계통 손상 수준의 평가가 포함된다. 학교 물리치료사는 아동의 대운동기술을 평가해서 현재의 지연 수준을 확인한 후, 학교 물리치료서비스의 대상이 되는지 결정한다. 물리치료사는 아동과 가장 먼저 대면하는 전문가로, 소운동기술을 선별 및/또는 평가하여 다른 전문가(예: 작업치료사)에게 의뢰가 필요한지 확인한다.

검진에서 수집한 정보를 바탕으로 다른 의학적 상태와 감별 진단한다. 발달성협응장애 아동은 연합반응과 원시반사(예: ATNR, STNR) 같은 경미한 신경학적 징후를 보이기도 한다. 보다 심각한 신경학적 증상은 뇌성마비를 비롯한 다른 질환과 연관이 있다. 기능적 수준이 점차 나빠진다면(근력 감소, 근긴장도 변화 및/또는 대운동기술 소실) 근위축증 또는 척수근위축증 같은 진행성 질환일 가능성이 크다. 과거에 뇌 외상 또는 뇌진탕 같은 의학적 병력이 있다면 외상성 뇌손상의 징후로 볼 수도 있다. 눈맞춤 결여, 언어발달의 지연 또는 목적 없는 놀이의 반복 등은 자폐스펙트럼장애의 증상일 수 있다.

물리치료사는 표준화된 운동기술 검사도구를 선택하여 발달성협응장애의 대운동기술과 소운동기술의 지연을 평가한다. 학교마다 사용하는 특정 검사도구가 있을 것이다. 최근의 리뷰를 보면 학교에서 주로 사용하는 평가도구는 MABC-2와 TGMD-2 (Test of Gross Motor Development-2, 대운동발달검사-2)이다. TGMD-2는 3~10세, MABC-2는 4~12세에 적합하다. 두 가지 평가도구 모두 신뢰도와 타당도에 대한 연구가 이뤄져 있다. 발달성협응장애 아동의 평가에는 주로 MABC-2가 사용되고, TGMD-2는 정상아동에게 사용한다. 무엇보다 MABC-2는 발달성협응장애 아동의 운동기능 변화에 대한 민감도 연구가 이루어진 유일한 평가도구이다. MABC-2의 신뢰도와 타당도가 제한적이므로 발달성협응장애 진단을 위해 다른 운동 능력검사를 함께 해야 한다는 견해도 있다. 물리치료사는 이외에도 발달성협응장애의 대운동기술과 소운동기술을 측정하기 위해 PDMS-2 그리고 BOT-2 (Bruininks-Oseretsky Test of Motor Proficiency-2, 브로닝스-오세레츠키 운동능숙도검사-2)를 사용할 수 있다. PDMS-2는 아이의 운동기술이 0~6세에 해당될 때 사용한다. BOT-2는 12세 이상 아동을 대상으로 규준이 확립되어 있다. BOT-2의 제한점은 준비시간(검사를 위한 사전 세팅이 필요하므로 평가 장소를 이동할 때 어려운 점이 있음)과 많은 과제들이 다단계 지시사항으로 구성되어 높은 집중력을 요구하므로 발달성협응장애 아동이 따라하기 어려운 항목들이 있고, ADD가 동반된 경우에는 더욱 그렇다. 각 검사도구는 대운동기술과 소운동기술을 평가하지만 예외적으로 TGMD-2는 대운동기술과 공 다루기 기술을 평가한다. 검사도구의 총점은 관련 서비스의 제공 기준에 적합 여부를 결정하는데 도움이 되며, 하위 영역의 검사결과는 아동에게 어떤 특정적인 장애가 있는지 확인하는데 유용하다.

물리치료사는 SIPT (Sensory Integration and Praxis Test, 감각통합 및 실행증검사), SOT 또는 CTSIB (Clinical Test of Sensory Interaction and Balance, 감각상호작용 및 균형 임상검사) 같은 검사도구로 감각계통의 손상을 평가할 수 있다.

선별질문서는 비용면에서 효과적이며 발달성협응장애가 아동, 가족, 학교 선생님에게 미치는 영향을 평가할 수 있다. DCDQ (Developmental Coordination Disorder Questionnaire, 발달성협응장애질문서), DCDQ-R (Developmental Coordination Disorder Questionnaire-Revised, 발달성협응장애질문서-개정판)은 발달성협응장애 선별을 위한 질문서이다. MABC 체크리스트는 선생님이 작성하는 질문서로, DCDQ-R에 비해 민감도가 낮고 MABC의 수행력과 상관관계가 제한적이다(r=0.51). 또한 많은 사례에서 MABC 체크리스트 검사만으로는 운동장애 아동을 확인할 수 없었다. 자기효능감은 CSAPPA (Children's Self-Perceptions of Adequacy in and Predilection for Physical Activity scale, 신체활동척도에 대한 아동의 자기인식과 선호도)로 측정할 수 있다. CSAPPA의 신뢰도는 높은 편이며 타당도는 괜찮음에서 좋은 수준이다. 발달성협응장애 아동의 신체활동과 피트니스 수준은 ADHD의 동반 유무에 상관없이 가속도계(accelerometer)로 측정할 수 있다.

치료 계획과 중재

아동의 심각한 운동지연을 치료하기 위해 물리치료를 계획할 때 전체적인 중재 방향과 우선 치료목표를 정한다. 물리치료에 많은 시간이 필요하므로 교육시간과 잘 조율한다. 아동에게 직접 시행할 치료와 자문 형태로 시행할 치료를 결정한다. 사례의 6세 김○○은 글씨 쓰기가 가장 문제이므로 학교작업치료가 필요하다. 또는 체육수업과 쉬는 시간에 해당 공간에서 자연스럽게 움직이기가 어렵기 때문에 대운동협응력장애도 우선적인 치료 대상이 된다.

발달성협응장애 아동을 물리치료 중재 유무에 따라 두 군으로 나누고 중재 효과를 비교한 연구에서 물리치료 중재군의 운동 수행력이 크게 향상되었다. 운동조절이론을 바탕으로 한 중재법은 과정 또는 손상중심중재법[예: NDT, SI (Sensory Integration, 감각통합치료)] 그리고 과제중심접근법으로 나뉜다. 손상중심중재법의 효과에 대한 근거는 약한 편이다. 손상중심중재법도 장점은 있지만, 일상의 기능적 기술로의 이행(carryover)은 제한적이다. 반면에 과제중심접근법의 효과에 대한 근거는 높기 때문에 물리치료 케어 계획에 기능에 근거한 활동을 포함시켜야 한다.

손상중심접근법에서는 운동장애의 근본적인 원인의 치료를 강조한다. NDT는 주로 핸들링기술을 사용하지만 운동학습 개념도 적용한다. 예를 들어 김○○의 비효율적인 움직임 패턴을 바꿔 주기 위해, 신체적 가이드와 함께 운동레퍼토리를 확대시켜 주는 것이 좋다. 균형 능력의 부족은 체육시간에 공을 이용한 활동을 하면 균형과 코어의 안정성 향상에 좋다. 고유수용성감각과 운동감각의 부족, 시지각손상은 감각통합기법을 활용할 수 있다. 감각통합기법은 감각 정보를 통합해서 대운동기술 및 소운동기술을 향상시키는 중재법이다. 발달성협응장애 아동은 중재로 향상된 기능의 일반화(generalization) 및 다른 운동기술로 통합(integration)에 어려움이 따르므로 치료사는 이같은 손상 수준의 중재법과 기능적 훈련을 함께 시행해야 한다.

과제중심접근법은 운동학습 패러다임을 전제로 운동과제의 구성요소를 통합한다. 과제중심활동의 훈련에서 적절한 시기에 피드백을 제공하는 것이 운동학습의 핵심이다. 아이들은 운동만 하는 것에는 별 흥미를 느끼지 못하므로 소아치료사는 이 개념을 치료에 적절히 적용하도록 한다. CO-OP프로그램은 발달성협응장애 아동의 운동기술 치료에 운동학습 개념과 역동체계이론을 통합시킨 것이다. CO-OP프로그램은 운동기술의 평가로부터 시작하며, 아동/부모와 협력적으로 아동에게 가장 필요한 핵심기술 세 가지를 결정한다. 치료사는 아동에게 꼭 필요한 기술을 분석하고 선택한 기술을 학습하는데 장애물(roadblocks)이 무엇인지 파악한다. CO-OP프로그램은 주로 학교 환경 밖에서 약 10회의 집중치료로 제공되지만, 특정 환경(예: 학교생활에 필요한 기술)에서 필요한 기술을 우선적으로 연습하기도 한다. 10회의 치료 회기에 걸쳐 계획된 운동기술 중에서 한두 가지를 집중적으로 연습한다. 아이에게 "계획, 목표, 수행 그리고 확인" 절차를 어떻게 수행하는지 알려주고, 치료사는 아이가 자가평가 전략을 갖도록 가이드한다. 직접 중재 시기 이후에도 새로운 운동과제를 연습할 때 이러한 과정을 따르도록 하는데 그 목적이 있다. 치료사는 추가적인 전략으로 아동이 운동기술을 시도하기 위해 선택할 수 있는 운동 레퍼토리를 확대시켜 줄 수 있다. 예를 들어 아동이 공을 언더핸드 스로(underhand throw) 방식으로만 던지면, 오버핸드 스로(overhand throw)의 시도를 격려하고 성공할 수 있도록 도와주면서 성취감을 갖게 한다. 다단계 또는 일련의 동작으로 이뤄지는 기술은 아동이 활동순서를 기억하는데 도움이 될 만한 기억방법 또는 글이나 그림이 표시된 메모를 사용하는 것이 좋다. 예를 들어, 운(rhyme)을 맞추거나 노래를 부르면서 신발끈을 묶거나 찍찍이를 붙이도록 하면 정확한 시행순서를 기억하는데 도움이 된다. 스스로 문제를 해결하는 능력을 길러주는 것이 중요하다. 아동에게 다음 단계에 할 것을 알려주고 도와주는 것보다는 질문을 하고 운동기술을 지도한다. 치료사가 운동기술의 시범을 보여주고 아이가 외적 및 내적 관점에서 평가할 기회를 갖게 한다.

예를 들어, 운동기술을 성공적으로 수행하는데 중요한 요소를 강조하면 아동이 눈으로 쉽게 확인함으로써 이해하기 쉽고 전체 운동기술에 어떤 영향을 주는지 알 수 있다. 다른 전문가들도 트레이닝프로그램을 이해하고 있으면 직접 치료시간 이외에도 추가적으로 연습할 상황을 제공할 수 있다. 부모는 아이의 연습을 돕는데 중요한 역할을 하며, 학교 선생님은 다른 환경으로 운동기술의 일반화에 기여할 수 있다. CO-OP프로그램은 매뉴얼과 치료 목적으로 사용할 수 있는 추가적인 자료가 DVD로 출시되어 있다. 이 중재 후에 아동 스스로 기술의 수행 정도를 모니터링하고 인지 전략을 사용할 수 있다. 비록 중재 후 짧은 기간에 걸친(1년 미만) 연구결과이지만, 자기평가기술이 발달하면 일반화와 치료 환경 밖의 다른 과제로의 전이(transfer)가 이뤄지기 쉽다.

캐나다에서 직접 치료서비스의 대체방안으로 개발된 학교 건강서비스모델은 P4C (Partnering for Change, 변화의 파트너)라고 하며, 교육자와 부모를 발달성협응장애 아동의 치료에 있어 중요한 협력자이자 코치로 여긴다. P4C에서 고객은 개별 학생이 아닌 학교이다. 프로그램에는 학교 스텝들과 관계 및 신뢰 구축 그리고 선생님들의 기술 확대 및 아이의 자기계발 과정에서 코치의 역할을 수행하도록 교육을 실시한다. 연구는 주로 타당성(feasibility)에 관한 것이었지만, 이 프로그램에 관계된 작업치료사와 선생님들의 초기 반응은 긍정적이었으며, 발달성협응장애 아동을 이해하고 관리하는데 많은 도움이 될 것이라고 하였다. 이 트레이닝프로그램에 참여한 후 선생님들은 교실 환경 및 아동과 소통하는 전략을 수정하였다. P4C는 중재반응모델(Response to Intervention, RTI) 프로그램의 취지와 비슷한 다층접근법으로 행위 및 학습에 도움이 필요한 학생들을 조기에 확인하는데 도움이 된다. 이같은 유사점과 중재반응모델이 널리 사용되는 이유는 학생들을 보다 빨리 선별하면 직접 서비스의 요구가 감소되고, 선생님들도 더욱 준비를 철저히 한 상태에서 학생들의 요구를 수용할 수 있기 때문이다. 이러한 전략들은 가정에서도 강화되어야 하므로 부모의 참여가 중요하다. Togkia 등이 연구한 인지 전략과 임상추론도구는 아동이 개별적으로 인지 전략을 결정하는데 유용하다.

그룹활동식의 중재도 효과가 있는 것으로 본다. Press 연구팀은 두 편의 논문에서 체육 선생님이 대운동기술활동을 지도하게 했다. 연구결과에서 자기효능감이 향상되었지만, MABC 점수는 발달성협응장애 경계선 진단을 받은 아동들을 제외하고는 중재 전 · 후에 차이가 없었다. Hung 연구팀은 운동기술훈련으로 MABC 점수가 향상되지만 개인 대 그룹기반훈련에서 차이가 나지 않았으므로 그룹기반훈련이 비용-효과면에서 더 좋을 것이라고 하였다. 발달성협응장애 아동에게 운동 심상(motor imagery) 및 가상현실 중재법은 연습기회의 확대 및 홈프로그램의 일환으로 적용할 수 있다. Williams 등은 아동이 운동 심상을 수행하는 능력을 관찰하였다. 손상이 심한 아동은 운동 심상을 사용하지 못했지만, 운동 심상을 성공적으로 사용할 수 있는 경우에는 기능이 크게 향상되었다. 두 연구는 시중에서 판매하는 게임을 활용하였다. 4~6세의 발달성협응장애 아동에게는 PlayStation Eye Toy로 12회 그리고 7~11세는 Wii Fit으로 12회의 가상현실훈련을 시행하였다. 두 연구 모두 대운동기술 점수가 향상되었고, 특히 지속적인 중재가 이뤄지지 않았을 때 대운동기술의 일부가 소실되었지만 균형요소는 좋아졌다. 비록 일부 아동에서(~50%) BOT-2 점수가 향상되었지만, 연구 대상자의 수가 적어 향상을 보인 아동의 특성을 일반화시킬 수 없었다. Snapp-Childs 등은 가상현실 햅틱 디바이스를 사용하여 치료시간에 보조 및/또는 마찰을 제공하여 매뉴얼 트래킹기술을 훈련하였다. 가상현실훈련은 정상아동에 비해 발달성협응장애 아동에게 효과적이며 또래의 운동 수행을 경험할 수 있다.

부모 트레이닝은 새로운 원격 중재(tele-intervention)를 계획하여 물리치료사와 함께 시행하는 방식으로 11명의 부모와 아이에게 신발끈 묶기와 자전거 타기를 어떻게 가르쳐야 하는지 교육하였다. 이외에도 DVD, 컴퓨터, 블로그와 이메일 그리고 물리치료사와 일주일에 한 번 통화를 통해 부모 교육을 보강하였다. 이 연구에서 DCDQ의 점수 변화는 없었지만, 연구 대상자 7명 중 3

명에게서 MABC 점수의 향상이 있었다. 발달성협응장애 아동의 운동기술 향상을 위해 스포츠-기반활동(태권도, 축구, 탁구)도 유용하다. 태권도를 3개월간 매일 연습시킨 연구에서 감각조직화와 균형 능력이 향상되었다. 각기 축구와 탁구로 중재(두 가지 중재 모두 10주 동안 실시; 탁구 매주 3회, 축구 매주 5회)를 한 연구에서 중재가 이루어진 실험군이 대조군에 비해 집중력을 요구하는 운동기술과 MABC 점수가 향상되었다.

결론적으로 발달성협응장애 아동에게 과제지향적 훈련은 개인 또는 그룹 형태로도 할 수 있는 최선의 중재법이다. 중재기간 동안 자기평가 능력이 향상되고 대처 전략이 발달하므로 중재기간이 끝난 후에도 새로운 기술을 배울 수 있는 기초가 형성될 수 있다. 발달성협응장애 아동의 건강이라는 측면에서 볼 때, 스포츠 형태의 활동을 통해 더욱 능동적으로 움직일 수 있게 유도해야 한다. 또한 치료사는 아동이 스포츠활동에서 성취감을 느낄 수 있게 도와주고 격려해야 한다.

근거중심 임상적 추천

SORT: 추천 분류의 장점

A 일관된, 양질의 환자 지향적 근거

B 일관되지 않거나 제한된 질적 수준의 환자 지향적 근거

C 동의, 질병 중심의 근거, 일반적인 관행, 전문가의 의견 또는 사례 시리즈

1. MABC-2는 발달성협응장애 아동의 대운동기술을 평가하는데 사용되는 가장 적합한 표준화된 평가도구이다. **B 등급**
2. 물리치료 중재는 발달성협응장애 아동의 운동수행력의 향상을 가져온다. **B 등급**

3. 과제지향적 훈련 같은 운동학습모델에 입각한 중재연구들은 일관되게 긍정적인 효과를 보고하고 있다. **C 등급**

종합 질문

12.1 운동 수행에서 가장 어려움이 따르는 발달성협응장애의 타입으로 옳은 것은?

A. 소운동기술손상

B. 시각인지손상

C. 혼합형 통합운동장애

D. 구성 통합운동장애

12.2 김○○의 기능지연 수준을 평가할 목적으로 가장 적합한 평가도구는?

A. TGMD-2

B. MABC-2

C. PDMS-2

D. BOT-2

12.3 김○○의 임상 양상과 개인 및 환경요인을 고려한 가장 효과적인 중재 전략은?

A. NDT

B. 감각통합

C. 코어 안정화훈련

D. CO-OP

정답

12.1 **C.** 김○○은 대운동 조절과 소운동 조절의 장애가 나타나므로 혼합형 통합운동장애에 해당한다. 김○○은 구조물을 구성할 수 있으므로 기본적인 시각인지 및 구성손상에는 해당하지 않는다(B 및 D). 팔 · 다리를 조절하는 것이 어렵고 특히 소운동기술의 조절과 복잡한 운동활동을 수행하는 것이 어렵다.

12.2 **B.** 소운동기술 및 대운동기술의 손상을 고려할 때, MABC-2가 발달성협응장애 아동을 대상으로 한 연구에서 가장 적합한 평가도구이다. TGMD-2(A)는 대운동기술 및 공 다루기 기술을 측정한다. 김○○이 아직 작업치료 평가 전이므로, 수업과 치료를 담당하는 팀과 다른 서비스에 의뢰를 위해 소운동기술의 수행 능력을 확인하는 것이 좋다. PDMS-2와 BOT-2(C 및 D)도 대운동기술과 소운동기술을 측정하지만 MABC-2처럼 진단학적 도구로 사용되지는 않는다.

12.3 **D.** 치료를 하지 않는 것보다는 어떤 치료라도 하는 것이 도움이 되지만, 발달성협응장애 아동을 위한 중재에 대한 체계적 고찰 논문에서는 과제지향적 훈련의 개념이 통합된 CO-OP프로그램을 지지한다. 가족의 참여와 함께 홈프로그램으로 수행이 가능하다는 점이 CO-OP프로그램의 핵심 개념이다. NDT, SI, 코어 안정화훈련은 손상중심중재의 범주에 해당한다.

자폐스펙트럼장애: 운동장애

Autism Spectrum Disorder: Motor Concerns

Beth Ennis

CASE 13

3세, 남아인 김○○은 상세 불명의 전반적발달장애(Pervasive Developmental Disorder, Not Otherwise Specified, PDD–NOS), 자폐스펙트럼장애(Autism Spectrum Disorder, ASD) 아동으로 물리치료 평가를 받을 예정이다. 만삭아로 출생했지만, 많이 보채고 시기별로 운동기술의 발달이 약간 뒤처졌다. 엄마의 보고에 의하면 김○○은 보행은 가능하지만 균형을 유지하는 것이 어렵고 탐색활동에 별로 흥미가 없으며, 기어오르기나 점프를 하지 못한다. 눈맞춤도 어렵고, 좀처럼 웃지 않으며, 다양한 소리를 내지 못한다. 엄마는 물리치료가 현재 아이의 지연 상태를 해결하는데 도움이 될 수 있는지 궁금해한다.

- 김○○에게 가장 적합한 검사 및 측정은 무엇인가?
- 김○○에게 가장 적절한 물리치료 중재는 무엇인가?
- 단순한 균형장애와 달리 자폐스펙트럼장애 아동의 치료 계획 시 고려할 점은 무엇인가?
- 재활팀의 다른 전문가에게 진료나 치료를 의뢰할 필요가 있는가?

주요 정의

- **자폐스펙트럼장애**(autism spectrum disorder, ASD): DSM-V를 기준으로 자폐증의 심각한 정도와 예후가 다양한 자폐증을 모두 포함하는 포괄적인 용어로, 자폐스펙트럼장애는 사회 및 언어기술의 장애가 주된 문제이다.
- **상세 불명의 전반적발달장애**(pervasive developmental disorder, not otherwise specefied, PDD-NOS): "비전형적 자폐증" 아동을 분류하기 위한 용어로, 일부 전형적 자폐증의 특징을 보이지만 발병, 심한 정도가 일반적이지 않거나, 자폐증의 전형적 특징이 결여되어 있다.
- **상동 행동**(stereotype): 자폐스펙트럼장애 아동들의 반복적인 움직임이나 행동을 말한다.

목표

1. 자폐스펙트럼장애 아동의 일반적인 운동장애를 이해할 수 있다.
2. 자폐스펙트럼장애 아동에게 적합한 신뢰도와 타당도가 입증된 결과 평가도구 두 가지를 열거할 수 있다.
3. 자폐스펙트럼장애 아동의 신체기능 및 구조의 손상과 활동 제한을 향상시키는데 효과적인 중재법에 대해 논의할 수 있다.
4. 자폐스펙트럼장애 아동에게 효과적인 치료서비스 제공방법에 대해 논의할 수 있다.

물리치료 시 고려사항

자폐스펙트럼장애 아동의 물리치료 시 고려할 점:

- ▶ **일반적 물리치료 계획/목표**: 일반적인 운동기술의 발달 및 연령에 적합한 참여활동을 위한 양측 협응력, 균형, 운동 계획
- ▶ **물리치료 중재**: 균형 및 협응력 향상을 위한 발달에 적합한 활동; 보행훈련; 고유수용성감각 및 근력강화를 위한 수중치료; 발달 촉진활동과 일상 통합을 위한 부모 교육

▶ **물리치료 시 주의사항**: 아동의 감각계통 및 과다자극(overstimulation)을 추구하는 특성 이해; 활동 변경이 어려우므로 큐와 주의 필요

▶ **물리치료를 방해하는 요인**: 다양한 감각자극의 처리가 어려우므로 소리, 시각자극 및/또는 촉각자극이 과부하(overload) 또는 스트레스로 작용하면 "셧다운(shut down)" 상태가 되어 치료에 참여하지 못 함

건강 상태의 이해

자폐스펙트럼장애(ASD)는 아동기에 가장 빠르게 증가하는 진단 범주(미국의 경우 약 아동 88명당 1명)이지만, 이것이 식별의 증가에 의한 것인지 유병률이 실제로 증가한 것인지는 확실치 않다. 자폐증의 원인으로 분명하지는 않지만, 임신 연령의 증가, 성별(남아에서 발병률이 더 높음), 가족력 그리고 기타 진단명 등을 위험요인으로 들 수 있다. 자폐스펙트럼장애 자녀가 있는 가정은 또 다른 자폐 아동을 낳기 쉽다. 자폐스펙트럼장애와 동반해서 이환되는 대표적인 질환으로 취약X증후군(fragile X syndrome), 결절성 경화증(tuberous sclerosis), 뚜렛증후군(Tourette syndrome), 간질 그리고 조산 등이 있다.

자폐증은 언어기술과 사회작용의 문제로만 여겨왔는데, 여러 문헌을 통해 운동기술의 발달에도 영향을 미치며 이것은 언어와 사회기술의 지연이 나타나기 전부터 시작된다. 자폐스펙트럼장애 아동은 대칭적 움직임 수행의 어려움, 유아기 머리 뒤쳐짐(head lag), 운동 협응력 문제, 낮은 근긴장도 그리고 실행증(apraxia) 등이 나타난다. 대부분 언어 또는 사회기능의 문제로 2세 또는 3세에 진단을 받는다. 하지만 최근 연구에서 운동 문제가 생후 초기에 나타나는 위험인자로 밝혀졌다. 한 전향적 연구에 의하면 유아기 머리 뒤쳐짐은 낮은 근긴장도, 자세 조절의 어려움처럼 향후 자폐스펙트럼장애의 진단과 상관관계를 갖는 요인이다. 이외에도 유아기 운동지연과 생후 18개월의 언어기술 간의 연

관성, 유아 시기의 기능적 놀이에 참여하는 시간과 자폐스펙트럼장애의 진단 간의 연관성, 생후 2세 이전에 자폐스펙트럼장애로 진단받은 유아의 비전형적인 시각 및 운동발달 등 자폐와 운동발달에 관해 여러 연구가 이뤄졌다. 이것은 자폐스펙트럼장애 아동의 특징을 재정의하는데 영향을 미쳐 이미 잘 알려진 인지, 사회 그리고 언어기술의 지연과 함께 운동기술 및 놀이기술의 지연도 자폐스펙트럼장애의 정의에 포함시키게 되었다. 언어기술과 사회기술의 어려움에 운동기술의 문제까지 더해져 아동은 더욱 고립될 수밖에 없다. 물리치료 중재는 운동장애의 조절과 함께 참여 제한도 고려해야 한다.

자폐스펙트럼장애 아동은 행동 문제, 과잉행동(hyperactivity) 및/또는 우울증치료를 위해 약물치료를 하기도 한다. 따라서 물리치료사는 약물 부작용과 효과에 대해 이해해야 한다. 과민성과 공격적 행동을 완화시켜 주는 약물로 리스페리돈(risperidone)과 아리피프라졸(aripiprazole)이 대표적이다. 졸림, 변비, 체중 증가가 치료활동 참여에 부정적인 영향을 미치는 약물 부작용이다. ADHD가 동반된 경우 과잉행동의 조절을 위해 약물치료를 한다. 이런 아동의 경우 신체 활력징후와 BMI (Body Mass Index, 체질량지수)를 신중하게 모니터링하고 연령과 성별을 기준으로 조금이라도 이상이 있으면 담당의사와 상의한다. 우울증치료제는 자폐스펙트럼장애 아동에게 적용한 연구가 거의 없고 이점보다 부작용이 심하기 때문에 마지막 옵션에 해당한다.

물리치료 환자/고객 관리

자폐스펙트럼장애 아동의 물리치료 중재는 신체구조 및 기능의 손상과 활동 제한의 수준에 맞게 이뤄진다. 가족과 인터뷰를 통해 필요한 정보를 수집하고, 예상되는 운동발달 이정표를 기반으로 각 아동을 평가하면 치료가 필요한 영역을 결정할 수 있다. 자폐스펙트럼장애 아동의 언어, 행동, 감각 문제의 치료는 언어치료사, 응용행동분석치료사 그리고 작업치료사가 담당한다. 아이의 역할과 참여를 높이기 위해 물리치료사는 다른 전문가들과 활발히 정보를 교류해야 한다. 재활팀 구성원들 간에 중재의 목표가 일관적일 때 운동학습이 더욱 잘 이뤄진다. 중재 시 감각 및 지각 문제가 많고 한 가지를 고집하며 집착하는 경향을 고려한다. 아동의 가족이 느낄 수 있는 소외감을 줄여 주기 위한 노력도 필요하다. 치료적 효과와 함께 아동과 가족이 지역사회에 재통합되는데 유용한 활동을 선택한다.

검사, 평가 및 진단

연령에 따라 특징적인 기능장애가 나타나지만, 아이의 병력을 완전히 파악할 때 현재 관찰되는 기술과 지연에 대해 제대로 이해할 수 있다. 자폐스펙트럼장애 진단을 받은 아동을 조사한 연구에서 출생 시 근긴장도가 낮거나 케어에 어려움이 있었지만 수유에는 별문제가 없었다. 대칭적인 움직임과 시각 집중에는 어려움이 따랐다. 사례의 김○○처럼 이미 자폐스펙트럼장애 진단을 받았다면 양측 협응력, 원위부 근력, 눈-손 협응력과 연관된 연령에 적합한 운동기술을 평가한다.

자폐스펙트럼장애 아동도 운동 수행력을 측정하는 평가도구를 사용한다. 규준(norm)이 있는 것과 없는 것이 있다. 평가도구는 의학적 진단명보다는 운동기능장애의 분류, 확인 또는 치료 계획 등 평가의 목적에 맞게 선택한다. 아동의 나이가 선택한 평가도구의 적용 연령 범위에 해당하지 않으면 표준 점수가 아닌 원 점수를 사용한다. 이때는 규준 점수와 비교하는 것이 아니라 원 점수의 변화를 기준으로 향상의 정도를 모니터링한다.

MABC-2는 세 개의 연령대(3~6세, 7~10세, 11~16세)에 걸쳐 대운동 및 소운동기술을 평가한다. 연령대별로 8개의 운동과제가 주어지고 주요 평가 영역은 균형(정적 및 동적), 맞추기 및 받기, 양손 사용의 능숙함 등이다. 자폐스펙트럼장애 아동 30명(3~16세)을 대상으로 한 MABC-2 평가에서 3개의 영역 점수는 동일한 연령대의 정상아동에 비해 낮았다. 자폐스펙트럼장애 아동 101명(10~14세)을 대상으로 한 또 다른 연구결과로, 79%에서 운동기술의 지연이 있었고 IQ가 낮을수록 운동기술도 뒤처졌다. MABC-2는 특히 첫 번째 연령대(3~6세)에서 신뢰도와 타당도가 높았다. 사례의 김○○은 이 연령대에 해당한다.

BOT-2는 4~21세 아동을 대상으로 대운동수행력, 소운동수행력, 양측 협응력, 균형, 달리기 속도, 근력, 민첩성 그리고 양손의 능숙한 사용 능력의 8개 영역을 검사한다. 2007년 Deitz 등에 의하면 BOT-2는 신뢰도와 타당도는 좋지만, 검사시간이 길고 점수계산이 복잡하다. 정상아동과 동일한 연령대의 자폐스펙트럼장애 아동의 BOT-2 점수는 차이가 나므로 자폐스펙트럼장애 아동의 운동장애를 검사하는데 사용할 수 있다. 김○○은 현재 3세이므로 아직 BOT-2 검사는 적합하지 않다.

문헌에 의하면 자폐스펙트럼장애 아동의 참여를 평가하는 검사도구는 다양하다. 고기능성 자폐 아동을 대상으로 검사-재검사신뢰도가 높은 것은 CAPE/PAC이다. 연령이 높은 아동의 여가활동 참여 수준을 평가하기에도 유용하다. 김○○은 CAPE/PAC(6세 이상 사용) 검사를 하기에는 아직 어리기 때문에, 6세가 되면 검사할 수 있도록 미리 계획한다.

치료 계획과 중재

케어 계획 및 치료는 각기 아동의 문제점, 아이 가족의 치료목표/선호도, 활동 및 참여의 장벽요인 등을 바탕으로 이루어진다. 치료목표는 아이가 소외감을 느끼며 또래활동에서 완전 참여가 어려운 활동 및 참여 제한에 중점을 두어야 한다. 치료에는 연령에 적합한 의미 있는 활동이 포함되어야 한다. 자폐스펙트럼장애 아동은 한번에 여러 가지 자극을 잘 처리하지 못하므로, 모델링(modeling), 비디오 모델링 또는 말은 최대한 자제하면서 촉각자극을 줄 수 있다.

근력강화, 협응력, 기능적 놀이와 관련된 문제들이 다양한 관점에서 다뤄지고 있다. 자폐스펙트럼장애 아동의 치료에 대한 초기 문헌에서는 언어 및 사회기술에 중점을 두고 언어치료사와 응용행동분석사의 역할을 강조한다. 지금은 움직임과 인지 사이의 연관성은 물론 협응력, 인지운동 문제 그리고 놀이의 중요성에 대한 관심이 크다. 일부 자폐스펙트럼장애 아동에서 리듬과 음악을 사용해 움직임을 촉진하는 방법은 효과적이었다. 리듬감 있는 박자, 메트로놈 또는 일정한 박자의 음악은 자폐스펙트럼장애 아동이 협응된 패턴으로 움직이는데 유용할 수 있다. 예를 들어 3세 김○○의 경우, 물리치료사가 강한 4/4박자의 음악을 이용해서 점프 또는 기어오르기 활동을 촉진하거나 "점프, 점프, 점프" 같이 강한 리드미컬한 단어로 큐를 주면서 팔의 움직임이나 발 놓는 위치를 조화롭게 수행하도록 유도하기에 유용하다. 물리치료사는 전체적인 치료목표를 고려하여 언어치료사나 응용행동분석사와 함께 포괄적인 접근을 해야 한다.

많은 자폐스펙트럼장애 아동이 비타민, 멜라토닌, 특별식이요법(예: 밀가루와 카제인이 없는 식이) 같은 보완대체요법을 한다. 두개천골요법, 마사지, 청각통합훈련을 받기도 한다. 물리치료사는 대체요법전문가는 아니지만 가족들이 이와 관련된 연구결과에 대한 치료사의 의견을 구할 수 있으므로 대체요법의 근거에 대해서도 이해를 갖춰야 한다. 자폐스펙트럼장애 아동을 위한 대체요법의 최근 리뷰에서 연구자들은 여러 가지 임상 권고사항을 발표하였다. 자폐스펙트럼장애가 있는 자녀를 둔 부모들이 여러 가지 대체요법에 의존하는 이유는 근거중심 중재의 효과가 없거나 약물 부작용에 대한 염려 때문이다. 대체요법에 대한 연구는 많지만, 연구 대상자의 수와 결과가 매우 상이하고 무작위 대조군 연구(Randomized Controlled Trial, RCT) 결과 긍정적 효과가 부족하거나 특정 치료 효과를 판단할 충분한 근거를 제시하지 못하고 있다. 무작위 대조군 연구에서 긍정적 결과를 보인 중재를 근거로 임상의들이 멜라토닌, 종합 비타민, 마사지요법, 침술, 운동, 음악요법 또는 단기간 모니터링과 함께 동물보조요법을 고려할 것을 권고하고 있다. 글루텐 프리(GF), 카세인 프리(CF) 또는 GFCF 결합 식이요법의 효과는 임상시험에서는 입증되지 않았지만, 일부 가족은 효과를 본 것으로 나타났다.

자폐스펙트럼장애 아동에게 인기가 좋은 중재법으로 수중치료와 승마프로그램이 있다. 여러 연구에서 생후 12개월~10대까지 자폐증의 수중치료 효과를 조사하였다. 몇 주에 걸친 그룹 또는 개인치료에서 수영기술, 움직임기술, 눈맞춤 그리고 발성 등에 향상이 있었다. 수중치료 효과에 대한 가설의 주요 개념은 물의 속성에 있다. 움직임과 신체 인식에 도움이 되는 안전하고 감각정보가 풍부한 환경, 근력강화 요소로서 저항 그리고 물놀이의 즐거움 등이다. 한 가지 예로, 목욕이나 샤워를 싫어했던 아동이 풀에서 놀이와 수영을 좋아하게 되고 치료에 참여하는 수준이 높아졌다.

치료적 말 타기와 승마치료프로그램은 인기가 좋은 중재법으로 말과 교감하는 부분이 사회성에 긍정적인 영향을 미치는 것으로 본다. 한 연구에서 24명의 자폐스펙트럼장애 아동을 대상으로 말 타기의 효과를 조사하였다. 3개월과 6개월의 말 타기 중재 후에, 참가자들의 CARS (Childhood Autism Rating Scale, 아동기자폐증평정척도) 점수가 향상되었다. CARS는 자폐의 심한 정도를 측정하는 관찰형 평가도구이다. 실제 말이 아닌 승마용 기구로, 20주간 중재를 한 연구에서도 향상된 기능이 6개월 동안 지속되었다.

자폐스펙트럼장애 아동을 치료하는 물리치료사는 아이의 기능적 수준과 정보처리방식을 고려해야 한다. 자폐스펙트럼장애 아동은 복합적인 자극이 한 번에 주어지면 매우 당황한다. 시범과 촉각적 가이드, 구두 지시와 함께 끊임없이 말로 피드백을 제공하면 매우 힘들어한다. 간단한 지시사항, 모델링 그리고 아이가 정보를 처리할 수 있도록 충분한 시간을 주도록 한다. 물리치료사는 치료 전략을 계획할 때 아동마다 고유한 지각처리 과정(perception processes)을 파악해야 한다. 과제에 큰 변화가 생기면 기술의 획득을 더욱 어려워하므로, 작은 변화를 주면서 반복적으로 연습시켜 다양한 상황에 걸쳐 기술이 일반화될 수 있게 한다.

근거중심 임상적 추천

SORT: 추천 분류의 장점

A 일관된, 양질의 환자 지향적 근거

B 일관되지 않거나 제한된 질적 수준의 환자 지향적 근거

C 동의, 질병 중심의 근거, 일반적인 관행, 전문가의 의견 또는 사례 시리즈

1. MABC-2와 BOT-2는 자폐스펙트럼장애 아동의 운동기술을 평가하는데 적합한 평가도구이다. A 등급
2. 멜라토닌, 종합 비타민제, 마사지요법, 침술, 운동, 음악치료 또는 동물보조치료 같은 보완대체요법은 안전하고 자폐스펙트럼장애 아동의 행동 측면에서 향상을 기대할 수 있다. B 등급
3. 수중치료는 자폐스펙트럼장애 아동의 운동기술과 사회적 상호작용을 향상시킨다. B 등급

종합 질문

13.1 자폐스펙트럼장애 아동의 전형적인 운동장애에 해당하지 않는 것은?

A. 낮은 근긴장도
B. 생후 초기 머리 조절의 어려움
C. 생후 초기 비대칭적 팔의 사용
D. 경직

13.2 자폐스펙트럼장애 아동의 양측 협응력을 평가하는 타당도와 신뢰도가 입증된 평가 도구는?

A. CARS
B. BOT-2
C. MABC-2
D. CAPE/PAC

13.3 자폐스펙트럼장애 아동의 운동기능 향상을 목적으로 그 효과가 입증되지 않은 것은?

A. 승마치료
B. 수중치료
C. 반복적 놀이활동
D. 항우울제

정답

13.1 **D.** 경직은 상위운동신경장애의 증상으로, 일반적으로 자폐스펙트럼장애 아동에게는 나타나지 않는다. 나머지 세 가지 손상 중 어떤 것이라도 또는 전체가 나타날 수 있다.

13.2 **B.** BOT-2는 양측성 협응력뿐 아니라 대운동수행력, 소운동수행력, 균형, 달리기 속도, 근력, 민첩성 그리고 양손의 능숙한 사용 능력 등을 평가한다. CARS(A)는 관찰형 측정도구이다. MABC-2(C)는 움직임기술을 평가하지만 특별히 양측 협응력을 평가하는 도구는 아니다. CAPE/PAC(D)은 ICF 장애모델의 참여 수준을 평가하는 것으로 기능 제한 수준의 양측 협응력은 평가하지 않는다.

13.3 **D.** 자폐스펙트럼장애 아동에게 항우울제 효과를 평가한 양질의 연구는 없다. 현재 이러한 약물은 다른 근거를 기반으로 한 중재를 적용한 후에 마지막으로 고려하는 옵션이다.

목 전면부 화상

Anterior Neck Burn

Meri Goehring

CASE 14

화상을 입기 전에는 건강했던 3세, 남아 김○○은 구급차로 응급실에 이송되었다. 난로 위에 올려놓은 팬이 뒤집어지면서 뜨거운 기름이 아이의 턱과 목 앞쪽으로 쏟아졌다. 1도, 2도, 3도화상이 혼합된 열탕화상을 입은 것이다. 부모는 즉시 911에 연락을 취했다. 구급차가 도착하기를 기다리면서 화상 부위에 얼음물에 적신 수건을 대주려 했지만 아이는 그 어떤 접촉도 강하게 거부했다. 엄마는 다시 상처 부위에 꿀을 쏟아부었다. 구급차가 도착했을 때, 엄마는 응급구조사에게 꿀이 화상에 좋다는 소리를 들었다고 말했다. 병원으로 이송되는 동안 김○○은 정맥주사와 통증 조절을 위해 저용량의 모르핀을 맞았다. 응급의는 화상전문간호사를 찾았지만, 이른 토요일 아침시간 화상전문간호사는 비번이었다. 의사는 화상의 드레싱치료, 화상 유형 및 크기를 검사하기 위해 즉시 물리치료를 처방하였다. 상처 청결을 위해 월풀치료(whirlpool treatment)도 처방했다. 응급의는 물리치료사에게 조기 물리치료 검사와 치료 후에 전문화상센터로 이송할 계획이라고 했다. 부모는 자신들의 부주의로 아이가 화상을 입게 되었다는 죄책감을 느끼고 있다. 아이의 건강에 대한 걱정과 앞으로의 치유 과정 및 화상 치료법에 대해 매우 궁금해한다.

- ▶ 가장 먼저 이뤄져야 할 검사는 무엇인가?
- ▶ 이 사례에서 아동학대의 징후가 있는가?
- ▶ 사례 아동의 통증과 기능 수준을 가장 잘 측정할 수 있는 방법은 무엇인가?
- ▶ 현재 월풀치료는 적합한 중재법인가?
- ▶ 화상센터로 이송될 계획이 있는 상황에서 가장 적합한 평가도구는 무엇인가?
- ▶ 물리치료 계획은 무엇인가?

주요 정의

- **화상 분류**(burn classification): 화상의 원인, 깊이, 크기로 분류한다.
- **깊은 2도화상**(deep partial thickness burn): 표피와 유두 및 망상진피층까지 침범된다. 상처 외관은 물기를 띠고, 통증과 팽윤이 발생하며 붉은색이다. 화상 부위 깊은 곳은 연한 흰빛으로 보인다. 종종 피부이식이 필요하지만 일반적으로 21~35일 이내에 회복되며 흉터가 생긴다.
- **공여부**(donor site): 화상을 입지 않은 건강한 부위로, 이식될 피부이다. 더마톰(dermatome)이라는 수술도구로 피부이식편을 만들지만, 수술적 접근 없이 할 수 있는 새로운 기구를 개발 중이다.
- **화상 상처 절제**(excision of burn wound): 가피를 제거하는 수술 절차로 상처기저에 피부이식을 위한 준비 과정이다.
- **3도화상**(full thickness burn): 표피, 진피, 피하지방까지 침범되지만, 근막이나 근육은 보존된다. 상처는 건조하고 딱딱하며 색깔은 흰색이나 옅은 노란색에서 검붉은색 또는 검은색을 띤다. 신경종말이 파괴되므로 통증은 못 느끼지만 주변의 건강한 조직이나 3도 미만의 화상을 입은 조직에서는 통증을 느낀다. 몇 주에 걸쳐 치유되며 대개는 피부이식이 필요하고 흉터가 생긴다.
- **피부이식**(skin graft): 화상을 입지 않은 건강한 피부를 수술로 떼어내서 이식이 필요한 화상 부위를 덮는 것이다. 이식편은 보통 표피와 유두진피(즉, 부분층피부이식술)로, 전층피부이식술에 사용되는 이식편에는 표피와 진피 전층이 포함된다. 전층피부이식술은 이식편을 제공한 부위도 이식해야 하므로 대개는 작은 부위로 제한한다. 일시적 피부이식은 다른 종(즉, 돼지) 또는 사체피부를 사용한다.
- **4도화상**(subdermal burn): 표피, 진피, 피하지방, 근막, 근육, 신경, 뼈까지 침범된다. 상처의 외관은 화상 원인에 따라 다르다. 손상된 조직에서 통증을 느끼지 못하지만 주변 조직으로부터 통증을 느낄 수 있다. 회복까지 몇 주 이상 걸리며 수술 및/또는 피부이식이 필요하고 흉터가 남는다.
- **1도화상**(superficial burn): 피부 표피층만 침범(예: 물집 없는 햇볕으로 입은 화상)되며, 상처는 건조하고 붉은색이다. 통증이 느껴지고 약간의 부종이 생기지만 보통 흉터 없이 2~5일 이내에 회복된다.
- **얇은 2도화상**(superficial partial thickness burn): 표피와 유두진피층까지 침범된다. 상처 외관은 촉촉하고, 붉고, 물집이 잡히고, 통증 및 약간의 부종이 생긴다. 보통 흉터 없이 7~14일 이내에 회복된다.

목표

1. 아동 화상의 크기와 유형을 평가하는 가장 신뢰할 만한 방법을 이해할 수 있다.
2. 어린 아동의 목 상처를 세척할 수 있는 방법을 설명할 수 있다.
3. 깨어 있거나 잠들어 있을 때 화상 아동의 가장 적합한 포지셔닝과 핸들링법을 이해할 수 있다.
4. 어린 아동의 통증 수준을 측정하기 위해 정확하고 타당도가 높은 방법을 설명할 수 있다.

물리치료 시 고려사항

목의 전면부에 화상을 입은 어린 아동의 물리치료 시 고려할 점:

- **일반적 물리치료 계획/목표**: 치유 촉진; 관절가동범위, 근력 및 유산소운동, 운동기능의 소실 방지/최소화; 신체기능과 안전의 최대화; 감염 및/또는 지나친 흉터 형성 같은 이차 손상의 최소화; 놀이 및 가정에서 일상적으로 할 수 있는 홈운동프로그램을 포함한 기능활동으로의 복귀; 부모 및/또는 보호자 교육 및 건강 관련 삶의 질 최적화
- **물리치료 중재**: 화상 상처 및 치유 과정, 감염 위험 및 드레싱 교체 절차, 구축 및 흉터 형성의 위험, 적절한 위생 및 상처 케어, 안기, 수면, 식사 자세를 포함한 적절한 핸들링에 대한 가족/양육자 교육; 전문가팀 간의 의사소통, 특히 상호 간의 정보 교류
- **물리치료 시 주의사항**: 적절한 감염 조절 기법의 사용; 상처 케어 시 피부 관찰; 포지셔닝 및 드레싱 교체 시 지나친 통증 및/또는 추가적 부상(예: 낙상, 멍) 방지를 위한 아동의 안전 고려
- **물리치료를 방해하는 요인**: 감염; 화상 부위에 따른 호흡장애; 아동 및 가족/양육자의 정서적 고통

건강 상태의 이해

열탕화상은 뜨거운 액체 또는 증기와 접촉할 때 발생하는 화상이다. 이 유형의 화상은 뜨거운 액체와 접촉하거나 몸에 뜨거운 액체의 튐, 쏟아짐 또는 흘림에 의해 발생한다. 열탕화상은 5세 이하 아동에게서 가장 흔한 화상이다. 열상화상의 상처 패턴은 부모/양육자가 말하는 사고경위와 일치해야 한다. 그렇지 않다면 학대의 가능성도 고려해야 한다. 미국의 경우 전체 아동학대 중에서 화상에 의한 학대가 6~20%를 차지한다. 열탕화상은 높은 곳에서 아동의 머리, 목 또는 몸통에 뜨거운 액체가 쏟아지는 사고로 발생하기도 한다. 사고에 의한 화상은 아이가 반사적으로 화상원에 닿은 신체 부위를 움츠리기 때문에 화상의 깊이가 다양하며 고르지 않다. 뜨거운 것이 실수로 튀어서 그리고 고의로 엎질러서 화상이 일어난 경우, 모두 화상 가장자리가 불규칙하고 깊이가 일정치 않아 사고와 학대를 구별하는 것이 어렵다. 화상 케어팀의 모든 관련자는 목격자 및/또는 양육자가 사고를 어떻게 설명하는지 주의 깊게 들어야 한다. 사고에 대한 설명과 상처의 특징이 일치해야 한다. 정보와 화상 상처가 연관성이 없다면 고의에 의한 화상을 의심할 수 있다.

화상 후에는 다양한 생리적 변화가 일어난다. 심혈관 작용, 대사 증가, 감염 위험의 증가, 폐합병증, 통증, 통증 관련 불안 등이다. 심혈관 작용으로는 체액이 화상 주변 피부와 조직으로 이동하면서 부종이 발생한다. 이러한 체액 이동은 주로 화상 발생 후 초기 24시간 내에 일어난다. 일반적으로 이때 체액이 혈관 내 조직에서 바깥으로 이동하므로 혈액량저하증을 줄이기 위해 정맥주사를 놓는다. 화상 후 혈압 유지를 위해 파크랜드 공식(2~4mL/kg/총 체표면적의 백분율)에 따라 체액을 추가로 공급하는 것도 중요하지만 정맥주사도 부종을 유발할 수 있으므로 화상 주변부 순환을 잘 관찰해야 한다. 화상 후 신체 치유 과정이 시작되고 박테리아의 부하를 줄이고자 대사율이 증가한다. 혈관의 감소와 심박출량의 증가 요구를 충족시키기 위해 심박수가 상승한다. 결과적으로 칼로리 요구가 증가한다. 영양사도 화상 케어팀의 일원으로 환자에게 필요한 적절한 칼로리섭취량을 결정하는 역할을 한다. 혈액검사로 단백질 및/또는 특정 비타민이나 미네랄(예: 비타민E, 아연) 수치를 확인한다. 피부가 손상 또는 소실되므로 감염에 대한 신체의 주요 외부방어기전이 무너지게 된다. 따라서 화상 후 감염의 위험이 높다. 화상 상처 표면은 혈관이 발달하지 않은 따뜻한 단백질을 함유하고 있어 미생물이 번식하기에 좋다. 상처 표면의 괴사조직도 산소의 전달을 방해하고 치유를 지연시킨다. 호흡기 합병증 및/또는 신진대사 증가 같은 합병증이 생기면 면역반응이 감소할 수 있다. 감염이 발생하면 치유시간이 길어지고 흉터가 생기기 쉽다. 화상 표면이 감염되면 약물 중재가 필요한 전신 감염으로 이어질 수 있고 종종 이로 인한 부작용이 발생한다. 따라서 감염 예방 조처로 가능한 한 빨리 상처 부위를 깨끗이 세척하고 치유환경을 만들어 주는 것이 화상 예방의 핵심이다. 환경관리법은 표준 예방 조치, 적절한 상처 케어, 항균성 국소 제제(해당하는 경우), 멸균 괴사조직 제거도구 및 드레싱, 깨끗한 린넨 사용 등이다. 그러나 감염은 환자의 미생물(예: 손상되지 않은 피부의 정상 상재균)에서도 발생할 수 있으며, 환경 조절 절차를 엄격히 준수하는 상황에서도 일어날 수 있다는 점을 명심한다.

물리치료 환자/고객 관리

상처 또는 화상 아동의 관리를 위해서 다학제적 전문가로 구성된 화상 케어팀이 필요하다. 미국화상협회(American Burn Association)는 화상전문인력 또는 장비가 없는 병원에서 응급처치를 받은 화상 아동은 화상전문센터로 이송해야 한다고 명시하고 있다. 사례의 김○○의 화상 케어를 위해 의사, 간호사, 물리치료사(물리치료보조사도 가능), 작업치료사, 영양사 그리고 사회복지사로 구성된 전문팀의 케어가 필요하다. 화상전문간호사 또는 물리치료사가 1명은 있어야 하지만 필수조건은 아니다. 의사보조, 외과의, 심리치료사도 필요하다. 종교지도자 또는 영적 지도자(예: 랍비, 승려, 목사)도 화상전문팀의 구성원이 될 수 있다. 치료사는 아동에게 필요한 니즈를 파악해서 나이에 맞는 검사와 평가도구를 사용한다. 아이가 통증, 화상 정도와 위치, 정맥주사로 인해 의학적으로 불안정한 상태에 있더라도 부모를 치료 과정에 참여시키고 부모 교육을 시행해야 한다. 치료사는 가족에게 화상의 치료 계획과 예상되는 치유 기간에 대해서 알려주어야 한다. 김○○의 사례에서 치료사가 가장 중점을 두어야 할 부분은 의학적으로 최대한 안정된 상태에서 화상검사와 치료를 시행함으로써 상처기저를 깨끗이 하는 것이다. 화상 케어의 초기 단계에서 가장 중요한 점은 적절한 상처 케어와 의학적 관리이다. 아이가 의학적으로 안정되면 기능적 움직임과 손상을 보다 적극적으로 관찰한다. 퇴원이 가까워지면, 치료사는 부모 및/또는 가정방문 물리치료사 및/또는 간호사에게 상처 케어(예: 드레싱 교체), 관절운동활동, 기능, 의복형 압력치료기 사용(해당하는 경우), 포지셔닝, 이동 그리고 상처 케어에 대한 교육을 실시한다.

검사, 평가 및 진단

김○○은 그날 오후 화상전문센터로 이송될 예정이므로 조직적이고, 효율적인 의사결정으로 최상의 치료가 이뤄져야 한다. 즉시 필요한 조처는 통증을 최대한 경감시키고 감염으로 이어질 수 있는 불필요한 상처 노출을 방지하기 위한 평가 및 치료이다. 병력 청취는 화상이 일어난 기전에 중점을 둔다. 사례의 경우 부모가 화상이 발생한 경위를 명확히 설명했고 실제 화상 부위와 일치하므로 학대의 가능성은 없어 보인다. 물리치료 검사 전에 기도, 호흡 또는 순환기능에 대한 평가를 한다. 아이의 의학적 상태를 항상 모니터링한다. 온도, 심박수, 호흡수, 혈압 및 산소포화도를 모니터링하고 기록한다. 응급실에 도착하기 전에 시행된 응급처치에 대해 모두 문서로 기록한다. 사례에서 치료사는 엄마가 상처에 꿀을 사용했다는 점에 주목했다. 관찰을 통해 아이의 전반적인 상태가 양호한지 확인하였다(예: 머리카락, 손톱 및 의복의 청결도). 또한 운동발달 수준이 나이에 적합한지도 확인하였다. 마지막으로 아이가 큰 소리로 우는지, 두려워하는지, 흐느껴 울거나, 차분한지 잘 살폈다. 응급실 의사가 화상 상처 세척을 위해 월풀치료를 처방했으므로, 치료사는 이 중재의 적절성을 평가하고 그 외 팀과도 이와 관련된 사항을 상의해야 한다. 물리치료 검사를 포함한 화상치료 시기는 진통제의 투여시간과 잘 조정한다.

화상 범위, 즉 TBSA (Total Body Surface Area, 총 체표면적)를 계산하는 방법은 두 가지이다. 먼저, 9의 법칙(rule of nines)은 종종 빠른 추정과 응급실의 중증도 분류에 사용된다. 이 방법은 우리 몸의 체표면적을 11개 영역으로 나누고 각 영역별 체표면적을 9% 그리고 회음부는 1%로 계산한다. TBSA를 계산하는 두 번째 방법은 룬 브라우저 분류를 사용하는 것이다. 이 방법은 연령에 따라 신체분절의 형태와 크기를 고려해서 계산하는 것으로, 9의 법칙보다 시간은 오래 걸리지만 화상의 크기를 보다 정확하게 추정할 수 있어 아동 환자에게 사용하도록 권장하고 있다. TBSA 결정의 정확도와 정확성을 높이기 위해 최신 컴퓨터 보조 시스템이 개발되고 있다. 상처/장루전문간호사 또는 의사가 없을 시에는 물리치료사가 화상의 크기를 측정할 수 있다.

화상의 깊이는 눈으로 관찰하여 결정한다. 다양한 깊이의 조직손상을 문서로 기록한다. 화상 상처는 1도화상(superficial burn), 얇은 2도화상(superficial partial thickness burn), 깊은 2도화상(deep partial thickness), 3도화상(full thickness) 또는 4도화상(subdermal burn)으로 분류한다. 사진 기록은 상처 크기, 색깔, 깊이 및 정도를 기록하는데 매우 유용하다. 또한 통증을 겪는 어린 아동은 한 자세로 가만히 있지 않기 때문에 상처를 육안으로 관찰하기가 어려우므로 사진을 이용하면 보다 자세히 관찰할 수 있다. 화상으로 침범된 관절도 잘 평가해야 한다. 사례의 김○○은 목 전면부 화상이므로 경추의 여러 관절이 침범되었다. 구축이 생기지 않도록 적합한 자세(경추 중립 자세 또는 약간 신전)를 취할 수 있게 도와준다. 향후, 물리치료사는 다른 전문가들과 협력적으로 보조기 선택과 화상을 입은 관절에 적합한 관절운동을 실시하고 교육할 것이다.

화상에서 통증의 평가는 특히 중요하다. 김○○은 3세로, 표준화된 구두통증척도를 사용해서 통증 등급을 결정하기는 어렵다. 통증을 설명할 만큼 언어표현이나 인지기술이 충분치 않은 아이들도 있다. 이럴 때는 행위와 기능을 측정하는 편이 낫다. FLACC (Face, Legs, Activity, Cry, Consolability, 얼굴, 다리, 활동성, 울음, 마음의 안정도) 척도는 2개월~7세 아동에게 아주 유용한 행동통증 평가도구이다. 5개의 범주로 구성된 간단하고 일관된 통증 평가방법이다. 각 범주는 0~2점, 총점은 0~10점으로 점수가 높을수록 통증이 심하다는 의미이다. 예를 들어 활동범주에서 1점은 아이가 얌전히 정상적인 자세로 누워서 잘 움직인다는 의미이며, 2점은 몸을 꿈틀거리면서 앞뒤로 움직이고 긴장한 모습을 나타낸다. 몸을 활처럼 휘거나, 뻣뻣하거나, 급격하게 움직일 때도 1점이다. FLACC척도는 자기보고식으로 통증을 표현할 수 없는 병의 상태가 위중한 아동에게 적용하여 정확하고 타당하게 통증을 측정할 수 있는 도구이다.

치료 계획과 중재

치료의 주요 목표는 감염 방지, 화상 부위의 기능 회복, 화상으로 인한 신체적·감정적·정서적 장애로부터 완전 회복을 촉진하는 것이다. 우선, 치료사는 꿀로 덮인 화상 상처의 세척을 위해 월풀 중재가 적절한지 여부를 결정해야 한다. 월풀치료가 적합하지 않을 경우, 상처 세척과 괴사조직 제거를 위해 다른 최선의 방법을 결정해야 한다. 월풀은 느슨하게 부착된 괴사조직, 표면 박테리아 및 이물질을 제거할 수 있는 비선택적 괴사조직제거술이다. 목 화상 부위가 물에 잠기도록 해야 한다. 아이의 머리가 물속에 들어가거나 물을 삼킬 수 있어 안전 측면에서 주의를 요한다. 또한 대변 및/또는 소변실금이 있는 경우 월풀치료는 금기증이다. 화장실 훈련은 받았지만 화상처럼 고통스러운 사고를 당한 상황에서 대소변을 제대로 조절할 수 있을지 의문이다. 또한 월풀치료 중 교차오염으로 감염이 발생할 위험도 크다. 물리치료사는 감염의 위험과 안전한 포지셔닝의 어려움으로 월풀치료로 상처를 세척하고 괴사조직을 제거하는 것은 이점보다 위험이 더 클 것으로 판단했다. 대부분의 화상센터에서는 일반적으로 33.3~36.7°C의 수돗물로 상처를 세척한다. 또는 맥동 세척법(pulsed lavage)을 시행한다. 휴대용 장치로 유체 흐름이 규칙적·자동적으로 중단되도록 압력이 조절된다. 음압흡입이 동시에 일어나 액체가 분사되므로 괴사조직이 떨어져 나가게 된다. 일반적으로 식염수를 사용한다. 맥동 세척법은 상처가 깊거나 터널링이 있을 때 또는 괴사조직의 양이 많을 때 시행한다. 하지만 맥동 세척법이 피부가 연약한 아동에게 안전한 것인지에 대한 근거는 없다. 다른 방법으로 저압 식염수 스프레이를 사용하는 비접촉식 저주파 초음파가 있다. 마찬가지로 아동에게 적합하다는 근거는 없다. 최종적으로 치료사는 식염수에 담근 거즈로 상처를 덮고 있는 꿀을 닦아내고 괴사조직을 제거하는 방법을 선택했다. 손의 힘으로 괴사조직을 제거할 때는 추가적으로 조직손상이 생기지 않도록 부드럽게 해야 한다.

상처 세척과 괴사조직 제거 후에 상처에 도포할 연고와 드레싱 타입을 결정하며, 의사, 간호사와 협력적으로 수행한다. 드레싱은 배액을 흡수하고 외상으로부터 상처를 보호하며 목 전체의 관절범위와 기능을 허용하고 부종을 조절하는 역할을 한다. 환부에 항균연고를 바르고 그 위에 이차 드레싱을 한다. 개방 상처 부위에 감염 발생을 막기 위한 예방적 조처다. 실버 설파디아진(실바딘) 크림은 박테리아에 효과적인 가장 일반적인 국소 항균제다. 단점이라면 드레싱 교체 시 상처로부터 제거하기가 다소 어렵다는 것이다. 하지만 김○○

은 전문화상센터로 이송될 예정이므로 필요한 조처가 이뤄질 것이다. 다음으로 치료사는 연고를 덮고 상처를 촉촉하게 유지해 줄 드레싱을 선택했다. 제로폼(Xeroform) 거즈 드레싱은 멸균된 비부착식 비스무트 및 바셀린 함침 거즈(impregnated gauze)로 세균의 성장과 증식을 억제하는 효과가 있다. 실바딘 크림 위로 이 거즈를 덮고 화상 부위 전체를 거즈로 느슨하게 감는다. 턱은 거즈로 감기가 쉽지 않으므로 탄력붕대나 외과용 그물망으로 드레싱을 잘 고정시킨다. 외과용 그물망은 드레싱 교체 시 매번 같이 교체한다. 탄력붕대는 손으로 세탁한 후 햇볕을 피해 편평하게 널어서 건조시킨다. 아이가 드레싱을 떼지 못하도록 밤이나 잠깐이라도 아이 혼자 있을 때는 손 장갑을 끼워 둔다. 화상 환자에게 포지셔닝과 운동은 매우 중요하다. 하지만 김○○은 화상센터로 이송될 예정이므로 현재 병원에서는 치료의 궁극적인 목표가 되지 않는다. 화상센터로 옮겨지면 그곳의 치료사가 아이의 경추를 약간 신전 상태로 유지시켜 구축을 예방할 것이며, 의학적으로 상태가 안정되면 화상 부위의 가동성에 중점을 둘 것이다.

초기 단계부터 부모와 원활한 의사소통이 이뤄져야 한다. 통증을 경감시키기 위해 취하는 조처에 대해 그리고 이때 부모의 역할에 관해 알려준다. 약물 및/또는 정맥주사로 아이가 의학적으로 안정되었더라도, 치료 과정에 부모를 참여시켜 아이의 회복을 돕고 촉진시킬 수 있다. 집으로 퇴원한 후에는 부모가 직접 상처를 세척하고 드레싱을 교체해야 하므로, 이에 대해 명확하고 간결한 방법으로 교육을 실시한다. 또한 화상센터에서 발생할 수 있는 일과 예상 치유 기간, 회복의 예후 등에 대해 설명함으로써 불안감을 줄여줄 수 있다.

근거중심 임상적 추천

SORT: 추천 분류의 장점

A 일관된, 양질의 환자 지향적 근거

B 일관되지 않거나 제한된 질적 수준의 환자 지향적 근거

C 동의, 질병 중심의 근거, 일반적인 관행, 전문가의 의견 또는 사례 시리즈

1. 아동 화상치료 시 필요한 즉각적인 조치는 통증을 최대한 경감시키고 감염으로 이어질 수 있는 불필요한 상처 노출을 방지하기 위한 평가 및 치료이다. **C 등급**
2. 자기보고식 평가도구인 FLACC척도는 통증을 표현할 수 없는 병의 상태가 위중한 아동을 대상으로 정확하고 타당하게 통증을 측정할 수 있다. **B 등급**
3. 목 전면부 화상 상처의 세척과 괴사조직 제거법으로 월풀보다는 수돗물이나 식염수에 적신 거즈를 사용해서 손으로 하는 것이 최선의 방법이다. **C 등급**

종합 질문

14.1 아동 화상에 관한 설명으로 가장 정확한 것은?

A. 화상에 의한 학대는 아동학대 전체 사례의 약 50~70%를 차지한다.

B. 열탕화상은 12세 이하 아동에서 발생하는 화상의 가장 흔한 원인이다.

C. 보호자의 사고경위에 대한 설명이 화상 패턴과 일치하지 않는다면 학대를 의심할 수 있다.

D. 룬 브라우저 분류는 신체를 10개 영역으로 나누고 각각 체표면적의 10%를 나타낸다.

14.2 감염된 화상에 대한 설명으로 틀린 것은?

A. 치유기간이 지연된다.

B. 흉터 발생의 위험이 높다.

C. 전신 문제가 생길 위험이 크다.

D. 수술로 화상을 세척한다.

14.3 화상 상처에 가장 적합한 물 온도는?

A. 37°C

B. 34.4°C

C. 25.5°C

D. 37.7°C

정답

14.1 **C.** 보호자의 사고 내용 설명이 화상 부상과 일치해야 한다. 그렇지 않다면 학대의 가능성도 고려해야 한다. 화상 학대가 아동 화상의 6~20%를 차지한다(A). 열탕화상은 12세 이하가 아니라 5세 이하 아동에서 가장 흔한 유형의 화상이다(B). 룬 브라우저 분류는 나이에 따라 신체분절의 형태와 크기를 고려해서 화상범위를 추정하는 방법이다(D).

14.2 **D.** 화상 상처의 감염은 치유를 지연시키고, 흉터가 생길 위험이 높아지며, 전신 감염의 위험도 증가한다. 하지만 반드시 수술이 필요한 것은 아니다.

14.3 **B.** 상처 세척에 적합한 물 온도는 33.3~36.7°C이다.

손바닥 화상

Palmar Hand Burn

David John Lorello

CASE 15

2세, 여아인 김○○은 TBSA 1% 왼쪽 손바닥, 왼손 엄지 외측, 2~4지 중간 및 원위지절골에 깊은 2도화상을 입었다(그림 15-1). 유리막 벽난로 표면에 손을 대면서 화상을 입었다. 치료 계획은 실버 설파디아진크림(silver sulfadiazine cream), 거즈, 탄력망붕대(burn netting)로 두 번 드레싱을 하는 보존적 치료를 할 예정이다. 물리치료사는 김○○이 입원하기 전에 응급실에서 검사 중이다.

- ▶ 검사에서 우선적으로 고려할 점은 무엇인가?
- ▶ 김○○의 건강 상태에 근거하여 활동 제한에 영향을 미치는 요인은 무엇인가?
- ▶ 가장 적합한 물리치료 중재는 무엇인가?
- ▶ 상처 치유 단계에 근거한 물리치료 계획은 무엇인가?

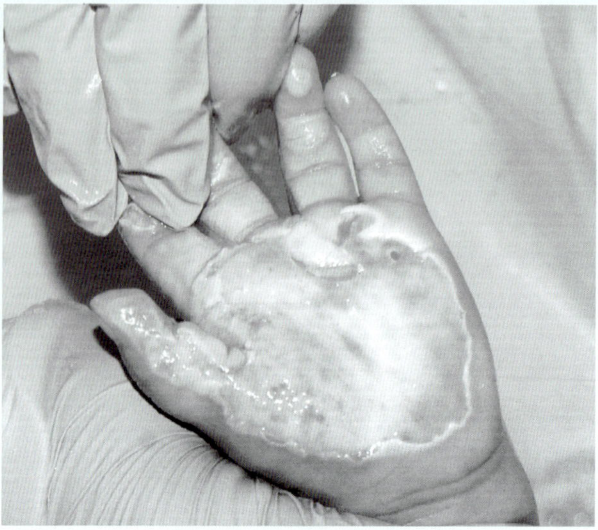

그림 15-1 TBSA 1% 왼쪽 손바닥, 왼손 엄지 외측, 2~4지 중간 및 원위지절골에 깊은 2도 화상을 입었다. 물집, 피부 벗겨짐, 흰색 반점, 노란색 가피가 있다. 드레싱을 교체하고 상처를 깨끗이 한 직후에 찍은 사진이므로 물기가 있어 보인다.

주요 정의

- **자가이식**(autograft): 화상을 입지 않은 부위에서 환자 자신의 피부를 떼어 화상 부위에 이식하는 것이다.
- **구축**(contracture): 관절운동범위가 소실된 상태이다.
- **실버 설파디아진**(silver sulfadiazine): 실바딘(Silvadene) 또는 AgSD로도 알려져 있다. 화상 상처치료에 자주 사용되는 광범위한 항균성 국소 크림으로, 그람음성균과 그람양성균에 효과적이다. 하루에 2회 환부에 적용하며 효과는 비교적 단기간이다.

목표

1. 화상의 분류를 기술할 수 있다.
2. 화상으로 손상되는 계통과 상처 치유 단계를 포함하여 화상 상처의 생리를 이해할 수 있다.
3. 상처의 치유 단계에 맞게 치료 계획을 기술할 수 있다.

물리치료 시 고려사항

손바닥 화상을 입은 어린 아동의 물리치료 시 고려할 점:

- ▶ **일반적 물리치료 계획/목표**: 관절범위 소실, 구축 방지; 화상손상 전 수준으로 근력 및 기능적 독립성의 최대 회복
- ▶ **물리치료 중재**: 관절범위운동, 스트레칭, 보조기 및 포지셔닝, 저항운동, 일상활동훈련, 운동 및 부목 고정 계획에 대한 환자 및 가족 교육
- ▶ **물리치료 시 주의사항**: 수술 후 제한사항(해당되는 경우)
- ▶ **물리치료를 방해하는 요인**: 구획증후군, 비대성 흉터

건강 상태의 이해

전체 피부표면적 중에서 손이 차지하는 비율은 작지만(<3%), 손 화상은 영구적으로 기능장애가 따를 위험이 있다. 이러한 이유로, 미국화상협회에서는 손 화상 환자는 화상전문센터의 치료를 받도록 규정하고 있다. 화상전문치료사라면 손바닥은 운동성이 큰 얇은 피부로 덮인 손등보다 두껍고 감각분포가 많은 신체 "기관"으로 균형 잡힌 근육건계통이라는 것을 알 것이다. 손 화상은 환자에게 심각한 손상을 줄 수 있다. 화상치료사는 피부계통, 상처 치유 그리고 상처치료에 필요한 해부생리에 대한 심도 깊은 지식을 갖춰야 한다.

2013년에 NBR (National Burn Repository, 국가화상정보)은 2003~2011년 사이에 약 52,000명의 아동(0~15.9세)이 화상을 입고 화상전문센터에서 입원치료를 받았다고 밝혔다. 이 수치는 입원 없이 외래치료만 받은 환자의 수는 포함되지 않은 것이다. NBR에 의하면, 화상센터에서 치료를 받은 환자의 75%는 외래환자다. 0~4.9세 환자의 대부분은 뜨거운 물건에 데인 열탕화상 유형이다. 5~15.9세에서는 화염화상이 가장 많다. 이 시기는 만지면 안되는 것을 손으로 만지거나 가지고 놀면서 주변을 탐색하는 때이므로 열탕화상과 접촉화상이 가장 많을 수밖에 없다. 어린 아동은 이러한 탐색적 행위와 반사가 느리고 피부가 얇기 때문에 높지 않은 온도에도 심한 화상을 입게 된다.

신체의 가장 큰 기관인 피부는 우리 몸을 감염과 부상으로부터 보호해 주고, 체액 손실을 막아주고, 체온을 조절하며, 외부 자극을 수용하고, 내적 문제의 표식자 역할을 하며(예: 감염의 결과로 피부에 홍반 형성), 한 개인의 정체성을 결정하는데 도움이 된다. 화상으로 이러한 기능의 일부 또는 전부를 잃을 수 있다.

피부 표피층 및 진피층에 대한 지식은 화상의 깊이를 분류하는데 도움이 된다. 피부는 표피, 진피, 피하조직 그리고 그 아래 근막, 근육, 건, 인대, 신경, 뼈, 장기로 구성된다. 표피는 피부의 가장 바깥층으로 두께는 0.05~1.5mm로 다양하다. 표피에는 따로 혈관이 발달되어 있지 않아서 그 아래 진피층 혈관총(vascular plexus)에서 세포 영양분을 공급받는다. 표피는 각질층, 투명층(손바닥과 발바닥에만 있음), 과립층, 가시층, 배아층의 다섯 층으로 분류한다. 표피의 가장 심부층은 배아층이며 피부각질세포가 있어 보호단백질인 케라틴을 생산한다. 표피층 내에 다른 중요한 세포로 멜라닌세포, 메르켈세포(피부기계 수용체로 가벼운 터치에 대한 정보를 제공함), 랑게르한스세포(피부의 면역반응을 조절하는 세포)가 있다.

표피층 내 중요한 구조물은 모낭(진피 속 모근을 둘러싸고 있음), 피지선(모낭에 포함되며 피지를 분비하여 피부와 모발의 윤활제 역할), 땀샘(땀 분비로 몸에서 열을 방출하고 식히는 역할) 등이다. 기저막은 표피 융기가 진피의 돌출부로 들어가는 지지대 역할을 하는 표피와 진피 사이의 결합조직 부위다. 이 융기와 돌출부를 각각 망상돌출(rete pegs), 진피유두(dermal papillae)라고 한다. 망상돌출은 진피를 표피에 고정시켜 전단력 발생을 막아준다.

표피 아래에 표피보다 더 두꺼운 진피층이 있다. 두께는 2~4mm 정도이다. 혈관이 매우 잘 발달해 있어 진피와 표피에 영양분을 공급한다. 진피는 두 개 층으로 뚜렷이 구분된다. 표피 바로 아래 부분이 유두진피로, 진피의 바깥층을 이룬다. 깊고 두꺼운 망상진피에는 피부의 탄력을 담당하는 콜라겐다발이 있다. 진피층 내 주요 구조물로는 모낭을 곧추세우는(즉, 거위 융기) 평활근, 영양공급과 온도 조절을 돕는 혈관, 림프관, 온도, 통증, 터치, 가려움, 압력 등의 감각정보를 전달하는 구심성 신경섬유가 있다. 진피층 아래에 발달한 피하지방층은 결합조직과 지방조직으로 구성되며 심부 구조에 에너지, 쿠션, 단열을 제공한다.

화상은 발생기전, 깊이, 크기에 따라 분류한다. 화상의 6가지 주요 기전은 열탕, 화염, 접촉, 화학, 전기 그리고 방사선이다. 화상기전을 알면 심각성을 예측할 수 있다. 예를 들어, 피부가 70°C에 1초간 노출되면 깊은 2도화상을 입는다. 뜨거운 기름은 일반적으로 176°C가 넘는다. 기름과 녹은 설탕은 물보다

고온 상태로 더 오래간다. 그러므로 스프, 국, 커피가 뜨거운 물보다 심부화상을 입기 쉽다.

화상의 깊이는 표피, 진피 및/또는 그 아래층 구조물이 손상된 정도에 따라 분류한다. 1도화상, 얇은 2도화상, 깊은 2도화상 그리고 3도화상으로 나뉜다. 1도화상은 표재성 화상으로 표피만 침범된 것이다. 피부는 붉어지지만 물집은 잡히지 않는다. 표피세포가 떨어져 나가고 회복되는데 3~7일이 소요된다. 1도화상의 예로 통증이 수반되는 햇볕화상을 들 수 있다. 얇은 2도화상은 표피층 전체와 유두진피(진피 상층)까지 침범된다. 임상증상은 홍반, 축축함, 물집 등이다. 상처 부위는 일시적으로 허혈이 발생해 하얗게 된다. 진피의 신경종말이 노출되거나 손상되므로 통증이 매우 심하다. 진피보다 심부 구조물이 정상적이므로 얇은 2도화상은 7~21일 내에 회복되며 약간의 흉터가 남는다. 깊은 2도화상은 표피와 유두진피 그리고 망상진피까지 손상을 입는다. 상처 부위는 흰색, 분홍색 또는 진한 붉은색으로 얼룩덜룩해 보인다. 물집은 큰 편이며, 통각수용체의 기능이 정상이므로 매우 심한 통증이 느껴진다. 일부 모낭과 피지선은 손상을 입지 않은 상태이므로 상처는 상피화될 수 있다. 하지만 화상 범위가 크거나 회복하는데 21일 이상 걸리면, 상처 봉합을 위해 피부이식을 고려해야 한다. 깊은 2도화상은 흉터가 비대해지고 구축이 발생할 위험이 있다. 영양 상태가 나쁘거나 감염이 발생하면 3도화상으로 진행될 수 있다. 3도화상은 표피, 진피 전체, 피하지방까지 침범된다. 상처 부위는 하얗게, 노랗게 또는 까맣게 보일 수 있다. 모든 혈관이 혈전되고 통각수용기 및 기타 피부수용체가 파괴되므로 상처 부위는 건조하고 통증은 거의 또는 전혀 없다. 모낭이 파괴되어 남아 있는 털이 쉽게 빠진다. 상처 부위가 아주 작은 경우, 상피 내 성장을 통해 자체적으로 치유될 수 있지만, 대부분 이러한 상처는 외과적 괴사조직제거술과 피부이식이 필요하다. 3도화상 상처는 비대한 흉터와 구축이 생길 수 있다. 피하조직화상은 진피 아래로 지방, 근육, 뼈까지 침범한다. 피하조직화상은 치료가 어려우며 괴사조직제거술, 이식, 때때로 절단 등의 집중적인 외과적 중재가 필요하다.

화상 깊이와 함께 화상의 TBSA %를 계산해야 한다. 2도 및 3도화상 부위만 계산한다. TBSA 계산법은 9의 법칙(Rule of Nines)과 룬 브라우저 분류(Lund-Browder classification)를 포함한다. 9의 법칙으로 TBSA를 간단히 계산할 수 있지만, 아동이나 유아 화상 환자의 TBSA를 계산하는데 정확하지 않다. 룬 브라우저 분류에서 아동의 머리는 성인에 비해 크고 다리는 짧다는 점을 고려하므로 유아와 아동의 TBSA를 더 정확히 계산할 수 있다.

상처 치유는 염증 단계, 증식 단계, 리모델링/성숙 단계의 총 세 단계로 이뤄진다. 염증 단계는 손상 시부터 2~5일 정도 지속된다. 혈관 수축으로 출혈이 멈추면 곧이어 혈관이 확장되고 주변 조직으로 영양분을 공급하기 위해 즉각적으로 혈관반응이 일어난다. 호중구와 대식세포가 박테리아와 이물질을 처리하는 세포반응도 시작된다. 상처는 발적, 부종, 열감, 통증, 관절범위 감소 등이 특징이다. 증식 단계는 손상 후 3~5일에 시작되어 최대 3주까지 지속된다. 혈관 형성(새로운 혈관의 생성), 육아조직 형성(섬유아세포가 콜라겐과 엘라스틴의 세포 외 기질을 생산함으로써 상처기저 내 촉촉한 붉은 조직이 나타남), 상처 수축(근섬유모세포가 상처 가장자리를 서로 끌어당김) 그리고 상피화(상처 가장자리 및 모낭 내 각질세포가 상처를 가로질러 이동)가 특징이다. 상피화 과정이 끝나면 리모델링/성숙 단계가 시작된다. 상처 치유의 마지막 단계로 6개월~3년 정도 지속된다. 이 기간 동안 콜라겐 결합이 강화되고 섬유가 더욱 평행하게 형성된다. 상처 부위에 새로운 콜라겐이 생성되고 오래된 콜라겐은 제거된다(콜라겐 교체). 이 단계에서 콜라겐 합성과 콜라겐 분해 비율이 동일할 때 흉터가 편평하고 유연해진다. 만일 콜라겐 합성이 콜라겐 분해보다 많으면 비대성 흉터가 생긴다.

상처 치유의 모든 단계에서 산소가 필요하다. 화상 상처 표면에 괴사조직이 형성되므로 산소 전달을 방해하고 박테리아 번식이 쉽고 감염의 우려가 높아 치유가 늦어질 수 있다. 표재성 화상일수록 습윤의 치유 환경을 제공할 수 있는 드레싱방법이 다양하다. 일반적으로 3도화상은 외과적 처치로 괴사조직을 제거한다. 화상 상처의 회복에 21일 이상 소요되면 비후성 흉터와 구축이 발달할 위험이 높아 외과적 중재가 필요하다. 기저조직을 보존할 목적으로 접선 절제를 통해 가피를 제거한다. 건강히 살아 있는 조직이 나올 때까지 화상조직의 얇은 층을 제거한다. 화상조직을 제거한 다음에는 새로운 피부로 상처 부위를 덮어야 한다. 절제한 상처기저가 환자의 피부를 이식할 만큼 건강하지 않거나, TBSA 화상 범위가 크면 자가이식이 어렵다. 이때는 임시 이식편을 사용한다. 공여부(화상을 입지 않은 피부)에서 이식이 가능할 때까지 또는 상처 부위가 자기 피부이식을 할 수 있을 정도로 회복될 때까지 사체피부(동종 이식편) 또는 돼지피부(이종 이식편)를 사용한다.

치유기간 이외에도 다른 요인으로 비정상적인 흉터가 생길 위험이 높다. 비대성 흉터가 생길 위험요인에는 감염, 어린 나이, 피부색이 짙은 피부, 화상 부위(흉골, 등, 어깨) 그리고 몸의 긴장(어깨와 등) 등이 있다. 손 화상은 가급적 빨리 자가이식을 하는 것이 비대성 흉터가 발달할 위험을 낮출 수 있다. 손등화상은 일반적으로 표피와 진피의 일부를 포함하는 부분층피부이식(split-thickness skin graft)을 한다. 공여부가 충분하면(예: 범위가 작은 TBSA 화상) 시트이식(sheet graft)을 할 것이다. 시트이식은 자가이식편을 사용한다. 공여부가 충분치 못하면 채취한 이식용 피부판을 기계로 늘려 환부에 이식한다. 공여부가 충분하다면 시트이식이 외관상으로도 좋고 구축 발생도 줄일 수 있다. 손바닥 화상이나 손가락 화상에서는 주로 전층피부이식(full-thickness graft)을 한다. 전층피부이식은 표피와 진피 전체를 포함한다. 서혜부처럼 넓은 부위에서 피부 전층을 채취하므로 공여부에는 봉합술을 시행한다.

물리치료 환자/고객 관리

물리치료의 성공을 위해 케어팀과 협력적 접근이 필요하다. 화상전문팀은 환자, 가족, 일반 외과의사 및 성형외과의사, 보조의사, 간호조무사, 간호사, 영양사, 약사, 호흡치료사, 아동생활전문가, 물리치료사, 작업치료사, 언어치료사, 심리치료사, 코디네이터, 사회복지사, 연구자 등으로 구성된다. 화상 부위가 작을수록 팀 전체가 케어에 관여하지는 않지만, 물리치료사는 팀과 협력적으로 때에 맞게 중재를 시작할 수 있다. 물리치료 검사는 병원 입원 24시간 이내에 시작한다. 검사 후 바로 물리치료를 시작하며 상처의 치유 단계에 맞는 치료 계획을 수립하게 된다. 물리치료 중재의 방향은 관절범위 소실 예방, 근력강화, 일상생활을 포함한 기능적 독립성 최대화 등이다. 직접적인 치료법에는 치료적 운동, 부목 고정, 기능적 활동이 있다. 치료목표와 중재는 외과적 처치 및 상처 치유 단계에 맞게 수정한다.

검사, 평가 및 진단

환자와 직접 인터뷰를 시작하기 전에 먼저 의무기록지를 철저히 검토한다. 화상기전, TBSA, 화상 부위, 화상 깊이를 확인한다. 환자를 직접 보기 전에 이러한 정보로 전체적인 그림을 그려볼 수 있다. 입원 후 외과적 처치 여부도 확인한다. 최근 또는 곧 예정된 수술이 있다면 화상은 자연 치유가 안 될 정도로 심하다는 것을 바로 알 수 있다. 팔 · 다리 둘레 화상(circumferential burns)은 구획증후군의 위험이 있다. 화상으로 가장 먼저 나타나는 전신반응은 부종이다. 비탄력적 화상 가피 아래에 부종이 생기면 순환장애가 생길 수 있다. 그 결과 근육과 신경이 손상을 입거나 괴사가 발생할 수 있다. 구획증후군이 발생하면 경피절제술이나 근막절제술이 필요하다. 경피절제술은 외과적 중재로 가피를 절제하여 압력을 낮추는 방법이다. 근막절제술은 근막을 절제해서 압력을 낮춰준다. 손등피부는 얇고 유연해서 부종이 팽창하지만 손바닥은 공간이 제한적이므로 구획증후군이 발생할 위험이 더 크다. 과거 병력, 화상 발생 이전의 이동성 수준, 가족 및 학교 환경을 포함한 사회적 이력에 대한 정보도 수집한다. 환자 병실에 들어가기 전에 담당 간호사부터 만난다. 간호사는 매우 좋은 정보원이다. 모든 정보가 의무기록지에 기록되는 것은 아니므로 간호사를 통해 병과 관련해서 환자와 가족에 대한 정보를 알 수 있다.

무엇보다 물리치료사는 통증 감소를 위해 현재 처방된 약과 통증이 얼마나 잘 조절되고 있는지 파악해야 한다. 일반적으로 안정 시 통증, 갑자기 발생하는 심한 통증, 상처치료에 따른 통증을 조절하기 위해 약 처방을 한다. 흔히 상처치료를 위한 진정제로 마약성진통제(모르핀, 옥시코돈, 펜타닐, 하이드로모르폰, 메타돈), 벤조디아제핀(미다졸람, 로라제팜), 마취제(케타민, 프로포폴)를 사용한다. 입원치료기간 동안 환자의 통증 조절은 치료사와 환자 간의 관계는 물론 간호사-환자, 간호사-치료사, 가족-환자 그리고 가족-치료사 관계에도 중요하다. 때때로 통증을 적절히 조절하는데 시간이 걸린다. 간호사를 통해 환자가 물리치료 평가를 받을 수 있는 상태인지 확인할 수 있다. 통증은 너무 심한데 기본 통증 약만 복용한 상태라면, 상처 처치용 약물 처방과 복용이 이뤄질 때까지 물리치료 초기 평가를 미뤄야 한다. 화상 부위의 드레싱 교체는 통증을 최대로 조절한 상태에서 이뤄지므로 관절범위의 평가는 이때 함께 하는 것이 좋다. 화상 상처는 드레싱을 제거하고 평가한다. 필요한 정보를 수집한 후에 물리치료 검사를 시작한다.

첫 단계로 환자의 의식 수준이 명료하며 지시사항을 따를 수 있는지 평가한다. 환자의 드레싱 교체시간과 평가시간이 맞지 않으면, 환자 가족에게 화상기전, 과거 병력, 우세측 손, 가족 및 사회관계에 대한 정보를 수집한다. 화상을 입지 않은 관절의 능동 관절범위, 대운동기술, 소운동기술, 언어, 사회성 발달 수준을 측정한다. 큰 아동의 경우, 화상 손 전체를 드레싱 처치한 상태라면 손

감각의 정상 여부에 대해 나이에 맞는 질문으로 확인한다. 치료사는 저림 또는 따끔거림 같은 구획증후군의 증상이 있는지 확인하고, 구획증후군이 의심되면 즉시 의료진에게 알린다. 의사표현이 어려운 유아와 어린 아동은 화상 부위의 원위부에서 맥박을 촉진하여 모세혈관 충만시간과 순환장애의 징후가 되는 온도를 확인한다. 다시 드레싱을 교체하는 시간에 맞춰 부족한 내용에 대해 평가한다.

손 화상의 드레싱을 제거하고 평가해야 하는 중요한 이유가 세 가지 있다. 첫째, 드레싱을 한 상태에서는 관절범위를 정확하게 측정하기 어렵다. 둘째, 손등 화상의 경우 손등피부가 매우 얇고 피부 바로 밑에 신전근 건이 있다. 드레싱 자체와 부종으로 가해지는 압력은 이러한 미세구조를 손상시켜 단추구멍변형(boutonniere deformity) 같은 영구 손상을 초래할 수 있다. 마지막으로 화상 치유기간에 구축발달의 위험이 큰 관절을 육안으로 관찰해서 식별할 수 있다. 팔·다리에 화상이 발생하면, 침범관절은 물론 비침범관절의 관절가동범위도 측정한다. 화상을 입지 않은 부위의 감각(예: 가벼운 촉각/침통각)도 평가한다. 물리치료의 초기 목표는 상처 치유 단계, 화상 깊이, 환자의 현재 건강 상태, 나이 그리고 신체적 및 정신적 상태를 포함해서 여러 가지 요인을 토대로 수립한다. 환자 상태와 수술 후 제한 동작이 자주 바뀔 수 있으므로 수술 절차에 따라 목표가 자주 변경될 것이다. 궁극적인 목표는 관절범위 소실의 예방이다. 또한 화상을 입기 이전 수준으로 근력을 회복하고 모든 발달 이정표를 따라가는 것이다.

치료 계획과 중재

초기 염증 단계(손상 후 2~5일)에서는 부종 조절이 주요한 목표 중 하나이다. 화상 부상 후 바로 입원했다면, 상처 치유의 염증 단계로 부종이 발생할 것이다. 화상을 입은 손은 가슴보다 높이 올리고 부종 예방과 거상 자세에 대해 가족 교육을 실시한다. 침범된 팔 · 다리는 베개 또는 폼 웨지를 사용해서 가슴보다 높게 올린다. 동물모양 봉제 인형도 사용할 수 있다. 중수지절관절의 능동 굴곡과 손가락의 능동 외전 및 내전운동은 근육의 펌프 작용을 도와 부종 감소에 효과적이다. 어린 아동은 관절범위 유지의 중요성에 대한 이해가 부족하기 쉽고 체계적인 운동프로그램을 수행하는 것이 어려우므로 다양한 놀이기법으로 손 동작을 연습시킨다. 종종 소아과가 있는 병원에서는 아동생활전문가가 있어 치료사가 계획하는 손 동작 패턴이 시연될 수 있는 기능적 활동 구성에 협조를 받을 수 있다. Omar 등은 손 화상 아동을 대상으로 치료시간에 반복운동군과 목적 있는 놀이활동군(아이가 좋아하는 놀이)을 비교하는 연구를 수행하였다. 치료시간에 화상입은 손으로 놀이를 한 아동들이 반복 운동을 한 아동들과 비교해서 치료 후에 통증이 덜 했으며 모든 능동운동범위에서 큰 향상이 있었다. 간호사와 대개의 부모들도 아이가 목적 있는 놀이활동을 수행할 때, 아픈 것을 잊고 주의를 다른 쪽으로 분산시키는데 효과적이라고 느꼈다.

관절운동, 포지셔닝, 보조기는 화상에 따른 관절범위의 소실이나 구축 방지를 위한 중요한 중재법이다. 손바닥 화상 환자에게 가장 중요한 동작은 손바닥과 손가락의 완전 신전범위를 회복 및 유지하는 것이다. 어린 아동에게는 어려울 것이다. 구축 방지를 위해 조직의 길이를 신장된 상태로 유지시키기 위해 보조기가 필요하다. 손바닥 화상용 보조기의 프로토콜은 다양하다. 예를 들어, 수부신전보조기를 사용하면 손목, 손바닥, 손가락을 중립 자세에서 완전 신전범위, 엄지는 요골 외전 상태로 유지시킬 수 있다(**그림 15-2**). 일부 환자들은 중수지절관절을 약간 과신전 상태로 보조기를 사용한다. 이 자세에서 손바닥 아치는 신장되고 손가락은 신전 상태가 되므로 상처 수축이 시작되면서 생길 수 있는 구축발달을 방지할 수 있다. 화상응급센터에서는 드레싱 직후부터 바로 보조기를 사용한다. 드레싱 교체, 치료시간, 미리 정해진 놀이시간에만 보조기를 제거한다. 환자는 하루에 23시간 동안 보조기를 착용한다. 치유의 성

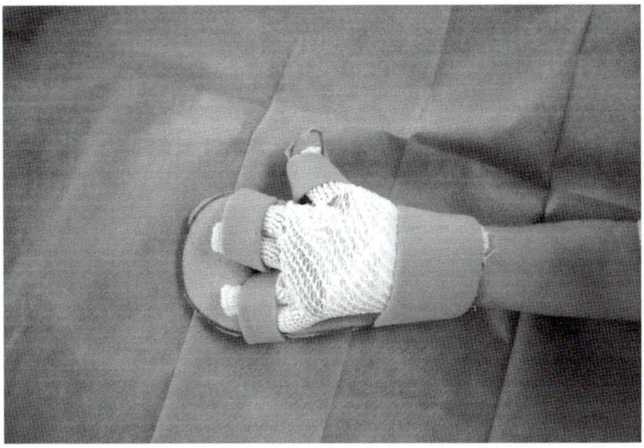

그림 15-2 손바닥 화상용 수부신전보조기. 손목, 손바닥, 손가락을 중립 자세에서 완전 신전범위, 엄지는 요골 외전 상태로 유지해 준다. 치료사는 지절간관절의 굴곡을 방지하기 위해 둘째-셋째 손가락과 넷째-다섯째 손가락을 스트랩으로 고정하였다.

숙 단계가 접어들어 수축에 따른 구축발달이 문제가 되지 않을 때까지 보조기를 한다. 보조기와 드레싱으로 상처가 짓무르지 않도록, 손등 보조기를 사용한다. 보조기는 폼 스트랩, 코반(Coban) 또는 코-플랙스(Co-Flex) 같은 접착성 붕대나 탄력붕대로 고정한다. 적용방법은 2세 김○○에게 보조기를 신기고 벗기는 것을 담당할 치료사, 환자, 가족에 따라 달라진다. 유아 및 어린 아동은 보조기를 벗으려고 할 것이다. 이때는 손과 보조기를 양말 같은 것으로 감싸준다. 일단 눈에 안 보이면 관심이 덜 갈 것이다.

화상 발생 후 약 3일째 또는 5일째부터 약 3주까지는 상처 치유의 증식 단계에 해당한다. 이 시기 동안, 화상 부위에서 외과적으로 또는 드레싱을 교체하면서 가피를 제거한다. 물리치료사는 눈으로 조직을 확인하면서 드레싱을 교체할 때 치료를 시행한다. 환자가 능동 관절운동을 수행하도록 모든 노력을 기울인다. 통증 조절이 어려워 환자가 관절운동을 견디지 못하면, 환자가 수술실에서 의식이 없을 때 수동 관절운동을 실시하거나 시술을 위한 진정 상태에서 치료적 중재를 시행한다. 급성 케어센터에서 시술 진정은 일반적인 것으로 관절운동을 목적으로도 시행된다. 시술 진정은 때때로 의식적 진정이라고 하며, 의료팀이 진통과 진정으로 통증과 의식 수준을 최소화하지만 치료적 중재가 이뤄지는 동안 환자는 자발호흡을 한다. 여러 연구에서 드레싱 교체와 시술 시 통증 감소를 위해 다감각 주의분산법에 대해 조사하였다. 그중 한 가지가 고통스러운 시술 중에 휴대용 테크놀로지를 사용하는 것이다. Brown 등에 의하면 통증과 불안을 줄여주고, 드레싱 교체시간도 줄었다. 증식 단계에서 스트레칭으로 육아조직이 손상을 입게 되면 염증이 장기화되어 비대성 흉터가 생길 수 있으므로 관절범위 회복을 위한 중재와 별개로 공격적인 수동 관절운동 및 정상 관절범위를 초과하는 스트레칭은 피해야 한다.

드레싱을 교체하는 동안 물리치료사는 김○○에게 관절운동과 함께 기능적 놀이활동을 연습시켜야 한다. 치료 중간에 쉬는 시간에는 수부신전보조기를 착용시킨다. 화상 상처에 염증이 없고 혈액순환도 괜찮았지만 21일 내에 자연치유는 어려울 것으로 보고 외과의는 상처 부위에 피부이식을 결정했다. 물리치료사는 수술실에서 이식편이 상처에 잘 붙을 때까지 마지막으로 수술 직전에 손 부위의 수동 관절운동을 시행해야 한다. 또한 물리치료사는 수술 후 기능적 관절범위의 완전 회복을 위해 상처기저 어디에 이식편을 적용할 것인지 위치 결정에 참여한다. 이식편은 봉합사로 부착하고 폐쇄 페트롤라툼 거즈 드레싱으로 습윤 환경을 만들어 준다. 화상센터에서는 물리치료사가 수술실에서 수술 직후 응집성 붕대로 손가락과 손을 감아준다. 응집성 붕대는 부종과 이식편 아래 부종 발생과 체액이 축적하는 것을 억제해 준다. 응집성 붕대를 적용한 다음, 이식 후 치유기간 동안 조직의 길이를 유지하고 부종 감소 및 드레싱 부피 변화에 맞게 새로운 수부신전보조기를 제작해야 한다. 또한 시트이식편이 잘 부착하도록 아이의 손을 5일간 못 움직이게 한다. 이때 다른 관절은 운동을 통해 근력과 지구력 유지에 힘써야 한다. 물리치료사는 환자와 가족에게 아이의 모든 활동은 수술 받은 손을 올리고 시행하도록 철저히 교육시킨다.

수술 후 이틀째, 드레싱을 제거하고 이식편을 잘 관찰한다. 부분층피부이식술을 했다면, 체액이 이식편과 상처기저의 유착을 막는 장벽으로 작용하므로 이식편 아래 축적된 채액을 모두 제거한다. 그다음, 드레싱을 교체하고 보조기를 착용시킨다. 수술 5일째, 이식편에 혈관이 잘 발달하고 상처기저와 잘 유착되면 이식술을 받은 손에서 능동운동을 시작할 수 있다. 관절운동은 응집성 붕대로 인한 전단력 발생을 방지하기 위해 드레싱을 제거한 상태에서 한다. 동작 제한이 덜한 드레싱으로 이식편의 습윤 환경을 유지시키면서 가급적 큰 범위에서 움직일 수 있게 한다. 보조기는 하루 최대 23시간 동안 착용시킨다. 운동을 시작해도 되며 굴곡과 신전운동, 개별 관절에 대한 관절운동을 해도 된다. 환자/보호자는 하루에 최대 5회에 걸쳐 운동을 해야 한다. 통증 조절이 잘 되고 가족이 드레싱 교체를 할 수 있게 되면, 퇴원 계획을 세운다. 환자/보호자와 함께 보조기 착용 계획과 더불어 홈운동프로그램 시간도 계획한다. 퇴원하기 전에 코디네이터 또는 사회복지사는 외래치료 일정을 정한다.

퇴원 후는 화상 치유의 성숙 단계에 해당한다. 이 시기는 평균 1.5년이지만 최대 3년까지로 본다. 이때 환자는 운동, 관절운동, 보조기, 흉디 관리를 위해 자주 외래치료를 받게 된다. 이 단계의 주요 치료목표는 손의 완전 능동 관절범위와 정상 근력, 독립적 일상활동 수행 그리고 편평하고, 유연한 흉터 형성이다. 이 단계에서 발생할 수 있는 손 변형으로는 손바닥 커핑 변형(palmar cupping deformity, **그림 15-3**)과 중수지절관절 및 지절간관절의 굴곡 기형(**그림 15-4**)이 있다. 집에서 보조기를 착용하지 않고, 치료 시작 시기가 늦었거나, 치료 빈도가 부족하거나, 환자가 물리치료 계획에 잘 따르지 않으면 종종 이러한 기형이 발생한다.

비대성 흉터는 관절범위를 제한하고 관절 구축 및 극심한 통증을 유발할 수 있다. 화상 생존자 중에서 비대성 흉터의 발생률은 32~72%이다. 위험요인은 나이, 치료기간 지연(>21일), 피부 색소 침착, 화상 상처 감염, 화상 부위(목 및 팔) 등이다. 다양한 인자적 물리치료로 비대성 흉터의 형성을 방지 또는 감소시킬 수 있다. 압력요법, 흉터 마사지, 실리콘 젤 등이 포함된다. 압력요

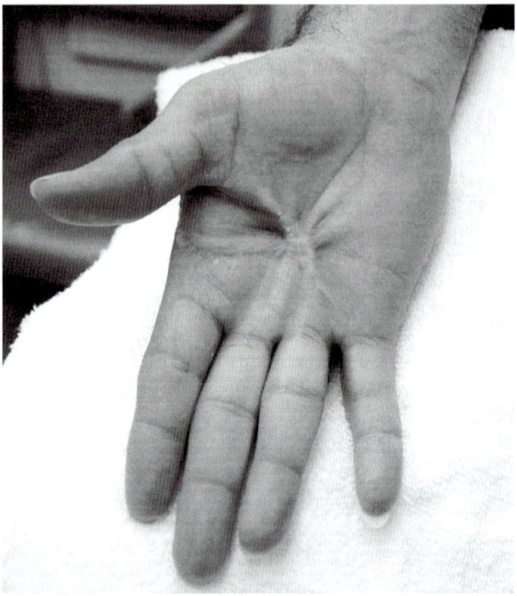

그림 15-3 손바닥에 전층피부이식술 후 보조기 착용을 안 했을 때 발생한 손바닥 커핑 변형. 손바닥을 중심으로 조직을 당기는 중심부 흉터에 주목한다.

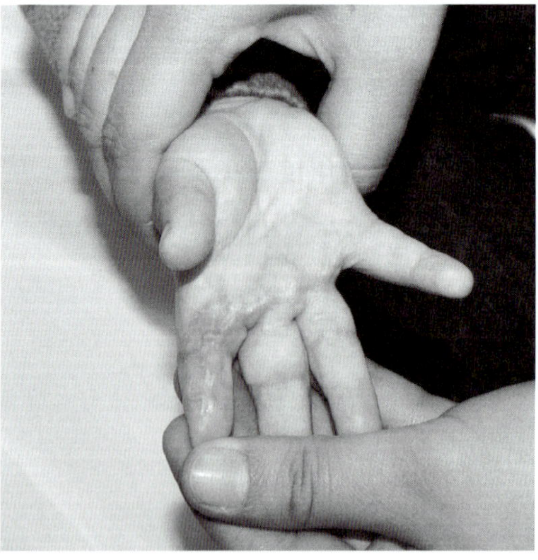

그림 15-4 둘째, 셋째 손가락의 중수지절관절 및 지절간관절의 굴곡 구축과 둘째 손가락 중수지절관절의 비대성 흉터.

법(의복형 압력치료기 및 맞춤형 인서트 형태로 제공)은 종종 화상 흉터 방지 및/또는 조절을 위해 사용된다. 한 연구결과에 따르면, 압력요법은 콜라겐 합성을 제한하고 흉터조직에 혈액, 산소 및 영양분의 공급을 제한해 흉터에 이미 형성된 콜라겐의 재정렬을 촉진한다. Engrav 등이 12년 동안 의복형 압력치료기구의 적용 효과에 대해 평가한 결과 흉터가 크게 부드러워지고, 얇아졌으며 임상적인 측면으로 외관상 보기 좋아졌지만, 이러한 효과는 중등도의 심한 흉터에서만 나타났다. 저자는 몇 주에 걸쳐 자연 치유된 깊은 2도화상, 어린이와 청소년의 화상, 피부색이 짙은 개인의 화상, 혈관지지 또는 보호가 필요한 경우에 의복형 압력치료기의 사용을 권고하였다. 김○○이 이송된 화상전문센터에서는 이식편이 상처기저에 벌어진 부분 없이 완전히 달라붙은 것을 확인한 다음 압력요법을 시작한다. 먼저, 기성품으로 판매되는 장갑을 임시로 사용한다. 장갑을 착용하면 이식편에 압력을 가할 수 있고, 손 부종을 방지하는데 도움이 된다. 2주 후, 의복형 압력치료기를 맞춘다. 환자 가족에게 목욕과 흉터 마사지할 때를 제외하고, 하루 23시간 동안 압력치료기를 착용시키도록 교육한다. 새로 이식된 피부는 쉽게 햇볕에 그을린다. 햇빛에 노출되면 영구적으로 피부색이 변색될 수 있으므로 꼭 자외선차단제를 바른다. 비대성 흉터치료에는 마사지도 좋다. 마사지는 콜라겐 재형성, 가려움 감소, 흉터 탈감각에 좋고 보습제를 사용하면 흉터가 촉촉해지고 유연해진다. 화상 환자 연구에서 흉터 마사지는 가려움과 통증을 줄여주고 불안과 우울증을 개선시켜 주는 효과가 있는 것으로 나타났다. 실리콘 젤도 비대성 흉터치료에 자주 사용된다. 정확한 작용기전은 알 수 없지만 흉터에 수분공급과 압력을 증가시키고 온도를 높여준다는 가설이 있다. 2013년 코크란 리뷰에서 비대성 및 켈로이드 흉터의 예방 및 치료를 위한 실리콘 겔 시트의 사용에 대한 근거를 평가하였다. 저자들은 실리콘 겔 시트의 사용을 뒷받침할 만한 근거는 약하다고 결론지었다. 실리콘을 사용하여 흉터 두께와 색의 개선을 입증하는 연구결과는 있지만, 저자들은 이러한 연구들의 질적 수준이 낮고 연구 대상자 비뚤림이 있다고 하였다.

화상전문센터에서는 비대성 흉터에 하루 12시간 동안 실리콘 겔 시트의 사용을 권고한다. 의복형 압력치료기를 착용한 경우, 안쪽에 실리콘 겔 시트를 부착한다. 압력치료용 의복을 착용하지 않은 환자는 흉터 부위에 테이프 또는 응집성 붕대로 실리콘 겔 시트를 고정한다.

마지막으로 치유 단계에서 가장 중요한 것은 교육이다. 치료시간에 연습한 운동을 토대로 한 홈운동프로그램이 필요하다. 운동과 함께 환자/가족에게 보조기, 압력치료용 의복, 실리콘 사용에 대한 지도와 교육을 실시한다. 물리치료사는 치료 초기부터 교육과 지도를 시작하고 치료 전 과정에서 이 부분에 중점을 두어야 한다.

근거중심 임상적 추천

SORT: 추천 분류의 장점

A 일관된, 양질의 환자 지향적 근거

B 일관되지 않거나 제한된 질적 수준의 환자 지향적 근거

C 동의, 질병 중심의 근거, 일반적인 관행, 전문가의 의견 또는 사례 시리즈

1. 관절가동범위운동, 포지셔닝, 보조기는 화상 관련 관절가동범위 및 구축 방지에 중요한 중재법이다. **C 등급**
2. 드레싱 교체와 시술 시 통증 및 불안 감소와 치유 향상을 위해 다감각 주의분산법을 활용한다. **B 등급**
3. 상처 치유의 성숙 단계에서 비대성 흉터를 최소화하기 위해 하루 23시간 동안 압력치료용 의복을 착용한다. **B 등급**
4. 실리콘 겔 시트를 하루 24시간 동안 적용하면 비대성 흉터의 두께, 색 침착, 통증, 혈관분포 및 가려움증을 줄여주고 흉터가 부드러워진다. **B 등급**

종합 질문

15.1 화상 깊이에 따른 분류에서 화상 상처가 촉촉하고, 젖은 모양새로 통증이 매우 심한 화상은?

A. 1도화상(표재성 화상)

B. 얇은 2도화상

C. 깊은 2도화상

D. 3도화상

15.2 손바닥 화상에서 조직 타이트니스가 발생하면 어떤 변형이 생길 수 있는가?

A. 단추구멍 변형

B. 백조목 변형

C. 손바닥 커핑 변형

D. 망치 손가락

15.3 비대성 흉터가 발달할 수 있는 위험인자가 아닌 것은?

A. 표재성 화상

B. 짙은 피부색

C. 어린 나이

D. 심한 스트레칭

정답

15.1 **B.** 얇은 2도화상은 표피 전체와 유두진피층까지 침범된다. 상처는 외관상 붉고 촉촉하며 젖은 모양새다. 물집이 잡힐 수 있으며, 상처는 일시적 허혈로 하얗게 변한다.

15.2 **C.** 손바닥 화상에서 흉터조직이 수축하면서 종종 손바닥 커핑 변형이 생긴다. 흉터조직의 끌어당기는 힘과 반대로 손과 손가락을 신전 자세로 유지해야 한다.

15.3 A. 깊은 화상, 어린 나이, 감염, 21일을 초과하는 치유기간, 짙은 피부색, 심한 스트레칭에 따른 긴장, 화상 부위 등이 비대성 흉터 발생의 위험요인이다.

만성 상처

Chronic Wound

Meri Goehring

CASE 16

13세, 여아 김○○은 급성 전신질환으로 집중치료실에 입원했으며 급성 용혈성 빈혈, 저혈압, 우측 둔부 주름 바로 아래 허벅지 후면에 잘 아물지 않은 통증을 수반한 상처가 있다. 상처는 푸르스름한 검은색으로 딱딱한 검은 가피로 덮여 있다. 부위를 만지거나, 앉거나, 오른쪽 다리를 움직이면 심한 통증을 호소하며 숫자통증측정등급 사정결과는 8/10이었다. 안정 시에는 3/10이었다. 이전에 편도선염과 재발성 중이염(4세 때)으로 6세 때 편도선절제술과 이관수술을 받았으나 현재는 완전히 회복한 상태이다. 작년에 비만 진단을 받았으며, 현재, 신장 155cm, 몸무게 81kg(체질량지수 32.6)이다. 의사가 작성한 입원기록지에 '김○○은 알칸자스 핫 스프링스 국립공원으로 캠핑을 갔다가 통증을 느껴 아침에 눈을 떴으며 벌레에 물린 것 같았다'라고 기록되어 있다. 김○○의 엄마는 침낭에서 갈색거미를 보았으며 벌레에 물린 다음날 상처에 붉은색 띠 둘레가 생겼다고 했다. 하지만 그날 이후로 아이가 부끄러워하므로 더 이상 확인은 못했다고 했다. 엄마는 저절로 좋아질 것으로 생각했는데 현재 아이가 심한 통증을 호소하므로 매우 걱정하고 있다. 의사 소견에 따르면, 독거미에 물렸을 가능성이 높다. 김○○의 상처와 기능의 검사 및 치료를 위해 물리치료가 필요하다.

- ▶ 이 진단명에 필요한 물리치료 검사 기법은 무엇인가?
- ▶ 상처 물리치료를 위한 물리치료 계획은 무엇인가?
- ▶ 다른 전문가들과 상처 케어에 관한 의사소통은 어떤 방법으로 이뤄질 것인가?
- ▶ 물리치료사 외에 진료 및/또는 치료가 필요한 분야는 무엇인가?

주요 정의

- **급성 상처**(acute wound): 수술 또는 외상이 아니면 건강했을 개인에게 생긴 상처이다.
- **만성 상처**(chronic wound): 급성 상처가 단계를 거쳐 치유되는 과정이 병리 상태에 따라 지연되거나 정지되어 특정 상처 유형별로 정해진 시간 내에 치유되지 못한 상처이다.
- **괴사조직제거**(debridement): 괴사조직, 이물질 및/또는 상처기저에 생긴 조직 파편을 제거하는 것으로 다음과 같이 분류한다.
  - 효소 활용(enzymatic): 상처에서 죽은 조직을 외인성 효소로 제거
  - 기계적(mechanical): 상처에서 죽은 조직, 이물질 및/또는 조직 파편을 물리적 인자로 제거
  - 비선택적(nonselective): 죽은 조직의 비측정 부위를 제거하는 것으로, 외과적 및 기계적 괴사조직제거술 포함
  - 선택적(selective): 날카로운 도구, 효소 활용 또는 자가분해식 괴사조직제거술로 죽은 조직의 특정 부위 제거
  - 날카로운 도구 사용(sharp): 위생적인 환경에서 겸자, 가위 또는 외과용 메스를 사용해서 선택적으로 조직, 이물질 및/또는 상처에서 생긴 조직 파편 제거
  - 외과적(surgical): 의사가 멸균환경에서 외과용 메스, 가위 또는 레이저로 괴사조직, 이물질 및/또는 상처에서 생긴 조직 파편 제거
- **가피**(eschar): 검은색의 뇌사조직(무르거나 단단함)이다.
- **감염**(infection): 신체조직 내 미생물이 침입·증식한 것으로 상처 배양검사에서 조직 그램당 10^5개 이상의 미생물이 관찰된다.
- **괴사**(necrotic): 상처기저층에 달라붙어 있는 죽은 조직이다.
- **터널링**(tunnelling): 상처기저에 생긴 좁은 터널 같은 구멍이다.
- **언더마이닝**(undermining): 상처 가장자리 아래에 작은 구멍이 뚫린 상태이다.

목표

1. 상처 크기를 평가할 수 있는 신뢰할 수 있는 방법을 설명할 수 있다.
2. 가피가 덮인 만성 상처에 가장 적합한 청결법 및 괴사조직제거법을 설명할 수 있다.

3. 깨끗하고 습윤 치유 환경을 제공할 수 있는 적절한 상처드레싱방법을 설명할 수 있다.
4. 의학적 치료가 물리치료 중재에 미치는 영향을 이해할 수 있다.
5. 십대의 통증을 사정할 수 있는 타당한 평가방법을 설명할 수 있다.
6. 가정에서 상처 케어를 할 수 있도록 환자와 부모의 교육법에 대해 설명할 수 있다.

물리치료 시 고려사항

만성 상처가 난 청소년의 물리치료 시 고려할 점:

- **일반적 물리치료 계획/목표**: 치유 촉진; 관절범위, 근력, 유산소, 기능적 능력 소실 방지/최소화; 감염 및/또는 지나친 반흔조직 같은 이차 손상의 최소화; 부모 및/또는 보호자 교육 및 건강 관련 삶의 질 최적화
- **물리치료 중재**: 상처 청결, 괴사조직제거, 드레싱; 상처 관리(상처 치유 과정, 감염 위험, 드레싱 교체 절차, 구축과 반흔조직 형성의 위험, 위생)에 대한 환자/가족 교육 평가; 청소년 시기의 일상을 고려하여 할 수 있는 적절한 홈운동프로그램; 다른 보건 케어전문가와 의사소통 및 정보 전달
- **물리치료 시 주의사항**: 올바른 감염 조절 기법 사용; 기구나 물리적 인자 사용 시 주의; 상처 감염 및/또는 상처기저나 주변 피부의 짓무름 징후 모니터링; 날카로운 도구를 활용한 괴사조직제거 시 살균도구와 청결법 준수; 기능적 활동 시 십대 환자의 의견 존중; 전신 반응/현재 상태로 인한 저혈압 발생의 위험 모니터링
- **물리치료를 방해하는 요인**: 국소 및/또는 전신 감염, 저혈압, 십대 청소년 또는 가족/보호자의 감정적 스트레스

건강 상태의 이해

미국에서 가장 위험한 거미는 갈색은둔거미로 보통은 독거미라고 부른다. 독거미는 미국에서도 남중부 중서부지역에만 서식한다(그림 16-1). 이곳은 거미 밀집지역으로, 독거미에 물리는 일이 빈번하며, 종종 독거미를 다른 벌레와 혼동하기도 한다. 크기가 다양하고 몸 길이는 1.27cm 미만이다. 독거미의 배는 크림색에서 짙은 갈색까지 색깔이 다양하다. 가장 뚜렷한 특징은 눈 모양이 바이올린 형태이며, 눈의 개수가 다른 거미처럼 8개가 아닌 6개라는 점이다. 독거미는 공격성은 없지만 위협을 느끼거나 눌리면 문다. 어둡고 따뜻하고 건조한 목재 더미 밑, 헛간 안, 널빤지 아래 또는 작은 구석이나 틈새에서 서식한다. 신발, 옷, 침대, 가구에서도 발견된다.

거미에게 물리면 국소 및 전신에 문제가 생긴다. 독거미가 물었는지 확인하는 방법은 물리는 순간을 눈으로 확인하는 것뿐이다. 물론 거의 불가능한 일이다. 그러므로 사례에서 초기 상처와 괴사의 원인이 독거미 때문이라는 결정적인 근거는 없다. 독거미 상처는 메티실린-내성 황색포도상구균 같은 세균성

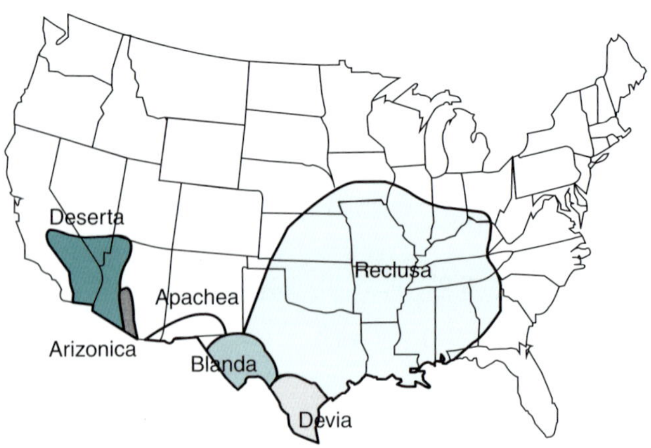

그림 16-1 미국 내 독거미와 은둔거미 분포지역(http://spiders.ucr.edu/brs.html의 사용 허가 승인)

피부감염, 농포성피부염, 옻나무, 편평세포암종, 국소 혈관염, 기타 유형의 물림, 라임병, 화학적 화상, 괴사성근막염 등과 감별진단을 해야 한다.

일반적으로 독거미에 물리면 6시간 내에 가려움증, 통증, 홍반이 나타난다. 24시간 이내에 물린 자리의 둘레로 불규칙한 홍반성 링이 형성된다. 괴사의 조기 징후는 48~72시간 이내에 나타난다. 검은색 또는 갈색의 딱딱한 가피가 형성된 적청색의 상처가 생기며 매우 아프다. 독거미에 물리면 대부분 3주 이내에 치유되지만, 드물게는 용혈성 빈혈과 심한 저혈압 같은 전신 합병증이 발생한다. 의학적 치료로는 빈혈치료에 필요한 수혈과 적절한 상처 케어가 있다. 병원 또는 임상 환경에 따라서 간호사나 물리치료사가 병실에서 상처 케어를 담당한다. 물리치료사는 직접 상처를 처치하지 않을 때도 안전하고 효과적으로 상처 치유를 촉진하고 기능을 최대로 회복시키는데 참여한다.

물리치료 환자/고객 관리

독거미에 물린 급성 질환의 십대의 어린 청소년의 치료는 여러 전문가로 구성된 팀 접근이 최선이다. 사례의 김○○의 경우, 성형외과의사, 간호사, 물리치료사, 작업치료사, 영양사 그리고 사회사업가 등의 전문가팀이 필요하다. 간호사나 물리치료사 중 한 명은 상처 케어전문가이겠지만 꼭 그렇지는 않다. 물리치료사는 날카로운 도구를 사용하는 괴사조직제거술에 관한 주 면허 규정과 직접 상처 케어를 할 수 있는 전문인력에 대한 기관규정을 잘 숙지해야 한다. 예를 들어 간호사가 상처 케어를 할 수 있도록 규정된 기관도 있고, 간호사와 물리치료사 모두 상처 평가 및 치료가 허가된 곳도 있다. 부모보고에 의하면 김○○은 수줍음이 매우 많기 때문에 물리치료 전 과정에서 이 부분을 특히 고려해야 한다. 치료사는 김○○과 가족에게 상처치료 계획 및 치유기간에 대해 알려주어야 한다. 아이가 집중치료실에 입원해 있는 동안에도 부모의 참여와 교육이 필요하다. 물리치료의 주요 목표는 아이가 의학적으로 안정된 상태에서 상처검사와 치료 그리고 상처기저의 청결 관리이다. 아이의 상태가 안정되면 물리치료의 목표로 기능적 움직임과 손상에 더욱 중점을 둔다. 퇴원이 가까워지면 치료사는 부모 교육과 방문치료사(물리치료사 및/또는 간호사)에게 드레싱 교환, 관절운동, 포지셔닝, 이동 그리고 반흔조직 처치 등을 교육한다.

검사, 평가 및 진단

치료사는 김○○의 기능과 상처에 대한 검사, 평가, 진단 그리고 치료를 시행한다. 의학적으로 안정된 상태에서 검사와 치료가 이뤄져야 하며, 항상 의학적 상태를 모니터링한다. 체온, 심박수, 호흡수, 혈압, 산소포화도 등을 기록하고 모니터링한다. 전반적인 건강 상태, 머리, 손톱, 옷 등도 깨끗한지 주의 깊게 살핀다. 또한 이전에 독립적으로 일상활동을 수행했는지 여부와 집과 학교에서의 활동 수준도 체크한다. 주관적 평가 시 김○○의 반응도 기록한다. 예를 들면 '울었다', '소극적이다', '차분하다' 등이다. 병력청취를 할 때 독거미에 물린 상황과 실제로 거미를 보았는지 물어본다. 상처가 허벅지 쪽이므로 상처를 검사할 때 십대 소녀의 감성을 충분히 고려해야 한다. 환자 및/또는 부모가 여성 치료사를 원하면 그 뜻대로 배려하도록 한다. 하지만 남성 치료사에게 거부감 없이 치료를 받는다면, 상처검사와 치료 시 여성 보건전문인 및/또는 가족 중 한 명을 동석시킨다.

상처검사는 시진으로 시작하고 상처기저의 깊이를 포함해서 크기를 기록한다. 치료사는 가장 효율적인 방법으로 상처 표면을 측정한다. 상처 깊이를 식별하기 어려울 때는 너비와 길이만 기록한다. 일회용 종이 측정 자와 상처 추적법(즉, 투명한 아세테이트 또는 다른 필름지에 눈금을 표시해서 상처의 가장자리 주변을 측정하는 것) 두 가지가 대표적인 측정법이다. 상처의 깊이와 언더마이닝 정도를 측정하기 위해 일회용 면봉 도포기를 상처기저의 가장 심부로 넣는다. 그다음, 도포기를 상처 가장자리에 두고 자를 이용해서 상처기저의 심부에서 상처 가장자리까지 거리를 측정한다. 상처의 깊이가 고르지 않을 때는 이 절차를 반복해서 그 범위를 기록한다. 디지털 사진은 재생 가능한 좋은 방법으로 자 또는 추적법과 함께 사용한다. 사진은 전자의료기록의 일부로 제출해야 하므로 사진을 찍기 전에 절차를 걸쳐 환자/보호자의 허가를 받는다. 김○○의 상처는 괴사성으로 보이므로, 괴사조직의 범위와 실제 상처 범위를 확인하기 위해 괴사조직제거술을 시행해야 한다. 의사는 치료사에게 상처 처치를 의뢰했고, 치료사는 김○○에게 가장 적합한 상처 청결법과 딱딱한 가피 제거법을 선택해야 한다. 괴사조직제거술은 수술 또는 침대에서 멸균도구를 사용해서 청결법으로 시행할 수 있다. 치료사가 괴사조직제거술로 후자를 선택했다면 시행하기 전에 협조가 필요한 전문가와 먼저 상의해야 한다.

상처치료시간을 정할 때는 환자가 통증 완화제를 복용하는 시간을 고려하고 통증 정도를 평가한다. 시각상사척도 또는 숫자통증측정등급으로 통증의 등급을 매길 수 있다. 청소년에게 두 가지 중에서 무엇이 더 적합한지에 대한 충분한 근거는 없지만, 8세 이상 아동에게는 급성 처치 관련 통증, 수술 후 그리고 질환 관련 통증을 측정하는데 시각상사척도가 더 유용하다. 하지만 김○○의 통증은 APPT (Adolescent Pediatric Pain Tool, 청소년아동통증평가)로 보다 철저히 검사하는 편이 좋다. APPT는 통증의 강도뿐만 아니라 통증 부위(신체 개요도)와 통증의 질(67가지 통증 기술어 사용)을 평가하는 다영역 자기-보고식 평가도구이다. 통증의 질은 정서적, 평가적(evlauative), 감각적, 시간적 차원에서 평가한다. 통증의 강도 이외에 다른 측면을 평가함으로써 다방면에서 통증치료 전략을 수립할 수 있어 더욱 효과적으로 통증을 조절할 수 있다. APPT는 아동과 청소년(8~17세)용으로 영어와 스페인어 버전이 있고, 성인용 맥그릴통증질문지를 모델로 한 것이다. 다양한 질환의 아동 통증을 측정하는데 있어 타당도, 신뢰도, 민감도가 입증되었다. APPT는 거미에게 물린 상처로 인한 통증이 있는 환자를 대상으로 타당도가 입증되지는 않았지만, 안면 타당도가 확인되었으므로 김○○에게 적용할 수 있을 것이다.

치료 계획과 중재

물리치료사는 검사와 검사결과의 평가 후에 가장 적합한 상처치료방법을 결정해야 한다. 치료의 주요 목표는 감염 방지, 상처 부위 기능 회복, 흉터 최소화, 신체적·정서적 완전 회복 촉진 등이다. 먼저, 치료사는 환자에게 가장 적합한 상처 청결법과 괴사조직제거술을 정해야 한다. 중재법은 장점, 단점, 주의점, 금기증 등을 고려해서 선택한다. 괴사조직의 양이 아주 많을 때는 수술로 괴사조직을 제거하는 것이 최선의 방법이 될 것이다. 하지만 초기에 상처 청결을 철저히 시행해야 추가적으로 괴사조직을 제거할 필요가 있는지 여부를 결정할 수 있다. 상처 청결법 중 한 가지는 물로 헹구는 것이다. 하지만 검은색 가피를 제거할 수 없으므로 효과적이지는 않다. 대안으로 맥동 세척법(pulsed lavage)이 있다. 이 치료법은 유체 흐름이 자동적으로 중단되도록 압력이 조절되며 상처를 세척하는(물 또는 식염수로) 휴대용 장치를 사용하는 것이다. 맥동 세척법은 독거미에 물린 상처의 일반적인 특성인 상처 부위가 깊거나 터널링이 있는 경우 또는 제거해야 할 괴사조직이 많을 때도 사용할 수 있다. 또 다른 방법으로 저압 식염수 스프레이 형식의 비접촉 저주파 초음파 장치가 있다. 비접촉 저주파 초음파가 만성 상처의 치유에 효과적이라는 근거가 일부 존재하지만 이 방법으로 많은 양의 괴사조직을 제거하지는 못 한다. 물리치료사는 처음에 김○○의 상처에는 외과적으로 괴사조직제거술을 시행하고, 필요하면 맥동 세척법 및/또는 청결기법과 멸균도구를 사용하는 것이 상처 세척과 괴사조직을 제거하는데 가장 시간이 효율적인 방법으로 결정하였다. 이어서 환자의 침상에서 비외과적 괴사조직제거술을 여러 차례 시행할 것이다. 침상에서 비외과적 괴사조직제거술을 시행할 때는 건강한 조직의 손상이 최소화될 수 있도록 주의해야 한다. 김○○의 치료목표는 퇴원 전에 상처기저를 깨끗이 치유해 집이나 외래에서 추가적으로 괴사조직제거술을 시행할 필요가 없도록 하는 것이다.

세척 및 괴사조직제거술 후에 상처를 덮을 드레싱방법을 선택한다. 의사와 간호사와 함께 협력할 부분이다. 대개 만성 상처에는 드레싱 유형이 한 가지 이상 필요하다. 드레싱은 배액을 흡수하고, 외상으로부터 상처를 보호하고, 엉덩이와 다리 전체의 관절범위와 기능을 허용하고, 부종을 조절할 수 있어야 한다. 이상적인 드레싱은 상처를 잘 보호하고, 습윤 환경을 제공하여 상처 치유를 촉진한다. 터널링 또는 언더마이닝 부위는 거즈로 메꾼다. 거즈는 길이가 길고 얇은 멸균된 스트립 형태로, 상처에 거즈가 얼마나 들어갔는지 측정할 수 있다. 상처 맨 위쪽은 비접착식 드레싱을 한다. 바셀린이 코팅된 거즈 또는 하이드로겔이 첨가된 거즈를 사용하는 것이 일반적이다. 1차 드레싱 위에 스터키넷(stockinet), 탄력붕대(예: 에이스 랩) 또는 외과용 그물망 같은 2차 드레싱으로 1차 드레싱을 제자리에 고정시켜 외상의 충격을 추가적으로 보호한다. 외과용 그물망을 사용할 때는 드레싱을 교체할 때마다 같이 교체한다. 탄력붕대를 사용하는 경우, 손으로 세탁하여 편평하게 펴서 햇빛을 피해서 건조시킨다. 환자에게 여분의 탄력붕대를 제공해서 세탁 시 번갈아 사용할 수 있게 한다. 상처 부위가 둔부에서 가까운 허벅지 뒤쪽이므로, 화장실 사용 시 드레싱이 청결히 유지되도록 신경 써야 한다. 상처 부위에서 드레싱이 떨어지지 않도록 주의하고 상처 부위를 청결하게 유지해야 한다. 일단 상처 부위가 깨끗해지면, "wound vac(상처진공펌프)"으로 알려진 음압상처치료법으로 치유를 촉진시킬 수 있다. wound vac은 따뜻한 습윤 환경을 제공하여 상처 부위의 혈액순환을 좋게 하고, 상처 치유를 억제할 수 있는 삼출액의 지나친 축적을 줄여주며, 육아조직의 형성을 촉진한다. 드레싱은 보통 6~10일 간격으로 교체하는데 삼출액이 너무 많거나 드레싱이 더러워졌을 때는 더 자주 교체할 수 있다. 일반적으로 wound vac은 등에 매는 작은 가방 크기이며 튜브가 부착되어 있다. 이 튜브를 상처 부위와 연결시킨다. 이 장치는 휴대용이므로, 활발한 십대 소녀에게 제격이다. 작업치료사로부터 wound vac 튜브를 삽입하기에 적절한 의복 선택 및/또는 수정에 대한 도움을 받을 수 있다. 또한 옷 입기/벗기와 목욕 시 오른쪽 다리의 포지셔닝에 대해 조언을 구할 수 있다.

운동과 포지셔닝도 매우 중요하다. 초기에는 이동성이 최우선의 목표는 아니지만 김○○이 의학적으로 안정되면 이동성에 중점을 둔다. 상처 부위를 보호하면서 독립적으로 자세를 취하고[예: 왼쪽 옆으로 눕기, 앉을 때 웨지(wedge)를 사용해서 오른쪽 허벅지 후면의 압력 경감] 이동 시 상처가 지지표면에 쓸리는 일이 없도록 훈련시킨다. 의사의 활동 처방은 오른쪽 다리로 "참을 수 있는 수준에서 체중지지"이지만, 김○○은 통증, 드레싱 부피, wound vac 등으로 절뚝거리며 보행할 것이다. 그러므로 보행 시 대칭적 자세를 유지하기 위해 통증이 있을 때는 목발로 수정된 3점 보행 패턴으로 걷게 한다. 치료사는 환자가 병원에서 퇴원하기 전에 고르지 않은 지면과 계단에서 안전하게 목발 보행을 할 수 있도록 훈련시켜야 한다. 마지막으로 입원기간에 영양사의 평가도 이뤄진다. 상처 치유를 촉진하기 위해서는 단백질과 무기질이 필요하다. 김○○은 나이에 비해 체질량지수가 높다. 체중 감소가 현재 병원에 입원한 이유는 아니지만, 영양사는 장기적으로 체중 조절의 중요성에 대해 아동과 가족에게 유용한 정보를 제공할 것이다.

김○○의 부모와 의사소통은 필수적인 것으로, 최대한 아이의 치료에 참여하게 한다. 외과적 괴사조직제거술 시행 시 발생할 수 있는 위험, 예상되는 치유기간, 회복 예후 등에 관한 정보는 부모의 불안을 줄이는 데 도움이 된다. 입원기간 동안 이뤄진 통증 완화 조치, 퇴원 후 드레싱 교체법, 상처에 압력과 쓸림을 줄여주는 포지셔닝 그리고 부모가 해야 할 일 등에 대해 알려준다. 김○○이 집으로 퇴원하면 부모가 아이의 케어를 담당하게 되므로 치료사는 상처 청결법과 드레싱법에 대해 쉽고 간단한 방법으로 부모 교육을 실시한다.

근거중심 임상적 추천

SORT: 추천 분류의 장점

A 일관된, 양질의 환자 지향적 근거

B 일관되지 않거나 제한된 질적 수준의 환자 지향적 근거

C 동의, 질병 중심의 근거, 일반적인 관행, 전문가의 의견 또는 사례 시리즈

1. APPT는 8~17세 아동의 통증 강도, 통증 부위, 통증의 질을 측정할 수 있는 타당도, 신뢰도, 민감도가 입증된 도구이다. **B 등급**
2. 만성 상처의 세척과 괴사조직제거를 위해 먼저 외과적으로 괴사조직제거술을 시행한 다음, 맥동 세척법 및/또는 청결기법과 멸균도구를 사용한 방법을 시행한다. **C 등급**
3. 음압상처치료는 따뜻한 습윤 환경을 제공하여 상처 부위로 혈액순환 증진, 지나친 삼출액 축적의 감소, 육아조직 형성 등 만성 상처의 치유를 촉진한다. **A 등급**

종합 질문

16.1 독거미에 물렸을 때 나타나는 전형적인 증상을 가장 잘 설명한 것은?

A. 48시간 이내에 가려움증, 통증, 홍반이 나타나며 72시간 동안 심해진다.

B. 24시간 이내에 물린 자리 둘레로 불규칙한 홍반성 링이 형성된다.

C. 10~12일 후에 심부조직이 괴사된 초기 징후가 나타난다.

D. 만지거나 움직여도 아프지 않은 흰색의 창백한 빛이 도는 상처가 생긴다.

16.2 독거미에 물렸을 때 유발될 수 있는 의학적 합병증은 무엇인가?

A. 고혈압, 불안, 심장동계

B. 혈액량저하증, 오심, 구토

C. 용혈성 빈혈 및 저혈압

D. 탈수, 설사, 서맥

16.3 독거미에 물린 상처기저가 깨끗해진 다음의 상처치료법은 무엇인가?

A. 음압상처치료

B. 효소활용 괴사조직제거술

C. 자가분해식 괴사조직제거술

D. 외과적 괴사조직제거술

정답

16.1 **B.** 독거미에 물리면 6시간 이내에 가려움증, 통증, 홍반이 나타나고, 24시간 이내에 물린 자리 둘레로 불규칙한 홍반성 링이 형성된다. 괴사의 조기 징후는 48~72시간 이내에 나타난다. 검은색 또는 갈색의 딱딱한 가피가 형성된 적청색의 상처가 생기며 매우 아프다.

16.2 **C.** 독거미에 물렸을 때 드물게 용혈성 빈혈과 심한 저혈압이 발생한다.

16.3 **A.** 괴사조직제거술 후에 음압상처치료 또는 "wound vac(상처진공펌프)"은 삼출액의 지나친 축적을 줄여주고 육아조직의 형성을 촉진하므로 상처 치유를 촉진한다. 일단 상처기저가 깨끗해지면 추가적인 괴사조직제거술은 시행하지 않는다(B, C, D).

선천성근성사경

Congenital Muscular Torticollis

Sarah Stewart / Colleen P. Coulter

CASE 17

14개월, 남아 김○○은 외래로 물리치료 정기 평가를 받고자 한다. 생후 2개월 때 좌측 선천성근성사경(congenital muscular torticollis)과 우측 사두증(plagiocephaly) 진단을 받고 물리치료를 시작하였다. 생후 1개월 때 영유아검진에서 보호자는 아기 머리가 왼쪽으로 기울어져 있고 오른쪽만 쳐다본다고 하였다. 소아과의사는 엎드린 자세에서 놀이, 즉 "터미 타임(tummy time)" 시간을 늘릴 것을 권유했고 생후 2개월 때 재평가하였다. 머리는 여전히 왼쪽으로 기울어져 있고 자세 선호도 역시 여전했으므로 물리치료를 시작하였다. 보장구전문가의 머리 모양 평가에 따라 두개골 재형성 프로그램(cranial remolding program)에 참여하기로 하였고, 필요한 경우 두개 재형성 치료도 받기로 했다. 지난 12개월 동안 총 20회의 물리치료를 받았다. 뒤집기(rolling)와 지지 없이 앉기(sitting unsupported)의 발달이 지연되고 엎드린 자세에서 노는 것을 싫어했으므로 치료기간이 길어졌다. 초기에는 매주 치료를 받았지만 생후 4개월부터 격주로, 그리고 생후 6개월부터 걷기를 시작할 때까지 한 달에 한 번씩 치료를 받았다. 김○○의 엄마는 집에서도 교육받은 치료를 해주면서 양육에 전념하였다. 현재 아이는 머리를 신체중심선으로 유지할 수 있다. 목의 능동적 좌, 우 외측 굴곡과 회전범위는 같다. 수동 관절가동범위는 좌, 우 외측 굴곡범위가 같고 회전범위의 차이는 5° 범위 내이다. 머리 모양은 대칭적인 편이지만 아직 얼굴의 비대칭성은 약간 남아 있다. 물리치료사가 관찰한 바로는 혼자 걸을 수 있지만 팔을 높이 들어 균형을 잡는다. 엄마보고에 의하면, 3주 전부터 혼자 걷기 시작했다고 한다. 이번 평가는 선천성근성사경으로 진단받은 아기가 12개월이 되거나 걷기 시작한 다음에도 물리치료 정기 평가가 필요하다는 근거에 기반한 것이다.

- ▶ 선천성근성사경과 유사한 증상을 갖는 질환은 무엇인가?
- ▶ 정밀한 진단이 필요한 적색 경보(red flags)는 무엇인가?
- ▶ 검진 시 가장 적절한 검사법은 무엇인가?
- ▶ 아이의 나이, 사경의 심각성, 사두증, 홈프로그램 시행 정도에 따른 물리치료 중재 계획은 무엇인가?

주요 정의

- **AIMS**(alberta infant motor scales, 앨버타유아운동검사): 출생 이후 독립적 보행이 이뤄지는 시기에 유아들의 대운동수행력을 또래의 규준(norm)과 비교해서 발달 수준을 확인할 수 있는 운동발달 평가도구이다.
- **둔위분만**(breech birth): 분만 시 태아의 엉덩이 또는 발이 먼저 나오는 분만 형태이다.
- **두개원개 비대칭**(cranial vault asymmetry, CVA): (A−B)/A 공식을 사용하여 이마에서 두개골 뒤쪽까지 대각선으로 가장 긴 선과 가장 짧은 선을 비교하여 두개의 비대칭을 측정한다. 여기서 A는 대각선으로 가장 긴 길이이며, B는 대각선으로 가장 짧은 길이이다.
- **두개골유합**(craniosynostosis): 두개봉합선이 조기 폐쇄된 것으로, 아동전문신경외과의사의 즉각적인 진료가 필요하다.
- **발달지연**(developmental delay): 소운동, 대운동, 언어, 인지 그리고/또는 사회 상호작용 등 발달 이정표의 지연이 나타나는 것을 말한다.
- **고관절발달성이형성증**(developmental dysplasia of the hip): 고관절의 비정상적인 발달의 결과로 관골구로부터 대퇴골두가 아탈구 또는 탈구된 상태이다.
- **근육기능척도**(muscle function scale): 생후 2개월 이상 유아의 경추 외측 굴곡근의 근력을 측정하는 6점 척도의 평가도구이다.
- **사두증**(plagiocephaly): 출생 또는 생후 몇 달간의 포지셔닝(positioning)에서 비롯된 두개골의 변형을 말한다.
- **TOT 칼라**(TOT tubular orthosis): 사경치료를 위한 개별아동 맞춤형 조립식 목보조기로, 두개골 외측을 자극해 머리를 신체중심선으로 유지하도록 촉진하는 목적으로 사용한다.

목표

1. 선천성근성사경의 징후와 증상을 이해할 수 있다.
2. 경추의 수동 관절가동범위를 측정하고 대운동발달을 선별검사할 수 있는 타당도와 신뢰도가 입증된 평가도구를 설명할 수 있다.
3. 물리치료사 외에 다른 전문가의 평가나 진료가 필요한 상태를 이해할 수 있다.
4. 사례별로 선천성근성사경의 물리치료 계획을 설명할 수 있다.

5. 보호자 교육용 홈프로그램(빈도, 기간, 반복 횟수)을 계획할 수 있다.
6. 선천성근성사경 유아의 치료 종결 기준을 설명할 수 있다.

물리치료 시 고려사항

선천성근성사경 유아의 물리치료 시 고려할 점:

- **일반적 물리치료 계획/목표**: 선천성근성사경의 회복; 육안 관찰 시 머리 기울기 없음; 대칭적 자세 및 움직임; 연령에 적합한 대운동발달; 능동 및 수동 경추 관절가동범위의 비대칭이 5° 미만; 선천성근성사경의 심각성, 사경 관련 의학/정형외과적 상태, 홈프로그램 수행을 위한 부모의 역량에 따른 케어의 기간 및 빈도 결정
- **물리치료 중재**: 부모/보호자 교육; 손으로 하는 스트레칭 및 수동 목 관절가동범위운동; 아기 안고 이동하기, 안고 있기 그리고 포지셔닝 시 스트레칭방법; 목과 몸통의 능동운동 촉진; 대칭적 운동발달을 촉진하기 위한 몸통과 목의 근력강화운동; 재포지셔닝 및 환경 적응
- **물리치료 시 주의사항**: 정형외과적 · 신경학적 질환이 있는 경우 수동 경추 스트레칭은 금기증; 8%의 유아에서 수동 스트레칭으로 인해 흉쇄유돌근에 스내핑(snapping) 발생
- **물리치료를 방해하는 요인**: 사두증, 위식도역류증, 발달지연, 심장질환, 신경학적 질환에 동시 이환; 치료와 홈프로그램에 대한 부모의 이해 및 실천 부족; 치료에 비협조적이거나 분리불안이 있는 유아

건강 상태의 이해

선천성근성사경은 한쪽 흉쇄유돌근이 짧아지거나 섬유증(fibrosis)이 특징인 유아기의 대표적인 자세 변형(postural deformity)으로, 머리는 손상된 쪽으로 기울어지고 반대쪽으로 돌아간다. 신생아의 선천성근성사경 발생률은 0.3~16%이다. 선천성근성사경의 발달은 크게 태어난 아기, 둔위분만, 좁은 자궁 내 공간, 초산, 남아 그리고 분만 시 겸자 또는 흡인의 사용과 연관 있다. 출생 직후 경미한 선천성근성사경이 있고 머리 자세와 연관이 있는데도 치료를 하지 않으면, 흉쇄유돌근이 비대칭적으로 짧아질 수 있다. 영아급사증후군의 발생 감소를 위한 "바로 눕혀 재우기(back to sleep)" 캠페인에 따라 아이를 엎드려 두는 시간이 감소하면서 선천성근성사경 및 사두증의 발생률이 증가하였다. 선천성근성사경에서 목을 한 쪽으로 구부리고 머리도 같은 쪽으로 돌리는 패턴을 보이는 경우가 종종 있다. 선천성근성사경은 사두증, 고관절이형성증, 상완신경총손상, 발달지연, 원위부 기형, 얼굴 비대칭 그리고 측두하악관절 기능장애와 관련 있을 수 있다. 정신지체가 동반될 위험도 보고되었다. 근골격계 손상, 신경계 손상 또는 눈 손상에 따른 증상은 선천성근성사경의 초기 증상과 혼동할 수 있으므로 감별진단이 필요하다. 시각적 추적 기능이상, 비정상적인 근긴장도, 근육 바깥쪽 종괴 또는 선천성근성사경의 진단기준에 맞지 않는 기타 비대칭성 등이 나타나면 위험신호로 보고 바로 진료를 의뢰한다. 이러한 증상들은 선천성, 유전성 또는 신경성 질환의 징후일 수 있다.

선천성근성사경은 흉쇄유돌근의 손상 정도에 따라 자세성(postural), 근성(muscular) 그리고 흉쇄유돌근 종괴(mass)의 세 가지 유형으로 분류한다. 자세성 선천성근성사경은 가장 경미한 형태로 목의 능동 또는 수동 관절가동범위에는 제한이 없지만 목이 한쪽으로 기울어진 것이 특징이다. 선천성근성사경은 흉쇄유돌근과 부근육(accessory muscle)의 연부조직에 제한이 있고, 수동 관절가동범위가 감소된다. **표 17-1**에서처럼 제7등급이 가장 심한 형태이

표 17-1 • 선천성근성손상 수준에 따른 분류		
등급	손상 수준	유아 나이 및 경추 수동적 회전 손상
제1등급	초기 경미함	• 생후 3개월 이하 • 자세 또는 근육 타이트니스에 따른 회전 제한<15°
제2등급	초기 중등도	• 생후 4~6개월 • 근육 타이트니스에 따른 회전 제한 15~30°
제3등급	초기 심함	• 생후 4~6개월 • 근육 타이트니스에 따른 회전 제한>30° 또는 흉쇄유돌근에 종괴 형성
제4등급	후기 경미함	• 생후 7~9개월 • 자세성 또는 근육 타이트니스로 인한 회전 제한<15°
제5등급	후기 중등도	• 생후 10~12개월 • 자세성 또는 근육 타이트니스로 인한 회전 제한<15°
제6등급	후기 심함	• 생후 7~12개월 • 근육 타이트니스로 인한 회전 제한>15°
제7등급	후기 매우 심한	• 생후 7개월 이후 • 흉쇄유돌근 종괴 또는 생후 12개월이 지난 유아로 근육 타이트니스로 인한 회전 제한>30°, 흉쇄유돌근에 종괴 형성 또는 12개월 이후에 치료 시작

다. 흉쇄유돌근에 종괴(덩어리)가 잡히는 경우 흉쇄유돌근에 섬유성 비후가 있고 수동 관절가동범위가 제한적이다. 자세성 변형으로 조기 진단에 이어 조기 치료를 시작하면 치료시간이 다른 유형에 비해 짧고, 진단 시기가 늦어지거나 흉쇄유돌근에 섬유증이 있으면 치료기간도 길고 적극적인 치료가 요구된다. 2013년 Kaplan 등은 진단 연령, 치료 시작 시기, 선천성근성사경의 유형(자세성, 근성 또는 흉쇄유돌근 종괴) 그리고 좌우 수동 경추 회전범위 차이의 네 가지 변수에 따라 선천성근성사경을 분류하였다. 이 분류의 목적은 심각한 정도에 따라 아이별로 케어 방향과 치료법을 확립하는데 있다. **표 17-1**은 발병 연

령과 흉쇄유돌근의 손상 정도에 따라 선천성근성사경을 제7등급으로 분류한 것이다.

물리치료 환자/고객 관리

물리치료사, 소아과의사 및 간호사, 가족/양육자, 보장구전문가 그리고 이외 다른 전문가들이 아이의 케어에 참여한다. 신생아 시기의 아이가 한쪽만 쳐다보는 습관, 목 관절범위 감소, 비대칭적 움직임, 두개나 얼굴 비대칭 또는 흉쇄유돌근에 종괴가 만져지면 병원을 찾게 된다. 신생아 시기의 아기가 주로 한쪽만 움직이는 것이 발견된다면 바로 물리치료를 시작해야 한다. 선천성근성사경의 진단은 주로 영유아검진 시기에 이뤄진다. 사경치료를 담당하는 물리치료사는 시각적 추적 기능이상, 비정상적 근긴장도, 근육 바깥쪽 종괴 등 보다 심각한 질환을 가리키는 위험 신호를 발견하면 정밀검사를 위해 진료를 권유해야 한다. 고관절발달성이형성증의 징후와 증상이 나타나면 소아정형외과 전문의의 진찰을 받게 한다. 2013년 미국아동물리치료협회에서 발표한 임상가이드라인에 따라 다음과 같을 때 진료가 필요하다. 4~6주간 집중물리치료에도 호전 없음, 6개월간 물리치료로 중등도의 기능 향상 후 정체기, 생후 12개월 이후 초기 검진에서 얼굴 비대칭 및/또는 10~15°의 좌우 차이 또는 유아 나이 7개월 이상으로 흉쇄유돌근에 종괴가 만져질 때 등이다. 보존적 치료로 효과가 없을 때, 시각손상과 경추기형 여부를 확인해야 한다. 그다음, 정밀한 평가와 적극적인 치료가 필요하면 성형외과나 신경외과 진료를 본다. 사두증은 종종 선천성근성사경과 관련 있다. 사두증이 의심되거나 4~6주에 걸쳐 재포지셔닝 치료 후에 머리 모양이 대칭적으로 개선되지 않거나 생후 7개월 이후에 치료를 시작했다면 변형성 사두증 치료전문병원을 찾도록 한다. 김○○이 두개 리모델링치료 대상이 되는지 보장구전문가로부터 모니터링이 필요하

표 17-2 • 김○○의 진료 및 물리치료이력

연령	진료 의뢰	결과	중재
2개월	• 선천성근성사경치료를 위해 소아과에서 물리치료 의뢰	• 제3등급(초기의 심한 선천성근성사경)	• 주 1회 치료 • 집중 홈프로그램
4개월	• 보장구전문가에게 두개 스캔 의뢰	• 두개골 비대칭=8.9mm, 애틀란타 아동헬스케어 사두증 심각성 척도 제3등급(중간 수준)	• 두개 리모델링을 위한 재포지셔닝과 후속 스캔
6개월	–	–	–
9개월	• 정형외과전문의사에게 흉추 정렬 상태 평가 의뢰 • 두개 스캔 후속 평가	• 방사선 촬영에서 흉추 정렬 상태 정상 • 두개골 비대칭=6.0mm, 애틀란타 아동헬스케어 사두증 심각성 척도 제2등급(경미함)	• 수동 관절가동범위와 자세성 근력강화 운동 지속
14개월	–	• 물리치료 종결	• 매일 1~3회 홈스트레칭프로그램 지속

다. 소아과전문의는 척추의 비정상적인 만곡을 관찰하고 X-선 검사를 시행했지만 척추정렬에는 아무 문제가 없었고 최종적으로 물리치료를 권유했다. **표 17-2**는 김○○의 물리치료 시작 시기부터 종결 때까지 진료와 치료이력에 대해 정리한 것이다.

검사, 평가 및 진단

물리치료사는 선천성근성사경 유아의 초기 선별검사를 마치기 전에 부모와의 인터뷰에서 의학적 · 발달학적 이력에 관한 정보를 수집한다. 출생일, 성별, 출생 순위(birth rank), 물리치료를 받으려는 이유 또는 우려하는 점, 아기의 전반적인 건강 상태 그리고 다른 발달 영역의 치료 여부를 조사한다. 선천성근성사경의 진단과 예후에 영향을 미칠 수 있는 다른 요인으로 증상의 시작 시기, 자궁 내 포지셔닝, 분만 시 태아의 자세, 분만 시 집게나 흡인도구의 사용, 머리 자세/방향의 선호도, 사경의 가족력, 선천적 또는 발달학적 질환, 기타 의학적 질환, 발달 이정표 획득 그리고 일상적인 아이 케어 방식 등이 있다. 물리치료사는 김○○이 생후 2개월 때 엄마와 첫 인터뷰를 했고, 첫 아이이며, 40주에 3,700g으로 출산했고 임신 마지막 3개월 동안은 김○○이 배 속에서 한 자세로만 있었다는 정보를 수집하였다. 7시간 진통 끝에 정상분만을 하였다. 처음에는 바로 눕혀 놓으면 머리를 오른쪽으로 돌리고 잤지만 치료를 하면서 경추 회전 능력이 향상되었다. 뒤집기가 늦었지만, 머리를 양쪽 방향으로 돌릴 수 있고 8개월에 스스로 뒤집기를 하였다. 밤에는 머리를 신체중심선으로 유지해 주는 포지셔닝 장치를 사용했지만 낮잠은 유아용 그네를 이용했다. 엄마는 하루에 여러 차례 엎드린 자세로 포지셔닝을 시행했다. 아이는 3분 정도 엎드려 두면 보채고 울거나 잠이 들었다. 낮잠은 엎드려서 재우고 옆에서 지켜보았다. 먹는 것은 처음에 모유수유를 시도했을 때 머리를 오른쪽으로 돌리고 왼쪽 수유를 좋아했다. 하지만 엄마와 아이 모두 수유에 스트레스를 받아 분유수유를 시작하였다. 또한 변비가 생기면서 보채는 횟수가 많아졌다. 수유 후에 자주 토하고 심하게 울었으며, 1개월 때 위식도역류증 진단을 받고 치료약을 먹였으며, 수유 후에는 30분 동안 똑바른 자세로 있도록 부모 교육을 하였다.

물리치료 검사에서 아기가 느끼는 통증이나 불편감을 파악한다. 수동 스트레칭은 통증을 유발시킬 수 있으므로 강도를 조절해 통증과 근성 방어(muscle guarding)를 줄여준다. 아기가 우는 것은 핸들링, 스트레스 또는 낯선 환경에서 오는 짜증과 관련 있을 것이다. 불편함/짜증과 통증을 구별해서 안내한다면 부모의 정서적 안정에 도움이 될 것이다. FLACC척도는 선천성근성사경 유아의 통증과 불편함을 평가하는 측정도구로, 2개월~7세 아동을 대상으로 그 타당도가 입증된 것이다. FLACC척도는 비구두적 검사도구로, 5개 영역에서 행위로 나타나는 반응에 기초하는 3점 척도로 점수를 부여하며, 점수범위는 0~10점으로 0점은 통증 없음을 나타낸다. 치료를 시작하고 마칠 때 FLACC 평가를 실시했으며 점수는 0/10점이었다. 수동 경추 회전 및 외측 굴곡범위를 측정할 때 그리고 엄마에게 홈프로그램을 교육할 때, FLACC 점수는 6/10점이었다.

물리치료사는 미국물리치료사협회의 가이드라인에 따라 증상에 대한 선별검사를 마쳐야 한다. 선천성근성사경의 진단에 맞지 않는 검사결과는 위험요인으로 간주하고 추가적인 진단검사가 요구된다. 근골격계 선별검사에는 고관절 통합성 검사가 포함된다. 선천성근성사경에서 고관절발달성이형성증의 발생률은 2.5~17.4%이다. 생후 3개월 이하 유아를 대상으로 실시하는 오토라니검사와 바로우검사로, 침범된 힙의 탈구(오토라니검사) 또는 정복(바로우검사) 여부를 알 수 있다. 3개월이 지난 유아에서 볼 수 있는 고관절발달성이형성증의 증상은 고관절 외전범위 5~10° 감소, 둔부 및 허벅지의 비대칭적 주름 그리고 침범된 힙의 대퇴골이 더 짧은 양성 갈레아찌 징후(Galeazzi sign)가 나타난다.

김○○이 2개월 때, 머리는 왼쪽으로 기울고 턱은 오른쪽으로 돌아가고 왼쪽 흉쇄유돌근에서 종괴가 만져졌다. 이로 인해 왼쪽 어깨가 거상되고 왼쪽 몸통이 짧아지는 보상적 자세가 나타났다. 두개 비대칭도 나타나 오른쪽 뒤통수가 편평하고 왼쪽 이마는 돌출되고 오른쪽 귀가 앞으로 나와 보였다. 얼굴을 정면에서 보면 경미한 안면 비대칭, 왼쪽 안와 및 관골 함몰, 왼쪽 볼 크기와 높이가 오른쪽에 비해 작았다. 고관절발달성이형성증 여부를 확인하기 위해 치료사가 시행한 오토라니검사에서 “딸깍” 소리가 나지 않았으므로 검사결과는 음성이었다. 능동 및 수동 고관절 관절가동범위는 같았고 기능적 범위에 해당하였다. 신경학적 검사에서 치료사는 근긴장도, 반사, 뇌신경 통합성, 상완신경총손상, 기질, 운동발달, 인지 및 사회성 발달 그리고 시각 등을 검사하였다. 근긴장도는 정상이었다. 반사적 서기와 걷기, ATNR 등 2개월 된 유아에서 정상적으로 나타나는 반사반응을 확인하였다. 바로 누운 자세에서 머리를 신체중심선으로 유지하고 장난감은 왼쪽보다 오른쪽으로 더 잘 보았다. 피부 스크리닝에서는 경추의 대칭성, 둔부 피부의 주름, 피부 색깔과 상처 여부 등을 검사한다. 경추부에 피부 주름이 많았고 왼쪽이 오른쪽에 비해 더 깊었다. 경추 주름 내 피부 색깔은 붉게 과민된 상태였다. 둔부의 피부 주름은 대칭적이었다. 심호흡계 스크리닝에서는 피부 색깔, 흉곽 팽창 및 쇄골의 움직임, 호흡곤란 그리고 발성 등을 평가한다. 김○○은 호흡곤란의 징후 없이 편하게 호흡했다. 엄마보고에 의하면 아이는 건강한 편으로 호흡질환을 앓은 적이 없고 심장에도 아무런 이상이 없다. 선천성근성사경치료 가이드라인에 따라 위장관계에서는 위식도역류, 변비 또는 한쪽 수유 선호 등을 검사한다. 부모 인터뷰에서 위식도역류증과 변비가 있다는 사실을 확인하였다. 김○○은 위식도역류증 치료약을 복용하며 수유 후에는 낮잠 시 이용하는 그네에서 몸통을 똑바로 자세를 취해 주고 있다.

선천성근성사경 유아의 평가에서는 신체기능 및 구조의 포괄적 평가가 중요하다. 치료사는 연령에 적합한 모든 발달학적 자세에서 머리, 목 그리고 몸통의 자세성 정렬 상태를 관찰한다. 팔 · 다리, 몸통의 능동 관절가동범위에 제한이 있을 경우 그 범위를 기록한다. 아기를 바로 눕힌 자세에서는 신체중심선을 기준으로 한 머리 자세, 주로 머리를 돌리고 있는 방향, 골반대(hip girdle)의 정렬 상태 그리고 얼굴 대칭성을 확인한다. 아기를 엎드려 눕힌 자세에서는 머리와 척추의 정렬 상태, 두개골의 대칭성, 팔 · 다리의 움직임 그리고 엎드린 자세를 얼마나 잘 참는지 등을 관찰한다. 김○○은 누운 자세, 엎드린 자세, 지지하고 앉힌 자세에서 비대칭적인 모습이 나타났다. 경추 신전근의 근력은 약했지만 엎드린 자세는 제법 잘 적응했다. 나이에 맞게 앉히고 세운 자세에서 치료사는 자세 선호도와 어깨, 몸통 그리고 힙에서 나타나는 보상 패턴을 평가한다. 가능하다면 누운 자세에서의 초기 자세를 디지털카메라로 촬영하여 부모 교육에 활용하는 것이 좋다. 외측 기울기의 객관적 측정 및 기록을 위해 치료사는 양쪽 견봉돌기를 연결하는 선을 긋고 눈의 중간점을 통과하는 선을 하나 더 긋는다. 시진(visual inspection)결과, 김○○은 머리를 외측 굴곡하고 턱은 오른쪽을 향하고 있으며 보상적으로 왼쪽 어깨는 올라가고 몸통은 구부리고 있었다. 두개 및 얼굴 비대칭도 나타났다.

능동 경추 관절가동범위를 측정하면 경추의 근력과 대칭적 발달을 검사할 수 있다. 3개월 이하의 유아는 경추 회전을 측정할 때 바로 누운 자세에서 하고, 3개월이 지난 아기는 치료사의 무릎에 앉힌 상태로 측정한다. 2개월이 지난 아기는 근육기능척도(muscle function scale)로 외측 굴곡을 측정한다. 근육기능척도를 검사하는 방법은 아기를 거울 앞에 똑바로 안고 머리를 수평으로 기울일 때 나타나는 머리 바로잡기반응을 6점 척도로 측정한다. 근력이 대칭적으로 발달하는 아기와 비교해서 2~3점 정도 차이가 날 것이다. 김○○은 양쪽 방향의 장난감을 눈으로 따라가며 볼 수 있지만 왼쪽으로 능동 경추 회전은 제한적이었다. 바로 눕힌 자세에서 경추 회전을 측정한 결과, 오른쪽 경추 회전 90° 그리고 왼쪽 경추 회전은 60°였다. 머리의 능동 외측 굴곡은 양쪽으로 뒤집기를 촉진하면서 검사하였다. 오른쪽으로 뒤집을 때 머리를 들어서 오른쪽으로 돌릴 수 있었다. 하지만 왼쪽으로 뒤집기를 할 때는 머리를 바닥에서 들지 못하거나 머리를 왼쪽으로 자유롭게 돌리지 못하였다. 또한 왼쪽 어깨를 올리고 왼쪽 몸통을 외측 굴곡하는 형태로 보상적 움직임도 관찰되었다.

유아의 목 관절가동범위를 수동으로 측정할 때 사용하는 경추각도측정기(arthrodial protractor)는 신뢰도와 타당도가 입증되었다. 선천성근성사경 유아에게서 수동으로 외측 굴곡범위를 측정하는 것보다 경추각도측정기를 사용할 때 신뢰도가 더 높다. 수동으로 경추 회전을 측정할 때는 아기를 바로 눕히고 머리는 중립 자세로 코는 바닥과 수직을 이루게 한다. 치료사는 한 손으로 아기의 어깨가 움직이지 않도록 잘 잡고, 다른 한 손으로 머리를 반대 방향으로 회전시킨다. 외측 굴곡을 측정할 때도 한 손으로 어깨를 잘 잡고 다른 손으로 귀가 어깨에 닿도록 머리를 외측 굴곡시킨다. 김○○은 수동 경추 회전범위가

50° 차이나고(오른쪽 110°, 왼쪽 60°), 외측 굴곡은 20°(왼쪽 65~70°, 오른쪽 45°)의 차이를 보여 선천성근성사경 심각성 분류에서 제3단계에 해당하였다.

치료사는 침범된 근육의 시진 및 촉진을 통해 종괴 및 타이트한 부위 확인, 섬유증의 심각한 정도 그리고 상부 승모근, 견갑거근, 사각근 같이 사경과 연관된 근육의 상태를 확인한다. 왼쪽 흉쇄유돌근의 상태를 확인하기 위해 아이를 엄마의 무릎 위에 잘 잡고 눕힌 다음, 머리를 왼쪽으로 돌리고 오른쪽으로 굴곡시켜 왼쪽 흉쇄유돌근이 신장된 상태에 놓이게 한다. 오른쪽 흉쇄유돌근은 이와 반대로 검사한다. 물리치료 검사결과, 김○○은 왼쪽 흉쇄유돌근이 오른쪽에 비해 두껍고, 깊고, 넓으며, 단단한 섬유성 밴드처럼 느껴지는 타이트한 부위가 있으며, 왼쪽 상부 승모근이 오른쪽에 비해 단단하고 두꺼우며, 왼쪽 어깨는 올라간 상태로 앞으로 돌출되어 있었다. 선천성근성사경은 손으로 만졌을 때 종괴가 없고 조기 중재를 한다면 완전히 치유될 정도로 예후가 좋다. 생후 3개월 이전에 중재가 시작될 때 예후가 가장 좋다.

두개골과 얼굴 구조가 대칭인지 여러 각도에서 관찰함으로써 두개 및 얼굴을 평가한다. 머리 위로 관찰하면 귀 위치, 후두엽, 두정엽, 이마엽의 대칭성을 파악할 수 있다. 정면에서는 안와의 정렬 상태, 볼의 크기와 형태, 턱의 구조를 검사할 수 있다. 뒤쪽에서는 귀의 정렬 상태를 뚜렷이 관찰할 수 있고 후두부가 약간이라도 넓어졌는지 관찰할 수 있다. 심한 사두증은 측면 관찰을 통해 비정상적으로 수직 성장한 부분이 있는지 확인할 수 있다. Argenta의 사두증의 임상 분류는 비대칭성의 심각성을 바탕으로 사두증을 다섯 가지 유형으로 나눈 것이다. 유형 I은 후두만 편평한 형태이다. 유형 II는 동측 귀의 위치에 변화가 있다. 유형 III은 동측 이마엽이 돌출되어 있다. 유형 IV는 얼굴 비대칭이 있고, 유형 V는 측두부까지 돌출되어 있다. 변형의 수준을 정량화함으로써 시간의 흐름에 따른 변화를 모니터하고 중재의 효과를 결정할 수 있다. 보장구전문가는 3D 컴퓨터 두개 스캐닝 시스템(computerized cranial scanning system) 검사에서 비침습적인 레이저로 머리를 1.5초 동안 스캔해서 모양을 정확히 측정할 수 있다. 두개 스캔은 손으로 잡고 조절하는 스캐닝 도구를 사용하거나 아이를 눕혀서 할 수도 있다. 김○○이 생후 5.5개월에 받은 초기 3D 스캔결과에서 두개 비대칭은 8.9mm이었다. Argenta 분류로 유형 IV에 해당한다. 애틀란타 아동헬스케어 사두증 심각성 척도로는 제3단계에 해당한다. 아이가 어리므로 머리 뒤쪽에 압박이 가해지지 않도록 재포지셔닝을 통해 두개가 비대칭적으로 발달하는 것을 방지할 것이다. 생후 9개월에 검사한 후속 스캔검사에서는 두개 비대칭이 6.0mm이었다. 애틀란타 아동헬스케어 사두증 심각성 척도 제2단계에 해당한다. 중재는 계속해서 재포지셔닝과 선천성근성사경의 치료가 이뤄졌으므로, 두개 리몰딩치료는 이 사례에 해당하지 않는다.

활동 제한은 유아가 연령에 적합한 자세를 좋아하는 정도, 움직임의 대칭성 그리고 연령에 적합한 운동발달 등을 관찰하여 평가한다. 유아의 운동발달을 평가하는 신뢰도가 높은 표준화된 평가도구로, 4개월 이하는 TIMP 그리고 교정 연령(즉, 조산한 기간을 교정한 연령) 4개월 이상은 AIMS가 있다. 평가를 위해 김○○을 엎드려 놓았을 때 3분이 지나자 보채면서 울기 시작하였다. 유아 사경은 일반적으로 걷기 시작할 때까지 계속해서 모니터링하므로, 김○○도 물리치료사로부터 주기적으로 AIMS 평가를 받았다. 2개월 때 초기 평가에서 AIMS 25백분위수에 해당하였다. 14개월 때 물리치료를 종결했으며 AIMS 평가결과 75백분위수였다.

아이의 참여 수준은 부모가 아이를 핸들링하는 것을 관찰하거나 부모보고(예: 자세 변화에 대한 아이 반응, 선호하는 수유 자세, 보육용품이나 포지셔닝 기구에서 지내는 시간 등)로 평가한다. 엄마 품에 안겨 있을 때, 김○○의 머리는 오른쪽으로 돌리고 고개는 왼쪽으로 기울어져 있었다. 엄마보고에 의하면 김○○은 오른쪽 수유를 좋아하고 엎드려 두면 금방 잠이 든다. 밤에는 냅 내니(nap nanny) 같은 유아용 포지셔너(positioner)에 머리를 똑바로 해서 재우지만, 낮잠은 유아 그네를 사용한다. 치료사는 2011년 미국소아과학회의 권고사항을 들어 안전한 수면을 위해 단단한 바닥에서 바로 눕혀 재워야 한다는 내용을 부모 교육하였다. 카 시트와 다른 앉기 보조기구들은 일상 수면에서는 사용하지 않는 것이 좋고 웨지(wedge)와 포지셔너도 사용하지 말아야 한다.

생후 2개월인 김○○은 진단 시기, 치료 시작 나이, 사경 유형(흉쇄유돌근에 섬유성 밴드가 느껴지지만 종괴는 만져지지 않음), 수동 경추 회전 50°로 제한 등의 검사결과에 따라 선천성근성사경 제3단계로 분류되었다.

치료 계획과 중재

선천성근성사경 유아의 예후는 물리치료 홈프로그램의 성공적 수행 여부와 밀접한 관계가 있다. 대칭적 경추 관절범위와 양쪽으로 경추의 능동 회전을 촉진하기 위해 자세를 바꿔줘야 하며, 이를 위해 집 안 환경 수정과 부모 교육을 해야 한다. 양쪽 수유도 안내해야 한다. 두개 리몰딩을 위해 카 시트 같은 포지셔닝 도구에서 지내는 시간을 줄이고 바닥에서 노는 시간을 늘려야 한다. 하루에 총 60분 엎드린 자세에서 터미 타임을 연습하면 바로 눕혀 재우기 캠페인의 부정적인 영향이 줄어든다.

물리치료 초기 평가에서 ICF 장애모델에 근거해 치료목표를 세웠다. 대칭적 신체구조 및 기능을 위한 목표로는 경추 회전과 외측 굴곡 5° 범위 내로 대칭성 회복, 바로 눕히거나 지지해서 앉힌 자세에서 아기 스스로 고개를 돌려 눈으로 장난감 따라가기 촉진 및 침범된 쪽 시각 인식 향상, 뒤집기 시 대칭적 바로잡기반응발달, 피부 상처 없는 경추 부위 피부 주름의 대칭성 획득 그리고 통증이 심해지지 않도록(FLACC척도로 측정) 수동 스트레칭활동에 대한 적응력 향상 등이다. 활동 영역의 치료목표는 대칭적 대운동기술의 발달이다. 즉, 양팔로 대칭적 체중지지와 뻗기를 통해 능동적으로 엎드린 자세에서 놀이 참여, 대칭적 뒤집기 패턴의 발달로 바닥에서 이동성 높이기, 네발기기 및 잡고 일어서기 등이다. 가정에서 하는 참여 영역의 물리치료 목표는 적어도 하루에 5회, 5~10분 동안 엎드린 자세에서 놀이시간을 갖고, 기저귀를 갈아주면서 하루에 5회 홈스트레칭프로그램을 실천하는 것이다.

물리치료기간과 횟수는 치료 시작 나이, 선천성근성사경의 심각성 그리고 제안한 치료에 대한 부모의 동의 등을 기준으로 한다. 생후 3개월 이전에 치료를 시작한다면 예상 치료기간은 3개월 미만이다. 3~6개월에 치료를 시작하면 일반적으로 치료기간은 3~6개월이다. 치료 시작 시기를 기준으로 섬유성 조직이 클수록 치료기간도 길어진다. **표 17-3**은 김○○의 자세한 치료 과정에 관한 내용이다. 처음에는 매주 치료를 받았지만 차차 격주, 한 달에 한번 그리고 아이가 혼자 걸을 때까지 경과를 모니터링했다. 치료 횟수는 물리치료 초기 목표의 성취, 치료의 진행 상황, 엄마의 선천성근성사경에 대한 이해 그리고 홈프로그램의 수행 정도에 따라 조정하였다.

물리치료 중재는 평가 시 기록한 손상과 제한을 치료하는 것에 중점을 누었다. 선천성근성사경의 중재는 치료사가 시행하는 치료만큼 부모가 담당하는 홈프로그램이 중요하다. 초기에는 매주 물리치료가 이뤄졌지만, 기능이 회복됨에 따라 격주로 치료 횟수를 줄였다. 선천성근성사경이 완전히 치료된 후에는 4~6주 간격으로 상태를 모니터링했다. 병이 나거나 치아가 날 때는 증상이 심해지는데 비대칭적인 자세에서 편안함을 느끼기 때문이다. 선천성근성사경 치료 가이드라인에서는 민감한 시기와 성장 및 운동 성숙의 중요한 시기를 고려해서 아이가 걷기 시작하거나 1세가 될 때까지 지속적으로 모니터링할 것을 권고하고 있다.

선천성근성사경에서 손으로 하는 수동 스트레칭은 가장 대표적이고 효과적인 중재법이다. 물리치료사는 아이의 머리 자세와 반대 방향으로 머리를 움직인다. 흉쇄유돌근이 침범된 쪽으로 회전시키고 반대 쪽으로 굴곡시킨다. 스트레칭은 아이를 눕히거나 치료사의 무릎 위에 앉힌 자세 또는 포지셔닝이나 자

표 17-3 • 김○○의 물리치료 평가에서 치료 종결까지의 치료 내용

연령 (개월)	물리치료 횟수	홈 프로그램 횟수	수동 관절가동범위	능동 관절가동범위 자세 정렬	피부 주름	근육기능척도 (경추 외측 굴곡 근력)	통증 (FLACC척도)	활동
2	주 1회	매일 5회	*회전* 우측: 110° 좌측: 60° *외측 굴곡* 우측: 45° 좌측: 65~70°	*회전* 우측: 90° 좌측: 60° 좌측 외측 기울기 및 동측 몸통 굴곡 >75%	좌측 발적 부위가 커지고 깊이도 깊음	옆으로 누운 자세에서 바로잡기반응 촉진 가능; 좌측이 더 강함	6/10	엎드린 자세 적응 25% 감소(AIMS)
4	주 1회	매일 5회	*회전* 우측: 110° 좌측: 90° *외측 굴곡* 우측: 60° 좌측: 65~70°	*회전* 우측: 90° 좌측: 75°	발적 감소	우측: 0/5 좌측: 4/5	6/10	전완 지지하고 엎드린 자세 바로 누운 자세에서 옆으로 뒤집기
6	격주 1회	매일 5회	*회전* 우측: 110° 좌측: 95° *외측 굴곡* 우측: 60° 좌측: 65~70°	*회전* 양쪽: 90° 경미한 좌측 외측 기울기 및 몸통 외측 굴곡	경추 주름 부위에 경미한 발적	우측: 1/5 좌측: 5/5	4/10	독립적 앉기 양손 짚고 엎드린 자세 바로 누운 자세에서 엎드린 자세로 뒤집기

표 17-3 • 김○○의 물리치료 평가에서 치료 종결까지의 치료 내용 (계속)

연령 (개월)	물리치료 횟수	홈 프로그램 횟수	수동 관절가동 범위	능동 관절가동범위 자세 정렬	피부 주름	근육기능척도 (경추 외측 굴곡 근력)	통증 (FLACC척도)	활동
9	격주 1회	매일 3회	*회전* 우측: 110° 좌측: 100° *외측 굴곡* 양쪽: 65°	하루 중 절반은 좌측 기울기가 나타남; 몸통 정렬 상태 향상, 앉은 자세에서 좌측 골반에 체중지지 증가	정상	우측: 2/5 좌측: 5/5	0/10	독립적 앉기와 함께 전방, 외측 방향으로 보호 펴반응 상호 교대적 배밀이
12	매달 1회	매일 2~3회	*회전* 우측: 110° 좌측: 105° *외측 굴곡* 양쪽: 65°	머리, 몸통, 골반대의 중립 정렬	정상	양쪽: 5/5	4/10[a]	네발 기기 잡고 일어서기 가구 잡고 이동하기
14	치료 종결	매일 2회	12개월 때와 동일	12개월 때와 동일	정상	12개월 때와 동일	4/10[a]	독립적 걷기

[a] 엄마로부터 분리불안에 의한 FLACC척도 점수. 김OO은 엄마에게 안기자 바로 진정되었음

세 유지를 통해서도 할 수 있다. 아이의 자세와 반대되는 자세로 아이를 안거나 안고 움직이는 것(carrying stretching)도 침범된 쪽 근육을 늘려주고 대칭적 정렬 상태를 촉진할 수 있는 방법이다. 개월 수가 높거나 누워서 스트레칭을 싫어하는 아이는 위와 같은 방법이 좋다. 김○○의 중재는 아이 안고 이동하기, 포지셔닝, 손으로 스트레칭하기 등으로 구성되었다. 치료사는 엄마에게 아이를 팔에 안을 때 왼쪽 목과 몸통의 타이트한 부분이 스트레칭될 수 있게 아이의 왼쪽이 아래로 오게 안고, 왼쪽 귀와 어깨를 신장시키는 자세를 알려주었다. 엄마는 이 자세로 아이를 안고 이동하고 무릎에도 내려놓을 수 있다. 엄마에게 "터미 타임"과 일상적인 아이 케어와 통합시킬 수 있는 포지셔닝에 대해 알려주고, 그네와 유아 시트를 사용할 때는 하루에 한두 번 최대 20~30분을 넘지 않도록 교육시켰다. 또한 매번 최소 30초씩 스트레칭 자세를 유지하면서 하루에 4~5회 수동 스트레칭을 하도록 알려주었다.

눕거나 엎드려서 하는 놀이, 뒤집기, 바로잡기반응 같은 이행 움직임 시, 목과 몸통을 능동적으로 움직이도록 촉진하는 것도 짧아진 근육을 신장시키는 방법이다. 아이를 엎드려서 놀게 하면, 목과 척추의 신전근이 강화된다. 장난감을 아이의 왼쪽에 두고 제한이 있는 쪽 목을 스스로 돌릴 수 있도록 촉진한다.

또한 물리치료사는 대칭적 운동발달을 촉진해야 한다. 비대칭적 탐색을 하는 유아는 초기 지각운동기술의 발달에 지연이 따를 위험이 있고, 이것은 나중에 인지발달에도 영향을 미친다. 그러므로 대칭적 운동발달을 촉진하고 이동성의 제한을 해결하기 위해 홈프로그램의 중요성에 대해 강조한다. 김○○은 생후 4개월에 뒤집기를 시작했고, 경추 회전범위 감소로 인해 흉쇄유돌근이 침범된 쪽으로 뒤집기를 시도하는 경향이 컸다. 부모는 침범된 쪽 신체 및 환경 인식력을 높일 수 있는 홈프로그램을 열심히 따라했고, 대칭적 운동발달을 촉진하기 위해 반대쪽으로 뒤집기를 촉진시켰다. 11개월에 잡고 일어서는 것을 배울 때, 침범된 쪽 몸통 근육이 짧아졌기 때문에 왼쪽 다리에서 체중을 더 많이 지탱했다. 엄마는 아이를 안고 이동할 때 몸통을 반대 방향으로 구부려서 왼쪽 몸통을 신장시키고, 잡고 서서 놀 때는 오른쪽 다리로 체중이 이동되도록 놀아주면서 대칭적으로 체중을 지지하는 연습을 시켰다.

홈프로그램의 횟수는 매일 2~8회가 좋다. 김○○의 엄마는 전업 주부로, 아이의 치료에 전념하고 있어 매일 다섯 차례씩 운동을 실시해 효과가 있었다. 또한 아이가 깨어 있을 때는 매일 평균 5회씩 "터미 타임"을 실시하고 낮잠과 밤잠을 잘 때 포시셔닝 기구를 사용하지 않고 아기 침대에서 재웠다.

보존적 치료로 향상이 없거나 물리치료를 받기 어렵거나, 아이가 첫 치료에서 전혀 적응하지 못하거나, 늦은 개월 수에 치료를 시작했다면 대체 치료법(alternative treatment)을 고려한다. 대표적으로 키네지오 테이핑(kinesiological taping) 그리고 TOT 칼라가 있다. 키네지오 테이핑은 신장력이 좋은 테이프로, 침범된 근육의 억제 및/또는 약화된 근육의 강화로 목과 척추의 정렬 상태를 향상시키기 위해 사용한다. 아기 피부가 민감하면 키네지오 테이핑은 적합치 않다. 김○○의 목에 테스트용 키네지오 테이프를 붙이고 24시간 후에 확인한 결과, 피부 발적이 있었다. 김○○에게 키네지오 테이핑은 적합하지 않다. 머리 기울기는 항상 5~6° 이상이다. 지지하고 앉힌 자세에서 머리 조절이 가능하다면 TOT 칼라(**그림 17-1**)를 착용시킨다. 침범된 쪽으로 움직임을 억제하고 기울어진 쪽 반대측에서 능동적인 움직임이 촉진된다. TOT 칼라는 활발하게 노는 시간과 높이가 높은 의자에 앉아 있을 때만 적용하고, 아이가 잠을 자거나 카 시트에 앉아 있을 때는 사용하면 안 된다.

보조적 치료로 효과가 없다면 다른 방법을 고려해야 한다. 보툴리눔 톡신 주사 또는 수술로 흉쇄유돌근 길이를 늘리는 방법이 있다. 수술을 고려하기 전에 최소 3개월간 보존적 치료를 실시하지만 일반적으로는 6~12개월의 보존적 치료 후에 결정한다. 생후 몇 달 이내로 치료가 시작된 경우, 수술을 하게 될 확률은 5% 정도이다.

선천성근성사경의 회복 기준은 침범측 대 비침범측 수동 경추 움직임의 차이 5° 이내, 머리와 몸통 신체중심선으로 정렬, 머리/목/몸통/힙/팔 · 다리의

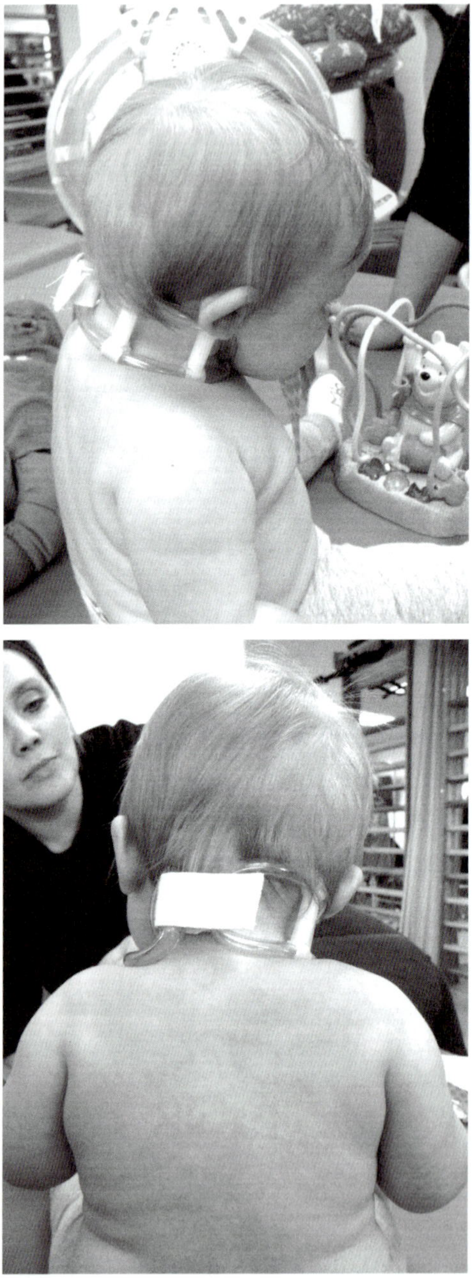

그림 17-1 조립식 TOT 칼라는 두개골의 외측면을 자극하여 머리를 신체중심선으로 가져가도록 설계되었다.

대칭적 능동 움직임, 연령에 적합한 운동기술발달, 재발 방지에 대한 부모의 이해 등이다. 또한 선천성근성사경으로 진단된 유아의 자세 선호도, 대칭적 정렬 상태, 머리/몸통/힙/팔 · 다리의 움직임, 3~12개월 시기 또는 걷기 시작할 때까지 대운동기술 획득 과정을 모니터링한다. 김○○은 12개월에 사경이 회복되었지만, 혼자 걸을 수 있을 때까지 지속적으로 모니터링하였다.

근거중심 임상적 추천

SORT: 추천 분류의 장점

A 일관된, 양질의 환자 지향적 근거

B 일관되지 않거나 제한된 질적 수준의 환자 지향적 근거

C 동의, 질병 중심의 근거, 일반적인 관행, 전문가의 의견 또는 사례 시리즈

1. 선천성근성사경 유아에게서 4~6주의 초기 집중치료 후에도 상태가 좋아지지 않거나, 6개월간 치료 후에도 중등도의 회복 밖에 안 되거나, 나이가 12개월 이상 또는 관절가동범위 제한 10~15° 또는 생후 7개월 이후에 초기 평가를 하고 흉쇄유돌근에 종괴가 잡힐 때는 현재의 치료말고 다른 방법을 고려해야 한다. **B 등급**
2. 각도측정기는 유아를 대상으로 경추의 수동 관절가동범위를 측정할 수 있는 신뢰도와 타당도가 입증된 도구이다. 선천성근성사경 유아에게 경추각도측정기는 경추의 외측 굴곡보다 회전 측정에 대한 신뢰도가 높다. **B 등급**
3. 선천성근성사경의 완전 회복에 대한 예후는 생후 3개월 이전에 치료를 시작한 경우에서 탁월하다. **A 등급**
4. 선천성근성사경 중재법으로, 손으로 하는 수동 스트레칭이 가장 대표적이며 효과적인 중재법이다. **B 등급**

5. 보존적인 치료가 효과적이지 않을 때 키네지오 테이핑과 TOT 칼라는 효과적인 대체 치료법이다. **C 등급**

종합 질문

17.1 일반적으로 선천성근성사경과 연관이 없는 것은?

A. 고관절발달성이형성증

B. 침범된 흉쇄유돌근의 섬유증

C. 비정상적인 근긴장도

D. 사두증

17.2 생후 5개월 선천성근성사경 유아에게 좌측 수동 경추 회전 25° 제한과 흉쇄유돌근에 종괴가 있어 물리치료를 시작하였다. 이 사례의 선천성근성사경은 몇 단계에 해당하는가?

A. 제1단계 – 초기 경미함

B. 제2단계 – 초기 중등도

C. 제3단계 – 초기 심함

D. 제4단계 – 후기 경미함

17.3 사례의 선천성근성사경 단계에 근거하여 첫 치료 시 적합한 중재는 무엇인가?

A. 수동 경추 관절범위운동

B. 침범된 쪽의 반대쪽으로 뒤집기 촉진

C. 약한 쪽 경추근육에 대한 능동 강화운동

D. 엎드린 자세에서 놀이활동

정답

17.1 C. 비정상적인 근긴장도는 신경학적 손상을 나타내는 위험 신호일 수 있다. 선천성근성사경의 경우 근긴장도가 비정상적인 수준은 아니다. 긴장도가 문제될 때는 소아 관련 전문의의 진료가 필요하다. 고관절발달성이형성증과 선천성근성사경은 연관이 있으므로 고관절발달성이형성증이 있다면 선천성근성사경 여부에 대한 진단학적 검사를 받아야 한다.

17.2 C. 생후 6개월 미만, 흉쇄유돌근 종괴에 근거하여 선천성근성사경 제3단계에 해당한다.

17.3 A. 문헌에 따르면 선천성근성사경으로 진단된 유아의 첫 중재로 수동 관절운동이 효과적이다. 수동 경추관절운동은 두 가지 방법으로 정의할 수 있다. 첫째, 손으로 하는 스트레칭, 둘째, 스트레칭 자세로 아이를 핸들링하거나 안고 있기(또는 안고 움직이기)이다. 엎드린 자세에서 아기 스스로 놀게 한다. 재포지셔닝도 효과적이다. 대운동 기술 측면에서는 대칭적 움직임 패턴을 촉진한다(즉, 양쪽 방향으로 움직이게 한다).

골형성부전증

Osteogenesis Imperfecta

Amada Stoltz

CASE 18

10세, 남아 김○○은 골형성부전증(Osteogenesis Iimperfecta, OI) 제IV형 진단을 받고 외래 물리치료를 받고자 한다. 아이는 8주 전 계단에서 넘어지면서 발생한 왼쪽 경골 골절로 뼈에 삽입했던 금속막대가 휘어 예기치 않게 양측 경골 골수강 내 금속막대(intramedullary rods) 교체수술을 받았다. 경골의 성장 범위를 넓히기 위해 왼쪽 교체술을 하면서 오른쪽 핀도 함께 교체했다. 김○○은 4세 때 처음 양쪽 대퇴골에 금속막대 삽입 수술을 받았고, 6세 때 경골에도 금속막대를 삽입하게 되었다(**그림 18-1**). 김○○은 장골 변형, 관절 느슨함, 짧은 신장 등 전형적인 골형성부전증의 특징을 보인다. 또한 척추측만증이 있고 대퇴골은 경미하게 휘어져 있다. 다리 길이 차이가 3cm로 신발 깔창(lift)을 댔다. 또한 양측 요골이 중등도로 휘어졌고 팔꿈치는 완전 신전범위에서 20° 부족하였다. 김○○은 출생 후 현재까지 척추 압박 골절과 오른쪽 대퇴골, 오른쪽 경골, 왼쪽 상완골, 왼쪽 요골 그리고 왼쪽 슬개골 골절 등 열 번 이상 골절손상을 입었다. 최근 수술 전, 동네에서 한 블록 정도 걸으면 양쪽 발목에 통증을 호소했다. 김○○은 3세 때부터 비스포스포네이트(bisphosphonates)를 복용하고 있지만, 최근 수술한 다음부터는 약을 끊었다. 골 절단 수술 몇 달 전부터 비스포스포네이트 복용을 중지하는 것이 일반적이지만, 이번에는 갑자기 수술을 한 경우로 미리 약 복용을 중지하지 못했다. 아이의 가족은 이 때문에 뼈 치유가 늦어질 것이라는 점을 알고 있다. 김○○은 후방 워커를 사용하고 휠체어는 발 받침이 거상된 경량의 수동 휠체어를 사용한다. 지난 몇 년 동안, 다리에 체중이 실리면 종아리 통증이 심해지므로 집과 학교에서 워커를 더 많이 사용했다. 이전에는 집 밖 또는 동네에서 이동할 때는 워커만 사용했었다. 휠체어는 골절 또는 수술 후에 필요할 때만 사용한다. 김○○은 출입문에 계단이 두 개 있는 단층 집에 살고 있다. 수술 전에 양손으로 난간을 잡고 옆으로 두 계단을 걸어서 올라갔다. 일상생활에 필요한 이동, 화장실 사용, 보조기구를 이용한 목욕 등은 스스로 수행한다. 김○○은 양측 무릎 위 유리섬유 캐스트를 하고 양쪽 다리 모두 체중을 지지하지 말라는 주의를 받고 병원에서 퇴원하였다.

퇴원 전 김○○은 보조를 받아 슬라이딩 보드를 사용할 수 있었지만, 팔에 통증을 호소하

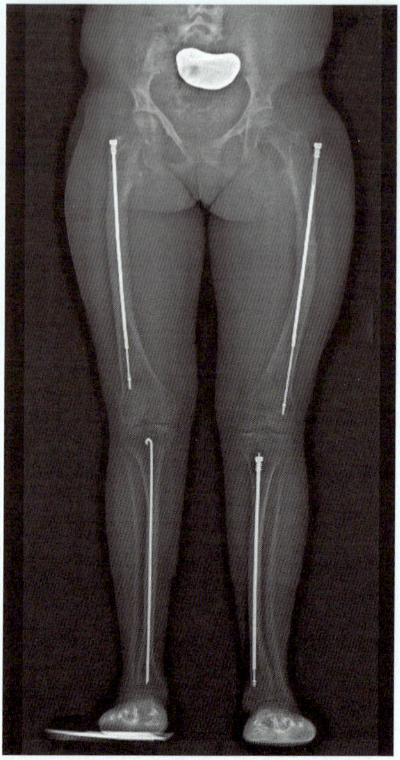

그림 18-1 방사선사진(선 자세에서 전 · 후면)에서 양쪽 대퇴골과 경골에서 골수강 내 금속 막대가 보인다.

므로 부모가 아이를 들어서 옮겼다. 김○○은 수술 6주 후에 무릎 아래 캐스트로 교체했지만, 여전히 양쪽 다리로는 체중을 지지하지 않도록 주의를 받았다. 다시 2주 후에 캐스트를 제거하고 이틀 후부터 이동성 훈련을 위해 물리치료를 시작했다. 클램셸 AFO를 신고 참을 수 있는 수준에서 다리로 체중지지 연습을 시작했다. 수영풀(pool)에서는 AFO를 벗고 연습했다. 변연골(marginal bone)의*치유를 위해서는 최소한 6주간 워커를 사용해야 한다. 그 당시, 수술의는 X-선 검사를 반복하며 뼈 치유 상태에 맞게 어느 정도 체중지지를 해야 하는지 알려 주었다. 물리치료사는 체중지지에 필요한 근력과 다른 준비 상태를 평가하면서 통증이 유발되지 않는 범위에서 이동과 보행에 필요한 체중지지의 양을 차차 늘려갔다. 엄마는 아이가 활동량 증가로 불편함을 느끼지 않도록 물리치료 시작 30분 전에 약국에서 진통제를 구입해 먹였다. 치료사는 이전에도 골절상을 입고 금속막대 교체 수술을 한 김○○을 치료했었다. 아이는 입원기간 동안 체중지지활동을 불안해 하면서도 침착한 모습을 잃지 않았다. 엄마와 아이의 장기목표(6개월)는 집과 학교에서 보조도구를 사용하지 않고 걷는 것이다. 단기목표(4주)는 혼자 서서 이동하기와 집 안에서 워커를 사용해 걸어다니는 것이다.

▶ 김○○의 진단명과 이전의 건강 상태를 바탕으로 활동 제한에 영향을 끼치는 요인은 무엇인가?

▶ 검진에서 우선적으로 고려할 부분은 무엇인가?

▶ 물리치료 검진과 중재에서 주의해야 할 점은 무엇인가?

▶ 가장 적합한 물리치료 중재는 무엇인가?

▶ 이 사례에서 기능 회복에 영향을 미치는 심리적 요인은 무엇인가?

주요 정의

- **비스포스포네이트**(bisphosphonates): 파골세포의 활성화를 억제해서 골 흡수를 방해하는 역할을 하는 약제이다. 골형성부전증 환자에게 투여하는 비스포스포네이트는 미국 식품의약국의 승인 없이 처방된다.
- **골 밀도**(bone mineral density, BMD): 뼈 안에 들어 있는 칼슘과 무기질의 양으로 주로 골절 위험도와 뼈 건강을 평가할 목적으로 측정한다.
- **클램셸 AFO**(clamshell ankle-foot orthosis): 종아리에서 발까지 이어지는 보조기로 전방 셸과 후방 셸이 있어 사방에서 지지를 제공한다.
- **이중 방사선흡수법**(dual X-ray absorptiometry, DEXA 또는 DXA) **스캔**: 방사선을 이용해서 골밀도를 측정하는 특수 방사선 기법으로, 촬영 시 방사선에 노출되지만 가슴 방사선 촬영을 할 때의 약 1/10 수준이다.
- **골수강 내 금속막대**(intramedullary rod): 긴 스틸(steel) 또는 티타늄(titanium) 막대로 장골의 골수강에 삽입하여 뼈의 안정성을 높여준다. 단단한 막대기 모양 또는 압축된 형태도 있다. 압축막대는 속이 빈 큰 막대 안에 작은 막대가 들어 있다. 막대는 장골의 양쪽 끝에 부착되며 뼈의 성장에 맞게 길어지거나 "압축된다".
- **골절술**(osteotomy): 수술적 뼈 골절로, 일반적으로 변형되거나 틀어진 뼈를 재정렬할 목적으로 시행한다.

목표

1. 골형성부전증의 전형적인 특성과 이와 관련한 잠재적인 합병증을 기술할 수 있다.
2. 골형성부전증 아동에서 골수강 내 금속막대 삽입 수술의 목표 및 제한점에 대해 기술할 수 있다.
3. 골형성부전증 아동의 의학적 치료에서 비스포스포네이트의 잠재적 이점과 문제점에 대해 이해할 수 있다.
4. 골수강 내 금속막대 삽입 수술을 받은 골형성부전증 아동의 외래 물리치료 시 적절한 단기 및 장기 치료목표를 계획할 수 있다.
5. 골형성부전증 아동에서 금속막대 교정 수술 후의 중재로 수치료의 이점에 대해 기술할 수 있다.

6. 골형성부전증 아동에서 금속막대 교정 수술 후 홈운동프로그램을 계획할 수 있다.

물리치료 시 고려사항

골형성부전증 아동의 물리치료 시 고려할 점:

▶ **일반적 물리치료 계획/목표**: 하지근력 및 지구력 향상; 보조도구 사용 유무에 상관없이 선 자세 및 이동시간의 점진적 증가; 안전과 기능적 독립성 극대화; 골절 위험 최소화 및 이전 수준의 기능 회복 보조

▶ **물리치료 중재**: 낮은 강도의 하지근력운동; 물(예: 수영장) 속에서 선 자세 연습 시작 및 유지시간의 점진적 증가와 이후 땅에서 점진적 체중지지활동; 보행훈련, 계단훈련; 홈운동프로그램; 환아 및 가족을 대상으로 근력강화 운동의 중요성 및 골절 위험을 최대로 줄이기 위한 점진적 체중지지방법에 관한 교육

▶ **물리치료 시 주의사항**: 팔 · 다리나 몸통에서 비틀기, 회전 또는 강한 힘이 전달되는 관절운동 시 골절의 위험이 높아짐; 통증, 근력 약화, 피로주의; 체중지지활동 시 넘어짐 또는 부상에 대비하여 근접 감독(close guarding)을 해야 함; AFO 착용 시 피부 상태의 면밀한 확인

▶ **물리치료를 방해하는 요인**: 수술 후 하지 부종으로 AFO 착용 시 느껴지는 불편함; 통증은 활동 내성을 제한할 수 있음; 잠재적 골절의 위험에 대한 환아 및 부모의 걱정; 상지기형은 워커 사용을 제한할 수 있음

건강 상태의 이해

골형성부전증은 유전성 질환으로 대부분 상염색체 우성 유전자 돌연변이(autosomal dominant gene mutation)에 의한 것으로 제I형 콜라겐 생산에 영향

을 끼친다. 제I형 콜라겐은 우리 몸에 가장 많은 콜라겐 유형이다. 제I형 콜라겐은 뼈, 인대, 건, 피부, 상아질, 각막 그리고 폐 등의 주요 결합조직을 구성한다. 미국의 경우, 골형성부전증은 빈번한 진단 미비와 오진으로 실제 발생률이 더 많을 것으로 여기지만 공식적으로는 유아 20,000~50,000명 중 한 명으로 추정되고 있다. 골형성부전증은 원래 임상과 방사선 결과 그리고 유전 양식에 따른 Sillence 기준을 바탕으로 네 가지 유형으로 분류한다. 제I형 골형성부전증은 콜라겐 생산기능은 정상이지만 양이 부족하고, 제II, III 그리고 IV형은 변형된 콜라겐이 형성되어 골 기질에 결함이 생긴다. 현재까지 적어도 여덟 가지 이상의 골형성부전증이 보고되어 있다. 제I형~제IV형이 전체 골형성부전증의 95%를 차지한다. 골형성부전증은 최소 12개의 각기 다른 유전자에서 돌연변이가 발생하는 것이 원인이다. 제V, VI, VII 그리고 VIII형은 제I형 콜라겐의 돌연변이가 나타나지 않으므로 골형성부전증으로 분류할 수 있는지 분명치 않다. 골형성부전증의 초기 진단은 주로 임상 양상을 바탕으로 하지만 유전자검사를 통해서 확진한다. DEXA (Dual X-ray Absorptiometry, 이중 방사선흡수법) 스캔도 골형성부전증 진단에 유용하게 쓰인다. 골형성부전증의 유형을 정확히 진단해야 가족들이 아이의 예후, 치료법, 치료목표, 장기적인 경과 등을 제대로 이해할 수 있다.

골형성부전증의 중요한 특징은 골밀도가 낮고 뼈가 연약해서 아주 경미한 외상이나 외상이 전혀 없더라도 뼈가 쉽게 부러질 수 있다는 것이다. 대부분의 골형성부전증 환자에서 뼈 변형이 일어난다. 골형성부전증이 골절(사고 또는 수술에 의한) 후 뼈의 치유율에 영향을 주는 것이 아니라, 골절 발생 이전에 장골의 휘어진 정도에 영향을 받는다. 다른 특징으로는 느슨한 관절, 근육 약화, 청색공막(blue sclera), 치열 상태 불량, 청각 소실, 멍, 지나친 발한, 짧은 신장, 척추측만증 그리고 피로 호소 등이다. 대개 인지는 정상이다. 경미함 또는 중등도의 골형성부전증의 수명은 정상이지만, 심한 유형에서는 호흡기계 질환, 심혈관질환(심한 후측만증), 신경학적 원인(예: 뇌간 압박) 그리고 두개 외상 등과 연관된 사망률이 높다.

제II형 골형성부전증은 대개 신생아 시기에 사망한다. 골형성부전증은 그 증상이 다양하고 케어할 측면이 복잡하므로 여러 분야의 전문가들로 구성된 팀 접근의 포괄적 케어가 필요하다. 케어팀은 주치의, 정형외과 수술의, 내분비 전문의, 대사 유전학자, 물리치료사, 작업치료사 그리고 케이스 매니저 등으로 구성되는 것이 일반적이다. 사회복지사 또는 병원아동생활전문가(child life specialist)도 헬스케어에서 그 역할이 중요하다. 손상과 중재가 복잡하므로, 골형성부전증 아동은 학교와 또래 생활을 제대로 수행하는데 많은 어려움을 경험한다. 또한 가족들은 정신적인 지지가 필요하다.

장골 변형의 표준 치료는 수술로 뼈의 골수강 내에 금속막대를 삽입하는 것이다. 금속막대가 내부 스프린트로 작용해서 뼈의 안정성과 정렬 상태의 회복을 촉진하므로 다리로 체중을 지지하고 해당 부위의 골절 재발 방지에 도움이 된다. 뼈의 직경이 골수강 속으로 스틸 또는 티타늄 금속막대를 삽입할 수 있을 정도가 되어야 한다. 아동의 나이, 특별한 고려사항, 수술 목적에 맞는 금속막대를 사용한다. 금속막대 삽입의 적응증은 심각한 유형의 골형성부전증과 서기 시작하는 아이의 뼈가 심하게 휘었거나 재발성 골절이 일어나는 경우이다. 금속막대의 삽입목표는 통증을 감소시키고 골절 빈도를 낮춰 대운동기술 발달, 기능, 편안함 그리고 이동성을 향상시키는 것이다. 수술 후에는 최대 치유를 촉진하기 위해 6~8주 동안 캐스트나 스프린트로 수술 부위를 고정시킨다. 아직 뼈가 완전히 성숙되지 않았거나 장골이 급격히 성장하는 시기에는 금속막대의 교체나 교정이 흔하다. 후향적 연구결과에 의하면, 압축막대를 삽입한 골형성부전증 아동의 50%에서 재수술을 했으며, 15%에서 성장에 따른(막대가 거의 분리되는 경우) 막대 교체술을 시행했다.

비스포스포네이트(예: 파미드로네이트, 알렌드로네이트, 졸레드로네이트)는 파골세포의 활성화를 억제하여 뼈 흡수를 막아준다. 1990년대 초부터 골밀도 증가, 통증 및 골절 발생의 감소, 뼈 변형 감소, 성장 및 이동성 향상을 목적으로 골형성부전증 아동의 치료에 쓰이고 있다. 비스포스포네이트치료로 골밀도가 증가하더라도 뼈 매트릭스를 구성하는 콜라겐은 여전한 문제이다. DEXA는 골밀도를 측정하는 표준 측정법이다. 골형성부전증 아동이 비스포스포네이트를 복용하면 척추, 대퇴골 경부, 힙, 경골의 골밀도가 증가되는 것으로 보인다(DEXA로 측정 시). Castillo 등은 골형성부전증 아동이 비스포스포네이트 복용 시 그 효과를 평가한 여덟 편의 논문을 가지고 체계적 고찰연구를 수행했다. 그 결과, 비스포스포네이트는 골밀도를 증가시키며, 많은 (전부는 아님) 연구에서 골절률의 감소를 입증하였다. 다른 체계적 고찰논문에서도 여덟 편의 논문(다섯 편은 Castillo 등의 체계적 고찰에서 리뷰된 것)을 리뷰한 결과, 경구 및 정맥주사로 비스포스포네이트치료를 했을 때 골밀도가 증가하였다. 하지만 골절 감소가 기능 향상을 가져오지 못했으므로 저자들은 뼈 통증, 성장 그리고 삶의 질 등을 조사하는 연구가 필요하다고 결론지었다. 비스포스포네이트 정맥주사의 치료결과를 조사한 연구에 의하면, 이동성과 쥐는 근력은 크게 향상되었지만, 자조 영역에서는 중재 전 · 후에 차이가 없었다. Seikaly 등의 연구에서 경구용 비스포스포네이트치료로 이동성은 향상되지 않았지만, 자조 영역과 전반적 만족감(통증을 느끼지 못한 날과 진통제 사용의 감소 측정)은 향상되었다. 위 연구의 저자들은 이같은 향상을 바탕으로 물리치료와 체중지지를 보다 효과적으로 수행할 수 있을 것이라고 하였다. 하지만 비스포스포네이트가 골절 위험을 방지하거나 금속막대 삽입술을 대신하는 치료법은 되지 못한다. 미국식품의약국에서는 파제트병 같은 뼈 소실이 발생하는 질환에는 사용을 승인하고 있지만, 현재 골형성부전증 아동에게는 "미국식품의약국의 승인 없이(off-label)" 처방되고 있다. 비스포스포네이트 투여방법에 있어 경구 투여 대 정맥 주사 간의 효과 비교, 용량, 복용 시기, 복용기간, 골형성부전증 유형에 따른 효과 비교 그리고 장기 복용의 영향 등 아직 분명한 사용지침은 없다. 즉, 공인된 가이드라인이 없다. 최근에 비스포스포네이트 사용 시 골밀도 측정결과에만 의존하지 말고 임상적 심각성을 고려해야 한다는 의견이 있다. 임상의사결정에 영향을 미치는 요인으로 장골의 기형 정도, 척추 압박 골절, 골절 빈도, 골형성부전증의 심각성 등이 있다. 비스포스포네이트는 정형외과 수술과 물리치료를 대신하는 치료법이 아니라 부가적으로 사용해야 한다. 비스포스포네이트는 골절술 후 상처 치유(골절 치유는 해당되지 않음)를 지연시킬 수 있다. 그러므로 3~4개월 전부터 약 복용을 중단하는 것이 좋다. 일반적으로 수술 후 3~6개월이 지난 다음부터 다시 복용한다. 약을 복용하지 않는 기간에 골 밀도의 변화에 대한 자세한 연구가 없으므로 근거에 기반한 아이의 활동 수준 조절에 대한 권고사항은 없다.

사례의 김○○은 제IV형 골형성부전증으로 중등도로 침범(제I형 및 제III형 사이의 심각성)한 경우이므로 기대수명은 일반아동과 같다. 짧은 신장과 장골의 휘어짐이 대표적인 특징이며 평생에 걸쳐 다발성 골절이 일어날 가능성은 별로 없다. 골절은 주로 사춘기 이전에 발생한다. 제IV형 골형성부전증의 예후는 서서 이동할 수 있을 정도로 양호하다. 고려할 점은 (1)골절 및 고정기간 동안 발생할 수 있는 부작용의 최소화; (2)금속막대 삽입술의 시기 및 척추측만증을 포함한 변형의 모니터링; (3)짧은 신장과 피로의 해결방법(예: 작업대 높이 낮추기, 자주 쓰는 물건 낮은 높이에 배치, 또래활동을 위해 동네 이동 시 보조도구/휠체어 사용); (4)연령에 맞는 의미 있는 운동 선택 그리고 (5)비스포스포네이트 사용에 관한 의사결정 등이다.

골형성부전증 아동의 안전한 기능적 이동(보행 또는 휠체어 사용)을 가장 우선적으로 고려해야 한다. 골형성부전증 아동과 그 가족들은 골절의 잠재적 위험에 대한 걱정과 보호 심리가 크기 때문에 아이가 또래와 어울리는 활동 참여에 제한을 두게 된다. 아이가 성장하면서 또래와 사회화(socialization)가 가장 어려운 문제로 대두된다. 특히 아이들끼리 고강도로 몸을 부딪히며 이뤄지는 활동에 참여하지 못하는 것이 문제가 된다. 하지만 골형성부전증 유형에 따라 운동기술과 능력이 다양하다. 치료법과 치료목표는 임상 진단보다는 아이의 임상 양상을 바탕으로 한 특정 니즈(needs)에 중점을 두고 정해야 한다.

물리치료 환자/고객 관리

금속막대 삽입 재수술을 받은 아동의 중재는 점진적 체중지지와 기능적 측면에서 독립적 이동성에 중점을 둔다. 예를 들어, 등척성 운동 및 열린사슬운동(open chain exercise)이 있다. 처음에는 골절의 위험을 줄이고 아이가 저충격활동을 통해 과제의 성취감을 느낄 수 있도록 물속에서 체중지지를 시작한다. 통증은 뼈가 심한 스트레스를 받는다는 지표로 볼 수 있으므로 아이가 통증을 느끼는지 면밀히 살핀다. 하지만 근육 약화나 체중지지에 따른 전신 불쾌감이 통증을 유발할 수도 있다. 아이는 골절 또는 임박(impending) 골절에 수반되는 통증에 익숙해져 있기 쉬우므로 통증의 양과 질을 적극적으로 모니터링한다. 4세 이하의 아동은 말로 하는 의사표현이 원활하지 못하다. 치료사가 운동 행위를 관찰함으로써 통증 여부를 예측할 수 있지만 아이가 통증의 질을 설명하거나 통증 부위를 정확히 표현하기는 어려울 것이다. 예를 들어, 아이가 통증을 느낄 때는 짜증이 심해지고 체중지지나 불편한 자세를 피하려고 할 것이다. 말로 의사소통이 원활한 아동은 어느 정도까지 통증을 참을 수 있는지 그리고 통증으로 활동 수정이나 중단이 필요한 것인지 의견을 나눌 수 있다. 활동 시 통증 수준을 결정하는데 명확히 정립된 기준이 없으므로, 아이의 구두적 · 비구두적 의사소통 능력을 종합적으로 판단해서 활동의 지속시간, 수정 또는 중지를 결정한다.

골형성부전증 아동은 골절 및 통증에 대한 두려움과 걱정으로 움직이는 것을 꺼려하기도 한다. 담당치료사를 정해 놓는 것이 아이와 유대감, 믿음, 신뢰를 형성하는데 도움이 된다. 아이가 어리더라도 치료목표 설정 및 치료 계획에 아이를 참여시키면 자기효능감을 높일 수 있다. 자기효능감은 아동기에서 성년기로 이행하는 데 있어 중요한 부분이다. 또한 아이는 전적으로 치료사에 의해 조절을 받는 것이 아니라 능동적으로 치료시간을 주도한다는 자신감을 가질 수 있다. 치료 과정에 능동적인 역할을 함으로써 치료에 참여할 의지가 더욱 강해져 치료목표를 달성하기 위해 노력할 것이다. 이러한 시나리오를 바탕으로 아이의 참여를 높이기 위해, 활동을 선택할 기회를 주고, 아이에게 지난번 치료시간에 풀에 서 있던 시간, 보행거리 또는 시간을 넘어서도록 격려하거나, 치료사와 아동이 함께 세운 치료목표에 맞는 치료적 활동, 근력운동 그리고 지구력 등을 촉진하는 새로운 게임도 함께 구상한다. 운동 및 활동의 달성 수준을 기록하는 모니터링 판을 만들어 사용하면 아이는 시각적으로 성취감을 느낄 수 있어 치료실뿐만 아니라 집에서도 치료의 목표달성에 긍정적인 동기부여가 될 수 있다.

검사, 평가 및 진단

치료사는 물리치료 검진을 시작하기 전에, 수술과 골절 이력을 파악한다. 수술 후 체중지지 관련 제한사항과 이동성 훈련 시 주의사항을 확인한다. 이동성 훈련을 시작하기 전에 수술 후 이동방법에 대해 아이와 보호자의 생각을 알아본다. 현재 아이가 사용하는 기구 및 보조기, 최근 수술 이전의 기능 및 이동성 수준, 현재의 통증 정도 및 해결방법, 아이와 부모의 단기 및 장기목표를 파악한다. 또한 치료사는 이전에 참여한 신체운동, 아동의 집과 학교 환경(예: 계단, 경사로)의 구조 및 배열도 확인한다. 가능하면 이전 물리치료에서 좋아했던 활동/싫어했던 활동, 동기 부여방법, 두려움, 홈프로그램 수행 정도, 이전의 부모 교육 그리고 필요한 정서적 지지에 대한 정보도 유용할 것이다. 이러한 정보는 의무기록지 검토, 아이/가족과 인터뷰, 현재/이전에 아이를 치료했던 치료사로부터 구할 수 있다.

체중지지 및 이동성 훈련을 시작하기 전에 통증조절약이 먼저 필요할 수 있다. 검진 시 아이가 통증을 호소하는 부위를 평가한다. 활동 수정이나 중단을 결정할 때, 아이가 호소하는 통증에 주의를 기울여야 하는데, 통증은 근골격계에서 견딜 수 있는 범위를 넘어 아이가 과도한 애를 쓰고 있다는 지표가 될 수 있기 때문이다. 통증을 견디면서 언제까지 운동을 계속 진행할지 신중하게 판단한다. VAS (Visual Analog Scale, 시각상사척도) 또는 Wong-Baker 얼굴통증척도(Wong-Baker faces pain rating scale)로 어린 아동의 통증을 측정할 수 있다. Wong-Baker 얼굴통증척도는 3~18세 아동의 통증 등급을 측정할 때 사용할 수 있는 신뢰도와 타당도가 입증된 도구이다. 매우 행복한 얼굴("통증이 없음" 또는 "0")부터 매우 슬프거나 우는 얼굴("매우 아픔" 또는 "10")까지 얼굴 표정이 그려져 있는 여섯 개의 얼굴 그림을 사용한다. 아동에게 얼굴 그림을 보여주고 얼마나 아픈지를 가장 잘 나타내는 얼굴을 선택하게 한다. 얼굴척도에 대한 민감도 통계량 MCID (Minimal Clinically Important Difference)는 중재 전후에 얼굴 표정의 변화를 나타낸다. 치료사는 통증 부위(산재성 대한 부위 집중 통증), 활동 시 통증의 변화, 새로 습득한 익숙하지 않은 활동이나 완전히 습득한 운동기술, 아이의 비구두적 의사소통방법(예: 얼굴 표정, 보디 랭귀지), 근육의 긴장도, 호흡률 같은 요인을 고려한다. 이러한 요인들을 복합적으로 고려하면 치료시간을 어떻게 구성할지 결정하는데 도움이 된다. 현재 사례에서 양측성 발목통증은 Wong-Baker 얼굴통증척도로 측정했을 때였다. 허리 높이의 물속에 전방 워커를 잡고 10초 동안 선 자세를 유지한 후 위와 같은 통증을 호소했다. 또한 얼굴을 찌푸리면서 숨을 참고, 어깨를 올리고 상체에 힘을 준 자세를 취하였다. 가슴 높이의 물속에서 서기를 보조한 후, 같은 평가척도로 통증을 측정했을 때 1이었고 보다 이완된 자세로 바뀌었다. 그다음 치료사는 가슴 깊이의 물속에서 남은 검진을 계속하였다.

검진 시 우선 고려사항은 하지의 능동 관절가동범위와 근력검사다. 아이는 8주 동안 체중을 지지하지 않았고 무릎 아래 캐스트를 제거한지 이틀밖에 되지 않았다. 치료사는 매트에서 평가를 시작한 다음 풀로 옮겨 나머지 검진을 마쳤다. 골절 부위 움츠림과 불안감을 줄여 주는 방법으로 아이와 부모에게 현재 휠체어에서 매트로 어떻게 이동하는지 직접 시연하도록 한다. 치료시간에 아이와 친해질 때까지 필요할 때마다 이동성 훈련에 부모를 참여시킨다. 신뢰를 쌓고 부상을 피하는데 도움이 된다. 치료사가 아이를 움직이기 전에 이동 계획이나 보조 수준에 대해 아이와 함께 상의한다.

치료사는 매트에서 AFO를 벗기고 발목과 무릎의 능동 관절가동범위와 하지 근력을 평가한다. 일반적으로 골형성부전증 환자의 도수근력검사 시 저항은 골절의 위험을 줄이기 위해 피한다. 아이가 능동적으로 무릎을 움직이는 범위를 방해하지 않도록 주의하면서 다리를 가볍게 잡기만 한다. 그다음 아이의 무릎 신전근과 힙 외전근의 근력을 검사한다. 무릎 신전근력은 치료사가 가볍게 아이의 다리를 지지하면서 SLR (Straight Leg Raise, 하지 직거상) 검사를 실시해 다리를 들어 올릴 때 무릎이 어느 정도 신전되고 유지하는지 관찰한다. 앉은 자세에서도 “긴 호(long-arc) 대퇴사두근운동”을 통해서 능동적 무릎 신전을 평가할 수 있다. 아이가 편안하게 느끼는 정도에 따라, 힙 외전 근력은 바로 누운 자세 또는 등을 벽에 기대고 옆으로 누운 자세에서도 검사할 수 있다. 다시, 치료사는 검사 시 다리를 살짝 잡아준다. 매트에서 지지 없이 자세를 취하는 것은 피한다. 아이가 다리를 쭉 펴고 앉을 때는 다리 전체가 매트가 닿는지 확인하고, 다리가 바닥에 완전히 닿지 않을 때는 팔로 매트를 지지하게 한다.

다음으로 아이가 다리로 얼마나 체중을 지지할 수 있는지 평가한다. 체중지지에 대한 허용 수준은 처음에는 풀에서 평가하는 것이 가장 좋은 방법이다. 대안으로 AFO를 착용하고 평행 바(parallel bars)에 5~10초 정도 세워 보는 방법이 있다. 이때 근접 감독한다. 아이를 풀 속으로 옮길 때는 의자 리프트(chair lift)를 이용한다(물속에서 AFO는 착용하지 않는다). 물 높이는 아동의 가슴 높이로 적응시킨다. 물속에서 선 자세를 유지하는 시간을 평가하고(이 높이에서는 보조기의 착용 유무는 선택적임) 차차 물 높이를 낮춘다. 물속에서 사용할 수 있는 표준 전방 워커를 사용해서 물속에서 서기 훈련을 한다. 물속에서 워커를 이용해 걷는 연습을 할 수 있다. 김○○은 지난 두 달 동안 다리에서 체중지지를 못했으므로, 이미 뼈가 약한데다 고정(immobilization), 근력 약화, 근육 소모(wasting) 같은 요인으로 골절의 위험이 높아진 상태이다. 워커를 사용해서 안정감을 높여주면 이동과 균형 조절 능력이 좋아진다. 서기와 걷기뿐만 아니라 아이의 일반적인 활동에 대한 내성과 피로 수준도 평가할 수 있다. 김○○의 초기 평가결과를 바탕으로 다음과 같은 두 가지 문제점이 확인되었다. 첫째, 허리 높이의 물속에 10초 이상 서 있지 못한다. 둘째, 가슴 높이의 물속에서 워커를 잡지 않으면 연속해서 걷지 못할 정도로 근력이나 균형 능력이 부족하다.

치료 계획과 중재

물리치료 중재는 가벼운 근력운동, 점진적 체중지지훈련, 지구력훈련을 통해 수술 이전 수준으로 이동성을 회복하는데 중점을 둔다. 초기에는 수중에서 하는 체중지지훈련이 가장 적합하다. 물의 부력이 관절이 받는 충격과 장골의 스트레스를 줄여 주고 안전한 환경에서 활동성을 높여 줄 수 있다. 또한 장골에 대한 물의 저항력은 골절의 위험을 낮춰 주고 근력을 강화시킬 수 있는 안전하고 효과적인 방법이다.

김○○의 첫 번째 문제점은 허리 높이의 물속에서 10초 이상 다리로 체중을 지지하고 서 있지 못하는 것이다. 처음에는 워커, 이어서 부력장치, 그다음에는 장치 없이 가슴 높이의 물속에서 서 있는 시간을 늘려가는 식으로 중재한다. 서 있는 시간이 늘어나면 선 자세에서 대퇴사두근과 둔근의 등척성 근수축 운동을 시킬 수 있다. 물속에서 양측 스쿼트, 누운 자세에서 힙 외전 및 엎드려서 발차기 같은 열린사슬운동도 할 수 있으므로 서기에 필요한 근력과 지구력을 향상시킬 수 있다. 서 있는 시간이 늘어나면 물 높이를 낮춰가면서 다시 워커를 잡고 서기를 시도하고 차차 보조도구 없이 서기를 연습시킨다.

두 번째 문제점은 가슴 높이의 물속에서 워커를 사용하지 않으면 이동할 수 없다는 것이다. 가슴 높이의 물속에서 이동거리를 늘려 나간다. 처음에는 워커, 이어서 부력장치 및/또는 보조기구 없이 걷는 순서로 훈련시킨다. 아이의 근력, 지구력, 안정성이 향상되는 정도에 맞게 물 높이를 낮게 한다. 다양한 물 높이에서 스텝-업, 벽 잡고 옆으로 걷기, 뒤로 걷기 연습을 통해 보행 능력을 높일 수 있다.

허리 높이의 물속에서 서기, 걷기 시간 및 거리가 향상되면, 지상에서 치료를 시작한다. AFO를 착용하고 평행 바 또는 워커를 사용한다. 치료사는 아이 바로 옆에서 근접 감독한다. 지상에서는 후방 워커가 전방 워커보다 편하고 안정적이며 워커를 들어서 방향을 바꿀 필요가 없다. 하지만 후방 워커는 조작하는 것이 무겁고 이동 시 걸음 조절을 더 잘해야 한다. 일단 지상에서 치료를 시작하면 아이는 워커를 사용해서 서기와 이동하기를 계속 연습할 수 있다. 정형외과 수술의는 후속 진료에서 최소 6주간 워커를 사용할 것을 권했다. 워커를 잡고 앉은 자세에서 일어서기와 열린사슬 근력강화운동도 추가적으로 실시할 수 있다. 뼈, 근육, 관절에 무리가 가지 않도록 적절히 휴식시간을 갖게 한다. 그리고 집에서도 할 수 있는 홈운동프로그램을 제공한다. 치료사는 아이의 기능 수준 변화에 관해 학교와 정기적으로 소통하면서 학교에서 치료목표와 조심할 점에 대해 자문 역할을 하게 된다. 외래 물리치료는 아이가 수술 전 상태 또는 그 이상으로 기능을 회복할 때까지 이뤄진다.

근거중심 임상적 추천

SORT: 추천 분류의 장점

A 일관된, 양질의 환자 지향적 근거

B 일관되지 않거나 제한된 질적 수준의 환자 지향적 근거

C 동의, 질병 중심의 근거, 일반적인 관행, 전문가의 의견 또는 사례 시리즈

1. 골형성부전증 아동은 골수강 내 금속막대 삽입술을 통해 장골의 골절 재발을 감소시킬 수 있고 휘어짐 변형도 최소화된다. **A 등급**
2. 비스포스포네이트는 골형성부전증 아동의 골절률을 줄여준다. **B 등급**
3. Wong-Baker 얼굴통증척도는 3~18세 아동의 다양한 질환에 따른 통증 등급을 정할 때 사용할 수 있는 신뢰도와 타당도가 입증된 도구이다. **A 등급**
4. 골형성부전증 아동에게 수중치료는 약해진 뼈를 보호하면서 근육을 강화시킬 수 있는 가장 좋은 치료법이다. **C 등급**

종합 질문

18.1 골형성부전증 아동이 워커 보행에서 보조도구 없이 독립 보행으로 이행할 수 있는 가장 좋은 방법은 무엇인가?

A. 겨드랑 목발 보행을 할 때
B. 조절된 환경에서 가볍게 워커를 잡고 몇 걸음 걸을 때
C. 동네에서 워커 보행을 할 수 있을 때
D. 근력도수검사에서 대퇴사두근 근력이 최소 4/5일 때

18.2 물리치료사는 금속막대 교정 수술 후 지상에서 막 체중지지를 시작한 골형성부전증 아동의 홈운동프로그램을 계획하고 있다. 아동의 대퇴사두근 강화를 위한 운동법 중 가장 적합하지 않은 것은?

A. 좌석면이 높은 의자에서 워커 잡고 일어서기 연습
B. 선 자세에서 워커 잡고 대퇴사두근 등척성 운동
C. 부분 범위의 스쿼트 운동
D. 워커 잡고 한 쪽 다리로만 스쿼트 운동

18.3 최근에 금속막대 수술 후 체중지지를 시작한 골형성부전증 아동의 치료 중재법으로 LiteGait 같은 부분-체중지지 보행치료기구는 언제 사용하는 것이 적절한가?

A. 부분-체중지지 보행치료기구는 하지에 체중부하가 안 되므로 물속에서 하는 체중지지훈련의 대안으로 사용한다.

B. 워커를 사용하는 대신 지상에서 이동할 때 사용한다.

C. 골형성부전증 아동의 보행치료에 적합하지 않는다.

D. 지상 보행을 시작하기 전에 서 있는 시간을 늘리기 위한 목적으로 사용한다.

정답

18.1 **B.** 골형성부전증 아동의 보행에서 아이가 워커를 이용해 안정적 · 효율적으로 보행할 수 있으면 보조도구 없이 혼자 걸을 수 있다. 겨드랑 목발은 흉곽, 겨드랑이, 손목에 가해지는 부하가 심하므로 보통은 사용하지 않는다(A). 보조도구 없이 짧은 거리를 걷는 데는 동네에서 보행하는 것만큼 지구력을 요하지 않는다(C). 강한 저항과 함께하는 도수근력검사는 골절 위험이 있으므로 피해야 한다(D).

18.2 **D.** 골형성부전증 아동은 균형을 유지하는데 애를 쓰거나 팔 · 다리가 비틀리는 자세를 취하면 안 된다. 뼈에 큰 힘의 스트레스가 가해지므로 아동이 넘어지거나 골절이 발생할 위험이 있다.

18.3 **C.** 골형성부전증 아동의 물리치료에서 부분-체중지지 보행치료기구를 사용하는 것은 금기증이다. 하니스(harness)가 하지로 체중지지를 못하도록 몸통을 끌어당겨 늑골이나 골반에 골절이 발생할 위험이 있다. 또한 하니스 착용으로 골반에 지나친 힘이 가해지면 골반 골절의 위험이 있다.

척추이분증

Spina Bifida

Britta Schsberger

CASE 19

낭포성 척수수막탈출증(spina bifida cystica with myelomeningocele)을 앓는 10세, 여아 김○○은 기능적 이동성 향상을 위해 학교 물리치료서비스를 받고 있다. 김○○은 뇌실-복강단락술(ventriculoperitoneal shunt)을 받았고 AFO와 전완 크러치(forearm crutches)를 사용해서 이동한다. 동네에서 꽤 먼 거리를 이동할 때는 수동 휠체어(manual wheelchair)를 사용한다. 운동기능은 L4 수준이며 동네에서는 혼자 이동한다. 최근에 이동 속도 감소, 땅에서 발 들기(foot clearance) 감소, 지구력 감소로 어려움을 겪고 있다. 이외에 근력 감소와 요실금도 있다. 김○○은 최근 성장 급증(growth spurt) 시기에 있다. 또한 물리치료시간에 행동 조절에도 약간의 문제를 보였다. 집중시간이 감소하고, 치료를 받기 싫다며 기구를 집어 던졌다. 물리치료사는 부모와 담당 소아과의사에게 연락하고 이 문제를 상의했다. 소아과의사는 최근의 운동기능 감소와 행동 변화가 뇌실-복강단락술의 문제인지 확인하고자 CT 촬영을 하였다. CT 검사결과에서 뇌실-복강단락술의 기능 및 뇌실에는 전혀 문제가 없었다. 매해, 동일한 물리치료사가 MMT (Manual Muscle Test, 도수근력검사)로 김○○의 하지근력을 평가하고 있다. 현재 MMT 검사에서 양측 하지근력이 크게 감소했다. 이 검사결과에 근거해서 소아과의사는 척수 MRI 검사를 의뢰했고, 척수 견인(spinal cord tethering)이 확인되었다. 김○○은 3일간 병원에 입원해서 척수분리 수술을 받았다. 수술 3주 후부터 학교 물리치료를 받기 시작하였다.

- ▶ 가장 적합한 검사와 측정방법은 무엇인가?
- ▶ 평가 시 가장 우선적으로 고려할 사항은 무엇인가?
- ▶ 기능적 능력, 보행, 근력을 측정할 수 있는 가장 적절한 물리치료 평가도구는 무엇인가?
- ▶ 이 사례에서 가장 적합한 물리치료 계획은 무엇인가?
- ▶ 이 사례에서 물리치료사 이외에 의뢰가 필요한 전문가(의학 및 교육)는 누구인가?

주요 정의

- **수두증**(hydrocephalus): 뇌의 내부 및 둘레로 뇌척수액이 비정상적으로 축적된 상태이다.
- **척수공동증**(hydromyelia): 척수에 뇌척수액이 비정상적으로 축적되고 신경을 압박하여 근력약화를 유발한다.
- **라텍스 알러지**(latex allergy): 자연 고무 라텍스에 함유된 단백질에 대한 알러지반응으로, 심각한 정도는 다양하다.
- **수막**(meninges): 뇌와 척수를 덮고 있는 막을 가리킨다.
- **수막탈출증**(meningocele): 척추의 비정상적인 개구부(opening)를 통해 뇌척수액과 수막이 돌출된 상태이지만 신경조직은 보존된다. 운동기능은 정상에서부터 부분 마비(또는 운동손상) 및/또는 방광기능장애까지 다양하다.
- **척수수막탈출증**(myelomeningocele): 척추이분증의 가장 심각한 형태로, 척추의 비정상적인 개구부를 통해 척수와 척수막이 돌출된 상태이며 심한 기능장애가 동반된다.
- **척추측만증**(scoliosis): 척추가 왼쪽 또는 오른쪽으로 외측 만곡이 형성된 것으로, 척수수막탈출증 환자에서 신경근 조절의 부족으로 척추측만증이 발생한다.
- **뇌실-복강단락술**[ventriculoperitoneal (VP) shunt]: 뇌에 밸브를 삽입해 뇌척수액을 복강으로 배출시키는 처치법이다.
- **방광요관역류**(vesicoureteral reflux): 오줌이 방광에서 신장으로 역류하는 것을 말한다.

목표

1. 척추이분증의 징후와 증상을 이해할 수 있다.
2. 척추이분증의 대표적인 합병증을 이해할 수 있다.
3. 학교기능, 근력, 이동성을 측정할 수 있는 타당도와 신뢰도를 갖춘 적합한 평가도구를 설명할 수 있다.
4. 척추이분증 환자의 삶의 질, 장기적인 장애, 물리치료의 필요성을 설명할 수 있다.
5. 척추이분증 아동에게 적합한 학교기반 물리치료를 계획할 수 있다.

물리치료 시 고려사항

학령기 척추이분증 아동의 척수견인 수술 후 물리치료 시 고려할 점:

- **일반적 물리치료 계획/목표**: 상지 및 하지의 관절가동범위 감소, 상지의 과사용에 따른 부상 방지; 독립적·기능적 이동성의 최대화; 건강 관련 삶의 질 최대화; 근력과 유산소기능을 포함한 건강 및 피트니스 수준의 최대화
- **물리치료 중재**: 척추이분증의 합병증 및 비만, 골다공증, 요도감염의 위험에 대한 환아/가족 교육; 관절범위의 유지 및 근력 향상을 위한 운동; 기능적 이동훈련(자리 이동, 휠체어 이동, 보행)
- **물리치료 시 주의사항**: 심호흡계의 지구력 감소(안정 시 심박수 및 활동 시 심박수 증가); 골다공증에 의한 골절 위험 증가; 고관절 탈구 및 감각 감소에 따른 피부 상처의 위험 증가; 라텍스 알러지; 운동 시 요실금; 체온 조절 장애; 낙상 위험 증가; 운동 시 경직 증가
- **물리치료를 방해하는 요인**: 질병(예: 감기, 독감, 방광염); 심한 경직, 아놀드키아리 기형(arnold-chiari malformation), 골절, 욕창, 척수견인증후군(tethered cord syndrome), 증후성 척수공동증, 증후성 수두증, 뇌실-복강단락술의 기능장애

건강 상태의 이해

척추이분증은 가장 대표적인 선천성 장애이다. 전 세계적으로 매해 신생아 1,000명당 1명의 발생률이 보고되고 있다. 여아가 남아에 비해 발생률이 약간 높다. 비라틴아메리카계 흑인(2.64명/1,000명)과 비라틴아메리카계 백인(3.22명/1,000명)과 비교해서 라틴아메리카계(4.17명/1,000명)의 발생률이 가장 높다.

척추이분증은 선천성 질환으로 배아기 때 신경관이 완전히 폐쇄되지 않은 상태로 태어난다. 신경관은 배아기 초기에 뇌와 척수를 형성하는 좁은 관에서 발달한다. 신경관이 제대로 형성되지 않으면 척추이분증 같은 선천성 이상이 발생한다. 신경관 결손과 관련된 질환으로 무뇌증과 뇌탈출증(뇌와 두개골의 형성부전)이 있다.

척추이분증의 정확한 원인은 밝혀지지 않았다. 임신 초기 엽산(folic acid) 부족을 중요한 위험요인으로 보고 있지만, 연구자들은 신경관폐쇄부전의 정확한 이유를 찾지 못하였다. 유전적 · 환경적인 면도 위험요인으로 작용한다. 지난 30년 동안 임신 중 엽산 보충을 통해 척추이분증의 발생이 크게 감소하였다.

척추이분증은 신경관의 결손 정도에 따라 잠재성 척추이분증, 낭포성 수막탈출증, 낭포성 척수수막탈출증의 세 가지 유형으로 분류한다. 낭포성 수막탈출증과 낭포성 척수수막탈출증은 임신 중에 정기검진으로 발견되는 경우가 많다. 임신 중에 발견을 못했더라도, 출산 즉시 육안으로 결손을 확인할 수 있다. 임신 중 산모 혈액검사 또는 양수검사에서 AFP (Alpha-Fetoprotein, 알파-페토프로테인) 수치를 측정한다. AFP는 척추이분증과 연관 있다. 임신 중 시행하는 일반 초음파검사를 통해서 발견되기도 한다.

잠재성 척추이분증은 증상이 없는 경미한 형태로 진단이 어렵다. "잠재성(occulta)"은 라틴어로 "감춰진(숨은)"이란 뜻이다. 비록 척추의 바깥 부분이 완전히 폐쇄된 것은 아니지만, 개구부가 작기 때문에 척수막이나 신경의 돌출은 없다. 병변 부위 피부의 패임, 모반(birth mark), 털이 나 있을 수 있지만 아무 표시가 없을 수도 있다. 잠재성 척추이분증 아동은 대개 증상이 없어 질환을 인지하지 못하는 경우가 많다. 잠재성 척추이분증의 발생률은 전체 인구의 5~20%이다. 일반적으로 증상이 없지만, 비특이적 요통을 호소하기도 한다. 잠재성 척추이분증은 아이와 성인 모두에게서 발생한다.

낭포성 수막탈출증은 가장 드문 형태의 척추이분증이다. 척추 개구부를 통해 수막이 돌출되어 있지만 척수는 침범되지 않는다. 수두증, 하지근력 약화,

방광기능장애 등이 나타날 수 있다. 또한 척수견인증후군의 발생 위험이 있다.

낭포성 척수수막탈출증(척수수막탈출증이라고도 함)은 가장 심각한 형태의 척추이분증이다. 척수가 척추와 피부를 뚫고 돌출해 있고 신경조직도 그대로 노출되어 있다. 돌출된 척수 부분은 흔히 손상을 입었거나 제대로 발달하지 못한 상태이다. 일반적으로 손상 레벨은 돌출된 척수 레벨 또는 그 이하에 해당한다. 손상 정도는 돌출된 척추 레벨에 따라 달라진다. 병변 부위가 머리 쪽으로 가까울수록 기능장애가 심하다. 마비(완전 또는 부분)부터 보행과 이동성 장애까지 다양하다. 감각 감소 또는 완전 소실, 근긴장도 감소, 소변 및/또는 대변조절장애 등이 일반적이다. 또한 정형외과적 손상으로 척추측만증, 척추후만증, 척추전만증 및/또는 힙, 무릎 또는 발목기형이 생길 수 있다. 척추이분증에 동반되는 대표적인 합병증으로 수두증과 아놀드키나리 제2형 기형이 있다.

척추이분증에 의한 신경손상은 치료법이 없다. 신경조직의 손상이 커지는 것과 감염을 막기 위해 수술을 해서 등의 개구부를 폐쇄한다. 일반적으로 출생 즉시 수술한다. 수술 시, 척수와 신경근은 원래 척추 레벨로 위치시키고 수막으로 잘 덮어 보호해 준다.

수두증(특히 진행성 또는 증상이 있는 수두증)은 뇌실-복강단락술로 뇌척수액 증가에 따른 뇌압을 낮춰준다. 수두증의 징후는 뇌실-복강단락술 기능부전의 징후와 유사하지만 개인차가 심하다. 단락술의 가장 대표적인 징후는 두통이다. 다른 징후로는 머리둘레의 급격한 증가(이전 측정을 기준으로 1SD 이상 성장), 특이적 두통, 이유없이 심하게 울기, 반복 토함, 사시, 무호흡, 삼키기 어려움, 경기, 늘어짐 또는 뇌기능 악화 등이 있다.

아놀드키나리 제2형증후군은 소뇌 충수와 뇌간의 일부가 척주관으로 함몰되어 발생한다. 대부분의 낭포성 척수수막탈출증에서 아놀드키나리 제2형증후군이 발생하지만 증상은 약 1/3에서만 나타난다. 증상은 시간이 지나면서(즉, 아동기 후기 또는 성인기) 점차 심해진다. 따라서 척추이분증 환자의 수명이 길어질수록 증상이 나타나는 경우가 많다. 증상의 발달은 아놀드키나리 기형의 정도와 연관 있다. 뇌조직이 제4경추 뇌실 아래로 함몰되면 심각한 징후와 증상이 나타난다. 먹기의 어려움, 약한 울음소리 또는 목소리, 상지의 뻣뻣함 또는 경직, 균형장애, 호흡의 어려움(흡기 시 천명에서 호흡곤란까지) 등이다.

아놀드키나리 기형에 의한 합병증은 척추이분증 환자가 사망에 이르는 주된 원인이다. MRI 스캔으로 아놀드키나리 기형 여부를 검사한다. 의학적 중재로 단락술을 시행하여 지나친 뇌척수액의 양을 조절해 뇌압을 적정 수준으로 유지시켜 준다. 진행성 증상이 있는 아놀드키나리 기형의 경우, 소뇌 공간을 생성하기 위한 후두와감압술(posterior fossa decompression), 척주관의 크기를 확대하는 추궁절제술(spinal laminectomy) 또는 뇌와 척수검사 및 뇌척수액의 원활한 흐름을 위한 경막절개 같은 추가적인 수술이 필요하다.

척추이분증 아동의 기능이 감소하는 두 번째 원인은 척수견인증후군이다. 척수견인증후군은 아이가 성장하면서 척주관에 달라붙어 있던 척수가 신장되면서 발생한다. 척수견인증후군의 증상은 하지근력의 점진적 감소, 보행 및 균형장애, 방광기능 변화 그리고 점진적 척추측만증 등이다. 척추견인증후군의 증상이 점차 또는 갑자기 악화되면 수술을 해야 한다. 수술로써 척추로부터 척수 및/또는 수막탈출 부위를 분리시킨다. 일단 구조물이 분리되면 상처를 잘 봉합한다. 대개는 수술 후 보행, 근력, 경직이 좋아진다.

척추이분증 아동의 비뇨기계통 케어 기술의 발전으로 신부전증 이환율과 그로 인한 사망률이 감소하고 있다. 출생 직후, 신장과 방광기능을 정밀검사한다. 방광기능장애가 있으면 초기에 카테터(catheter)를 삽입하고 요도감염을 방지하고 신장역류를 치료하기 위해 방광에 찬 소변을 비워주는 약물치료를 한다. 카테터 삽입 또는 여러 차례 방광수술이나 단락교정술을 받게 되면 라텍스에 노출 횟수가 많아지므로 누적 효과(cumulative effect)로 라텍스 알러지 반응이 나타날 위험이 높다.

척추이분증에서 발의 기형은 가장 대표적인 정형외과적 기형이다. 점진적 척추측만증도 흔하다. 정형외과적 수술로 척추측만증이 안정화되면 이환율과 사망률이 감소한다.

마지막으로 척추이분증 치료를 담당하는 전문가와 부모는 교육적 · 사회적 · 정신적 발달 같은 비의료적 측면에서의 발달이 중요하다는 점을 인식해야 한다. 수두증과 단락술 처치에 따른 합병증은 인지기능장애와 연관이 높다. 수두증과 단락술 처치로 합병증이 있는 아동의 평균 IQ는 70~90이다. 이와 대조적으로 수두증 상태가 안정적이거나 수두증이 없는 척추이분증 아동은 IQ 점수가 100 정도로, 인지기능이 보다 일반적인 범주에 속한다. 수두증이 있으면 단기 기억, 집중력, 조직화 기술에 부정적인 영향을 끼친다. 척추이분증 아동은 사회적 기술의 발달, 특히 사회 언어 및 또래와의 상호작용발달에 장애가 따른다.

출생 전 중재, 의학적 치료기술의 발달, 조기 중재 등이 척추이분증에 따른 이환율과 사망률을 낮추는데 기여하고 있다. 근력이 좋고, 평균적인 인지 능력, 독립적으로 이동이 가능한 낭포성 척수수막탈출증 아동은 기능 수준과 삶의 질이 높은 편이다. 아이의 기능적 기술은 주로 척수손상의 해부학적 수준으로 결정된다. 하지만 연구에 의하면 척추이분증 환자 50%의 기능적 레벨이 해부학적 결손 레벨보다 나빴고, 약 15%에서는 더 좋았다. 척추이분증에 의한 수두증이나 신경손상에 대한 치료법이 없으므로 장기적인 관리와 치료가 필요하다.

물리치료 환자/고객 관리

척수견인증후군의 수술적 교정에 따른 물리치료는 다학제 간 접근으로 기능 향상에 중점을 둔다. 김○○을 위한 헬스케어 및 학교 재활팀에는 소아과의사,

신경외과의사, 정형외과의사, 비뇨기과의사, 외래 담당 물리치료사, 학교 물리치료사 및 작업치료사 그리고 일반교사 및 특수교육 교사 등이 포함된다. 학교 물리치료사는 외래 물리치료사, 아동 그리고 가족과 함께 아이가 교육프로그램에 완전히 참여하는데 필요한 중재를 결정한다. 수술 후, 교육적 측면에서 학교 물리치료의 목표를 세운다. 학교 물리치료사는 척수 압박에 따른 수술이 교실, 복도, 계단 등의 학교 환경, 지역사회 내 현장 학습, 교실 밖 교내 활동에 필요한 이동 능력에 부정적인 영향을 끼치는지 재평가한다. 또한 좌석(seating) 및 포지셔닝(positioning)이 학습 능력을 높여 주고 이차적인 합병증(예: 욕창)의 발생을 감소시켜 주는지 꼭 확인한다. 물리치료 중재에는 필요한 장비, 근육강화 및 스트레칭, 자세 이행 및 이동훈련, 보행 및 휠체어 이동훈련 그리고 협응력 및 균형활동에 대한 재평가가 포함된다.

검사, 평가 및 진단

물리치료사는 평가 과정의 첫 단계로 의무기록지 검토 및 환자 병력을 먼저 확인하다. 김○○의 사례는 학교 환경에서 수술 후 재평가가 포함되므로 반드시 의학 및 교육기록을 검토한다. 의료팀 및 가족과의 의사소통은 아이에 관한 새로운 정보, 주의할 점 또는 피해야 할 점을 파악하는데 필요하다. 일반적으로 척수압박증후군 수술 후 2~5일 정도 병원에 입원한다. 수술 후 통증은 절개 부위의 감각이 감소된 상태이므로 일반적으로 중요한 요인은 아니다. 의사마다 수술방법에 따라 절개 부위에서 뇌척수액의 유출을 최소화하기 위해 수일에 걸쳐 침상 안정이 필요하기도 하다.

물리치료 평가에는 아이의 현재 기능적 운동 수준, 기능적 근력, 이동, 보행 그리고 새로운 보조장비의 필요성 등을 평가한다. 치료사는 학교에서 이동 및 이전 개별화교육프로그램의 목표를 검토하고, 필요한 경우 치료목표를 새로 계획한다. 처음에 물리치료사는 근력 및 항중력 움직임의 수행 능력을 대략적으로 스크리닝한다. 이를 통해 수술 전 약화가 일시적인 것인지 수술 후까지 지속될 것인지 알 수 있다. 척추이분증 아동의 기능 수준 분류체계는 여러 가지이다. SBNS (Spina Bifida Neurological Scale, 척추이분증 신경척도) 그리고 Broughton 연구팀 및 McDonald 연구팀의 분류체계가 있다. 가능하면 수술 전과 동일한 분류체계를 사용한다. 운동기능 수준을 결정할 때, 주요 근육 그룹의 근력을 검사한다. **표 19-1**은 기능적 운동 수준을 평가하는데 도움이 되는 주요 근육 그룹을 검사한 예이다.

주요 근육 그룹의 근력검사는 머리에서 발쪽으로 실시한다(**표 19-1**). 척추이분증 아동의 근력과 운동기능 수준을 결정할 때는 주로 MMT 6점 척도를 사용한다. MMT 검사에서 3점에 해당하는 근육의 신경지배 레벨이 아이의 운동기능 레벨에 해당한다. 예를 들어, 운동 레벨이 L3라면 중력에 대해 무릎을 신전시키는 근력은 충분하지만(즉, 대퇴사두근의 MMT 3점), 발목 배측 굴곡근의

표 19-1 • 주요 근육 그룹의 기능적 운동 수준

척수 수준	움직임	근육 그룹
C5	팔꿈치 굴곡	상완이두근, 상완근
C6	손목 신전	장요측수근신근, 단요측수근신근
C7	팔꿈치 신전	상완삼두근
T1	새끼손가락 외전	소지외전근
L2	힙 굴곡	장요근
L3	무릎 신전	대퇴사두근
L4	발목 배측 굴곡	전경골근
L5	엄지발가락 신전	장우지신근
S1	발목 저측 굴곡	비복근, 넙치근

근력은 2점 이하일 수 있다. 대개는 효율성과 시간면에서 수술 전 운동 레벨보다 세 단계 레벨 위쪽에서 MMT 검사를 시작한다. 휴대용 동력계는 학교에서는 사용하기 어렵지만, 척추이분증 아동의 근육기능 및 근력을 측정하는데 신뢰도가 높은 측정도구이다.

가벼운 터치와 핀 긁기(pinprick)는 각기 면봉과 멸균된 안전 핀으로 피부분절을 따라 검사한다. 감각기능 레벨은 핀 긁기와 가벼운 터치 모두 감각이 온전한 가장 아래쪽 피부분절을 말한다.

ROM (Range Of Motion, 관절가동범위)도 측정한다. ROM의 유지와 구축 방지는 척추이분증 아동의 건강 관련 삶의 질에서 중요한 부분이다. 상지와 하지의 ROM은 바로 누운 자세에서 표준 각도계로 측정한다. 어깨 ROM을 측정할 때는 특별히 주의를 기울인다. 어깨 ROM의 감소는 효율적으로 휠체어를 추진하는 능력에 부정적인 영향을 끼칠 수 있다.

척추이분증 아동의 평가 시 BDI (Battelle Developmental Inventory, 바텔발달검사), WeeFIM 등 여러 가지 표준화된 평가도구를 사용할 수 있다. WeeFIM은 취학 전 아동과 초등학교 저학년 아동의 기능적 손상의 영향을 추적 평가하는데 유용하다. 성인용을 어린 아동에 적합하도록 만든 것이다. WeeFIM은 18개 항목, 7점 척도로, 세 가지 주요 발달 영역(자조, 이동성 그리고 인지 영역)에서 아이의 일관성 있는 수행력을 평가한다. WeeFIM은 척추이분증 아동을 대상으로 타당도가 입증되었다.

PEDI는 척추이분증 아동의 치료목표를 수립하기에 유용하고 시간의 경과에 따른 기능 향상을 입증할 수 있는 평가도구이다. 63명의 척추이분증 아동을 대상으로 한 연구에서 PEDI 점수는 기능과 높은 연관성을 갖는 유용한 지표로 나타났다. PEDI는 기능적 기술 수준, 양육자 보호 그리고 환경 수정 및 적응의 세 가지 영역에서 기능적 상태와 변화를 양적으로 측정한다. 연구결과에 의하면 동시타당도와 구성타당도가 매우 좋다.

Spina Bifida Health-Related Quality of Life(척추이분증 관련 삶의 질 평

가) 도구는 치료센터 두 곳에서 치료를 받는 척추이분증 아동 및 청소년 329명이라는 비교적 큰 표본을 대상으로 개발되었다. 이 평가도구는 척추이분증 아동의 삶의 질을 평가하기에 적합하며, 중재결과의 평가와 손상이 기능에 끼치는 영향을 평가하는데 유용하다.

학교 환경에서 아이의 기능적 능력도 평가한다. 적절한 보조기구를 사용해서 한산한 복도와 복잡한 교실에서 어떻게 이동하는지 평가한다. 학교 환경에서 움직이는 능력으로 바닥에 떨어진 책가방 넘어가기, 교실 문 열기, 몸을 옆으로 돌려 학급 친구/책상/다른 장애물을 피해 지나가기 등을 평가한다. 관찰형 보행분석에서는 조용한 학교 복도, 교실 그리고 교실 간 이동 시 정해진 거리를 이동하는데 걸리는 시간을 측정한다. 마지막으로 확장된 학교 환경(밖에서 쉬는 시간 보내기 및 학교 등 · 하교)에서도 평가한다. 김○○은 수술 전에는 팔꿈치 목발로 보행했다. 하지만 지금은 기능에 대한 세밀한 재평가가 필요하다. 근력 및 지구력 감소가 학교에서 움직이는데 끼치는 영향을 알아야 한다. 피로와 지구력 감소는 아이가 운동과제를 수행하는데 영향을 끼칠 수 있으므로 여러 차례 평가를 통해 아이의 현재 수행력을 종합적으로 평가한다. 평가결과를 바탕으로 치료 계획을 수립할 때 중요한 점은 김○○이 근력과 기능을 회복할 때까지 일시적으로 다른 보조기구를 사용하거나 휠체어 사용 빈도를 늘려야 하는지 결정하는 것이다.

교실 좌석 그리고 자세 유지기구 및 스탠딩기구가 필요한지 평가한다. 이를 위해 학생을 관찰할 때는 학교 수업이 시작될 때와 피로감을 느끼고 지구력이 떨어지기 쉬운 수업을 마칠 때, 즉 두 번에 걸쳐서 한다. 앉은 자세에서 일어서기, 바닥에서 일어서기 같은 기능적 이동성을 평가한다. 사례의 김○○은 기능적 수준의 변화를 확인하고 앞으로 중재의 기초선을 제시하기 위해 학교 일과 중 여러 시점에서 그리고 교실을 이동할 때 평가한다.

SFA(사례 7 참조)는 척추이분증에 따른 손상이 학교에서 독립적으로 기능하는데 미치는 영향을 객관적으로 평가할 수 있는 도구이다. SFA로 아이의 손상 수준이 교실과 학교에서 움직이기, 친구 및 선생님들과 관계 그리고 학급 물건 사용하기 같은 학교생활과 관련된 과제에 어떤 영향을 미치는지 자세히 평가할 수 있다.

치료 계획과 중재

학교 물리치료 중재는 주로 학교 환경에서 기능을 최대화시키는데 중점을 둔다. 치료목표는 교육적으로 적절하고, 객관적이며, 측정 가능한 것이어야 한다. 중재법으로 자세와 독립적 앉기를 유지하고 향후 구축의 발달을 최소화하기 위해 ROM, 스트레칭을 비롯하여 전신 근력강화운동을 실시한다. 수술 3주 후에 실시한 김○○의 기능적 레벨은 L4로 수술 전과 같았다. 하지만 지구력과 근력은 감소했다. 또한 걸을 때 땅에서 발을 드는 폭과 보행 속도가 감소됐다. 치료사의 주된 관심은 보행 능력을 향상시켜 학교에서 혼자 이동하는 것이다. 이 목표를 달성하기 위해 발목 배측 굴곡근, 무릎 신전근 그리고 힙 굴곡근 강화를 위한 중재에 중점을 둘 것이다. 수술 이후, 턱을 올라가고 내려오는데 이전보다 많은 도움이 필요하며, 동네에서 휠체어를 타고 이동 시 휠체어 추진력에 필요한 지구력이 감소하였다. 상지 근력강화활동(특히 어깨 굴곡/신전 그리고 팔꿈치 굴곡/신전)은 휠체어 이동, 보행 그리고 기능적 활동 향상에 효과적이다.

교실에서 학급활동의 참여를 높이기 위한 물리치료서비스가 제공되었다. 교실 장애물(책가방, 의자 그리고 책상)을 피해 안전하게 움직이는 것을 포함한 교실에서의 이동성을 향상시켜야 한다. 교실 내 균형활동은 예기치 못한 상황(예: 친구가 갑자기 김○○ 쪽으로 달려올 때)에서 균형을 조절하는데 중점을 둔다. 독립적 이동성을 높이기 위해 치료적 이동훈련도 실시한다. 사례의 김○○은 하교시간에 앉은 자세에서 일어서는 것이 어렵다. 교실 의자에서 일어서기 연습을 집중적으로 실시한 다음, 바닥에서 일어서기를 연습할 것이다. 앉은 자세에서 일어서기 연습과 직접 관련된 치료적 활동의 예로 친구들과 함께하는 동작 모방 또는 손수건 돌리기 게임이 있다. 치료사는 처음에 아이를 바닥에 앉히는 대신 블록 또는 의자에 앉히는 방식으로 게임을 약간 변형하여 진행할 수 있다. 교실에서 할 수 있는 치료적 활동은 앉은 자세에서 균형훈련 그리고 압력 경감활동(휠체어에서 푸쉬업 또는 체중 이동)에 중점을 둔다. 프론 스탠더(prone stander)활동은 교실 접근성 및 균형 향상, 선 자세에서 체중지지로 골다공증 예방과 근력강화의 효과가 있다.

치료시간을 구성하는 활동들은 교내에서 이동성을 높일 수 있는 요소들로 구성된다. 복도, 경사로 그리고 문을 안전하고 효과적으로 지나가기 등은 교육을 위해 필수적인 부분이다. 학교 내에서 이동하기 위해 계단을 올라가고 내려오기, 문턱 넘기, 연석 올라가고 내려오기 능력이 필요하다. 사례의 아이에게는 학교 건물을 배경으로 보물 찾기 게임을 하면 좋다. 재미있는 활동으로 참여를 유도하고 점차 이동거리를 늘려 학교에서 움직이는 동선을 넓힐 수 있다. 보물 찾기 게임은 휠체어 또는 목발을 짚고 할 수 있다. 이동, 보행, 휠체어 이동 같은 연습을 강조한 것으로 재미 속에서 기능적 활동을 연습할 수 있다.

물리치료시간에 매점(식판을 들고 이동할 수 있어야 함), 도서관, 강당을 포함해서 학교의 모든 장소를 이동할 수 있도록 운동학습이 이뤄져야 한다. 김○○은 강당에 반별로 집합하는 활동에서 아이들 사이를 지나 학급까지 이르는데 어려움이 있었다. 처음에 치료사는 아이들이 많이 모이기 전에 먼저 강당으로 이동하도록 훈련시켰다. 기능이 좋아지면 반 친구들과 함께 걸어서 강당으로 이동할 수 있을 정도로 시간이 줄어들게 될 것이다. 마지막으로 학급 밖 활동으로 놀이터와 지역사회 내 현장학습에 필요한 이동성 훈련도 물리치료 중재 계획의 한 부분이다. 치료사가 현장학습에 동행함으로써 예상치 못했던 문제점을 찾아 해결하고 앞으로의 중재 방향을 적절히 수정해 나갈 수 있다.

물리치료 보행 평가 시, 보행 지구력이 감소한 점을 확인하였다. 학교에서 하는 보행훈련과 트레드밀 위에서 보행요소(예: 발이 땅에 끌리지 않도록 들기) 연습과 조절된 환경에서 보행 지구력 향상에 초점을 둔 치료를 추가적으로 실시할 수 있다. 한 RCT 연구에서 보행이 가능한 척추이분증 아동 34명을 대상으로 일주일에 2회씩 가정에서 트레드밀훈련프로그램을 실시한 결과, 보행 속도와 유산소성 피트니스가 향상되었다. 김○○의 경우, 아이가 좋아하는 음악을 틀어 놓고 "걷기 댄스 파티" 놀이라는 게임 이름을 붙여 아이의 관심을 끌며 재미있게 할 수 있다.

직접적인 치료적 활동과 중재만큼이나 학교 물리치료프로그램에 대해 담임 선생님, 활동보조선생님 그리고 가족들을 교육시키고 협조 관계를 형성해야 한다. 김○○의 경우, 학급 선생님은 아이가 지구력이 감소된 상태이며, 압력 경감을 포함해서 앉은 자세 조절과 일과시간 중 오후가 되면 교실 내에서 움직이는데 더 많은 시간이 걸린다는 점을 알아야 한다. 김○○이 학교 내 이동성과 포지셔닝프로그램을 안전하게 독립적으로 수행하기 위해 교육과 감독이 매우 중요한 요인으로 작용한다. 앉기 및 서기 활동 시 다른 보조기구나 자세 유지 기구가 필요하다면 지역사회 이동 시 어떤 영향을 미칠지 고려해야 한다.

전반적 치료는 비만과 피부손상 같은 이차적 합병증의 발생 위험을 낮추기 위해 아이 스스로 판단력과 문제인식 능력을 높여 주는 방향으로 계획한다. 학교 선생님들에게도 아이의 신체적 장벽을 확인하고 제거 또는 최소화할 수 있도록 관련 교육을 실시한다. 반 친구들에게 김○○을 도와줄 수 있는 방법에 대해 알려준다. 아이들은 일반적으로 학급친구를 도와주는 일에 기꺼이 참여한다. 수술을 받고 다시 학교에 나갔을 때 반 친구들은 서로 휠체어를 밀어주며 도움을 주고자 했다. 김○○은 완전한 독립적 이동성을 회복하기 위해 꾸준한 근력 향상 훈련이 필요하며, 반 친구들로 하여금 책가방 같이 이동에 장애물이 될 수 있는 물건을 치워주도록 격려한다.

근거중심 임상적 추천

SORT: 추천 분류의 장점

A 일관된, 양질의 환자 지향적 근거

B 일관되지 않거나 제한된 질적 수준의 환자 지향적 근거

C 동의, 질병 중심의 근거, 일반적인 관행, 전문가의 의견 또는 사례 시리즈

1. WeeFIM은 척추이분증 아동의 시간 경과에 따른 기능적 능력을 측정할 수 있는 신뢰도와 타당도가 입증된 평가도구이다. **A 등급**
2. 상지 근력훈련프로그램은 척추이분증 아동의 근력과 독립적 휠체어 이동성을 향상시켜 준다. **B 등급**
3. 트레드밀훈련은 척추이분증 아동의 보행 시 보행속도와 유산소성 피트니스를 향상시켜 준다. **B 등급**

종합 질문

19.1 척추이분증 아동에게 나타날 수 있는 위험요인이 아닌 것은?

A. 수두증 B. 요도감염

C. 라텍스 알러지 D. 결핵

19.2 척추이분증 아동의 보행에 관한 내용으로 옳은 것은?

A. 지역사회 보행은 불가능하므로 휠체어 이동에만 의존해야 한다.

B. 보조도구를 사용해서 독립적으로 보행할 수 있다.

C. 척수손상 레벨에 따라 보행 능력이 결정된다.

D. 보행 능력은 수두증 여부에 좌우된다.

정답

19.1 **D.** 척추이분증 아동이 일반아동에 비해 결핵에 걸릴 위험은 높지 않다. 수두증은 정확한 병인은 알려지지 않았지만 척추이분증 아동에게서 호발하는 합병증이다. 방광을 완전히 비우지 못해 방광의 잔뇨감염으로 요도감염에 걸릴 위험이 높다. 척추이분증 아동은 라텍스를 사용하는 의학용품에 장기적으로 노출되므로 라텍스 알러지가 빈번히 발생한다.

19.2 **C.** 척추이분증 아동의 보행 능력은 척수병변이 발생한 레벨에 좌우된다. 척추이분증 아동은 대개 병변 아래 레벨의 운동손상이 나타난다. 척수손상에 따른 근육기능은 하지 조절력에 영향을 끼치므로 보행에 지장을 준다. 척추이분증 아동의 일부는 휠체어 이동만 가능할 뿐 보행은 하지 못한다(A). 하지만 이것이 모든 척추이분증 아동에게 해당되는 것은 아니다. 보조도구를 사용해서 이동하는 경우도 있다. 하지만 많은 수의 척추이분증 아동은 보조도구 없이 보행이 가능하다(B). 수두증은 척추이분증의 심각한 합병증이지만, 보행 능력에 직접적인 영향은 미치지 않는다(D).

급성 림프모구 백혈병

Acute Lymphoblastic Leukemia

Megan L. Freeland

CASE 20

김○○은 이전까지 건강했던 4세 남아로, 2개월간 열, 피로, 전신 약화, 관절통, 식욕 저하 그리고 잦은 타박상으로 소아과진료를 받았다. 전혈구검사(Complete Blood Count, CBC)에서 절대호중구수(Absolute Neutrophil Count, ANC)가 매우 낮았고, 골수 생체검사결과, 급성 림프모구 백혈병(Acute Lymphoblastic Leukemia, ALL)이었다. 항암제치료는 덱사메타손, 빈크리스틴, 독소루비신을 포함하는 프로토콜에 따라 시작되었다. 진단을 받고 6주 후, 항암치료 강화 단계 첫 주기에 김○○은 물리치료 평가, 환자교육, 치료를 받았다.

- ▶ 급성 림프모구 백혈병과 관련된 검사징후는 무엇인가?
- ▶ 가장 적절한 검사는 무엇인가?
- ▶ 검사의 우선순위는 무엇인가?
- ▶ 말초신경병증의 가장 적절한 물리치료 평가도구는 무엇인가?
- ▶ 각 치료 단계에 맞는 물리치료 계획은 무엇인가?
- ▶ 이 사례에서 의뢰가 필요한 전문가는 누구인가?

주요 정의

- **절대호중구수**(absolute neutrophil count, ANC): 총 백혈구수 내에 존재하는 호중구의 비율로 정상 범위는 약 1.5~8.0이고, 수치가 낮을수록 호중구감소증이 심한 것이다.
- **항암치료로 인한 말초신경병증**(chemotherapy-induced peripheral neuropathy, CIPN): 일반적으로 양말/장갑 분포로 표시하는 발과 손의 운동 및 감각 말초신경의 손상을 일으키는 여러 항암화학요법제로 인한 부작용이다.
- **전체혈구계산**(complete blood count, CBC): 혈색소 및 적혈구 용적을 비롯해서 백혈구, 적혈구, 혈소판의 수나 양을 측정하는 혈액검사다.
- **호중구감소증**(neutropenia): 호중구수가 비정상적으로 낮아 감염의 위험이 높다.
- **줄기세포**이식(stem cell transplant, SCT): 기증된 줄기세포에서 추출된 세포를 사람의 혈구세포계에 완전하고 지속적으로 교체하는 것이다.

목표

1. 급성 림프모구 백혈병의 징후와 증상을 확인할 수 있다.
2. 급성 림프모구 백혈병의 말초신경병증을 측정할 수 있는 신뢰도와 타당도가 입증된 검사도구를 설명할 수 있다.
3. 암치료의 합병증을 이해할 수 있다.
4. 물리치료 중재로 다룰 수 있는 항암치료 부작용의 징후와 증상을 확인할 수 있다.
5. 항암치료의 강화 단계에서 급성 림프모구 백혈병 아동을 위한 적절한 물리치료프로그램을 계획할 수 있다.

물리치료 시 고려사항

급성 림프모구 백혈병치료를 받는 아동의 물리치료 시 고려할 점:

▶ **일반적 물리치료 계획/목표**: 항암치료로 인한 말초신경병증의 징후/증상 모니터링 및 관리; 기능, 지구력, 기능적 이동성 극대화; 삶의 질 최적화

▶ **물리치료 중재**: 급성 림프모구 백혈병 아동의 일반적인 이동성 및 참여, 항암치료로 인한 말초신경병증의 초기 징후 및 병의 진행, 피부검사의 중요성에 대한 환자 및 가족 교육; 강화운동, 동적 균형활동, 수동 ROM, 스트레칭, AFO 맞추기; 지구력 및 유연성 훈련, 적절한 평가척도를 사용한 경과 모니터링

▶ **물리치료 시 주의사항**: 심각한 면역 저하로 인한 청결과 감염 관리 주의; 독소루비신의 심장독성 영향에 따른 심박수 모니터링; 항암치료로 인한 말초신경병증과 관련된 낙상 예방과 안전 향상을 위한 감독; 혈색소 또는 혈소판 수치의 만성 저하에 따른 활동 수정

▶ **물리치료를 방해하는 요인**: 호중구감소증 시기에 심해지는 메스꺼움과 피로감; 신경성 통증과 뼈 통증; 항암치료 또는 수혈 중 운동 불가능; 행동과 기분의 변화

건강 상태의 이해

급성 백혈병은 소아암의 약 30%를 차지하는 가장 흔한 유형이다. 급성 림프모구 백혈병은 아동 백혈병의 가장 흔한 유형으로, 두 번째를 차지하는 급성 골수성 백혈병(Acute Myeloid Leukemia, AML)보다 약 5배 이상 많다. 급성 림프모구 백혈병은 전구 림프계 세포 또는 림프아구가 발달 초기 단계에서 정상기능을 상실하고 조혈모세포가 증식하는 골수질환이다. 이는 정상적인 골수요소의 생산에 있어 뚜렷한 감소를 초래한다. 미국의 급성 림프모구 백혈병의 발병률은 아동 100만 명당 약 35명이며, 2~3세에 가장 많이 발병한다. 현재 5년생존율이 85%를 넘고 지난 30년에 걸쳐 생존율이 크게 향상되었다.

급성 림프모구 백혈병 환자는 빈혈, 피로, 열, 기타 감염징후, 뼈와 관절의 통증 등 정상 골수요소의 생산 감소와 관련된 징후와 증상을 보인다. 진단은

전체혈구계산, 말초혈액 도말검사, 골수 흡인을 통해 이뤄진다. 위험도 평가는 초기 백혈구수치, 성소 위치(중추신경계와 고환 같은 전신적 항암치료로 다루기 어려운 영역), 세포유전학, 면역 유형, 발병 연령, 초기 치료에 대한 반응에 근거하여 낮은 위험, 표준 위험, 높은 위험 또는 매우 높은 위험 등으로 분류된다.

표준 위험 급성 림프모구 백혈병의 주된 치료법은 항암치료이다. 치료제는 치료센터와 의사마다 프로토콜이 다양하다. 급성 림프모구 백혈병치료 프로토콜 중에서 가장 일반적인 항암치료제는 빈크리스틴과 독소루비신으로, 두 가지 모두 상당한 용량의존적 약물이상반응(Adverse Drug Reaction, ADR)이 있다. 빈크리스틴의 투여량 제한 약물이상반응은 항암치료로 인한 양말/장갑 분포(stocking/glove distribution)를 나타내는 말초신경병증으로 하지나 상지에 거의 양측성으로 나타난다. 말초신경병증 진행의 첫 번째 증상은 근육경련이다. 경련에 이어 신경성 통증, 발목 배측 굴곡근 및/또는 장수지 굴곡근의 약화 및 심부건반사 소실, 감각 소실 그리고 최종적으로 배측 굴곡근 및/또는 장수지 굴곡근의 마비로 진행된다. 빈크리스틴치료를 받는 급성 림프모구 백혈병 아동의 대부분이 말초신경병증을 겪는다. 항암치료로 말초신경병증이 발생할 가능성은 약물 투여량, 빈도 그리고 총 투여량 증가에 따라 커진다. 항암치료에 따른 말초신경병증의 예후는 다양하다. 증상은 몇 주 또는 몇 달 내에 사라지기도 하지만 수년에 걸쳐 지속되기도 한다. 심장독성은 독소루비신의 투여량 제한 약물이상반응 중 하나로 운동 시 심박수가 비정상적으로 높아지고 울혈성심부전의 위험이 증가한다. 급성 심장독성보다 예측되는 지발 효과(late effect)가 더 일반적이다. 약물이상반응인 심장독성은 독소루비신치료를 시작한 나이와 총 투여량과 관련 있다. 또한 많은 아동이 당질코르티코이드치료로 근위부 근육이 대칭적으로 약화된다. 일반적으로 스테로이드성 근육병은 당질코르티코이드치료를 중단하거나 투여량이 감소되면 해결된다.

급성 림프모구 백혈병의 항암치료기간은 여아는 최대 2년, 남아는 최대 3년 동안 지속될 수 있는데, 이는 고환이 성소(sanctuary site)가 될 가능성과 이와 관련된 불리한 예후 때문이다. 일반적으로 항암치료는 외래치료로 이뤄지고 관해, 강화/관해 유지, 유지의 3단계로 나뉜다. 보통 4~6주 동안 지속되는 관해는 상태를 최대한 호전시키기 위해 고강도, 고용량 항암치료를 한다. 강화/관해 유지는 수개월 동안 지속되며, 호전된 상태를 유지하는 것을 목적으로 프로토콜에 따라 방사선치료가 포함될 수 있다. 치료의 마지막 단계는 최대 2년까지 지속되는데, 일반적으로 병의 재발을 막기 위한 저용량 항암치료로 구성된다. 항암치료는 "항암 주간", "호중구 감소 주간", "휴식 주간"의 뚜렷한 세 개의 시기로 구성된다. 의료전문가들은 종종 각 단계를 '주간'이라고 부르지만, 실제 기간은 다를 수 있다. 항암치료의 각 단계는 몇 번의 주기로 이루어진다. 예를 들어 환자는 강화 단계가 네 번째 주기일 수 있다. "항암 주간" 동안 환자는 항암치료와 추가적으로 수화(hydration) 및 제토제치료를 받는다. 관해 단계에서 환자는 대개 컨디션이 좋고 정맥주사 접촉 지장으로 인한 화학치료제 유출 위험이 극히 적기 때문에 항암치료제를 주입할 때를 제외하고 기능적 이동과 운동에 모두 참여하도록 권장한다. "호중구 감소 주간"에 환자의 기분은 최악이다. 종종 절대호중구수가 0.0이 되고, 메스꺼움, 허약감, 피로감 그리고 점막염을 호소한다. 이 시기에는 감염 위험이 높고, 특히 열이 있는 환자의 생명을 위협하는 감염 위험이 높아 입원치료가 필요하다. "휴식 주간"에는 일반적으로 절대호중구수가 높아지므로 에너지 수준, 힘, 기능적 이동의 참여가 다시 증가한다.

조혈모세포이식 또는 "골수이식"이 필요한 아동도 있다. 현재 말초혈액, 제대혈(탯줄에 있는 혈액), 골수를 포함해 다양한 곳에서 줄기세포를 이식한다. 따라서 모든 골수이식을 조혈모세포이식으로 볼 수 있지만, 모든 조혈모세포이식이 골수이식은 아니다. 급성 림프모구 백혈병으로 인한 조혈모세포이식 대상은 항암치료로 효과가 없거나 병이 재발한 아동이다. 암의 유형에 상관없이 적극적으로 치료를 받는 많은 아동에서 혈소판 수치가 20,000/μL 이하의 혈소판 감소증과 혈색소가 8.0g/dL 이하의 빈혈이 나타난다. 물리치료사는 종양전문의사와 물리치료 중재의 위험과 이점을 협의한다. 급성 림프모구 백혈병 아동은 주로 앉아서 생활하므로, 물리치료사가 부작용을 면밀히 모니터링하면서 각기 아동에게 적합한 물리치료프로그램을 적용한다면 이동성 훈련의 위험보다 이점이 더욱 클 것이다.

물리치료 환자/고객 관리

급성 림프모구 백혈병 아동의 관리를 위해 다학제 간 접근으로 팀원들 간의 지속적인 의사소통이 필요하다. 급성 림프모구 백혈병 진단을 받은 아동의 케어팀은 소아혈액/종양전문의사, 소아외과전문의사, 물리치료사, 작업치료사, 소아재활전문의사, 소아과간호사, 간호전문가, 사회복지사, 아동생활전문가, 심리학자, 영양사 등으로 구성된다. 물리치료사는 아동의 기능적 능력과 참여 제한에 대한 종합적인 평가를 위해 환자/보호자뿐만 아니라 모든 팀원들과 협력적인 관계를 갖는다. 전체적인 목표는 치료 과정 전반에 걸쳐 참여, 기능적 이동 그리고 삶의 질을 최적화하고 기능적 이동에 부정적인 영향을 미치는 치료의 부작용을 검토하는 것이다. 물리치료 계획에서 환자와 보호자 교육이 무엇보다 중요하다. 물리치료 중재에는 스트레칭, 근력강화, 동적 균형운동, 지구력훈련, 환자/보호자 그리고 필요하다면 아동의 학교 선생님을 위한 지속적인 교육이 포함된다. 물리치료 중재는 암치료의 모든 단계와 생존을 위해 필요하며 효과를 기대할 수 있다.

검사, 평가 및 진단

환자 평가에 앞서 물리치료사는 물리치료 계획과 관련해 환자의 사례에 대한 다양한 정보를 수집해야 한다. 여기에는 항암치료의 단계(관해, 강화/관해 유지, 유지), 프로토콜의 특정 단계에서 사용하는 항암치료제, 치료주기가 포함된다. 적극적인 항암치료를 받는 환자는 정맥주사 접촉의 위험성과 항암치료제 유출 가능성으로 물리치료를 할 수 없다. 마찬가지로 수혈이나 혈소판수혈을 받을 때는 수혈 부작용을 확인하기 위해 활력징후를 지속적으로 모니터링해야 하므로 적극적으로 물리치료를 할 수 없다. 아동의 담당 간호사와 항암치료 및 수혈 스케줄을 고려하여 물리치료시간을 정한다.

물리치료 진단 전에 아동의 기능 수준 및 선호활동에 대한 정보를 수집하면 놀이와 움직임을 유도하는데 매우 유용하다. 또한 아동 및 가족과 유대감을 형성하고, 목표 설정 과정을 설명하는데 도움이 된다. 급성 림프모구 백혈병 아동의 포괄적 평가를 위해 근력, ROM, 보행, 기능적 이동, 동적 균형, 지구력 등을 검사한다. 물리치료 검진의 주된 목적은 아동의 기능 수준을 확인하고 항암치료에 따른 말초신경병증의 스크리닝에 특히 주의해서 신체장애 수준을 평가하는 것이다.

항암치료로 인한 말초신경병증 평가는 ped-mTNS (pediatric-modified Total Neuropathy Score, 아동용 신경병증총점)로 할 수 있다. ped-mTNS는 비중추신경계 암 환아의 타당도와 신뢰도가 높고, 기능적 제한과 상관관계가 있다. ped-mTNS는 간단한 검사로, 양측 비복근과 가자미근의 길이, 심부건반사, 보호 감각(모노필라멘트로 측정), 진동 감각, 배측 굴곡근의 근력 등을 객관적으로 측정한다. 물리치료사는 아이가 다리로 체중을 지지한 자세 그리고 비체중지지 자세에서 여러 각도로 발의 자세 및 아치의 변화를 주의 깊게 관찰하여 신경병증의 진행 상태를 확인한다. 경한 말초신경병증은 약간의 피로가 발생한 후에 자세 변화를 시각적으로 관찰할 수 있으므로 일정한 거리를 걷는 보행검사를 해야 한다. 이러한 이유로 걷는 동안 발을 헛디디거나 비틀거리는 보행이상을 충분히 식별할 수 있는 6MWT 보행분석이 가장 적합하다. 또한 6MWT는 심각한 질환에 이환된 아동의 최대하 기능적 능력을 평가하는 타당한 검사도구로 아동의 지구력도 측정할 수 있다. TUG는 급성 림프모구 백혈병 아동을 대상으로 신뢰도와 타탕도가 입증된 것으로, 기능적 이동 능력을 정량적으로 측정할 수 있다. 놀이 참여에 필요한 심혈관계통 지구력의 제한은 잠재적으로 독소루비신 유발 심장독성과 치료의 일반적인 부작용과 관련된 비활동에 따른 전반적인 컨디션 저하의 복합적인 결과이다.

치료사는 연령에 적합한 대근육기술의 획득에 대해 철저한 평가를 해야 한다. 현재 종양 환아를 위한 명확한 발달 평가도구는 없다. 급성 림프모구 백혈병치료를 받는 아동은 일반적으로 지구력이 저하되어 있으므로 PDMS-2 같이 시간이 오래 걸리는 발달검사는 참여할 수 없다. 따라서 BOP-SF (BOT 단축형) 같은 평가가 적합하며 신뢰도와 타당도가 입증되었다.

참여 수준은 암 환아의 수행력을 정량적으로 측정할 목적으로 특별히 개발된 랜스키놀이수행력척도/카르노스키수행력척도(랜스키/카르노스키척도)를 사용할 수 있다. 카르노스키척도는 16세 이상 아동의 활동을 정량화하는데 사용되며, 랜스키척도는 16세 미만 아동에게 사용된다. 카르노스키/랜스키척도 모두 10~100점 범위로 100점은 "정상, 불만 없음, 질병에 대한 증상 없음" 또는 "완전한 활동"을 의미하고, 10점은 "소멸 직전, 치명적인 과정이 빠르게 진행" 및 "완전한 장애, 수동적인 놀이 불능"을 가리킨다.

물리치료에 참여함으로써 건강 관련 삶의 질이 크게 향상될 수 있다. 기능적 이동과 참여를 향상시킴으로써 아동과 또래, 형제자매, 가족, 지역사회 간의 상호작용이 향상될 수 있다. 신체활동에 참여하는 것은 통증에 대한 아동의 불안과 지각에 영향을 미칠 수 있다. 건강과 관련된 삶의 질은 PedsQL Cancer Module(암 아동 삶의 질 평가도구)로 정량화할 수 있다. PedsQL Cancer Module은 암에 걸린 아동의 건강 관련 삶의 질 평가로 신뢰성과 타당도가 높은 관찰자(부모) 또는 환자보고식 평가이다. 이 설문지는 8개 영역에 걸쳐 27개 항목으로 구성되며, 항목별 점수는 0점(문제 없음)~4점(거의 항상 문제 있음)의 5점 척도이다. 점수가 낮을수록 건강 관련 삶의 질이 높은 것으로 해석한다.

급성 림프모구 백혈병 환자는 심각한 면역 약화가 문제이므로 물리치료사는 사용한 모든 장난감 및 장비를 포함한 치료 공간의 청결, 소독, 감염 관리에 유의해야 한다. 치료 공간은 잠재적인 감염 위험을 최소화하기 위해 카펫이나 구멍이 있는 천을 씌운 치료도구는 없어야 한다. 가능하면, 급성 림프모구 백혈병 아동을 위한 치료실을 별도로 사용하거나 치료 공간을 함께 쓰는 다른 아동의 수를 최소화해야 한다.

치료 계획과 중재

물리치료 중재는 평가에서 발견한 운동장애를 다루며, 치료의 부작용에 대한 예상과 징후에 관해 부모와 아동에게 교육해야 한다. 목적 있는 놀이는 근력, 심혈과 지구력, 기능적 이동을 향상시켜 주며 놀이에 대한 아동의 자신감 회복 또는 유지에 도움이 된다. 암 환아는 자유 놀이의 제한, 지구력 감소 그리고 또래활동의 어려움으로 놀이 참여에 자신감을 잃는 심리사회적 문제를 겪기 쉽다. 부모 교육을 통해 이동활동, 자조활동, 침대 밖 놀이를 일상적인 활동으로 유도해 급성 림프모구 백혈병 아동의 지속적인 신체활동과 행동 수정을 촉진한다.

항암치료 환아의 말초신경병증 징후와 증상을 조기 발견하기 위해 의료진과 보호자는 정기적으로 아이의 상태를 관찰해야 한다. 물리치료 중재가 항암치료로 인한 말초신경병증의 회복이나 예방에 효과적이라는 근거는 없지만, 발목 ROM의 손실과 같은 항암치료로 인한 말초신경병증의 장기적인 문제는 예방할 수 있다. 종아리 근육의 규칙적인 스트레칭으로 항암치료로 인한 말초신경병증에 의해 가장 큰 영향을 받는 근육과 관절의 ROM을 유지할 수 있다. 일반적으로 스트레칭은 아동의 보호자가 시행하게 되므로, 장딴지근/가자미근

복합체 스트레칭 시 거골하관절의 중립적인 자세 유지와 적절한 기법에 대해 보호자 교육을 해야 한다. 또한 아동은 발뒤꿈치로 걷기와 발가락 쥐기 활동을 자주 시도해야 한다. 홈프로그램의 예로 특정 복도나 방을 "뒤꿈치 걷기 구역"으로 정하고, 아동이 발가락으로 물건을 집어 방 청소를 하는 방법을 제시할 수 있다. 이러한 과제를 일상활동에 통합시켜 가족에게 별도의 부담이 되지 않게 하면서 필요한 선별검사와 모니터링을 계속한다.

항암치료로 인한 말초신경병증의 영향으로 발목 배측 굴곡근이 약화된다. 보행 시 살짝 발로 바닥을 치듯이 걷는 것에서부터 배측 굴곡근의 완전마비로 하수족(foot drop)과 발끌림까지 그 증상은 다양하다. 이 시기에는 균형훈련, 신경근재교육, 스트레칭, 보행훈련이 중요하다. 하수족을 방지하고 안전한 보행을 목적으로 고정용 AFO를 착용한다. 또한 AFO는 아치를 보존하고, 발목의 배측 굴곡근 ROM의 손실을 예방하고, 보행 시 보상적 회내 동작의 제한에 유용하다. 감각 소실 때문에 보조기는 아동 맞춤형으로 제작해야 하고, 면역력이 약화된 아동에게 치명적인 감염을 야기할 수 있는 압박과 피부손상의 위험을 줄이기 위해 폼 재질로 안감을 댄다. 물리치료사는 환자/가족에게 피부 상태를 자주 확인해야 하며, 적절한 양말과 신발의 중요성에 대해 교육해야 한다.

아동에게 놀이와 참여에 대한 동기를 갖게 해야 물리치료에 자연스럽게 참여시킬 수 있다. 만성 질환 아동에게 물리치료는 억지로 하는 "일"이 되어서는 안 된다. **표 20-1**에는 이 사례의 학령기전 아동을 위한 여러 가지 놀이기반 활동, 적응증, 지침이 나와 있다. 단일 물리치료 세션에서 아동의 운동 내성에 따라 활동의 일부 또는 전체를 수행한다.

요가에 능숙한 치료사는 요가도 치료 계획에 포함시킬 수 있다. 요가는 입원 또는 외래치료를 받는 아동 모두에게 적용할 수 있고, 통증 감소, 삶의 질 향상, 암 관련 피로 감소에 효과적이다.

아동의 신체기능 유지 및 향상을 위해 암치료기간에 걸쳐 물리치료의 필

표 20-1 • 항암치료로 인한 말초신경병증 아동의 목적 있는 놀이활동의 예시		
활동	적응증	지침
콩 주머니 발가락 잡기 경주	• 발내재근 약화 • 동적 균형 감소 • 지구력 감소	• 치료 구역에 콩 주머니를 둔다. • 아동에게 발뒤꿈치로 걷게 하고 발가락으로 콩 주머니를 집에서 손으로 옮긴 다음 "시작"과 함께 통까지 달려서 콩 주머니를 넣게 한다.
한 발 서기 자세에서 몸 숙여서 고리 쌓기	• 동적 균형 감소 • 배측 굴곡 약화	• 고리(15cm 이상)를 아동 주위에 반원 모양으로 여러 개 놓는다. • 아동은 고리를 발로 튕겨 발에 건다. 발목의 배측 굴곡을 유지해서 고리가 떨어지지 않도록 하고, 엉덩이와 무릎을 구부려 앞에 있는 원뿔에 고리를 던져 쌓는다.
통이나 상자 안/밖으로 움직이기	• 배측 굴곡 ROM 감소 • 동적 균형 감소	• 아동의 허리 높이 정도 되는 큰 상자나 통의 바닥에 퍼즐조각을 놓아 둔다. • 상자는 쪼그려 앉을 수 있을 정도로 커야 하고, 네발 자세로 들어갈 수 없을 정도로 작아야 한다. • 아동은 상자/통 속으로 기어 들어간 다음, 쪼그려 앉아서 퍼즐조각을 집고, 일어서서 상자/통 밖으로 나와 퍼즐보드에 퍼즐조각을 맞춘다.
세발자전거 또는 스쿠터 보드	• 지구력 감소 • 근력 감소	• 치료사가 세발자전거 뒤쪽에 서거나 아동이 장난감을 실은 스쿠터 "끌기"로 추가적인 저항을 줄 수 있다.
앞, 뒤, 아래, 옆, 위로 점프하기	• 근력 감소 • 지구력 감소 • 동적 균형 감소	• 다양한 난이도의 장애물을 활용한다. • 먼저, 바닥에 간단히 선을 그려 점프를 시작하고 차차 계단이나 허들로 높이를 높인다. • 말초신경병증의 초기 단계에서는 손을 잡고 도와주고 옆에 서서 안전사고에 대비한다.
닌텐도 Wii Fit™	• 동적 균형 감소	• Wii Fit™의 밸런스보드로 아동의 무게중심을 시각적으로 추적할 수 있다. • 말초신경병증 아동의 대다수가 상체만 움직여 무게중심을 움직인다. 체중을 이동해 무게중심을 움직이는지 확인한다.

요성을 모니터링하고 서비스를 제공해야 한다. 치료 과정이 길어지고 결과적으로 재활서비스가 필요하기 때문에 치료사는 환급 자원(reimbursement resources)의 운용에 대해서도 고려해야 한다(미국물리치료와 한국물리치료의 차이를 감안해야 함). 퇴원 계획은 아동이 보조기나 보조도구 없이 적절한 근육을 활용하여 연령에 적합한 높이와 거리를 점프할 수 있고, 연령에 적합한 보행 패턴과 거리로 6MWT를 완수할 수 있을 때 시작한다. 퇴원 계획에는 암 치료의 지발 효과와 이것이 아동의 기능적 이동성에 미칠 영향에 대한 환자/보호자 교육이 포함되어야 한다.

근거중심 임상적 추천

SORT: 추천 분류의 장점

A 일관된, 양질의 환자 지향적 근거

B 일관되지 않거나 제한된 질적 수준의 환자 지향적 근거

C 동의, 질병 중심의 근거, 일반적인 관행, 전문가의 의견 또는 사례 시리즈

1. 항암치료의 모든 단계 동안 물리치료에 참여하는 것은 타당하고 유익하다. **A 등급**
2. ped-mTNS는 비중추신경계 암 환아의 항암치료에 따른 말초신경병증을 측정할 수 있는 타당도와 신뢰도가 입증된 검사도구이다. **B 등급**
3. 스트레칭, 근신경계 재교육, 보행훈련, 근력강화, AFO는 항암치료로 인한 말초신경병증의 관리에 있어 필수적인 물리치료 중재이다. **C 등급**

종합 질문

20.1 항암치료제인 빈크리스틴의 투여량 제한 약물이상반응은?

A. 근육병

B. 말초신경병증

C. 심장독성

D. 저혈압

20.2 급성 림프모구 백혈병치료를 받고 있는 아동에게 가장 적합한 내용은?

A. 치료기간 내내 에너지 보존 및 휴식시킨다.

B. 놀이활동 및 운동 수정 없이 참여시킨다.

C. 적절한 감염 관리 조치와 함께 놀이 및 운동에 참여시킨다.

D. 적절한 감염 관리 조치를 취하고 아동 능력에 맞게 놀이 및 운동을 수정하여 참여시킨다.

20.3 암 아동을 위해 특별히 개발된 평가도구가 아닌 것은?

A. ped-mTNS

B. 랜스키/카르노스키 척도

C. BOT-SF

D. PedsQL Cancer module

정답

20.1 **B.** 빈크리스틴은 일반적으로 양말/장갑 분포로 신경증을 유발하며, 하지나 상지에 거의 양측성으로 나타난다. 심장독성은 독소루비신(C)의 일반적인 약물이상반응이다. 근육병은 당질코르티코이드(A)의 일반적인 약물이상반응이다.

20.2 **D.** 급성 림프모구 백혈병치료를 받는 아동은 놀이와 운동에 참여함으로써 삶의 질, 근력, 기능적 이동성의 향상을 기대할 수 있는 이점이 있다. 물리치료 중재의 참여는

치료의 모든 단계에서 실현 가능하고 유익한 것이다.

20.3 **C.** BOT-SF는 일반아동 집단을 대상으로 기능적 이동을 평가하기 위해 사용되는 발달 평가도구이다. 검사결과는 암 환아와 같은 연령대의 정상발달하는 아동의 점수와 비교할 수 있다.

낭포성섬유증

Cystic Fibrosis

Anne K. Swisher

CASE 21

김○○은 낭포성섬유증(Cystic Fibrosis, CF)을 앓고 있는 13세 소년으로 중학교 1학년이다. 신생아 선별검사를 통해 진단을 받았고, 권고받은 대로 낭포성섬유증 케어센터에서 3개월마다 팀(물리치료사 포함)과 만나서 치료를 받아왔다. 김○○은 3개월 전 매우 더웠던 날 축구대회에서 경기 후 탈수증과 전해질 불균형으로 처음 병원에 입원했다. 이 일로 보호자의 불안감이 커졌다. 현재 폐기능은 양호[강제호기량은 1초(FEV_1) 90% 예상]하지만 약간 저체중(연령별 BMI 지수 35%)이며, 나이에 비해 키가 좀 작다(40백분위수). 김○○의 의학적 일상은 식사와 간식을 먹을 때 췌장효소 복용하기, 점액용해제 뿌리기, 매일 2회 흡입 항생제 치료 그리고 매일 두 번 타진법과 진동 또는 진동 조끼를 통한 기도청결 등이다. 하지만 "아침 일찍 등교한다"거나 "바쁘다"는 이유로 치료를 거르는 경우가 많다. 김○○은 예의 바른 학생이다. 2년 동안 경쟁력 있는 지역 축구팀에서 뛰었지만, 대부분의 반 친구들보다 작기 때문에 학교 축구팀에 들어가지 못할까 봐 걱정한다. 연습하는 동안 동료들보다 빨리 지친다는 것을 이제는 인정한다. 팀원들과 코치는 김○○이 오래 뛰면 기침을 하고 얼굴이 빨개지는 것을 걱정한다. 보호자는 다음 분기에 예정된 낭포성섬유증 케어센터에 방문 시 물리치료사에게 운동과 관련된 증상을 줄이고 전반적인 건강 증진에 도움이 되는 운동프로그램에 대한 자문을 구할 것이다.

- ▶ 김○○의 건강 상태에 비추어, 활동 제한에 영향을 미치는 요인은 무엇인가?
- ▶ 검진 시 우선적으로 고려할 사항은 무엇인가?
- ▶ 가장 적절한 검사 및 측정은 무엇인가?
- ▶ 가장 적절한 물리치료 중재는 무엇인가?
- ▶ 신체활동 시 조심할 점은 무엇인가?

주요 정의

- **췌장기능부전증**(pancreatic insufficiency): 소화 시 췌장효소의 불충분한 생성 또는 방출로, 낭포성섬유증 환자 대부분이 지방 소화에 필요한 효소 리파아제가 결핍되어 있다.
- **폐 악화**(pulmonary exacerbation): 급성 호흡기감염을 나타내는 호흡기 징후 및 증상은 열, 기침 및 가래 생성 증가, 피로, 운동 능력 감소, 폐기능 검사 시 급성 기능 감소이다. 일반적으로 항생제와 기도청결치료의 빈도를 늘려 치료하며, 종종 입원이 필요하다.

목표

1. 낭포성섬유증이 여러 신체계통에 끼치는 영향과 운동 수행력에 미치는 영향을 설명할 수 있다.
2. 낭포성섬유증으로 인한 스포츠 또는 운동 제약에 대해 설명할 수 있다.
3. 낭포성섬유증 아동을 평가하기 위해 연령에 적합한 검사 계획을 세울 수 있다.
4. 낭포성섬유증 아동의 운동검사를 통해 얻은 정보와 그 결과가 치료 계획에 미치는 영향을 설명할 수 있다.
5. 자세 부정렬의 예방과 스포츠 참여를 위해 운동 능력을 극대화하는 중재법의 관리 계획을 수립할 수 있다.

물리치료 시 고려사항

급성 폐 악화 후 낭포성섬유증을 앓는 신체적으로 활동적인 청소년의 물리치료 시 고려할 점:

- ▶ **일반적 물리치료 계획/목표**: 적절한 기도청결; 정기적인 신체활동을 통한 운동 능력 향상; 유연성과 근력 향상 또는 유지
- ▶ **물리치료 중재**: 적절한 기도청결기법에 대한 환자 및 가족 교육; 유산소, 근력, 유연성 운동 처방; 스포츠/운동과 영양 요구 간의 상호작용에 대한

교육(낭포성섬유증 케어센터 영양사와 함께); 코치를 대상으로 낭포성섬유증 및 이로 인한 스포츠 시 고려할 점에 대한 교육

- **물리치료 시 주의사항**: 운동 불내성의 징후/증상 및 운동 시 활력징후 관찰; 영양 상태가 운동 능력에 미치는 영향
- **물리치료를 방해하는 요인**: 기침 관련 합병증; 낭포성섬유증의 장기치료로 물리치료 계획 준수의 어려움

건강 상태의 이해

낭포성섬유증은 전 세계적으로 약 7만 명, 미국에서는 약 3만 명의 사람들에게 영향을 미치는 유전병이다. 이 질환은 CFTR (Cystic Fibrosis Transmembrane Regulator, 낭포성 섬유증유발세포막단백질) 기능부전으로 발생하며, 폐, 소화관, 생식관에 비정상적으로 걸쭉하고 끈적거리는 점액이 형성된다. 50개 주 모두 신생아 혈액검사로 조기에 낭포성섬유증을 진단하고, 낭포성섬유증재단에서 자격을 부여받은 다학제 간 치료팀(물리치료사 포함)이 적절한 관리로 건강 개선 및 수명 연장에 힘쓰고 있다. 현재 호흡곤란으로 사망하는 평균 나이는 약 37세이지만, 질병을 가지고 태어나 적절한 케어를 받은 영아는 정상적인 수명을 영위하는 것으로 본다. 낭포성섬유증은 CFTR 기능손상이지만, 유전자형과 임상양상은 매우 다양하다. 그러므로 각 개인별 관리가 이뤄져야 한다.

일반적으로 낭포성섬유증 환자는 기도의 점액전으로 호흡기감염과 진행성 폐쇄성폐질환(기관지확장증)이 발생한다. 폐질환을 예방하거나 늦추기 위해 점액용해제(예: 풀모자임) 흡입, 특수 제조된 항생제(예: 토비), 기관지확장제 등의 치료를 한다. 비정상적인 걸쭉하고 끈적거리는 분비물은 매일 제거해야 하므로 모든 환자에게 기도청결기법(airway clearance techniques)을 교육한다. 적용할 수 있는 기도청결기법은 다양하지만, 규칙적으로 제대로 수행

하기만 한다면 효과면에서는 큰 차이가 없다. 환자의 상황(의학적 상태, 가족의 지지, 독립성)에 맞는 기법을 선택하는 것이 중요하다. 보호자에 의해 주로 시행되는 타진과 진동 같은 수동적인 기법부터 환자가 직접 다양한 호흡기법을 시행하고, 가슴 내 분비물의 움직임을 평가하는 활동성 순환호흡법(active cycle breathing) 또는 자가 객담배출호흡(autogenic drainage) 같은 능동적인 기법까지 다양하다. 그리고 진동 조끼(예: Vest, SmartVest, inCourage) 또는 진동 포함/비포함 날숨양압장치(예: Acapella, PEP mask, TheraPEP, RC-Cornet) 등 다양한 장치가 있다. 낭포성섬유증 환자를 위한 치료가 발전함에 따라 유년기 때는 호흡부전 같은 치명적인 합병증은 흔치 않다. 최근에는 CFTR 기능을 향상시키는 약품(칼리데코)의 개발로 일부 환자의 기도기능장애를 해결할 수 있다는 가능성이 제기되었다. 이 분야에서 매우 흥미로운 연구가 계속 진행 중이다.

낭포성섬유증 환아는 췌장기능부전으로 또래보다 체격이 약하고 신장이 작다. 지방과 지용성 비타민의 흡수 불량으로 지방이 들어간 음식 섭취와 췌장효소 보충 및 일일 권장 칼로리섭취량의 최소 150%를 섭취할 것을 권고한다. 매일 특수 조제 비타민을 섭취하는 것도 정상적인 성장과 건강에 필수적이다. 낭포성섬유증 성인 환자는 골밀도가 저하되기 쉬우므로 섬유성낭포증 아동 및 청소년에게 체중부하운동을 권장하고 있다.

여러 연구에서 신체적 활동과 운동이 아동과 성인의 폐기능에 긍정적인 영향을 주고, 상태의 악화 및 입원을 줄여 주며, 기능, 지구력, 에너지 수준, 삶의 질을 향상시키는 것으로 나타났다. 따라서 현재 낭포성섬유증 치료의 표준은 신체적으로 활동적인 생활방식을 권장하는 것이다. 실제로 많은 환자들이 규칙적인 신체활동과 운동이 정상적으로 삶에 참여하는데 중요하다고 말하고 있다. 낭포성섬유증은 "운동이 바로 약"이다. 그러나 땀샘의 CFTR 기능부전은 낭포성섬유증 환아가 또래보다 땀을 통해 나트륨과 염화물을 더 많이 손실하고, 전해질불균형과 탈수로 질환에 걸릴 수 있음을 가리킨다. 연구에 따르면 낭포성섬유증 청소년은 운동에 대한 근육대사반응이 손상되어 최대 운동 능력이 제한될 수 있다.

물리치료 환자/고객 관리

의사, 간호사, 영양사, 사회복지사, 약사, 호흡치료사, 물리치료사 등의 전문가로 구성된 팀이 낭포성섬유증 환자를 케어한다. 이 전문가들은 낭포성섬유증재단에서 인가한 케어센터에서 분기별로 방문한 환자의 상태를 평가하고, 수명 전주기에 걸쳐 건강을 최적화할 수 있도록 필요한 조처를 협력적으로 제공한다. 폐의 악화 또는 낭포성섬유증 관련 다른 합병증이 있는 환자도 병원에 입원할 때 이 팀으로부터 케어를 받는다. 낭포성섬유증 치료팀의 목표는 낭포성섬유증 관련 합병증을 예방하고 정상적인 폐기능, 영양 및 성장을 돕는 것이다. 이를 위해 환자와 가족에세 필요한 것이 무엇인지 파악하여 각각의 고유한 상황에 맞는 조처를 해야 한다. 물리치료사를 포함한 치료팀은 수명과 질병 진행 과정 전반에 걸친 변화에 대처 능력을 갖춰야 한다. 낭포성섬유증 케어센터의 물리치료사는 주로 운동 문제, 기도청결(주로 호흡치료사와 협력), 호흡패턴 또는 자세이상과 같은 신경근골격계의 문제를 관리한다.

검사, 평가 및 진단

환자/가족과 면담하는 동안 물리치료사는 김○○이 스포츠와 경쟁에 관심이 있지만, 낭포성섬유증이 미칠 영향에 대한 인식은 부족하다는 것을 확인했다. 이 시기는 신체 성숙 및 다른 사춘기 변화가 급속도로 이뤄지는데, 김○○은 자신이 또래보다 작다는 것을 걱정한다. 물리치료사는 특정 플레이포지션의 고려와 함께 김○○의 스포츠에 대한 요구를 이해해야 한다. 김○○의 병력과

FEV에서 알 수 있듯이, 현재 낭포성섬유증 폐질환은 경미한 수준으로 운동 능력을 크게 제한하지 않을 것이다.

낭포성섬유증 환자를 대상으로 한 연구에서 유산소 능력이 높을수록 수명이 길고, 정기적인 유산소운동의 참여는 폐기능의 감소를 늦춰주는 것으로 나타났다. 현재 김○○의 유산소 능력을 평가하는 가장 좋은 방법은 심폐운동검사로 최대 유산소용량과 산소불포화 및 심장이상 같은 비정상적인 운동반응을 확인하는 것이다. 대개는 낭포성섬유증 케어센터의 폐기능 실험실에서 이러한 검사를 수행할 수 있다. 낭포성섬유증 아동 및 청소년이 선호하는 운동검사 중 하나는 Godfrey의 고정식 자전거운동(cycle ergometer) 측정이다. 운동검사 후에 아동의 수행력을 해당 연령의 정상 규준점수(norm)와 비교한다. 이 정보는 아동의 상대적인 유산소성 체력뿐만 아니라 호흡이나 심장 문제로 인해 검사를 조기에 중단할지 여부를 결정하는데 유용하다. 만약 고정식 자전거 운동검사를 할 수 없다면 점증부하 셔틀보행검사(아동에게는 수정된 셔틀보행검사 적용)로 아동의 점진적 운동 수행 능력을 판단할 수 있다. 검사 시작과 종료 시 활력징후를 평가하여 비정상적인 운동반응(예: 산소불포화, 과도한 심박수 증가, 혈압이상) 및/또는 기침 유무를 파악하여 필요할 경우 기도청결기법을 실시한다.

최대 유산소 능력과 함께 근력, 특히 몸통과 "코어" 근육을 평가한다. 낭포성섬유증은 호흡 및/또는 기침에 필요한 근육 요구로 몸통 근육의 약화는 전반적인 운동 수행에 부정적인 영향을 끼칠 수 있다. 치료사는 아동에게 "플랭크운동"(측면 및/또는 엎드린 자세), 팔굽혀펴기, 윗몸일으키기 또는 "슈퍼맨" 운동을 시켜 봄으로써 몸통 근력과 지구력을 평가할 수 있다. 아동이 자세 유지를 못 하거나 자세 비대칭이 나타나거나 근수축을 하지 못하면 근력 약화 및/또는 지구력이 부족한 것이다. 이 운동검사방법의 반복 횟수 또는 유지시간은 트레이닝프로그램 적용 후 치료결과의 평가방법으로도 유용하다. 낭포성섬유증 폐질환은 폐의 과다팽창과 탄력성에 영향을 미치는 흉벽의 변화로 이어진다. 따라서 물리치료사는 근육 불균형이 생기지 않도록 견갑대와 흉벽의 움직임을 평가한다. 앞가슴 근육의 긴장, 견갑골 뒤당김근의 과신장, 거북목증후군(경추 신전근의 타이트니스 및 흉쇄유돌근의 수직 정렬) 그리고 과도한 요추전만증 등이 문제가 된다.

환자의 기도청결 능력을 평가하기 위해 물리치료사는 환자와 가족에게 현재 사용하는 기도청결기법과 기침 능력에 대해 질문한다. 이 나이에는 다양한 기도청결기법을 배우고 수행할 수 있다(예: 활동성 순환호흡법, 자가 객담배출 호흡, 헛기침). 연구결과에서 유산소운동도 수동적인 기도청결기법만큼 효과적이라 한다. 하지만 유산소운동은 기도청결기법과 더불어 보조적인 방법으로 활용할 것을 권장한다. 기도청결기법과 마찬가지로 운동도 매일 해야 한다. 아동이 학교 같은 집단 환경에서 분비물을 뱉는 일은 감정적으로 고통스러울 수 있다. 최대 유산소 능력의 60%로 20분 동안 운동하면 가래 뱉기가 수월해지고 분비물의 함수량이 개선된다. 따라서 유산소운동은 신체활동 및 스포츠 참여의 준비활동일 뿐만 아니라 김○○의 일상적인 기도청결기법의 중요한 부분이다.

또한 치료사는 환자/가족에게 운동 시 열 과민증 또는 탈수증 그리고 이같은 문제가 발생할 때의 대처법에 대해 알고 있는지 확인해야 한다. 물리치료사는 낭포성섬유증 케어센터의 영양사와 함께 이러한 위험을 최소화하는 계획과 운동 및 스포츠활동에 따라 추가적으로 필요한 일일 칼로리섭취량에 대한 계획을 세울 수 있다. 많은 부모들이 자녀가 운동에 참여하면 체중이 감소할 것을 걱정하지만 운동은 식욕을 돋우고 요구가 충족되면 체중 감소는 일어나지 않는다.

치료 계획과 중재

김○○의 물리치료 계획에는 현재 상황에 가장 적합한 기도청결기법 교육, 유산소 능력 손상의 운동 처방, 근력 또는 유연성 운동, 낭포성섬유증 아동에게 필요한 운동과 환경 수정의 이점에 대한 가족 및 코치 교육 등이 포함된다.

물리치료사는 호흡치료사와 협조하여 아동에게 휴대용 기기(예: Acapella, Flutter, RC-Cornet) 사용법 또는 호흡법(활동성 순환호흡법, 자가 객담배출 호흡, 헛기침)을 교육 및 지도할 수 있다. 호흡법 학습에는 많은 연습이 필요하고 학습 과정 중에 자주 모니터링하고 필요한 조처가 이뤄져야 한다. 기도청결기법과 유산소운동을 함께 할 수 있으므로 바쁜 청소년의 시간을 효율적으로 쓸 수 있다. 환자가 중등도에서 힘든 수준의 신체활동을 수행하면 호흡 패턴에 따라 자연적으로 분비물의 이동이 촉진되어 분비물의 배출이 쉬워질 것이다. 호흡 요구도가 큰 신체활동은 낭포성섬유증 성인 환자의 폐에서 기도표면액체를 증가시키는 것으로 나타났으며, 활발한 활동으로 기도벽에 달라붙어 있는 분비물이 완화되어 배출이 쉬워진다. 비정상적인 분비물이 지속적으로 생산되므로 유산소운동 이외에도 몇몇 추가적인 형태의 기도청결활동을 매일 수행해야 한다는 점을 환자/가족에게 이해시킨다. 또한 아동이 다양한 기도청결기법에 익숙해져서 매일 기도청결을 실천할 수 있게 한다(예: 집에서 사용하는 기법 대 밖에서 사용하는 기법, 기기 고장 시 대처법 등).

이 시기에 타이트한 근육의 스트레칭과 몸통 근육의 강화는 자세 불균형을 개선하고 성인기 후반에 발생할 수 있는 문제를 예방하는 데 중요하다. 달리기, 뛰기, 농구 또는 배구 같은 구기활동도 골밀도의 유지와 향상에 좋다. 또한 적절한 감독하에 웨이트 무게를 고려하여 저항훈련을 시행하는 것도 권장되고 있다.

물리치료사는 청소년 환자에게 유산소운동의 이점과 경기력을 높일 목적으로 또래들이 흔히 사용하기 쉬운 약물의 잠재적 위험에 대해 알려 주어야 한다. 일년 내내 같은 스포츠에 참여하는 것은 근골격계 부상의 위험이 커지므로 금기증에 해당한다. 익스트림 스포츠활동(예: 고강도 훈련프로그램)에 관심을 갖는 청소년에게는 안전한 기술지도와 점진적 성과를 강조하는 지도자를 찾도록 조언해 준다. 물리치료사는 또래에게 인기 있는 운동 유형과 방법을 파악하여 아이와 함께 참여의 이점과 위험요소를 분석한다. 또한 아이와 협력하여 폐질환이나 손상 후에 강도 높은 운동을 재개하기 위한 계획을 세운다.

호흡과 심박수가 증가하는 운동을 중등도의 강도로 매일 30~60분간 수행하면 유산소 능력을 향상시킬 수 있다. 일일 아동 신체활동량에 대한 국가지침에 따르면, 매일 60분 중등도에서 고강도운동을 권장하고 있으며, 낭포성섬유증 아동도 이 권고사항을 따르는 것이 좋다. 이는 다양한 활동으로 충족될 수 있고, 물리치료사는 과사용손상의 위험을 최소화하면서 축구에 대한 아동의 흥미와 몰두를 보완하는 균형 잡힌 운동프로그램을 목표로 치료 계획을 수립해야 한다. 낭포성섬유증 환자를 대상으로 하는 유산소훈련의 이상적인 강도는 건강한 사람과 비슷하다(연령 예측 최대 심박수의 70~85% 또는 연령 예측 최대 산소섭취량의 60~80%). 이 강도로 운동할 때 심혈관, 폐, 대사계통의 기능이 향상된다. 주요한 점은 선택한 강도에서 20분 이상 운동을 지속할 수 있어야 한다. 낭포성섬유증 아동의 운동 강도는 OMNI척도로 측정하거나, 호흡이 약간 가빠지더라도 운동을 하면서 대화가 가능한 수준으로 설정한다.

유산소훈련의 효과는 낭포성섬유증 아동의 성별과 상관없이 동일하게 나타났으며, 유산소성 체력이 상대적으로 낮은 경우에 더욱 뚜렷한 향상이 있었다. 물리치료사는 가족과 스포츠 코치에게 자문을 제공하고, 낭포성섬유증 아동의 규칙적인 운동 및 스포츠의 이점과 기침이나 열 과민증에 대한 두려움을 줄일 수 있도록 교육한다. 김○○의 유산소 능력과 근력이 향상됨에 따라 기도에 분비물이 덜 쌓이고, 축구 연습과 경기 시 피로감도 줄어들게 된다. 열 과민증과 탈수증의 위험은 적절한 나트륨 및 수분 섭취 그리고 높은 수준의 신체활동을 보상하기 위해 칼로리섭취를 늘리는 등 낭포성섬유증 케어센터의 영양사와 함께 관리한다.

청소년기는 부모와 아이 모두에게 도전적이고 흥미로운 시기이다. 낭포성섬유증 청소년의 경우 사춘기가 늦어져 또래에 비해 신체 발육이 뒤처져 고민에 빠지기 쉽다. 신체활동의 수준도 사춘기, 특히 낭포성섬유증을 앓는 여자 청소년의 경우 급격히 떨어진다. 기침, 가래 뱉기, 장내 가스(신체활동 중에 종종 발생) 같은 낭포성섬유증 특유의 우려사항과 부정적인 신체 이미지로 신체활동이 더욱 감소된다. 또한 청소년의 행동은 가족 구성원과 또래에게 큰 영향을 받는다. 주변 또래들이 신체활동이 적은 경우 낭포성섬유증 청소년도 신체활동에 대한 욕구가 떨어질 수 있다. 일부 청소년은 이 시기에 팀 스포츠나 규칙적인 신체활동을 취미로 갖게 된다. 그러나 또래보다 작거나 근육발달이 부진한 아이에게 경쟁력이 요구되는 팀 스포츠는 어려운 활동이다. 가족들은 약 복용과 기도청결기법과 마찬가지로 활발한 신체활동 또한 케어의 일부로 지속적으로 권장해야 한다. 상담을 통해 청소년의 관심과 능력에 적합한 신체활동을 선택할 경우, 지속적인 실천으로 이어질 수 있다. 특히, 여자 청소년은 규칙적인 신체활동으로 폐기능의 감소가 늦춰지고 수명의 증가를 기대할 수 있다.

이 시기에는 낭포성섬유증 관리지침을 모두 준수하기 어려울 수 있어, 물리치료사는 청소년이 최대한 지침을 준수할 수 있도록 스스로 적합한 활동의 유형과 시기를 선택하게 한다. 한 연구결과에서 스스로 선택한 신체활동에 참여하는 것과 최대 유산소 능력 간의 상관관계가 밝혀졌고, 신체활동을 선택하는 능력이 신체활동을 정확히 수행하는 것보다 중요했다. 낭포성섬유증 청소년에게 유용한 적절한 웹사이트와 온라인 채팅은 신체활동의 유용성을 인식하는 데 도움이 된다. 또한 낭포성섬유증을 극복하며 활동하는 유명한 사람들의 사례를 통해 신체적 · 감정적 건강을 유지하는 운동과 신체활동의 가치에 대해 알게 될 것이다(예: Boomer Foundation 웹사이트: http://www.esiason.org/와 Cystic Fibrosis Foundation 웹사이트: http://www.cff.org).

물리치료사는 라포 형성을 위해 그리고 운동, 특히 "유행" 또는 최신 프로그램에 대한 솔직한 질문이나 염려 그리고 운동 능력을 향상시키는 물질의 위험성에 대해 논하기 위해 부모의 참석 없이 청소년과 직접 이야기하는 것이 좋다. 물리치료사는 청소년이 노출될 수 있는 긍정적인 영향과 부정적인 영향을 모두 숙지하고 이러한 문제를 환자와 솔직하게 이야기해야 한다. 이 시기의 목표는 만성 질환에 대한 바람직하고 긍정적인 반응을 통해 신체활동을 유지함으로써 청소년이 스스로 통제할 수 있는 운동을 제공하는 것이다.

물리치료사는 이 시기에 형성된 건강한 습관이 장기적이고 생산적인 삶을 위한 낭포성섬유증 관리의 최선의 방법이라는 사실을 인식해야 한다. 낭포성섬유증의 의학적 관리가 발전함에 따라 김○○은 성인기까지 살 수 있고, 이동성, 운동, 또래 스포츠에도 참여가 가능할 것이다. 성공적으로 생활하는 대부분의 낭포성섬유증 성인은 신체활동과 매일매일 규칙적인 운동이 질병을 관리하는 가장 중요한 점이라고 말한다. 물리치료사는 아동과 좋은 관계를 토대로 아이와 가족의 삶의 질 향상에 힘써야 한다.

근거중심 임상적 추천

SORT: 추천 분류의 장점

A 일관된, 양질의 환자 지향적 근거

B 일관되지 않거나 제한된 질적 수준의 환자 지향적 근거

C 동의, 질병 중심의 근거, 일반적인 관행, 전문가의 의견 또는 사례 시리즈

1. 낭포성섬유증 환자에게 도수기법은 능동 호흡법 및 기도청결기구를 사용하는 것과 동일한 효과가 있다. **A 등급**
2. 낭포성섬유증 환자에게 규칙적인 운동은 일상적인 관리에 해당한다. **A 등급**
3. 낭포성섬유증 환자의 유산소 능력이 높을수록 폐기능 및 수명 연장과 관련

있다. **A 등급**

4. 낭포성섬유증 청소년의 근육 약화는 운동 능력을 저해하므로 자세 및 근육 불균형(특히 몸통)의 평가와 중재는 중요하다. **B 등급**

종합 질문

21.1 낭포성섬유증 아동이 병원에서 점증부하 셔틀보행검사를 한다. 다음 중 비정상적인 검사결과는 무엇인가?

A. 휴식 때보다 맥박이 30bpm 더 높음

B. 운동자각인지도에서 힘듦

C. 수축기 혈압이 휴식 때보다 20mm Hg 높음

D. 산소포화도가 휴식 때보다 낮음

21.3 낭포성섬유증 아동을 위한 운동훈련프로그램의 효과가 아닌 것은?

A. 체중 감소

B. 기도청결 향상

C. 삶의 질 향상

D. 기능적 용량 향상

21.3 낭포성섬유증 청소년의 전형적인 자세이상을 해결하기 위한 가장 바람직한 운동은?

A. 팔꿈치 굴곡

B. 견갑골 뒤당김

C. 바벨 스쿼트

D. 다리 직거상

정답

21.1 **D.** 운동은 호흡과 분비물의 움직임을 증가시켜 운동이 끝났을 때 산소포화도 수치는 휴식 때보다 높거나 같다. 낭포성섬유증 아동도 일반아동과 마찬가지로 중등도의 운동 시 일어나며, 다른 모든 활력징후의 변화(심박수, 수축기 혈압, RPE 증가)가 일어난다.

21.2 **A.** 나열된 모든 결과는 운동훈련의 일반적인 결과지만 낭포성섬유증 아동은 운동과 에너지 소비의 균형을 맞추기 위해 칼로리섭취를 늘려야 한다. 대부분의 낭포성섬유증 아동은 정상 체중 또는 저체중이며, 운동에 따른 체중 감소를 방지해야 한다. 다행히도 다수의 근거에 기반하여 규칙적인 운동이 식욕을 자극하고, 주로 앉아서 생활하는 사람보다 칼로리 소비가 많다는 점이 밝혀졌다.

21.3 **B.** 폐의 폐쇄성 변화와 과다팽창으로 인해 대부분의 환자들은 앞가슴근육의 타이트니스와 견갑골 뒤당김 근육의 약화로 "둥근 어깨" 자세를 취하기 쉽다. 견갑골 뒤당김근의 강화운동이 이같은 자세 분세에 가장 적합하다. 다른 운동들은 일반적인 근력프로그램의 일환으로 수행하는 것이 좋다.

혈우병

Hemophilia

Sarah Martyn

CASE 22

김○○은 중증의 혈우병A와 오른쪽 팔꿈치 표적 관절 병력을 가진 10세 남아이다. 일주일에 세 번(월, 수, 금) 예방적 중재로 rFVIII (recombinant Factor VIII, 재조합 제8인자) 응고인자 주입치료를 하고 있다. 김○○은 화요일 오후 쉬는 시간에 1m 50cm 높이의 정글짐에서 아래로 점프하는 활동을 했다. 하교 전에 왼쪽 발목이 얼얼하고 점점 열감이 느껴지며 부기와 함께 통증이 발생해 관절혈종이 의심되는 상황이다. 보건실에서 발목 거상과 탄력붕대 처치를 받았다. 보건교사는 김○○의 아버지에게 전화를 걸어 혈우병치료센터(Hemophilia Treatment Center, HTC)에 출혈 사실을 알리고 필요한 조처를 알아볼 것을 권유했다. 아버지는 증상이 발현한 지 2시간 만에 학교로 찾아와 아이에게 rFVIII을 주입했다. 그날 저녁 식사 후 통증과 부기가 줄어들었다. 김○○은 왼쪽 다리를 올린 자세로 몇 시간 누워 있었다. 잠자기 전에 혈우병치료센터의 처방대로 rFVIII을 한번 더 주입했다. 다음날 목발을 사용해 왼쪽 발의 체중부하를 줄였다. 주말에는 목발 없이 걸을 수 있었지만 평소 신체활동 수준으로 회복되지는 않았다. 월요일에는 혈우병치료센터를 방문해 후속 조치를 받았다. 영상검사는 하지 않았다. 혈우병치료센터의 물리치료사는 통증은 없지만 왼쪽 발목에 ROM 제한이 있는 것을 확인했다. 물리치료사의 간단한 평가 후에 혈액학자는 왼쪽 발목 ROM 및 근력강화를 위해 외래 물리치료를 의뢰했다.

- ▶ 혈우병환자가 갖는 출혈에 대한 예민함을 고려한 가장 적절한 물리치료 중재는 무엇인가?
- ▶ 물리치료 중재의 저해요인으로 작용할 수 있는 혈우병 관련 합병증은 무엇인가?
- ▶ 물리치료 검사 및 중재 시 필요한 예방조치는 무엇인가?
- ▶ 치료사가 검토해야 할 혈우병과 관련된 혈액검사 수치는 무엇인가?
- ▶ 이 사례에서 중요한 역할을 할 의료팀의 전문가는 누구인가?

주요 정의

- **관절혈종**(hemarthrosis): 관절 내 공간에 발생한 출혈을 말한다.
- **혈우병치료센터**(hemophilia treatment center, HTC): 출혈장애의 의학 및 심리 · 사회적 측면에서 지속적인 관리를 통해 환자/가족의 치료에 중점을 둔 종합외래병원이다.
- **재조합 제8인자**(recombinant factor VIII, rFVIII): 1980년대 말에 처음 도입된 혈우병 치료에 사용한 제조된 혈액응고단백질이다. 지금은 사람 또는 동물단백질이 함유되어 있지 않다.
- **표적 관절**(target joint): 만성 윤활막염을 일으키는 반복적인 출혈(6개월간 3회 이상)이 발생하는 관절이다.

목표

1. 혈우병을 정의할 수 있다.
2. 급성 관절출혈(관절혈종)의 징후를 확인할 수 있다.
3. 혈우병의 의학적 관리를 이해할 수 있다.
4. 반복적인 관절출혈의 장기적인 영향을 이해할 수 있다.
5. 혈우병의 잠재적인 위험요소를 이해할 수 있다.
6. 지속적인 관절출혈을 겪은 혈우병 아동을 위한 적절한 외래 물리치료프로그램을 계획할 수 있다.

물리치료 시 고려사항

현재 관절출혈이 있는 혈우병 아동의 물리치료 시 고려할 점:

- ▶ **일반적 물리치료 계획/목표**: ROM, 근력, 유산소 능력 소실의 최소화 또는 예방; 이차적 손상의 최소화, 기능, 관절보호, 삶의 질 극대화; 출혈의 사전 예방
- ▶ **물리치료 중재**: 혈우병 출혈 예방 및 관리를 위한 환자/보호자 교육; 체중

관리; 안전한 놀이활동; 구축 예방을 위한 ROM 증진; 부상 및 관절출혈의 예방을 위한 근력 및 균형증진 운동

▶ **물리치료 시 주의사항**: 관절보호, 새로운 출혈 발생의 예방, 치료 전 혈액 응고인자 주입

▶ **물리치료를 방해하는 요인**: 새로운 출혈 발생, 통증, 구축

건강 상태의 이해

혈우병은 혈액응고에 필요한 응고인자 단백질이 없거나 결손을 특징으로 하는 출혈장애이다. 혈우병A는 제8인자(factor VIII, FVIII) 그리고 혈우병B는 제9인자(factor IX, FIX)가 결핍되어 있다. 혈우병은 유전성 X 연관 열성 특성에 의해 발생하므로 주로 남성에서 발병한다. X 염색체 유전자 결함이므로 혈우병 남성의 딸은 보인자가 되고, 여성 보인자가 낳은 아들이 혈우병에 걸릴 확률은 50%이다. 혈우병은 자연돌연변이로도 생길 수 있다. 미국의 혈우병환자는 2만 명 정도이다.

진단 시기는 혈우병의 증상이나 가족력에 대한 이해 정도에 영향을 받는다. 혈우병의 초기 증상은 분만기 사용에 따른 신생아 머리 출혈, 채혈 후 장시간 출혈, 포경수술 후 출혈 또는 과도한 멍 등이다. 혈우병 진단을 받은 유아의 3분의 1은 가족력이 없다. 진단을 위해 여러 가지 혈액검사를 한다. 인자 분석이라고 하는 응고인자검사는 제8인자나 제9인자의 혈장 수준을 평가한다. 다른 진단 지표로는 헤모글로빈, 활성화부분트롬보플라스틴시간(Activated Partial Thromboplastin Time, APTT), 프로트롬빈시간(Prothrombin Time, PT) 그리고 피브리노겐이 있다. 제8인자와 제9인자는 응고연쇄반응의 고유 경로의 일부이다. 따라서 프로트롬빈시간은 정상이지만, 활성화부분트롬보플라스틴시간은 오래 지속된다. 일반적으로 혈우병에 이환되면, 응고연쇄반응이

혈관 수축과 함께 시작된다. 혈장응고단백질은 혈소판 응괴를 시작하지만 응괴가 완전히 형성되지 않으면 재출혈이 발생한다. 혈우병환자는 정상인에 비해 출혈 속도가 빠른 것이 아니라 출혈시간이 길다.

혈우병환자의 제8인자 또는 제9인자의 양에 따라 경도, 중등도, 중증으로 분류한다. 정상인은 혈액 내에 정상인자활동이 50~150%이지만, 경도 혈우병환자는 5~50%로 외상이나 수술 후에 과다출혈이 발생한다. 중등도 혈우병환자(인자 수준 1~5%)는 경미한 외상에도 과다출혈이 발생한다. 중증 혈우병환자(인자 수준 < 1%)는 외상이 없더라도 지속적으로 출혈이 일어날 수 있다.

출혈을 치료하거나 예방하기 위해 제8인자나 제9인자의 양을 늘려야 한다. 제8인자 또는 제9인자 단백질을 함유한 정맥주사 제품이 몇 가지 있다. 인간의 혈장에서 얻은 것도 있고 재조합(동물세포에서 파생)한 것도 있다. 일반적으로 경도 혈우병환자는 침습적 처치 전 또는 심각한 외상을 입었을 때만 치료가 필요하다. 중등도 혈우병환자는 경미-중도 외상 후에 출혈이 발생할 경우 치료가 필요하다. 중증 혈우병환자에게는 두 가지 유형의 중재가 적용된다. 첫째, 보충요법(on-demand treatment)으로 출혈 후 응고인자를 주입하는 것이다. 둘째, 예방적 조처로 출혈을 예방하기 위해 정기적으로 응고인자를 주입해 혈장인자 수준을 1% 이상으로 유지시키는 것이다. 중증 혈우병환자는 근골격계의 기능을 보존하기 위해 이같은 예방적 조처가 필요하다. 수술이 필요한 심각한 혈우병은 과다출혈의 방지를 위해 응고인자 수준을 100%로 맞춰야 한다. 치료는 인자의 반감기를 기준으로 이뤄지고 사람마다 약간씩 차이가 있다. 제8인자의 반감기는 7.4~20.4시간, 제9인자의 반감기는 약 18시간이다. 혈우병환자의 약 15~20%에서 억제제로 알려진 재조합인자에 대한 항체가 형성된다. 억제제를 해결하기 위해 더 많은 제8인자나 제9인자를 주입하거나 우회요법으로 제7인자를 주입하여 응고연쇄반응을 보완한다.

혈우병환자는 치료를 받더라도 과다출혈을 경험할 수 있다. 신체 내부(예: 중추신경계, 위장관, 기도), 외부(예: 코피, 살짝 긁힌 상처, 잇몸) 그리고 관절 및 근육 내에 출혈이 발생할 수 있다. 가장 흔한 출혈 부위는 관절, 특히 팔꿈치, 무릎, 발목 등이다. 손상을 최소화하기 위해 급성 출혈의 첫 징후를 파악해서 치료하는 것이 무엇보다 중요하다. 관절이나 근육의 출혈 증상은 얼얼함(따끔거림) 또는 무감각(신경 압박에 따른 부작용), 팽윤, ROM 감소, 피부의 긴장, 빈맥, 저혈압 등이다. 최대한 빨리 응고인자를 주입하고 성공적 응고연쇄반응으로 출혈을 멈추게 하는 것이 좋다. 관절이나 근육에 출혈이 생기면 침범된 관절에 가해지는 부하를 제거하고, 통증이 가장 덜한 자세(열린사슬자세)로 고정한 상태에서 압박을 가한다. 출혈이 발생한 이력을 기록함으로써 위험을 최소화하고 치료의 최적화를 위한 경향을 파악하는 데 도움이 된다.

급성 관절 또는 근육출혈은 관절 내 혈액으로 인해 통증, 부기, ROM 감소가 동반된다. 혈액은 헤모시데린 형태로 활액막에 침전되어 물질을 흡수한다. 시간이 지나면서 활액막이 비대해지고 활액막 표면에 혈관돌기(융모)가 자란다. 관절 내 과도한 혈액제제의 분해를 촉진하기 위해 활액막 밑에 밀도 높은 모세혈관망이 발달한다. 융모가 관절 내부로 삽입되거나 찢어지면 활액막하 혈관도 손상을 입게 되므로 출혈이 더욱 심해질 수 있다. 이 과정은 단일 관절에서 반복되므로 응고인자 수준이 적절할지라도 지속적으로 발생할 수 있다. 이같이 출혈이 일어나기 쉬운 단일 관절을 표적 관절이라 한다.

관절이나 근육에 출혈이 일어나고 시간이 지남에 따라 관절 부정렬, 활액막 비대증 및/또는 구축이 생길 수 있다. 일반적으로 물리치료는 근력, 관절 ROM, 최대하 활동을 향상시킬 목적의 보존적 중재이며 외과적 처치가 필요할 수 있다. 활액막절제술(비대관절선의 수술적 제거)은 통증과 출혈을 70~100% 감소시킬 수 있는 효과적인 방법이다. 보존적 중재로는 만성 관절증의 증상이 개선되지 않는다면 관절전치환술을 고려한다. 발목 부위 후기 관절증 환자에게는 관절고정술(관절의 수술적 유합)을 시행할 수 있다.

통증은 급성 관절출혈과 만성 관절증에서 흔하다. 혈우병환자의 통증을 의학적으로 관리하기 위한 몇 가지 예방 조치가 있다. 아스피린은 출혈시간을 연장시키므로 권장하지 않는다. 다른 비스테로이드 항염증제는 진통 작용이 있지만 위 출혈의 위험이 크다. 철저히 관리한다면, 비스테로이드 항염증제는 안전한 진통제가 될 수 있다. 아세트아미노펜은 출혈시간에 영향을 주지 않지만 간에서 인자단백질이 생성될 수 있어 사용에 주의해야 한다. 마약성진통제(opioids)는 만성 관절증의 통증 완화를 위해 쓰이지만, 남용과 중독에 대한 우려가 있다.

혈우병 환아는 혈우병치료센터에서 매년 또는 2년 주기로 평생 관리를 받아야 한다. 혈우병치료센터의 케어팀은 혈액학자, 간호사, 사회복지가, 물리치료사 그리고 기타 전문가들로 구성된다. 혈우병환자에게 포괄적인 치료를 제공하기 위한 표준 모델로 사망률을 낮추고 비용 효율이 높은 치료를 제공함과 동시에 환자의 삶의 질과 독립성 향상을 목표로 한다.

물리치료 환자/고객 관리

환자의 혈우병치료센터와 연락하여 최근의 출혈, 표적 관절, 인자 주입 일정에 대한 상세한 정보를 구한다. 물리치료사는 환자, 가족, 혈우병치료센터팀과 협력하여 출혈을 최소화하면서 ROM, 근력, 활동 수준을 최대로 높여야 한다. 급성 관절 또는 근육출혈 시 환부를 쉬게 하면서 출혈을 멈추고 재흡수를 촉진하는 것이 중요하다. 지침에 따라 통증이 없는 범위 내에서 능동 ROM을 허용한다. 급성기(관절의 통합성 및 응고 능력에 따라 며칠에서 몇 달까지) 이후 전반적인 목표는 ROM, 근력, 균형을 극대화하여 활동을 늘려 나가는 것이다.

예방적 중재가 필요한 환자는 출혈 발생의 위험을 최소화하고, 치료에 참여를 극대화하기 위해 인자 대체 치료를 받는 날에 물리치료 일정을 함께 잡는다. 장기적인 관절 보존을 위해 발목보호대나 하이탑 스니커즈 같은 외부 보호대가 필요할 수 있다. 물리치료사의 중요한 역할은 환자와 가족에게 적절한 운동, 건강한 생활방식의 유지, 관절보호 등을 교육하는 것이다. 미국혈우재단에서 제공하는 활동을 위한 지침 및 권고사항 "안전하게 즐기기-출혈장애, 스포츠, 운동(Playing It Safe-Bleeding Disorders, Sports, and Exercise)" 자료를 통해 유용한 정보를 접할 수 있다.

검사, 평가 및 진단

환자 평가에 앞서 출혈 이력, 동반 질환, 인자치료 계획에 관한 정보를 구한다. 현재 약물목록과 손상이 나타난 관절의 영상결과도 중요하다. 보다 자세한 이력은 혈우병치료센터의 물리치료사에게 연락한다. 관절출혈 이전 환자의 기능 상태에 대한 정보는 목표 설정 및 활동 안내에 유용하다.

출혈 이력에 따라 구축, 근육의 긴장, 활액막 비대증, 만성 팽윤 또는 ROM 감소로 관절 비대칭이 올 수 있다. 보행장애도 두드러질 것이다. 침범측 및 비침범측 팔·다리의 ROM 및 근력, 균형, 고유수용성감각, 보행, 통증, 기능적 이동성, 체질량지수의 평가도 중요하다. 통증이 없는 범위 내에서 능동 또는 능동 보조 ROM을 객관적으로 측정한다. 사례의 10세, 김○○은 침범측 및 비침범측 발목의 배측 굴곡, 저측 굴곡, 내번, 외번, 거골하관절 움직임을 표준각도계로 측정한다. 비복근과 가자미근의 길이는 무릎을 신전한 상태에서 그리고 무릎을 굴곡한 상태에서 측정하여 발목관절과 무릎관절에 걸쳐 있는 비복근 또는 발목관절에 발달한 가자미근이 긴장된 상태인지 확인하다. 0~5점 척도의 MMT로 침범측 사지와 비침범측 사지의 근력을 비교한다. 특히 관절이나 근육에 출혈 이력이 있다면 환측 팔·다리 전체의 근력을 평가한다. 급성 출혈이 있는 아동은 통증이 없는 범위 내에서 능동 ROM만 평가한다. 출혈이 해결(통증 감소, 팽윤 감소, 긴장 감소, ROM 증가, 환측 팔·다리 사용 능력 증가)된 다음 최대 저항을 가할 수 있다.

아동에게 보행은 기능적 일과로 6MWT로 보행검사를 할 수 있다. 6MWT는 근골격계에 영향을 미치는 만성 질환 아동에게 주로 사용하는 기능적 최대하 유산소 능력검사이다. 아동이 6분 동안 걷는 거리를 측정하는 것이다. 특히 목발 없이 걷기 시작한 아동에게 유용한 검사이다. 수행결과를 혈우병치료센터의 물리치료사가 시행한 6MWT 결과와 비교하면 아동의 유산소 능력 회복 수준을 알 수 있다.

FISH (Functional Independence Score in Hemophilia, 혈우병환자의 기능적 독립점수)는 개인의 기능적 이동을 객관적으로 측정하는 수행력-기반 평가도구이다. FISH는 식사, 몸단장, 옷 입기, 의자 이동, 스쿼트 자세, 걷기, 계단 오르기, 뛰기의 여덟 가지 활동을 평가한다. 각 활동을 완료하는데 필요한 도움의 정도를 기준으로 등급이 매겨진다. 1점은 과제를 완료할 수 없거나 완료하는 데 최대의 도움이 필요한 것을 나타낸다. 4점은 과제를 정상적·독립적으로 수행하는 것을 가리킨다. FISH의 최대 점수는 32점이다. FISH는 신뢰도(0.98)와 준거타당도가 높다. 즉, FISH는 빈번히 사용되는 기능적 능력 평가도구 SHAQ (Stanford Health Assessment Questionnaire, 스탠포드 건강평가질문서)와 WOMAC (Western Ontario and McMaster Universities Osteoarthritis Index)와 상관관계가 좋다. 기능 수준이 높은 사람에게는 천장효과(ceiling effect)가 나타난다. 중재 전후의 의미 있는 점수 변화로 MCID는 아직 보고되지 않았지만, FISH는 관절기형 교정 후 치료반응도를 나타내는 통계량 SRM (Standardized Response Mean)은 −1.93이었다.

치료 계획과 중재

최근 발생한 사건과 출혈의 타임라인을 이해해야 적절한 치료 계획을 수립할 수 있다. 치료사는 출혈의 날짜와 현재 증상에 주의를 기울여야 한다. 외래 물리치료는 관절이나 근육출혈이 멈추고(몇 일에서 몇 주가 걸릴 수 있음) 응고인자 보충요법이 적절히 이뤄진 다음에 시작한다. 혈액학자가 환자를 외래물리치료로 의뢰했다는 것은 급성 출혈 단계가 지난 것이므로 운동 효과를 기대할 수 있다. 그러나 환자가 물리치료를 위해 응고인자 보충요법치료를 받는지 확인해야 한다. 예를 들어 예방적 중재의 목적으로 처방된 응고인자 보충치료를 받는 경우도 있지만, ROM 증진을 목적으로 물리치료 시에만 응고인자 보충치료를 하기도 한다. 환자의 초기 상태에 대한 분명한 이해를 위해 혈우병치료센터의 물리치료사와 협조하는 것이 좋다.

일차적 중재는 근력 감소와 ROM 제한 같은 신체기능의 손상 영역에서 접근한다. 관절출혈이 멈추면 염증, 통증, 비사용(disuse)으로 약해지고 억제된 근육에 점진적저항운동을 시행한다. 기능적 ROM의 최대화를 위해 가벼운 스트레칭과 통증이 유발되지 않은 범위 내에서 ROM 활동이 포함되어야 한다.

관절보호 측면에서 체중관리와 관련된 일반적인 활동과 교육은 중요하다. 혈우병을 앓는 젊은 남성의 BMI는 ROM 제한과 밀접한 관련이 있는 수정 가능한 위험요인이다. 장기적으로 관절 건강을 위해 적정한 체중 유지와 활동은 모두에게 중요하다.

중증 혈우병을 앓는 남자아동은 동적 근력과 무산소파워(wingate 검사)가 낮고 정상아동에 비해 활동성이 떨어진다. 일립티컬 트레이너, 상지 에르고미터 또는 수영 같은 저충격 유산소활동과 근력강화는 이러한 손상의 완화에 효과적이다.

혈우병 환아는 활동량 감소와 출혈/관절손상 증가 등의 요인으로 골밀도가 감소되기 쉽다. BMD 감소로 인해 골다공증의 위험이 높아지므로, 중증 혈우병 아동의 경우 예방적으로 응고인자 보충치료를 하면 BMD를 보존할 수 있다. 치료사는 BMD가 낮은 환아의 물리치료 중재로 뼈세포의 성장 증진을 위해 뼈에 압박력의 전달과 함께 견딜 수 있는 수준에서 체중지지활동을 계획할 수 있다. 혈우병환자의 초기 중재에 고충격활동(플라이오메트릭, 볼리스틱 트레이닝)은 포함시키지 않는다.

근육의 동시수축과 관절 안정성에 초점을 맞춘 기능적 활동은 근력, 균형, 관절보호를 위해 필수적이다. 불안정한 지지면, 볼 또는 균형판 위에서 균형활동 또는 한 발 서기, 스쿼트, PNF (Proprioceptive Neuromuscular Facilitation, 고유수용성신경근촉진법)를 포함한 운동이 적당하다. 점프와 발차기 같은 고강도활동은 재활 마지막 단계에서 꼭 필요한 환자에게만 실시한다.

혈우병환자에게 물리적 인자요법은 신중히 시행해야 한다. 얼음 팩 적용 시 혈소판 및 혈관벽의 기능 감소, 출혈시간 증가, 혈소판 점착 및 응집 감소, 응혈 촉진효소 활성장애, 응고시간 및 응혈시간 증가, 응고 견고성 손상 등의 부작용이 보고되어 얼음은 사용하지 않는다. 혈류량이 증가하면 출혈이 심해지므로 치료적 심부열 발생을 목적으로 시행하는 연속형 초음파치료도 금기사항이다. 맥동성 초음파도 약간의 열이 발생한다. 의과학자문위원회에서는 혈액의 재흡수를 위해 혈우병환자에게 초음파 사용을 권장하지 않는다.

혈우병은 혈액이 응고되는 데 필요한 인자단백질의 유전적 결함이 특징인 출혈장애다. 주로 관절 내 출혈이 발생하며 이로 인해 퇴행, 통증, 기능 저하가 일어난다. 하지만 신체의 모든 혈관에서 과다출혈이 발생할 수 있어 생명을 위협할 수 있다. 적절한 치료적 중재, 물리치료, 환자 교육은 혈우병환자의 삶의 질을 향상시키고, 건강하고 활동적인 생활방식을 유지하는데 도움을 줄 수 있다.

근거중심 임상적 추천

SORT: 추천 분류의 장점

A 일관된, 양질의 환자 지향적 근거

B 일관되지 않거나 제한된 질적 수준의 환자 지향적 근거

C 동의, 질병 중심의 근거, 일반적인 관행, 전문가의 의견 또는 사례 시리즈

1. 혈우병환자의 급성 관절 또는 근육출혈 시 ROM을 피하고 휴식을 취해야 한다. **B 등급**
2. FISH는 혈우병환자의 기능적 이동을 객관적으로 측정하는 신뢰도 및 타당도가 높은 수행 기반 평가도구다. **B 등급**
3. 혈우병환자의 경우 건강한 체중을 유지하는 것이 관절 건강에 긍정적인 영향을 미친다. **B 등급**

종합 질문

22.1 혈우병에 대한 설명으로 옳은 것은?

A. 유선석 출혈장애
B. 남성보다 여성에게 더 많이 나타남
C. 출혈이 더 빠른 것과 관련이 있음
D. 응고단백질 제6인자나 제7인자의 부족이 특징인 출혈장애

22.2 표적 관절의 특징은 무엇인가?

A. 팽윤 및 홍반
B. 빈맥 및 타이트니스
C. 비대증 및 구축
D. 얼얼함과 근육 약화

22.3 혈우병환자의 급성 관절출혈 관리에 대한 설명으로 옳은 것은?

A. 휴식, 얼음, 압박, 올림(RICE)
B. 인자 투여, 휴식, 올림, 압박
C. 조기에 적극적 ROM 운동
D. 중재 필요 없음

정답

22.1 **A.** 혈우병은 단백질 제8인자 또는 제9인자의 결핍이 특징인 출혈장애이다. X 연관 열성형질 돌연변이로, 미국의 약 2만 명의 남성이 혈우병환자로 추정된다(B). 남성 혈우병환자의 유전자는 아들에게 유전되지만 표현은 안 된다. 남성 혈우병환자의 딸은 보인자가 된다. 여성 보인자가 혈우병에 걸린 아기를 가질 확률은 25%, 혈우병 유전자를 가진 딸을 가질 확률도 25%이다. 혈우병환자는 출혈 속도가 빠른 것이 아니고(C), 출혈시간이 오래 지속된다.

22.2 **C.** 표적 관절은 짧은 시간에 걸쳐 여러 차례 출혈이 발생한다. 관절 내 출혈로 활액막과 연골이 파괴된다. 시간이 지나면서, 활액막은 보상기전으로 비후해진다. 급성 출혈이 일어나면 통증이 유발되지 않는 자세로 휴식을 취한다. ROM이 회복되지 않은 채로 시간이 지나면 구축이 생길 수 있다. 급성 관절출혈의 임상 증상은 팽윤 및 홍반(A), 얼얼함(D), ROM 제한, 타이트니스, 빈맥(B), 저혈압 등이다.

22.3 **B.** 출혈징후가 감지되면 인자를 투여한다. 출혈 후 며칠은 치유를 돕기 위해 부하 제거, 휴식, 거상, 보호와 압박을 위해 고정이 필요하다. 얼음은 혈액응고를 돕는 주요 수단으로 권장하지 않는다(A). 관절출혈 급성기에는 통증이 없는 범위 내로 ROM을 제한한다(C). 출혈이 발생한 모든 관절을 치료해야 한다(D).

복합부위통증증후군

Complex Regional Pain Syndrome

Katherine Fash

CASE 23

김○○은 건강한 16세 여자아이로, 축구 연습 중 오른쪽 발목을 삐었고 이틀 뒤 오른쪽 다리와 허리에 통증이 발생했다. 오른쪽 요천추 부위, 힙 그리고 발끝까지 통증이 느껴졌다. 주치의 진료에서는 촉진 시 피부 온도 감소, 오른쪽 발 청색증, 오른쪽 무릎 팽윤, 통증 부위마다 이질통이 있었다. VAS 통증검사결과는 4~10/10이었다. 하지만 어떤 활동이 통증을 악화시키고 경감시키는지 구별이 어려웠다. 첫 진료 후 일주일동안 집에서 요천추 부위, 오른쪽 힙, 무릎, 발목에 아이스팩과 열 찜질을 하고 진통제를 복용했지만 효과가 없어 다시 진료를 받았다. 감염증이나 류마티스관절염의 가능성을 우려해 실시한 혈액검사결과는 모두 음성이었다. 주치의는 정형외과 진료를 의뢰했다. 척추, 힙, 무릎, 발목 부위에 실시한 X-선 및 MRI 검사결과에서 특별한 이상은 발견되지 않았다. 정형외과의사는 발목 부위의 염좌를 진단하고, 김○○을 류마티스질환전문의에게 의뢰했다. 결과적으로 복합부위통증증후군(Complex Regional Pain Syndrome, CRPS) 진단에 따라 외래물리치료를 받기로 했다. 한 달 전 통증이 시작된 이후로 통증과 병원 진료로 학교를 14일간 결석했다. 축구나 교내 농구행사에도 참여하지 않았다. 샤워는 왼쪽 다리로 서서 했고 옷은 앉아서 입었다. 샤워를 할 때 오른쪽 다리에 물이 튀면 통증을 느껴 조심했다. 초기 물리치료 평가를 위해 오른쪽 다리로 체중을 딛지 않은 채 양쪽 겨드랑이 목발 보행으로 치료실을 방문했다.

- 복합부위통증증후군 진단에 근거하여 김○○의 상태에 영향을 주는 요인은 무엇인가?
- 물리치료 효과에 제한을 줄 수 있는 합병증은 무엇인가?
- 물리치료 평가 및/또는 중재 시 필요한 예방 조치는 무엇인가?
- 김○○의 감정 상태가 재활에 미칠 영향은 무엇인가?
- 추가적으로 의뢰가 필요한 의료팀 전문가는 누구인가?

주요 정의

- **이질통**(allodynia): 일반적으로는 고통스럽지 않은 자극에 의해 유발되는 통증이다.
- **BOT-2**(Bruininks-Oseretsky test of motor performance, second edition; 브로닝스-오세레츠키 운동능숙도검사 제2판): 대운동기능, 소운동기능, 균형, 협응력을 측정하는 표준화된 검사도구이다. BOT-2는 (1)소운동 조절, (2)소운동통합, (3)손 사용의 능숙함, (4)양측 협응력, (5)균형, (6)달리기 속도 및 민첩성, (7)상지 협응력, (8)근력의 8개 하위 영역으로 구성된다. 각 하위 영역별 총점이 높을수록 수행력이 높다는 의미이다. 각 하위항목의 점수를 합산하여 총점을 측정하고, 이를 연령 및 성별이 같은 아동의 규준점수와 비교할 수 있다.
- **FDI**(functional disability inventory, 기능장애척도): 다양한 기능적 활동을 수행할 때 통증 때문에 경험하는 신체적 "문제"의 정도를 평가하는 자기보고식 검사도구이다. 활동 평가는 "문제 없음", "약간 문제 있음", "보통", "문제 많음" 또는 "불가능"으로 등급을 매긴다. 총점은 0~60점이며, 점수가 높을수록 통증에 따른 기능장애가 심한 것을 가리킨다.
- **통각과민**(hyperalgesia): 유해자극에 대한 민감성 증가 및 과도한 통증을 말한다.
- **땀분비신경섬유**(sudomotor): 땀샘의 활동을 자극하는 자율신경이다.

목표

1. 복합부위통증증후군의 징후와 증상을 이해할 수 있다.
2. 복합부위통증증후군의 기능적 결과 측정을 위한 신뢰도와 타당도가 입증된 평가도구를 선택할 수 있다.
3. 복합부위통증증후군 환자를 위한 중재를 이해할 수 있다.
4. 예후에 영향을 끼치는 장벽요인을 이해할 수 있다.
5. 환자의 손상과 활동장애 수준을 고려해서 적절한 물리치료 용량(dose)을 결정할 수 있다.

물리치료 시 고려사항

복합부위통증증후군 진단을 받은 청소년의 물리치료 시 고려할 점:

- **일반적 물리치료 계획/목표**: 치료 과정에 환자/보호자 교육 및 의사 참여; 수동 및 능동 ROM, 근력, 균형, 민첩성, 지구력, 기능적 근력의 향상; 보행의 정상화; 신체기능 극대화; 가벼운 접촉과 강한 접촉에 대한 내성 향상; 삶의 질 향상; 스포츠 재개 훈련
- **물리치료 중재**: 물리치료 진단과 치료에 대한 환자 및 보호자 교육; 적합한 중재를 포함한 치료 계획에 대한 논의; 예후에 관한 교육, 특히 호전은 기능적 제한의 심각성과 기간, 기여요인, 중재의 올바른 수행 등에 좌우됨; 통증에 따른 보상행위의 감소 및/또는 제거; 기능적 이동, 근력강화, 능동 및 수동 ROM, 유산소 및 무산소활동, 민첩성과 균형훈련, 탈감각화, 스포츠활동 복귀
- **물리치료 시 주의사항**: 활동 시 통증에 따른 보상기전을 사용하지 않고 적절한 신체역학을 사용하도록 감독; 장기간의 고정, 활동량 감소, 이전과 다른 신체역학의 변화, 심장병 및 약한 뼈 등의 문제가 있을 시 과사용 및 정형외과적 부상 위험을 최소화하는 중재 선택과 진행
- **물리치료를 방해하는 요인**: 물리치료 참여시간 감소; 홈프로그램 시행 감소 및 활동과 참여 수준의 회복을 위한 권고사항 불이행; 환자와 보호자 공통의 치료목표 조율의 어려움; 통증이 미치는 부정적인 심리작용; 과사용 또는 정형외과적 부상

건강 상태의 이해

복합부위통증증후군은 신경병성 특징과 통증의 임상징후 및 증상을 기반으로 진단한다. 국제통증학회의 기준에 따르면 복합부위통증증후군은 고정(immobilization)을 유발한 사건이나 원인, 지속적인 통증, 이질통 또는 통각과민을 동반한 통증, 일정기간의 부종, 피부의 혈류 변화 또는 통증 부위

의 비정상적인 땀분비신경섬유의 활동 그리고 다른 의학적 질환에 해당하지 않는 것이 특징이다. 의사의 진단과 증상에 따라 반사성교감신경이영양증(Reflex Sympathetic Dystrophy, RSD), 반사성신경혈관이영양증(Reflex neurovascular Dystrophy, RND), 증폭근골격통증증후군(Amplified Musculoskeletal Pain Syndrome, AMPS), 만성 통증 또는 작열통이라는 용어도 함께 사용된다. 반사성교감신경이영양증으로 추정되는 환자 중 일부만 교감신경 차단치료에 반응하므로 복합부위통증증후군이라는 용어가 더 널리 사용된다. 복합부위통증증후군은 유형 I(신경 침범 없음) 또는 유형 II(신경 침범)로 분류된다. 진단검사에서 특별한 이상이 없으면, 통증은 정형외과적 원인에 의한 것이 아니다. 만성적인 경우, 침범측 사지의 비사용 및/또는 체중지지활동의 결여로 뼈 스캔검사에서 골감소증이 발견되기도 하다. 복합부위통증증후군 진단에서 혈액검사가 반드시 필요한 것은 아니지만 검사결과에서 정상인 경우 복합부위통증증후군의 진단을 확정하는데 도움이 된다.

복합부위통증증후군은 아동과 성인 모두 이환될 수 있다. 복합부위통증증후군의 유병률은 정확한 수치를 알 수 없다. 이환연령의 범위가 넓다는 것은 특정 연령의 복합부위통증증후군의 유병률이 실제 수치에 못 미친다는 의미이다. 전반적으로 유병률은 여성(3:1)이 더 높다. 미국에서는 팔 · 다리 골절 환자의 2~5%가 복합부위통증증후군 진단을 받으며, 매년 5만 명의 새로운 환자가 발생하고 있다. 연간 발병률은 10만 명당 5.46~26.2명으로 22%가 장기적인 증상을 보인다.

복합부위통증증후군의 정확한 발생기전은 아직 밝혀지지 않았다. 병태생리학적 기전은 말초 및 중추신경계가 모두 관련된 다요인일 가능성이 있다. 복합부위통증증후군은 교감신경 관여 말초신경계 요소와 중추신경계 요소가 모두 포함된다. 표적조직의 교감신경계 기능장애가 있는 복합부위통증증후군 환자는 교감신경성 자극전도 감소와 통증 부위에 아드레날린반응성 증가가 나타난다. 이러한 교감신경의 기능 변화는 일반화될 수 있으며(즉, 통증 부위에만 영향을 미치는 것이 아님) 중추신경계의 처리 손상을 시사한다. 복합부위통증증후군 환자에게 나타나는 주목할 만한 기능장애로는 손상 후 피부신경지배의 변화, 중추적 감작(central sensitization), 말초적 감작(peripheral sensitization), 염증, 교감신경기능의 변화, 뇌 침범 부위의 체성감각 변화, 유전적 이상, 정신생리학적 상호작용 등이다. 환자마다 기능장애의 정도는 다양하다.

복합부위통증증후군 발병에 관여하는 특정 위험요인에 관해 명확히 정의된 바는 없다. 발병의 일반적인 원인으로 부상, 질병 또는 스트레스가 있다. 또한 임상 증상의 심각성과 초기 부상 정도 간에는 특별한 연관성이 없다. 발병은 주로 고정 이력, 외상, 질병이나 수술 이력 또는 스트레스에 대한 불충분한 대응기제와 연관 있다. 복합부위통증증후군 환자는 종종 심리적 고통을 호소한다. 복합부위통증증후군의 심각성은 불안, 우울, 공포, 대응기제 감소, 분노 등에 영향을 받는다. 복합부위통증증후군 환자에게 흔히 발생하는 고정 및 비사용의 증가로 심리적 고통이 더욱 악화될 수 있다.

가장 흔한 병력은 경미한 외상, 질병 혹은 심지어 사고의 이력이 없는 환자의 통증보고 등이다. 환자가 "어느 날 아침 잠에서 깨고 보니 그렇게 됐다" 또는 "언제부터 시작됐는지 잘 모르겠지만 시간이 지날수록 나빠졌다"고 보고하는 것은 드문 일이 아니다. 일반적으로 운동장애, 타는 듯한 심층 체성 통증, 통각과민, 이질통, 이상감각, 감각저하 등이 주된 증상이다. 자율신경계 증상으로 청색증, 피부 반점, 다한증(과도한 땀), 부종, 환측 사지의 체온 변화(주로 차가움) 등이 있다. 일반적으로 통증과 부종은 손상 기전과 일치하지 않는다. 일반적인 치유기간이나 외상을 넘어서는 국소 부위 통증과 감각 변화가 있다면 복합부위통증증후군을 의심해야 한다. 증상의 시작과 이를 뒷받침할 부상이나 질병이 없거나 급성 질환에서 회복한 후 통증이 심하고 치유기간이 길어질 때도 복합부위통증증후군을 의심할 수 있다.

복합부위통증증후군 아동에게 흔히 나타나는 혈관운동신경과 자율신경계통의 변화로 부종이 관절 주변으로 확대되고 피부가 매끄럽고 부드러워진다. 또한 청색증 및/또는 환자의 비침범 신체 부위와 비교해서 체온이나 색의 변화가 나타난다. 예를 들어 환측 사지에 파랑, 보라, 빨강 또는 얼룩덜룩한 반점이 나타날 수 있으며, 땀의 분비가 증가하거나 털이 비정상적으로 자라나기도 한다. 이질통이 흔하며 통증을 느끼는 부위의 경계가 분명치 않다. 이질통의 심각성에 따라 터치를 수용하거나 바람 및 피부표면에 닿는 차가운 느낌같은 환경요인을 견디는 정도는 개인마다 큰 차이가 있다. 이질통은 옷 입기, 옷 선택, 목욕 같은 일상생활활동의 참여에 영향을 미칠 수 있다.

복합부위통증증후군 환자가 겪는 통증의 질은 조금 아픈 느낌에서부터 타는(burning) 느낌 또는 찌르는 듯한(stabbing) 통증까지 다양하다. 환자는 이러한 통증을 완화시켜 주는 방법을 찾지 못하기도 한다. 정형외과적(예: 얼음 또는 열)으로 통증을 완화시키는 치료가 오히려 통증을 악화시키거나 아무런 효과가 없을 수도 있다. 환자마다 통증의 진행 양상 및 강도가 다르다. 복합부위통증증후군을 치료하지 않거나 환측 사지를 움직이지 않으면 통증은 예측할 수 없는 패턴으로 다른 부위로 "확산"되기 쉽다.

역사적으로 복합부위통증증후군은 치료하기 쉽지 않은 질환이다. 다양한 약리학적 치료, 환부의 고정, 인자치료(예: 얼음, 열, 경피전기신경자극), 교감신경차단술, 절단 수술을 포함한 수술, 물리치료, 수치료, 행동 수정, 상담 등 다양하지만 명확하게 효과가 입증된 의료적 중재는 없다. 모든 환자에게 적용할 수 있는 효과가 입증된 약물도 없다. 하지만 현재 사용하는 약품은 국소 디메틸 술폭시드, 국소 클로나딘, 경구 당질코르티코이드, 경구 진통제, 정맥 내 펜톨라민, 정맥 내 리도카인, 비강 칼시토닌 등이 있다. 그 밖의 치료법으로는 말초의 혈류 및 조직 관류를 향상시키고 통증을 줄이기 위한 국소마취제를 사용하는 교감신경차단술이 있다. 교감신경차단술의 효과는 환자마다 다르다. 교감신경계통의 기능 변화 없이 통증이 완화되는 경우도 있으므로, 복합부위통증증후군의 발병과 교감신경계통은 연관이 없을 수도 있다.

개별화된 물리치료 계획을 포함한 다학제 간 접근법을 복합부위통증증후군의 가장 효과적인 치료법으로 여긴다. 물리치료 계획은 탈감각화, 가동술, 부종 조절, 근력강화, 점진적 체중부하, ROM, 자세 재훈련, 유산소 및 무산소 훈련, 기능적 재활을 위한 중재로 구성된다. 통증에 대한 두려움이 있는 경우 통증이 있는 팔 · 다리의 체중부하를 줄이고, 움직이지 않는 방어적인 회피행동을 취하므로 기능적 이동에 영향을 준다. 임상적으로 필요하고 환자가 수용한다면 팔 · 다리의 고정은 즉시 중단해야 한다. 고정의 형태는 휠체어, 목발, 보조기, 슬링 사용 등 다양하다. 대개 고정으로 참여와 활동 수준이 감소된다(예: 계단 이용 감소, 스포츠활동 참여 제한, 옷 입기 시 체중부하 회피). 고정은 통증 증가와 기능 상실을 포함한 증상의 악화로 이어질 수 있다. 일반적으로 고정시간이 길수록 회복에 필요한 시간도 길어진다.

심리평가는 통증에 대한 근본적 또는 기여요인을 확인하여 이를 해결하기 위해 실시한다. 통증기간에 따라 심리학적 중재의 필요성을 고려하게 된다. Raja 등에 의하면 복합부위통증증후군과 관련된 통증이 2개월 이상 지속될 경우 심리평가가 필요하다. 두려움은 통증 관련 장애의 강한 예측 변수로 복합부위통증증후군 아동의 통증 관련 두려움을 해결하기 위해서 심리학적 중재가 필요하다. 물리치료와 홈프로그램을 포함한 치료의 참여를 높이기 위해 대응기제와 동기를 향상시키는데 중점을 둔 치료가 필요하다.

복합부위통증증후군은 적절한 시기에 적절히 치료하지 않으면 불활동성 위축, 근력과 ROM 감소, 부종 증가, 뼈의 탈염 그리고 구축이 발생할 수 있다. 복합부위통증증후군의 초기 단계에서 진단과 치료가 이뤄져야 중재의 효과가 높다. 연구결과에 따르면 부상 당시 나이가 어릴수록, 학교 결석일수가 적을수록 예후가 좋다. 발병시기가 11세 이하인 경우 스포츠활동에 복귀할 수 있는 가능성이 더 높다.

복합부위통증증후군 아동은 복합적인 통증 관련 증상, 심리적 고통, 주의력 결핍의 위험도 높다. 증상이 만성화되면 회복과 개선의 예후가 제한된다. 통증이 지속적으로 반복되면 이에 따른 고통, 장애, 자녀의 통증에 대한 가족들의 주의 증가로 가정생활에도 지장을 끼칠 수 있다. 만성 통증을 겪는 아동은 부모의 고통, 아동의 통증에 대한 주의, 과보호 등으로 기능장애가 더욱 심해질 수 있다. 또한 흔히 수면장애, 감정장애, 식욕장애, 우울한 감정을 호소한다. 만성 통증 환아는 집중력이 떨어지고 장시간 앉아 있지 못하고 환아의 상태에 대한 오해로 또래와의 사회적 관계에도 어려움을 느껴 결석을 하는 경우가 많다.

물리치료 환자/고객 관리

복합부위통증증후군 환자는 입원 또는 외래치료로 성공적으로 관리할 수 있다. 물리치료 용량(시간, 빈도, 강도, 중재법)을 포함한 개별화된 접근법은 아동 증상의 심각성과 발병 후 기간을 고려해야 한다. 다학제 간 접근으로 관리한다. 입원치료 시 케어팀에는 의사, 물리치료사, 작업치료사, 간호사, 심리학자, 사회복지가 그리고 음악치료사 또는 미술치료사가 포함된다. 외래치료 시 케어팀은 의사, 치료사 그리고 심리학자로 구성되지만 관리는 여전히 다학제 간 접근으로 이뤄진다. 아동/가족은 케어팀의 중요한 구성원으로, 상호 간의 의사소통과 치료 계획에 대한 예후에 영향을 미친다. 그들의 화합과 치료 계획 준수는 예후에 영향을 미치므로 매우 중요한 고려사항이다. 주요 목표는 아동마다 개별화된 치료 계획의 실현을 통해 기능을 회복하고 정상적인 활동을 재개하는 것이다. 치료시간에 통증을 주제로 논의를 해서는 안 된다. 주의분산기법은 환자가 통증에 집중하지 않으면서 기능을 향상시키는데 도움이 된다. 기능을 제한하고 통증을 유발하는 환경요인을 다루기 위해 심리학자의 권고사항을 물리치료 세션에 적용하는 것이 좋다. 대응기제와 불안과 같은 내부 요인 또는 사회적 상황에 기여하는 외부 요인을 다뤄야 한다. 작업치료시간에는 일상생활활동과 글쓰기, 타자 치기, 치장하기 과제 같은 소운동기술의 장애를 중재한다. 물리치료 중재는 대운동기술의 요구 및 기능적 이동성, 자세 재훈련, 유산소훈련, ROM과 기능적 근력 회복, 아동의 참여 수준에서 나타날 수 있는 보상 작용의 제거에 중점을 둔다. 이질통의 중재로 다양한 질감과 자극을 활용한 탈감각화 경험을 일상으로 통합시킨다. 구체적인 방법으로 헐거운 옷 대신 몸에 맞는 옷 입기, 양말과 신발 신기, 환부를 수건으로 문지르기 또는 교대욕을 들 수 있다. 특정 환자에게는 차차 물리치료 강도를 높여 나간다. 이러한 활동에는 통증 있는 사지의 점진적 체중부하, 글쓰기, 통증 있는 팔 · 다리 씻기 또는 정적 자세 유지가 포함된다. 아동은 통증 완화를 위해 제공되는 조처없이 각 활동을 수행할 수 있어야 한다. 복합부위통증증후군 환자마다 물리치료를 시작하는 초기 단계의 기능적 수준은 다르다. 물리치료 중재의 핵심은 아동으로 하여금 움직일 때 통증이 느껴지는 것은 정상이며, 기능적 이동성이 향상되었다면 통증이 있다고 해서 무조건 활동을 수정하는 것은 아니라는 점을 이해시키는 것이다. 전반적인 기능이 향상될 때까지 통증은 크게 나아지지 않는다. 통증이 경감되면 이전보다 빨리 걷고, 환측 팔 · 다리로 체중지지가 늘어나고, 연령에 적합한 형태로 일상생활을 수행할 것이다. 물리치료의 궁극적인 목표는 아동이 통증 없이 움직이는 것이다.

검사, 평가 및 진단

물리치료 검진에 앞서 환자의 현재 질병 이력과 동반 질환의 이력에 대해 의무기록지를 검토해야 한다. 적절한 치료 계획을 수립하기 위해 주의사항을 확인한다. 병력에는 치료적 중재 이력, 통증으로 시도나 수행하기 어려운 활동, 수면 및 식사의 어려움, 학교, 집, 사회적 장소에서 참여 수준의 변화 등이 포함된다. 물리치료사는 라포를 형성하고 환자에게 치료에 대한 자기결정권을 주는 것이 중요하다.

복합부위통증증후군 진단을 받은 10대 청소년을 검진하는 일은 특별한 것이 아니다. 평가 내용으로 ROM, MMT, 기능적 근력, 운동 협응력, 기능적 이동성, 보행분석, 정적 및 동적 균형, 움직임의 민첩성과 자연스러움이 포함된다. 사례의 김○○은 16세로 오른쪽 하지의 ROM, 근력, 기능장애에 각별히 주의를 기울여야 한다. 힙, 무릎, 발목의 수동 및 능동 ROM을 모두 측정한다. 근력은 기능적 움직임 관찰과 MMT로 평가한다. 물리치료실에 목발을 짚고 들어오는 환자라면 균형검사가 특히 중요하다. 선 자세의 균형은 환측 다리에 가해지는 압력과 환측 다리로 유지하고 서 있는 시간으로 측정할 수 있다. 복합부위통증증후군 아동이 왼쪽, 오른쪽 한 발 서기를 동일하게 수행한다면, 양발로 깡충뛰기, 한 발로 깡충뛰기, 런지 그리고 한 발 스쿼트 같은 고급 균형활동을 통해 기능적 근력을 평가할 수 있다.

일반적인 물리치료 검사에는 BOT-2로 대근육운동 평가, 기초 지구력검사, FDI로 신체기능 평가가 포함된다. 기초 지구력 평가를 위해 하지를 사용하는 모든 검사(예: 트레드밀, 자전거, 에르고미터) 시 통증으로 조기에 검사가 종료될 수 있어 유산소 능력을 정확하게 측정하기 어렵다. 하지가 침범된 복합부위통증증후군 환자에게는 상지 에르고미터가 더 적합하다. 아동이 침범된 다리로 완전히 체중을 지지하면 통증이 있더라도 트레드밀검사를 할 수 있다.

복합부위통증증후군 환자의 통증은 일반적으로 VAS로 측정한다. VAS 통증검사 시 통증 기초선, 가장 심한 통증 그리고 가장 약한 통증 점수를 측정한다. 통증의 양과 질, 통증 악화요인 및 경감요인을 확인하고 기록한다. 흔히 환자들은 통증을 완화시키는 것은 "아무것도 없다"고 말한다. 움직임, 터치 및/또는 스트레스는 종종 악화요인으로 보고된다. 통증의 질적 묘사는 "망치가 내 발목을 끊임없이 때리는 것 같다." 또는 "누군가가 내 발을 끊임없이 밟고 있는 것 같다."처럼 매우 서술적인 표현에 "계속 조금씩 아프다, 타는 것 같다, 찌르는 것 같다." 등이다. 보통 환자들은 통증을 10점/10점으로 표현하지만 이 정도 통증이 있는 사람에게 예상되는 감정이나 우려는 거의 표현하지 않는다. 또한 통증의 심한 정도는 개인의 기능 수준과 관련이 없는 경우가 많다. 예를 들어, 보조도구 없이 걸을 수 있는 환자가 환측 사지의 통증을 10점/10점으로 말하기도 한다. 물리치료 검사를 시작하고 진행하면서 환자에게 통증이 심해지면 표현하도록 한다. 검사를 하는 동안 환자의 통증 수준, 통증의 질, 보상적 움직임 패턴, 습관적인 자세 등에 주의를 기울인다. 예를 들어 보행 평가 시, 통증에 의한 입각기 시간 또는 보폭 감소 같은 보행이상이 확인되면 정확히 평가하고 기록한다. 바닥에서 일어설 때 손을 사용하거나 MMT 검사 시 얼굴을 찡그리는 것을 포함하여 통증과 관련된 다른 보상 패턴을 면밀히 관찰하고 기록한다.

통증 부위를 포함해서 모든 주요 관절의 ROM, 유연성, 근력을 평가한다. 이러한 평가를 하는 동안 치료사는 환자가 호소하는 통증보다는 각 평가항목을 기능적으로 완수하는지에 중점을 둔다. 신체역학이 바르지 못해 통증은 없지만 ROM이 제한되어 전신 또는 닫힌사슬운동 중재 시 과사용으로 부상을 입을 수 있는 신체 부위도 평가한다.

물리치료 평가결과를 바탕으로 통증에 따른 활동 및 신체기능의 제한을 확인하고 치료목표를 수립한다. 또한 환자치료에 중요한 다른 전문가의 개입이 필요한지 여부도 파악할 수 있다.

치료 계획과 중재

물리치료 검사 및 평가결과는 복합부위통증증후군 아동 및 청소년의 중재를 선택하는 지침이 된다. 모든 사람이 증상의 해결을 위해 직접적인 물리치료 중재가 필요한 것은 아니다. 물리치료 권고사항을 준수하는 것만으로도 직접적인 물리치료 중재 없이 정상활동으로 복귀하는 경우가 있는가 하면, 기능 향상과 회복을 위해 추가적인 서비스가 필요하기도 하다. 환자들은 일상생활의 지장은 최소화하면서 일상활동으로 복귀하기를 바란다. 통증에 따른 신체적 보상을 해결하고 운동 및 식이요법 등 가정에서 권장사항을 준수하는 환자는 외래기반 물리치료로 치료목표를 달성할 수 있다. 치료사는 환자마다 보상 패턴이 다양하는 점을 알아야 한다. 예를 들어 계단 오르기를 피하기 위해 2층 자신의 방에서 수면을 하지 않거나, 통증이 있는 팔 · 다리가 침대 커버에 닿는 것을 피하거나 학교에 늦게 등교하고 일찍 하교한다. 외래 물리치료로 좋은 경과가 없다면 입원 또는 낮 병동프로그램에 참여하여 매일 치료와 함께 다학제간 접근이 필요하다. 치료 환경에 상관없이, 물리치료 중재의 목표는 전반적인 기능 향상과 정상적인 활동 및 참여 수준으로 복귀하는 것이다. 물리치료 교육과 훈련에는 통증에도 불구하고 일상적인 기능과 참여를 개선시키는 활동이 포함된다. 과사용이나 정형외과적 부상이 발생하지 않도록 재평가가 필요하지만 치료팀의 모든 구성원은 통증 수준이 신체장애를 반영하는 것이 아니라는 점에 대해 환자를 안심시켜야 한다. 대응기제의 감소와 같은 심리적 문제가 심각해지면 추가적인 물리치료 중재를 시행하기 전에 이 부분부터 해결한다.

오른쪽 다리와 허리 통증이 있는 사례의 16세 김○○은 물리치료 중재로 선 자세에서 점진적 정적 및 동적 균형활동을 포함시켰다. 처음에는 기능적 방식의 점진적 체중부하와 피부의 탈감각화에 중점을 두고 집에서도 동일한 홈프로그램을 처방하였다. 활동은 두 발로 선 자세에서 대칭적 체중부하, 한 발 서기, 바닥에 쪼그려 앉았다 일어서기, 기능적 닫힌사슬자세에서 근육강화, 보행훈련 그리고 일상생활활동 재교육 순으로 진행하였다. 움직이지 않을수록 회복이 늦어지므로 치료사는 김○○의 목발 사용을 빨리 중단시켰다. 오른쪽 하지의 탈감각화기법으로 수건이나 솔로 피부 문지르기와 교대욕이 있다. 환자/가족 교육은 기능 향상에 중점을 두고, 최대한 빨리 정상적인 기능으로 복귀하는 것이 증상의 해결과 관리에 더 효과적이므로 특별히 통증 감소에 중점을 두지는 않았다. 물리치료사는 운동이 아동기 복합부위통증증후군 치료에 효과적이므로 유산소운동프로그램을 처방했다. Sherry 등은 복합부위통증증후군 1

형 아동 103명을 대상(평균 연령 13세)으로 한 연구에서 집중적인 운동프로그램의 효과를 조사했다. 유산소운동 4시간, 수치료 1~2시간, 탈감각화 등이 포함된 프로그램에 매일 참여한 아동의 90% 이상이 중재 6~14일 후 증상이 사라졌다. 2년 후 추적조사에서 88%는 여전히 증상이 없는 것으로 나타났다. 집, 학교, 사회생활에서 활동 수준을 포함한 김○○의 운동보상 패턴은 빨리 사라졌다. 김○○이 정상적인 기능적 근력 및 균형, 오른쪽 발뒤꿈치 밀기 및 체중 수용의 보행 패턴, 정상적인 지구력을 회복함에 따라 물리치료 중재로 스포츠 재훈련을 시작했다. 김○○은 외래 물리치료(주 2회, 총 8주) 이후 오른쪽 다리 또는 허리에 통증이 없다고 보고했다. 김○○은 기능적 깡충뛰기 검사와 BOT-2에서 연령에 적합한 수준에 도달하며 스포츠활동에 부분적으로 복귀할 수 있게 되었다.

근거중신 임상적 추천

SORT: 추천 분류의 장점

A 일관된, 양질의 환자 지향적 근거

B 일관되지 않거나 제한된 질적 수준의 환자 지향적 근거

C 동의, 질병 중심의 근거, 일반적인 관행, 전문가의 의견 또는 사례 시리즈

1. 복합부위통증증후군의 병태생리학적 기전은 말초신경계와 중추신경계 모두 관련이 있는 다요인일 가능성이 높다. **A 등급**
2. 복합부위통증증후군 환자의 경우 환측 사지를 고정하면 회복기간이 길어진다. **A 등급**
3. 두려움은 통증 관련 장애의 강력한 예측 변수로 복합부위통증증후군 아동은 통증과 관련된 두려움을 해결하기 위해 심리적 중재가 필요하다. **B 등급**

종합 질문

23.1 복합부위통증증후군 환자의 임상 증상이 아닌 것은?

A. 이질통

B. 운동장애

C. 타는 듯한 심부 체성 통증

D. 멍

23.2 일반적으로 복합부위통증증후군 환자의 참여 수준에 변화가 있는 항목이 아닌 것은?

A. 학교

B. 여가

C. 일상생활활동

D. 식사

23.3 복합부위통증증후군 환자를 위한 치료로 권장되지 않는 것은?

A. ROM

B. 체중부하

C. 고정

D. 탈감각화

정답

23.1 **D.** 멍은 국제통증학회의 복합부위통증증후군 기준에 포함되지 않는다.

23.2 **D.** 복합부위통증증후군 환자는 통증에 따른 활동의 변화로 학교, 여가 또는 일상생활활동을 포함한 모든 정상적인 일상활동 참여에 제한이 따른다.

23.3 **C.** 근거에 의하면 복합부위통증증후군의 환측 사지를 고정할 경우 통증이 증가하고 기능이 소실되는 등 증상이 악화될 수 있다.

뇌진탕후증후군

Post-Concussion Syndrome

Wendy Webb Schoenewald

CASE 24

4주 전, 10세 남아 김○○은 쉬는 시간에 술래잡기를 하다 나무 널빤지에 미끄러져 기둥에 머리를 부딪혔다. 1분이 안 되게 의식을 잃었고, 학교 보건실로 옮겨졌다. 보건교사는 학교를 며칠 쉬는 것이 좋겠다고 했다. 김○○은 갑자기 심한 두통을 느꼈고 가라앉지 않아 부모는 아이를 소아과로 데려갔다. 진단결과는 뇌진탕이었다. 의사는 일정기간 동안 뇌 안정이 필요하고 두통이 가라앉을 때까지 학교를 쉴 것을 권유했다. 김○○은 약 3주간 학교를 쉬었고, 최근에는 반나절만 수업을 듣지만 두통은 여전하며 균형을 잡기가 어렵다. 소아과의사는 김○○을 뇌진탕전문의에게 의뢰했고, 진단결과 뇌진탕후증후군(Post-Concussion Syndrome, PCS)으로 전정재활 물리치료를 받기로 했다. 뇌 CT나 MRI 검사는 하지 않았다. 초기 물리치료 검사에서 지속적인 두통(숫자통증등급 6~8/10), 15분 이상 읽기의 어려움, 집중력 저하, 일상생활에서 기능적 균형장애 등이 확인되었다. 엄마 보고에 의하면 김○○은 최근 기분 변화가 생겼다. 뇌진탕, 편두통 또는 학습장애 같은 과거력은 전혀 없었다. 김○○은 이번 부상을 당하기 전에는 우수한 5학년 학생으로 독서를 매우 즐겼다. 현재는 운동도 어렵고, 리코더나 첼로 연주도 잘 하지 못한다. 김○○의 엄마는 첼로 연주를 하지 못하게 된 것과 읽기의 어려움으로 학업이 뒤처진 것을 매우 걱정하고 있다.

- ▶ 가장 적합한 물리치료 검사는 무엇인가?
- ▶ 우선적으로 검사할 부분은 무엇인가?
- ▶ 김○○의 건강 상태에 영향을 미칠 수 있는 요인은 무엇인가?
- ▶ 물리치료에 지장을 미칠 수 있는 동반 질환은 무엇인가?
- ▶ 사례에 가장 적합한 물리치료 평가도구는 무엇인가?
- ▶ 평가결과를 바탕으로 한 물리치료 계획은 무엇인가?

주요 정의

- **뇌 안정**(brain rest): 뇌진탕 직후 뇌 회복 및 증상 완화를 위한 인지 및 신체적 안정을 말한다.
- **뇌진탕**(concussion): 일반적인 특성은 다음과 같다. (1)머리, 얼굴, 목 또는 그 외 다른 부분에 직접적인 타격이나, 뇌로 전달되는 "충격적인" 힘에 의해 야기될 수 있음, (2)대개 자연적으로 해결되는 신경기능의 단기 손상으로 급성 발현, (3)신경병리학적 변화를 가져올 수 있지만 구조적 손상보다 기능장애가 더 큰 문제이며, (4)의식 상실이 동반되거나 그렇지 않을 수 있음. 일반적으로 증상은 일정한 과정을 거쳐 회복되지만, 일부에서 뇌진탕 후 증상이 오래 계속될 수 있다.
- **시선 안정성**(gaze stability): 움직이면서 시각적 대상물에 시선을 고정하는 능력이다. VOR, 자연스런 시선 추적, 단속성 안구운동 등을 포함한 여러 가지 시각운동 과정으로 이루어진다.
- **뇌진탕후증후군**(post-concussion syndrome, PCS): 일반적으로 7~10일 이상의 뇌진탕 후 증상이 지속되는 것이다. 자세 불안정, 주의결핍이나 기억손상 그리고 피로, 수면장애, 두통, 어지럼증, 성격 변화 또는 과민성 중에서 3개 이상 해당되면 뇌진탕후증후군으로 진단한다.
- **단속성 안구운동**(saccades): 주변 시야 내 시각적 이미지를 바라보는 불수의적인 빠른 안구 움직임이다.
- **자연스런 시선 추적**(smooth pursuit): 시야에서 움직이는 시각적 이미지를 추적하는 능력이다. 망막의 시각적 정보가 있어야 대상물을 시선 추적할 수 있고 중심와에 상이 유지된다.
- **스플링 징후**(spurling's sign): 경추 척추증 의심 환자에게 시행되는 임상검사이다. 환자를 앉히고, 치료사는 증상을 보이는 쪽으로 환자의 목을 옆으로 굽혀서 압력을 가한다. 증상이 다시 나타나면 양성이다.
- **전정안근반사**(vestibulo ocular reflex, VOR): 머리를 움직일 때, 안구의 움직임을 제어하는 안구운동계에 대한 전정기관의 반고리관으로부터 감각 정보를 연결하는 3개의 신경이 관여하는 반사이다. 전정안근반사는 기능적 과제 수행을 위해 머리를 움직일 때 안구의 안정성을 제공한다. 이 신경세포에 문제가 생기면 머리를 움직일 때 동요시(oscillopsia, 물체가 움직이는 것처럼 보임)와 어지럼증이 생길 수 있다.

목표

1. 뇌진탕후증후군의 징후와 증상을 이해할 수 있다.
2. 뇌진탕후증후군 환자의 안구운동, 전정기능, 균형 및 협응력, 유산소운동 내성 부족 등을 측정할 수 있는 신뢰도와 타당도가 입증된 평가도구를 선택할 수 있다.
3. 뇌진탕후증후군 아동의 물리치료 시 영향을 미치는 여러 신체계통의 작용을 이해할 수 있다.
4. 뇌진탕후증후군 아동을 위한 물리치료프로그램을 계획할 수 있다.
5. 증상 관리를 위해 부모, 아동, 학교 교육팀(예: 선생님, 코치, 행정 직원)에게 교육을 제공할 수 있다.

물리치료 시 고려사항

뇌진탕후증후군 아동의 물리치료 시 고려할 점:

- **일반적 물리치료 계획/목표:** 시각 · 운동 및 전정기능 정상화, 정싱직인 동적 균형 회복; 경추 강화 및 심혈관 건강 회복; 이전 학습 수준 획득; 수업 외 활동 재개
- **물리치료 중재:** 뇌진탕 및 뇌진탕후증후군 관리를 위한 환자 교육; 시각 · 운동 및 전정기능손상의 회복을 위한 운동; 심혈관계 건강 향상; 협응력훈련; 인지 재훈련; 경추 강화훈련
- **물리치료 시 주의사항:** 두통, 어지럼증, 구역질을 유발하고, 재활 동안 회복을 지연시킬 수 있는 과잉자극 피하기
- **물리치료를 방해하는 요인:** 불안 및 우울, 약시 또는 안구 조절 문제, 학습장애, ADHD 같은 기존 병력

건강 상태의 이해

뇌진탕은 머리 부딪힘, 타격, 충격 등으로 복잡한 병리생리학적 과정을 유발하는 뇌기능에 영향을 미치는 외상성 뇌손상(Traumatic Brain Injury, TBI)의 한 유형이다. 머리에 직접 충격을 입거나 경추의 편타증(whiplash-type injury) 시 회전 가속도로 발생하는 힘에 간접적으로 손상을 입을 수 있다. 뇌진탕으로 잠시 인지나 의식 변화가 있을 수 있으나 생명에는 지장이 없다. 부상 후 무의식 상태나 기억 상실 기간이 긴 심각한 외상성 뇌손상에 비해 경미한 외상성 뇌손상(mild TBI, mTBI)이다.

미국에서는 매해 약 380만 명이 스포츠 관련 뇌진탕으로 응급실을 찾는다. 하지만 아동이 뇌진탕 후 응급실에서 진료를 받는 것은 보기 어렵기 때문에 이 수치는 적게 추산된 값이다. 뇌진탕의 65%는 4~15세 아동에서 발생하는 것으로 추정된다. 약 50%는 스포츠와 상관없이 낙상으로 발생하며, 15%는 사물에 부딪히거나 예기치 못한 둔상(blunt trauma)으로 발생한다.

지난 수십 년간, 동물모델과 인간을 대상으로 한 연구결과, 경미한 외상성 뇌손상의 이해가 높아졌다. 뇌가 급성 손상을 입으면 신경세포의 신진대사 요구가 매우 높아진다. 일반적으로 증가된 신진대사 요구에 따라 신경세포의 미토콘드리아에서 ATP (Adenosine Triphosphate, 아데노신삼인산) 생산이 증가한다. 그러나 뇌진탕에 따른 신경대사 증폭반응으로 미토콘드리아기능이 손상된다. 또한 뇌진탕 후 뇌혈류 감소로 APT의 주 생산원인 포도당이 감소한다. 이러한 뇌혈류의 감소는 성인보다 초기 청소년기에 더욱 장기적으로 나타난다. 따라서 뇌의 신진대사 요구는 높아지지만 에너지 생산에 필요한 포도당 공급은 감소한다. 이러한 현상을 뇌진탕의 "신진대사 불일치 단계(metabolic mismatch phase)"라 한다. 급성 뇌진탕 관리의 치료를 촉진하는 뇌 안정의 개념은 뇌의 증가된 신진대사 요구와 감소된 ATP 생산성 사이의 근본적인 불일치에서 비롯된 것이다. 뇌진탕 직후 신체적 및 정신적 휴식은 뇌조직의 에너지 생산과 에너지 요구 사이의 평형을 맞춰야 하므로 뇌진탕 관리의 기초가 된다. 회복을 위한 시간과 에너지가 충분할 때 세포는 세포내 기능을 되찾고 뇌진탕후증후군에서 회복될 수 있다.

뇌진탕이 발생한 아동의 대부분은 7~10일 내로 회복되지만, 약 10~15%는 이후로도 증상이 지속되어 뇌진탕후증후군이 발달하게 된다. 세계보건기구(WHO)의 ICD-10(International Classification of Diseases-10, 국제질병분류 제10판) 기준에 따라 뇌진탕후증후군은 피로, 수면장애, 두통, 현기증, 집중력 결핍 또는 기억력 문제 중 세 가지 이상 해당된다. 또한 자세 불안정도 일반적인 증상이다.

뇌진탕후증후군과 관련된 징후와 증상은 네 가지 범주로 분류한다. 신체징후와 증상으로 두통, 구역질, 구토, 균형 문제, 반응시간지연, 어지럼증, 빛과 소리에 대한 민감도, 흐릿한 시야 등이 있다. 인지 문제는 집중의 어려움, 정신 흐림, 혼동 등이다. 수면장애로는 수면시간의 변화, 수면의 어려움 또는 전신 피로감 등이 포함된다. 기분상애로는 예민함, 슬픔, 감정적 행위 증가 또는 우울증 등이 나타난다. 기능적 문제로는 균형, 협응력, 활발한 신체활동의 어려움을 들 수 있다. 뇌진탕 후 의식 상실과 어지럼증이 나타나면 회복기간이 길어진다. 부상 직후에는 흔히 두통, 메스꺼움, 균형 및 시각장애 등이 나타난다. 부상 후 24~48시간 사이에 위와 같은 많은 징후와 증상이 나타난다. **표 24-1**에 뇌진탕후증후군과 연관 있는 대표적인 징후와 증상이 정리되어 있다.

ADHD, 난독증, 학습장애, 시력 감퇴(또는 기타 시각추적장애), 불안이나 우울과 같은 기분장애와 편두통 이력을 가진 개인 또는 가족력이 있는 경우 뇌진탕 후 회복이 지연된다. 이러한 동반 질환은 재활활동에 대한 내성과 신체운동의 진행을 제한한다.

운동선수들의 평소 인지 수준을 평가하는 신경인지검사도구의 사용이 증가하고 있다. ImPACT (Immediate Post-Concussion Assessment and Cognitive Testing, 뇌진탕직후 평가 및 인지검사)는 타당도가 입증된 전산화

표 24-1 • 뇌진탕후증후군 관련 징후 및 증상

신체적·기능적 문제	기분장애
두통 어지럼증 구역질과 구토 광선 공포증과 소리 공포증 시야 흐림 균형 문제 반응시간지연 협응력 부족	우울 불안 예민함 슬픔 감정적 행위 증가
인지 문제	**수면장애**
집중 문제 기억 문제 정신 흐림 혼란	잠들기 어려움 수면 유지의 어려움 평소보다 늘거나 줄어든 수면시간 전신 피로감

된 평가로, 주로 물리치료사, 선수 트레이너, 학교 간호사, 팀 주치의들이 사용한다. 격렬한 종목의 스포츠 선수들은 매년 ImPACT를 시행하는 것이 좋다. ImPACT는 개인의 증상, 주의집중시간, 비언어적 기억력, 언어적 및 시각적 기억력, 처리 속도 및 반응시간을 측정한다. 뇌진탕이 의심되면 ImPACT를 시행하고 검사결과를 기준 점수와 비교한다. 전문가들은 이 평가결과를 뇌진탕으로 발생할 수 있는 변화와 스포츠 복귀 여부를 정하는데 사용한다. ImPACT의 규준 점수(norm)를 수립하고자 많은 고등학교의 스포츠프로그램으로 검사가 진행되고 있다. 그러나 학교 또는 팀 스포츠 선수가 아닌 경우에는 기준 점수의 정보가 없으므로 비교 점수로 활용할 수 없다. 기준 점수가 없을 때는 회복기간에 ImPACT 재평가를 실시하고 이전 점수와 비교해서 향상 수준을 모니터링한다.

물리치료 환자/고객 관리

신체 및 인지검사 또는 뇌 안정은 뇌진탕의 급성 단계에서 이뤄져야 한다. 아이마다 다르지만 보통 뇌 안정기간은 3~10일 정도이다. 안정기에는 뇌진탕 증상이 감소될 때까지 숙제, 독서, 문자 또는 비디오게임을 해서는 안 된다. 활동은 증상을 악화 또는 지연시킬 수 있으므로 제한한다. 음악 듣기, 텔레비전 시청으로 증상이 유발되는 아이도 있고 그렇지 않기도 하므로 개별적인 접근이 필요하다. 안정을 통해 증상이 완화되면 증상에 따라 20~30분 걷기, 자전거 타기 같은 가벼운 유산소운동을 시작하는 것이 좋다. 증상을 악화시키는 활동은 무조건 금해야 하는 것이 핵심이다. 뇌진탕후증후군 아동은 일반적으로 2~3주의 안정기간을 거친 다음 물리치료를 시작한다. 물리치료 관리는 다학제적 접근의 중요한 부분이다. 부모/아동을 대상으로 증상 관리에 대한 교육과 의사, 선생님, 코치와 자주 의사소통하는 것이 물리치료사의 주된 역할이다. 물리치료사는 기능적 손상, 손상과 증상 악화의 연관성, 기능적 제한, 회복지연 등에 대한 정보를 공유한다. 회복을 촉진하기 위해 신체 및 인지활동에 수반되는 증상 관리가 중요하다. 구두평가척도(0~10; 0=없음, 10=심각함)로 두통, 어지럼증, 메스꺼움 및/또는 시각적 증상을 관찰하면 아동이 견딜 수 있는 활동의 강도를 계획하고 수정하는데 유용하다. 이 평가는 아동의 선생님, 간호사, 지도교사, 코치 그리고 사례의 김○○의 경우 음악 선생님과 원활한 의사소통을 위해 중요하다. 학업, 스포츠, 음악활동 재개를 위한 목표를 수립하는데 모두 중요한 전문가들이다. 뇌 부상에서 회복하는 동안 학교에서 받게 되는 일반적인 인지적 부하도 증상을 악화시키거나 회복을 지연시킬 수 있으므로 인지 측면에서 안정을 취할 수 있는 환경이 만들어져야 한다. 아동이 학교로 복귀할 때 학교에서 준비하도록 권장하는 사항은 (1)수업 참여시간 단축, (2)노트 필기 금지, (3)필요한 경우, 시험 시 추가시간 부여 등이다. 학교 복귀 시 두통을 악화하고 인지 능력을 떨어뜨리는 과잉자극을 줄이기 위해 보건실에서 자주 휴식을 취하게 한다. 물리치료의 목표는 신체 및 인지활동에 따른 증상 완화, 시각 응시의 안정화, 정상적인 안구 추적운동, 정적 및 동적 자세 조절 능력 향상, 읽기의 내성 향상 등이다. 장기목표는 학업으로 완전 복귀, 스포츠 또는 산책활동 재개이다. 또한 연이어 머리 부상이 발생했다면 재부상의 위험, 2차충격증후군, 적절한 관리에 대한 가족 교육도 중요하다. 뇌진탕의 반복으로 보다 심각한 증상이 유발될 수 있고 회복기간도 길어지게 된다. 2차충격증후군은 드물게 발생하지만 이전 머리 부상에 따른 증상이 완전히 사라지기 전에 다시 외상성 뇌손상이 발생했다면 치명적일 수 있다.

검사, 평가 및 진단

뇌진탕의 유형, 의식 상실 기간, 부상과 관련된 목 통증, 이전의 뇌진탕 발생 횟수, 동반 질환 등에 관한 정보를 자세히 수집한다. 뇌진탕의 심각도를 측정하는 물리치료 검진 시 유용한 평가도구는 다음과 같이 네 가지이다. 숫자등급으로 통증 정도 표현, PCSS (Post-Concussion Symptom Scale, 뇌진탕후증후군척도), ImPACT, DHI (Dizziness Handicap Inventory, 어지럼증장애척도)이다. 치료사는 먼저 아이에게 물어보는 형식으로 현기증, 메스꺼움, 목 통증, 불균형 등 기본적인 증상의 등급을 매기고(0~10점 척도; 0=없음, 10=심함) 이어지는 평가로 증상이 심해지면 어느 정도인지 비교할 수 있다. PCSS는 뇌진탕과 관련된 증상을 확인하고 그 정도를 측정할 때 사용한다. PCSS는 ImPACT의 한 부분으로, 증상의 정도를 측정하고 치료하는데 사용한다. PCSS는 22개 항목, 7점 리커트척도(0=없음, 6=심각함)로 점수를 부여한다. 총점은 0~132점으로, 132점은 증상이 가장 심하다는 의미이다. 최근 연구를 통해 PCSS는 치료사가 아동의 증상을 이해하는데 도움이 되는 것으로 나타났다. 예를 들어 Joyce 등이 아동을 대상으로 한 연구에서 여성과 불안장애가 있는 개인은 PCSS의 인지, 신체, 감정 관련 항목에서 남성에 비해 점수가 높았다. 뇌진탕 후에 DHI를 사용해서 어지럼증과 전정기관 증상을 확인하고 통증 수준을 평가할 수 있다. 수면장애, 읽기 능력, 시각장애(예: 약시, 사시)에 대한 추가적인 질문도 도움이 된다. 학교 출 · 결석기간, 치료와 운동, 학업 등에 관해 질문한다.

경추 ROM, 목근육 촉진, 통증, 경척수압박검사(예: 스플링 증상)를 시행한다. 상지의 근력 감소를 파악하기 위해 상지를 포괄적으로 스크리닝한다. 스크리닝검사는 부상의 재발방지를 위해 근력강화프로그램의 필요 여부를 평가하는데 중요하다.

신경계통검사에서 소뇌, 전정기관, 시각운동계통의 기능을 정확히 평가한다. 소뇌 협응력검사에서는 기본적으로 손가락-코-손가락검사로 반응시간지연 및 운동거리 측정장애를 평가한다. 치료사는 먼저 아동이 앉아 있는 모습에서 눈동자의 정렬 상태를 관찰한다. 차폐-비차폐 검사로 수직적 또는 수평적 사시현상(눈정렬장애)이 나타나는지 확인한다. 아동에게 특정 지점을 쳐다보게 한 다음 눈을 가린다. 눈 가림을 해제한 상태에서 눈동자가 움직이면 사시가 있는 것이다. 또한 뇌진탕 부상 이전부터 사시 등의 문제가 있었는지 확인한다. 만약 그렇다면 회복이 지연될 수 있다.

VOMS (Vestibular/Ocular-Motor Screening, 전정/안구운동 선별검사)는 부드럽게 따라 보기, 수평/수직 방향으로 빠른 안구운동, 폭주근점(near point), 수평 VOR, 시각운동 민감성을 평가하는 선별검사이다. 치료사는 부드럽게 따라 보기와 비정상적인 안구진탕증 검사로 뇌신경 및 뇌손상을 검사할 수 있다. 검사방법은 다음과 같다. 치료사는 아동의 눈에서 50~60cm 떨어진 곳에서 아이의 손가락을 잡고 천천히 수평으로 앞뒤로 움직이게 하며 이를 반복한다. 처음에는 천천히 하고 점차 빠르게 한다. 아이는 눈으로 손가락의 움직임을 따라와야 하고, 손가락을 멈추면 비정상적인 안구 움직임 없이 빠르게 멈춰야 한다. 그다음은 수직 방향으로 동일한 과정을 반복한다. 뇌진탕후증후군 아동은 목표점을 빠르게 또는 느리게 움직일 때 초점 맞추는 것이 어려울 수 있다. 예를 들어 단속성 안구운동(목표점에 시선을 고정하지 못한 채 불수의적 빠른 안구 움직임), 급격한 안구 움직임 또는 검사 중 눈의 피로와 두통 호소 등이다. 각 검사 중에 치료사는 아이에게 어지럼증, 두통, 메스꺼움 정도를 0~10의 숫자로 물어보며 변화를 확인한다.

VOMS의 다음 단계로 두 개의 목표 지점을 제시하고 단속성 안구운동을 평가한다. 치료사는 아이 앞에서 두 손가락을 수평으로(어깨 너비만큼) 또는 수직으로(턱과 이마 사이 거리만큼) 들고, 아이에게 머리는 고정하고 수평 또는 수직으로 치료사의 손가락을 반복해서 교대로 쳐다보게 한다. 각 방향에서 약 30회 반복검사하고 실제로 아이가 수행한 횟수를 계산한다. 각 검사 과정에서 어지럼증, 두통, 흐릿함, 메스꺼움 정도에 변화가 있었는지 위의 숫자척도로 확인한다. 이 검사로 안구의 피로 혹은 두통이 증가할 수 있다. 아동은 목표점을 정확하게 쳐다보거나 일정한 속도로 반복해서 눈을 움직이거나, 단속성 안구운동 수행 저하(목표점에 못 미친 안구운동) 같은 어려움을 느낄 것이다. 이런 과제 수행에 어려움을 느끼면 학교에서 필기를 하거나 글을 읽는 것이 어려울 수 있다. 달리기나 움직이는 공을 가지고 하는 운동도 어려워 할 수 있다.

NPC (Near Point Convergence, 폭주근점)는 얼굴로 가까워지는 물체를 볼 때 양쪽 눈이 함께 안쪽으로 움직여 단일 양안시를 유지하는 능력을 확인하는 것이다. 눈모음부전은 생리학적 범위(아이의 경우 코에서 4~6cm)에서 눈의 근점을 유지하지 못하는 것으로, 뇌진탕 후 일반적인 손상으로 두통과 인지장애를 유발할 수 있다. 치료사는 종이에 펜으로 글자를 쓰고 아이에게 눈으로 고정해서 쳐다보게 하는 식으로 측정한다. 그다음, 치료사는 펜을 천천히 아이의 코를 향해 움직이며 희미하게 보이거나 사물이 두 개로 보인다고 호소하는 지점을 확인한다. 치료사는 검사 도중에 아이의 한쪽 눈이 초점을 놓치고 다른 곳을 쳐다보지 않는지 확인한다. 검사 후, 치료사는 아이에게 어지러움, 두통, 메스꺼움의 정도가 어떻게 달라졌는지 물어본다. NPC 검사에서 이상징후는 비대칭적인 눈의 움직임, 흐릿한 시야, 두통 및/또는 연령 기준 이상의 NPC 거리 등이다.

전정신경의 민감도는 VOR 검사로 평가한다. VOR 검사는 시선 안정성 또는 머리나 몸이 움직이면서 시선을 한 곳에 고정할 수 있는 능력을 평가한다. 아이의 시선을 고정된 목표점에 고정하고 머리를 수직으로 20회 그리고 다시 수평으로 20회 반복해서 움직이게 한다. 다시, 아동에게 어지럼증, 두통, 시선의 흐릿함, 메스꺼움 정도에 변화가 있는지 물어본다. 비정상적인 증상은 시야가 흐려지고, 어지러움을 느끼며 고정된 목표점을 응시하는 것이 어렵고, 두통이 심해지고 움직이는데 불편함을 느끼는 것이다. 또 다른 VOR 검사로 두부충동검사가 있다. 아이를 앉히고 시선을 한 곳에 고정한 뒤, 머리를 수직/수평으로 빠르게 회전시킨다. 아이의 머리가 예상한 방향과 달리 움직여질 때 교정형 단속성 안구운동이 나타나면 비정상이다.

뇌진탕후증후군 아동은 학업수행력에 영향을 주는 구두 기억손상과 시각운동기술의 부족과 연관된 시각 문제가 나타날 위험이 크다. Master의 연구에서는 뇌진탕 아동의 69%에서 시각적 문제, 55%는 진정기능장애 그리고 49%에서는 이 두 가지 손상이 함께 나타났다. 시각 문제 중 51%는 조절장애, 49%는 눈모음부전, 29%는 단속성 안구운동장애가 있었다. **표 24-2**는 주요 검사 과정과 뇌진탕후증후군에서 주로 나타나는 검사결과를 정리한 것이다.

지금까지 치료사는 VOMS 검사를 통해 소뇌, 시각, 진정계통의 통합성을 평가했다. King-Devick 검사는 뇌진탕 후 손상된 안구운동, 언어, 집중, 기타 감소된 뇌기능을 평가하기 위해 개발되었다. 또한 뇌진탕후증후군 아동을 측정하는데 유리한 점이 있다. 검사시간은 1분이며 치료사는 아동에게 색인 크기의 카드에 적힌 한 자리 숫자를 읽어보게 한다. 세 장의 카드는 난이도가 낮은 것에서 높은 것으로 구성되어 있다. 주어진 시간 내에 다섯 줄의 숫자를 정확히 읽는지 검사한다. 모든 숫자를 읽은 총 시간과 틀린 횟수를 계산한다. 일반적으로 그 결과는 운동경기 시즌 전에 기준 값으로 사용된다. 두개골 내 출

표 24-2 • 뇌진탕후증후군 아동의 운동검사

검사 항목	검사방법	손상
소뇌 협응	치료사는 손가락을 양옆으로 움직이며 환자에게 손가락을 건드리고 본인의 코를 만지게 한다.	느린 반응시간, 운동측정장애(dysmetria)
안구진탕증	치료사는 환자의 눈 앞에서 손가락을 양옆으로 점차 빠르게 움직인 다음 가운데에서 멈춘다.	눈으로 손가락을 따라가지 못함 시야 중심에서 안구진탕증 발생
부드럽게 시선 따라가기	치료사는 손가락을 양옆으로 그리고 위아래로 "H" 모양으로 움직인 다음 점차 더 빠르게 움직인다.	눈으로 손가락을 따라가지 못함 급격한 안구운동 두통, 어지럼증, 눈 피로, 메스꺼움(0~10으로 표현)
단속성 안구운동	치료사는 두 손가락을 수평(어깨 너비)으로 그리고 수직(이마에서 턱까지 거리)으로 양옆, 위아래로 움직인다.	전혀 못하거나 몇 차례 따라하면 증상이 나타남(0~10으로 표현)
안정적 응시 VOR	환자는 검사자의 엄지에 시선을 고정한 채 머리를 좌우로 움직인 다음 수직으로 흔든다.	전혀 못하거나 몇 차례 따라하면 증상이 나타남(0~10으로 표현)
폭주근점검사(NPC)	치료사가 펜에 적혀 있는 글자를 팔 길이만큼 떨어진 상태에서 환자의 눈에 가깝게 이동시킨다.	눈모음 부전: 코 끝에서 4~6cm 미만 거리에서 글자가 두 개로 보임. 증상은 1~10으로 표현
균형	눈을 뜨고 그다음 눈을 감고 발뒤꿈치–발끝 걷기 패턴으로 앞뒤로 걷는다.	환자는 팔을 들어 균형을 잡거나 다리를 넓게 벌리거나 몸통을 똑바로 들지 못하고 휘청거린다.
King-Devick 검사 (안구운동, 언어, 집중)	환자에게 3장의 색인 카드에 적힌 숫자를 읽게 한다. 숫자 5줄을 가장 빨리 읽는 시간을 측정한다. 환자가 3장의 각 숫자들을 모두 읽은 총 시간과 틀린 횟수를 기록한다.	숫자를 읽는 속도와 정확도를 측정하고 예후의 정도를 평가한다. 두통, 어지러움증, 메스꺼움
유산소 지구력: 수정된 Balke 트레드밀검사	아동은 트레드밀(시간당 3.3miles 속도)을 2분 동안 걷는다. 이후 15분 동안 1분마다 1%씩 증가시키며 평가한다. 증상의 정도가 0~10 기준으로 두 단계 이상 증가했거나 나이에 맞는 최대 심박수의 80% 이상에 도달했을 때 검사를 종료한다.	RPE를 관찰하는 동안 두통과 어지러움 증상이 0~10 강도 기준으로 두 단계 이상 상승 비정상적인 심박수 또는 혈압(비정상적인 운동반응)

VOR: 전정안근반사, RPE: 운동자각도

혈 후, 검사시간이 늘어나면 뇌진탕 증상이 있는 것으로 간주한다. Galetta 등의 연구결과에 의하면, 운동선수가 이 검사를 완수하는데 평균 37초가 걸리고 뇌진탕 후에는 9.9초가 늘어난다. 비정상적인 검사결과로는 검사시간이 늘어나고 두통이 심해지며 말하는 것이 어려워지는 것 등이 있다. King-Devick 검사결과는 ImPACT 신경인지검사 점수와 상관성이 있으므로 급성 뇌진탕 부상의 검사 시 상호보완적으로 사용할 수 있다.

안구운동과 인지검사를 마친 후, 치료사는 동적 움직임 조절을 평가한다. 아동의 팔을 가슴 앞에 교차시키고 한쪽 발뒤꿈치를 다른 발 발끝에 대면서 앞으로 열 걸음을 걷고 그다음 뒤쪽으로 걷게 한다. 이 검사에서 발뒤꿈치-발가락 보행 패턴 유지, 불안정한 걸음걸이 및 팔을 들어 균형 유지, 비정상적인 힙 전략 또는 발 실수 등을 관찰한다. 그다음, 눈을 감고 같은 패턴으로 앞으로 걷고 뒤로 걷기를 반복하면서, 다시 아이가 과제를 수행하는 능력을 관찰한다. BESS (Balance Error Symptom Scale, 균형이상척도)는 뇌진탕 후 정적 균형을 평가하는데 사용된다. BESS는 안정적인 지지면에서 두 발 모으고 서기, 한 발 서기, 눈 감고 발뒤꿈치-발끝 닫기 보행(tandem gait) 각기 20초 그리고 불안정한 지지면에서 위의 세 가지 항목을 각각 20초씩 수행한다. 아동에게 수정된 CTSIB (Clinical Test for Sensory Integration of Balance, 감각통합균형 임상검사) 혹은 FGA (Functional Gait Assessment, 기능적 보행평가) 같은 성인에게 사용하는 균형검사를 사용해도 유용한 정보를 구할 수 있다.

수정된 Balke 트레드밀검사로 뇌진탕 환자의 심혈관 건강 상태를 평가할 수 있다. 뇌진탕 후 유산소운동을 할 때 종종 어지러움, 불균형, 두통이 발생한다. 유산소운동은 뇌진탕을 겪은 환자들의 균형을 회복시키고 대뇌혈류를 촉진시킴으로써 생리학적 기능장애와 증상을 완화시켜 준다. Leddy 등은 지속적인 뇌진탕후증후군 증상은 불완전한 자율신경계 기능으로 일어나며, 점진적으로 회복된다고 하였다. 치료사는 트레드밀검사를 하기 전, 아동의 나이에 맞는 최대 심박수를 계산한다. 아동과 청소년의 경우 가장 정확한 최대 심박수

계산식은 208 − (0.7×나이)이다. 보정된 Balke 프로토콜은 처음 시작한 후 2분 동안 시간당 5.3km 속도로 트레드밀에서 이루어진다. 15분 동안 매분 1%씩 경사를 증가시킨다. 아이의 심박수와 혈압은 검사 전·후를 비교하며 두통, 어지러움, 메스꺼움 증상을 0~10의 척도로 구두로 답하게 한다. 검사하는 동안 심박수와 RPE (Rating of Perceived Exertion, 운동자각도)를 모니터링한다. 아동의 구두 평가에서 처음보다 2점 이상 증가하거나 연령기준 최대 심박수의 80%에 도달하면 검사를 종료한다. 체격이 작은 아동은 검사 속도를 낮춰서 편하게 걷게 한다. 또한 OMNI 같은 아동용 RPE검사척도를 사용할 수 있다. 첫 평가에서 트레드밀검사를 어려워하거나 적합하지 않을 때는 일반적으로 두 번째 방문에서 검사를 시행한다. 이 검사결과는 치료사가 뇌진탕 후 아동의 운동내성에 맞게 유산소운동프로그램을 계획하는데 유용하다. 치료사는 30분 동안 유산소활동 시 최대하 증상 및/또는 심박수 역치를 설정할 수 있다. 트레드밀훈련의 동작 민감도와 운동 강도 때문에 종종 고정용 자전거훈련부터 시작한 다음, 트레드밀 걷기 그리고 트레드밀 뛰기 또는 스텝퍼훈련으로 진행한다.

사례의 10세 김○○은 뇌진탕 후 4주가 지났지만 학교에서 6~8/10 강도의 지속적인 두통을 호소하고 있다. 다른 질환은 없고 책은 15분 동안 볼 수 있었다. DHI 검사에서 30%(0% = 정상)로 좌절감, 활동 제한, 집중력 문제 그리고 움직임 민감도 등의 결과가 나왔다. PCSS 점수는 43/132으로 균형, 빛과 소음에 대한 예민함, 두통이 가장 큰 문제로 나타났다. 운동 능력검사에서 소뇌 협응력 정상, 12cm 거리 근점 이상, 비정상적인 안구단속운동(수직 방향 8회, 수평 방향 6회 안구운동 후 두통이 심해짐)이 확인되었다. 전정안근반사검사는 정상이었지만, King-Devick 점수는 66초로 비정상이었다. 한 발 서기를 유지하기 어려웠고 일자로 걷기 검사 시 몸이 심하게 흔들렸다. 수정된 Balke 프로토콜에 따라 검사 10분 후, 목표 심박수 범위 이상으로 심박수가 증가했으므로 검사를 종료했다.

치료 계획과 중재

물리치료와 전정재활은 검진에서 확인된 손상을 해결하는 문제-기반 접근에 중점을 두어야 한다. 뇌진탕후증후군 환자는 여러 신체계통에 손상이 따른다. 운동기능장애의 우선순위를 정해야 한다. 치료를 받기 전에 운동기능 수준을 확인한다. 예를 들어 아동이 종일 학교수업에 참여했는지 아니면 집에서 쉬는 시간이 많았는지 알아본다. 이것은 증상의 강도와 운동진행 계획에 영향을 미친다. 치료사는 아동과 부모에게 운동과 활동에 따라 나타나는 증상 수준을 어떻게 구두로 등급을 매기는지 교육하는 것으로 치료를 시작한다. 이러한 척도를 사용해서 처음 물리치료 검진 시, 매 운동 또는 활동 시작 전, 도중 그리고 후에 증상의 등급을 매긴다. 치료사는 심한 두통이나 어지럼증을 유발하지 않는 운동프로그램을 계획한다. 운동으로 증상이 악화되면, 휴식을 취하게 하고 증상이 가라앉는데 걸리는 시간을 확인한다. 구두척도에서 증상이 2점 증가하더라도 짧게 휴식을 취해서 상태가 회복된 다음 운동을 시작할 수 있어야 한다. 경과기록지는 다양한 과제 수행 시 나타나는 증상의 강도를 확인하고 상태를 회복하는데 걸리는 시간을 모니터링하는데 사용한다. 운동 강도는 증상에 따라 조절한다. 구두척도 평가에서 증상이 2점 이상 심해지지 않으면 운동 강도를 다음 단계로 높일 수 있다. 처음에는 시각 협응력과제 같은 아주 간단한 운동부터 시작한다. 증상이 아주 경미해지면, 균형판 위에서 시각과제 수행과 같은 복잡한 운동으로 진행한다. 홈운동프로그램은 가장 문제가 되는 손상을 기초로 구성한다. 홈운동프로그램은 하루 중 단시간 고빈도로 신경계를 자극하면서 충분히 회복할 수 있도록 계획한다.

물리치료 빈도는 아동의 학업 일정과 운동 내성에 따라 달라진다. 학업 시작 전에 치료를 시작했다면 주 2회 치료가 적당하다. 부모는 집에서 아동의 치료사가 되므로 홈프로그램에 대해 상세한 교육이 필요하다. 치료사는 아동과 부모에게 아동이 학업을 시작하면 교실 내 환경자극과 인지활동으로 증상이 악화될 수 있으므로 치료프로그램이 수정될 수 있음을 알려준다. 휴학기간이 연장되어 가정교습을 받는다면 가정교사에게 아이가 수용할 수 있는 활동 수준과 양에 대한 정보를 공유한다. 아동의 증상이 호전되면 주 1회로 치료 횟수를 줄인다. 홈운동프로그램은 숙제시간을 고려한다. 또한 아동의 학업 코디네이터와 상호 연락을 통해 시험 수정, 추가시간, 필기노트 등을 지원받을 수 있는지 확인한다. 학교에서는 몸의 회복과 최적의 학습을 위해 보건실에서 휴식을 취할 수 있는 조치가 이뤄져야 한다.

치료기간 초기에 아동은 수정된 Balke 프로토콜 트레드밀검사를 통해 증상의 정도에 따라 강도 레벨이 조절된 점진적 유산소운동을 매일 수행하는 것이 좋다. 일반적으로 자전거운동기구 또는 트레드밀 유산소운동으로 시작한다. 증상이 호전되면 스텝퍼 계단 걷기, 트레드밀 뛰기 같은 균형과 협응력을 강화하는 난이도가 높은 유산소훈련을 시작한다. 운동 중에 자율신경기능이상이 급격히 발생해 트레드밀 걷기 또는 뛰기를 멈춘 후에도 어지럼증이 오래 지속될 수 있으므로 운동을 하는 동안 아동을 면밀히 관찰한다.

몇 가지 운동은 시각운동계통의 손상을 확인할 수 있다. "안구 움직임" 운동은 단속성 안구운동의 손상을 치료하는 방법이다(**그림 24-1**). 아동에게 팔 길이 정도 떨어진 거리에서 약 30cm 간격의 두 목표점을 번갈아 쳐다보게 한다. 먼저 수평 방향으로 두 목표점을 20회 교대로 반복해서 쳐다보게 한 다음, 수직 방향으로 같은 운동을 반복시킨다. 이 과제에서는 눈으로 정확하게 목표점을 바라보는 것이 중요하다. 내성이 증가하면 반복 횟수가 늘어날 것이다. 안정적으로 응시하는 운동은 팔 길이 정도 떨어진 거리의 고정된 목표물을 쳐다보는 것부터 시작한다. 아동은 이번에 고정된 목표점을 눈으로 응시하면서 머리를 수평으로 움직인다. 수직 방향으로 반복할 수도 있는데, 처음에는 10~20회 반복하고 차차 60초까지 시간을 늘려간다. 눈모음(convergence)과 눈벌림(divergence)손상은 뇌진탕 후 일반적인 것으로 읽기 능력에 영향을 미칠 수 있어 학업이 곤란할 수 있다. Brock 끈운동(**그림 24-2**)은 뇌진탕후증후군에서

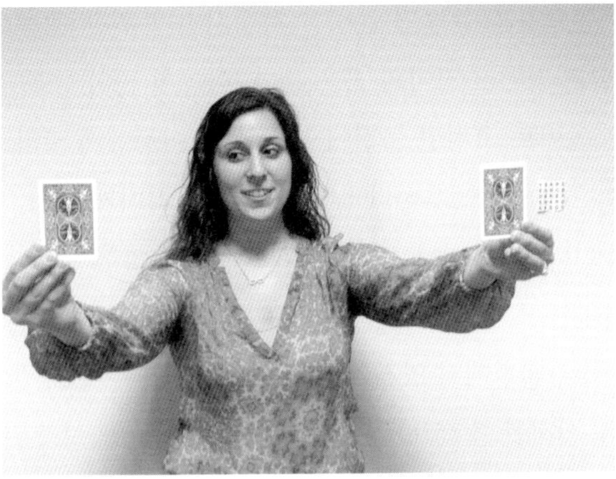

그림 24-1 단속성 안구운동을 향상하기 위한 안구 움직임운동

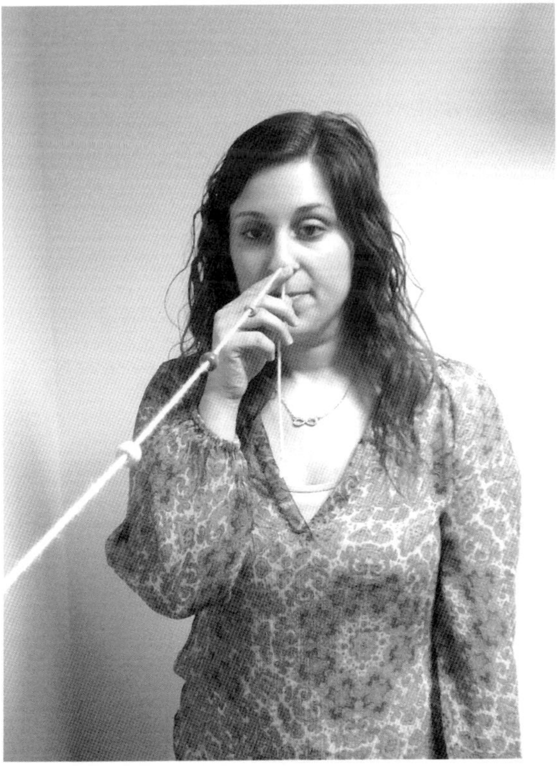

그림 24-2 눈모음과 눈벌림의 향상을 위한 Brock 끈운동

흔히 발생하는 눈모음과 눈벌림 손상을 향상시키기 위한 운동으로, 아동에게 3개의 구슬이 달린 약 3m 길이의 끈을 준다. 아동이 끈의 한쪽 끝은 코에 대고 다른 한쪽은 눈 높이로 고정된 물건에 부착한다. 아동에게 코와 가까운 구슬에서 먼 쪽에 있는 구슬 순으로 하나씩 약 3~5초 응시하게 한다. 처음에는 수행하기 어려울 것이다. 두통이나 눈의 피로도에 따라 약 3~5회 반복시킨다. 첫 번째 구슬의 위치는 초기 검사에서 눈모음이 어렵다고 말한 지점 근처이다.

만약 아동이 경추검진에서 양성결과가 나왔다면 도수치료, 물리적인자요법, 경추관절운동을 실시할 수 있다. 경추 부위가 뻣뻣하면 시각운동계통의 손상을 치료하는 많은 운동법에 영향을 끼칠 수 있으므로 치료 경과가 지연될 수 있다. 경추근육(상부 승모근, 견갑거근, 흉쇄유돌근, 후두하근)이 짧아졌을 수 있다. 아동의 상태가 호전되면서 경추근육의 강화운동으로 나중에 재손상 발생을 예방할 수 있다.

감각운동 및 균형손상의 치료는 경사판, 워블보드, 다양한 바닥에서 정적균형반응을 자극한다. 보수볼이나 움직이는 3D 크로스트레이너 위에 서기 또는 쪼그려 앉기 같은 균형과제로 난이도를 높여간다. 발 모양을 일자로 걷기는 어려운 과제로 특히 뒤로 걷기, 눈감고 걷기 또는 불안정한 지지면에서 걷기가 그렇다. 일반적으로 앞으로 걷기와 뒤로 걷기 같은 선형 패턴으로 활동을 시작한 다음, 180° 회전 그리고 360° 회전으로 난이도를 높인다. 특정 스포츠활동과 관련된 협응력과제도 균형계통 강화에 좋다.

아동이 위의 과제를 수행할 수 있으면, 시각 추적 및 눈-손 협응력이 통합된 기능적 균형과제를 추가한다. 예를 들어, 공 토스 또는 저글링은 정상적인 단속성 안구운동을 촉진시킬 수 있다. 손-손 토스 또는 위-아래 토스를 하는 동안 눈으로 공을 따라 봐야 한다. 이러한 유형의 과제는 속도를 빠르게 하고, 머리와 몸을 크게 움직이며, 저글링 패턴을 어렵게 하고, 작은 공을 사용하는 식으로 과제를 복잡하게 구성할 수 있다. 이 활동을 완전히 마스터한 후에는 공 토스하며 걷기, 불안정한 지지면 위에서 터닝, 스피닝 또는 선 자세로 다양한 패턴으로 날아오는 공 잡기 등을 진행한다. 아동이 놀이활동에 다시 참여할 수 있도록 특정 스포츠나 활동과 유사한 운동을 수행시킨다.

환자가 이러한 기능적 활동과제를 수행할 때 별다른 증상이 없다면 인지과제를 시도한다. 먼저, 세 가지 패턴을 연속해서 그리고 걸으면서 공 바운스하기 같은 과제를 수행하게 한다. 그다음, 치료사는 아동에게 능숙해진 운동과제를 시키면서 알파벳순으로 명칭대기 같은 인지과제를 이중으로 수행시킨다. 대화를 하고 질문에 답하면서 과제를 수행하는 것이 어려운 아동도 있고, 명칭열거하기 또는 복잡한 기억력과제 같은 인지과제를 잘 수행하는 아이들도 있다. 100에서 7을 연속해서 빼기 같은 수학과제를 매우 어려워할 수 있고, 협응력에 영향을 미칠 수 있다. 수학과 외국어활동은 집중력이 많이 요구되므로 호전 상태를 고려해서 나중에 시도한다. 나이에 적합하고 아이가 흥미를 갖는 인지과제가 좋다.

아동이 향상을 보이고 의사도 스포츠 연습에 복귀를 동의하면, 운동프로그램의 강도를 높여 스쿼트, 런지, 푸시업, 프리웨이트, 다이나믹 플랭크운동, 코어운동 같은 더욱 동적인 활동을 반복해서 실시하고, 스프린팅과 호핑훈련으로 진행시킨다. 근력, 협응력, 반응시간이 향상된다.

현재 10세 김○○은 안구운동, 전정감각, 균형계통의 심한 손상으로 두통과 읽기에 어려움이 있다. 물리치료실에서 중재와 하루에 네 차례 홈운동프로그램을 시행하였다. Brock 끈, 안구 움직임, VOR 운동이 포함되었다. 중재법과 진행 경과는 **표 24-3**에 요약되어 있다. **표 24-4**는 4주간 5회 운동 경과를 요약한 것이다.

물리치료 종결 계획 시, 치료사는 재부상에 대해 가족 교육을 실시해야 한다. 아이가 별도의 조처없이 학교생활을 다시 시작할 수 있을 때 물리치료를 종결한다. 시각운동손상은 학업 수행력에 지장을 미치므로 부모나 학교선생님이 지속적으로 모니터링해야 한다. 스포츠활동을 시작할 계획이면 코치 및 트레이너와 연락을 통해 아이의 활동 지구력을 이해시키고, 연습 후 게임에 전환

표 24-3 • 김○○의 안구 및 전정계통 물리치료

운동	손상	치료프로그램
Brock 끈	눈모음	• 코와 가까운 구슬을 코 쪽으로 점점 가까이 움직임 • 과제 수행 속도 증가 • 집중시간 또는 반복 횟수 증가
VOR1 (목표점은 고정하고 머리만 움직임)	응시 안정성	• 머리 움직임의 속도 증가 • 목표점 크기 감소 • 목표점 거리 변경 • 앞 · 뒤 · 좌 · 우로 걷기 그리고 터닝하면서 수행
VOR2 (머리와 눈을 반대 방향으로 움직임)	응시 안정성	• 머리 움직임의 속도 증가 • 목표물 크기 감소 • 목표물 거리 변경 • 세 가지 운동면에서 걸으면서 수행
안구 움직임	단속성 안구운동	• 대각선 움직임과 복잡한 패턴 추가 • 초점을 맞추기 위한 고정된 목표점으로 숫자와 글자 사용 • 숫자와 글자 나열 • 안구 움직임의 속도 증가
근점폭주운동 (pencile push-ups)	눈모음과 눈벌림	• 팔 길이 정도의 거리에서 글자가 적힌 연필을 들고 복시가 발생할 때까지 코 쪽으로 움직인 다음 다시 시작 위치로 움직인다. 글자에 초점을 맞추고 5회 반복 • 움직임의 속도 증가 • 목표점 크기 감소

할 수 있게 한다.

10세, 김○○의 치료결과는 **표 24-5**와 같다. 시각운동, 전정, 균형 그리고 협응력 검사결과에서 정상이었다. 학교 수업에 완전 참여가 가능했으며 1시간 이상 두통 없이 책을 볼 수 있었고, 첼로를 다시 연주할 수 있게 되었다.

뇌진탕 증상이 6~8주 이상 지속되며 일반적인 회복기간보다 길어지는 경

표 24-4 • 김○○의 5회기 물리치료프로그램

운동	1회	2회	3회	4회	5회
유산소운동	• 매일 가벼운 유산소 운동 시행 교육	• 수정된 Balke 프로토콜 트레드밀검사: 두통, 현기증, 심박수 증가로 운동 10분만에 종료	• 팔 지지를 줄이고 속도를 높이면서 15분간 트레드밀 걷기	• 스키 폴대로 Fitter 활강운동 10분 • 협응력 향상을 위한 동물걸음 모방운동(애벌레, 게걸음, 캥거루 뛰기): 2×20ft	• 스텝퍼 15분 • 동물걸음 모방운동: 두 손과 한 발로 마루 가로질러 깡충뛰기 프로그램 추가
눈모음운동	• Brock 끈에 걸려 있는 구슬마다 3~5초 집중 • 3회 반복	• Brock 끈의 구슬을 코 쪽으로 움직이며 눈모음과제 요구도 증가	• Brock 끈운동의 과제도 증가 – 눈 움직임 속도 증가 – 운동시간 증가(60초) – 구슬을 눈모음 발생 위치까지 코 가까이로 움직임	• 근점폭주운동: 2세트, 5회 반복	• 근점폭주운동과 Brock 끈운동 계속
전정재활운동	• 정적 서기 자세에서 VOR1 30초×2회 반복(수평 및 수직 방향)	• 정적 서기 자세에서 VOR1 60초 수행 및 걸으면서 수행	• 워블보드에서 빠른 속도로 걸으면서 VOR1 수행	• 정적 서기 자세 및 걷기에서 VOR2 수행	• 계단 오르며 VOR1 수행 • 일자로 걸으면서 VOR2 수행

표 24-4 • 김○○의 5회기 물리치료프로그램 (계속)

운동	1회	2회	3회	4회	5회
시각운동과제	• 수평 및 수직 방향으로 단속적 안구운동 각 20회(눈이 정해진 방향으로 움직이고 다시 원 위치로 돌아오면 1회)	• 안구 움직임: 40회 반복	• 시각타워쌓기운동: 20개의 글자와 숫자로 된 문장을 소리내서 2회 읽기(수직 및 수평 방향)	• 보수 볼 위에 서서 단속성 안구운동 수행: 최대 40회	• 최대 60~100회 반복
균형 감각 통합	–	• 워블보드	• 균형판에서 스쿼트	• 균형판에 서서 공 튀겨서 받기 활동 추가 • 발바닥에 밸런스 포우 감고 걷기	• 발바닥에 밸런스 포우 감고 터닝 및 공 토스
이중과제: 운동 또는 인지과제	–	• 선 자세에서 세 가지 연속 패턴으로 공 협응력과제 수행(예: 왼손으로 공 바운스, 오른쪽으로 토스, 오른손으로 위로 토스 및 반복)	• 다섯 가지 연속 패턴으로 공 협응력과제 수행 • 걸으면서 세 가지 연속 패턴으로 공 협응력과제 수행	• 걸으면서 인지과제 추가(명칭 대기) • 간단한 패턴의 스텝레터 운동	• 공 스핀 동작 추가 • 인지과제 숫자(100에서 차례로 7 빼기) • 복잡한 패턴의 스텝레더운동
기능적 과제 (홈운동프로그램)	–	• 제한된 시간 동안 간단한 첼로 연주	• 이미 알고 있는 첼로 음악 연주하기	• 간단한 첼로 악보 보며 연주하기	• 새로운 첼로 악보 보며 연주하기

표 24-5 • 김○○의 사례를 위한 초기 및 종료 평가척도			
평가척도	초기 평가	물리치료 종결	정상
눈모음 평가	12cm	3cm	4~5cm
King-Devick 검사	66초	61초	공식 기준 없음
PCSS	43/132	3/132	0/132
DHI	30/100	14/100	0/100
읽기 지구력	15분	60분	>60분
일자로 걷기	네 가지 조건에서 모두 운동 실조	네 가지 조건에서 모두 안정적으로 수행	네 가지 조건에서 모두 안정적으로 수행

우, 다학제 간 관리가 필요하다. 시각운동 문제, 두통, 인지적 결함이 지속된다면 검안사의 시각치료가 필요하다. 또한 자세한 신경인지 및 심리평가도 필요하다. 물리치료사는 이같은 이차적인 치료가 필요한 경우 아동을 지지해주는 역할을 한다.

근거중심 임상적 추천

SORT: 추천 분류의 장점

A 일관된, 양질의 환자 지향적 근거

B 일관되지 않거나 제한된 질적 수준의 환자 지향적 근거

C 동의, 질병 중심의 근거, 일반적인 관행, 전문가의 의견 또는 사례 시리즈

1. 뇌진탕 후 즉각적인 신체적·인지적 휴식은 회복기간의 장기화 및 기능장애의 위험을 줄여준다. **B 등급**

2. DHI(어지럼증장애척도)로 뇌진탕 후 어지럼증과 전정계통 증상을 평가할

수 있다. **B 등급**

3. 뇌진탕후증후군 아동의 물리치료는 증상을 위주로 이뤄져야 한다. 구두척도에서 증상이 2점 증가하더라도 짧게 휴식을 취해서 상태가 회복되면 다음 운동을 시작할 수 있어야 한다. **C 등급**

종합 질문

24.1 물리치료에서 뇌진탕 아동의 철저한 병력 확인은 회복과 예후를 예측하는데 매우 유용하다. 회복기간에 부정적인 영향을 미치지 않는 요인은 무엇인가?

A. ADHD

B. 편두통

C. 처방된 안경 착용

D. 난독증

24.2 눈모음기능장애는 흔히 뇌졸중 후 발생하지만 두통을 유발하므로 학업 이행에 어려움을 초래할 수 있다. 눈모음검사결과로 정상에 해당하는 것은?

A. 흐릿한 시야

B. 한 쪽 눈의 외형상 편위

C. 4~6cm의 폭주근점

D. 8~10cm의 폭주근점

정답

24.1 **C.** 뇌진탕으로 비롯되는 장기적 회복과 관련된 동반 질환은 ADHD, 난독증, 학습장애, 불안과 우울과 같은 기분장애, 편두통 등이다. 약시(또는 기타 시각추적장애)는 뇌진탕의 회복을 지연할 수 있지만, 처방된 안경을 쓴 아동이 뇌진탕의 회복이 더 오

래 걸린다는 주장을 뒷받침할 만한 근거는 없다.

24.2 **C.** 아동의 경우 코에서 정상적인 폭주근점은 4~6cm다. 폭주근점검사를 할 때 발견되는 비정상적인 소견은 비대칭 안구운동(B), 흐릿한 시야(A), 두통 및/또는 연령 규준보다 먼 폭주근점거리(D) 등이다.

선천성 사지결손: 근위대퇴골부분적결손

Congenital Limb Deficiency: Proximal Femoral Focal Deficiency

Colleen P. Coulter / Rebecca Grant
Brian Giavedoni

CASE 25

김○○은 9세 6개월 남아로, 출생 시 오른쪽 근위대퇴골부분적결손(Proximal Femoral Focal Deficiency, PFFD)으로 Aitken B 유형이다. 2세 때 다리 길이의 차이가 20cm로 교정 중재를 시작했다. Aitken 분류와 다른 정형외과적 이상이 없었으므로 의료팀은 무릎 유합과 사임절단술, 무릎유합과 Van Nes 회전성형술 또는 뼈가 성숙할 때까지 수년에 걸친 단계적 사지연장술의 세 가지 치료 옵션을 제안했다. 김○○의 가족은 세 번째 방법인 단계적 사지연장술을 선택했다. 2세 때 초기 치료로 보행 시 다리 길이의 불일치를 조절하기 위해 신발 높이를 조정했다. 성장함에 따라 팔 · 다리 길이의 불일치가 심해졌고 다리 길이를 맞추기 위해 오른쪽 신발의 높이를 더 높였다. 하지만 이로 인해 보행 중 균형과 협응 문제가 야기되었다. 5세 10개월 때, 김○○은 첫 번째 사지연장술로 오른쪽 대퇴절골술과 단독 체외고정장치 수술을 받았다. 연장술 6개월 후 체외고정장치를 제거하고 뼈의 치유를 돕기 위해 8주간 석고붕대를 했다. 첫 번째 연장술에서는 5cm를 연장했다. 석고붕대 제거 직후 대퇴골 휨 기형이 생겼지만, 깁스로 교정하면서 외래 물리치료를 받았다. 7세 때, 내반굴곡변형의 교정을 위해 외반증 교정과 대퇴골 전자하 골수술 및 두 번째 연장술을 위한 체외고정장치 삽입과 앞쪽의 휨을 교정하기 위한 원위 대퇴절골술을 받았다. 두 번째 체외고정장치를 적용하고 8개월 후 핀 고정 위치 동종 이식을 필요로 하는 전자하 핀 고정위치에서 비유합이 발생했다. 연장술을 10개월 동안 지속했고, 이 기간이 지나서 고정장치를 제거하였다. 김○○의 수술 후 과정은 재생 부위의 대퇴부 골절로 더욱 복잡해졌다. 두 번째 연장술 4개월 후, 다리 길이의 불일치는 약 15cm였다. 김○○의 케어팀은 아이와 부모를 만나 수술 이력을 검토하고 치료목표에 맞는 의지와 보조기에 대해 상의했다. 네 번의 대퇴골 골절, 비유합, 지속적인 사지 길이 불일치, 골감소증, 기능 제한을 포함한 복합적인 합병증을 검토한 후 환자와 보호자는 무릎 유합과 사임절단술 또는 회전성형술도 고려하고 있다. 하지만 어머니는 수술 전에 1년 정도 아이를 쉬게 해 주고 싶다는 의사표현과 함께 보존적 교정이나 보철 중재를 희망했다. 보존적 치료의 목표는 추가적인 골절과 변형으로부터 대퇴골을 보호하고 골절의 두려움 없이 활동 수준을 높이는데 도움이 되도록 다리 길이를 교정하는 것이 포함된다. 사지연장술을 시작한 이후로 아이의 전반적 활동이 제한되었다. 김○○은 오른쪽 신발 높이를 높인 상태에서 워커를 사용해서 걸었다. 현재 중등도에서 고강도 충격이 가해지는 스포츠는 골절 위험이 높아 못하고 있지만 아이는 스포츠 및 다른 활동에 참여하고 싶어한다. 따라서 환자, 가족, 치료팀은 보행의 유각기 시 발목 굴곡과 발 들기가 가능하도록 무릎 바깥 쪽에 경첩이 달린 신전 의지를 사용하기로 했다. 다리 길이는 의족에 파일론을 추가해서 조절했다(**그림 25-1**). 무릎관절이 있는 의지를 신고 보조도구 없이 걷고 학교 체육수업과 쉬는 시간에 여러 활동에 참여하게 되었다. 골절이나 대퇴골 기형은 없었다. 9세 6개월, 다리 길이 불일치의 교정술 중에서 무릎 유합과 함께 사임절단술 또는 Van Nes 회전성형술 중 한 가지를 선택해야 하는 시기가 되었다. 회전성형술은 침범된 뼈를 절개하고 경골을 180° 회전시켜 기능적 무릎관절을 만들어주고, 사임절단술은 발목에서 절단이 이뤄지나 발뒤꿈치는 보존하여 체중을 지지할 수 있다. 무릎 유합으로 남아 있는 다리의 근위부를 안정화시킨다. 수술 전 물리치료의 목적은 수술 후 나이를 고려해 선택한 활동을 수행하는데 적합한 보조기를 선택하기 위해서이다.

- ▶ 김○○의 진단명, 나이, 과거 중재에 근거해서 교정 수술 결정 시 의료진, 환자, 환자 가족은 어떤 요인을 고려해야 하는가?
- ▶ 수술 시기를 왜 민감하게 결정해야 하는가?
- ▶ 근위대퇴골부분적결손을 분류해야 하는 이유는 무엇인가?
- ▶ 사지연장술, 회전성형술, 절단의 물리치료 목표는 무엇인가?

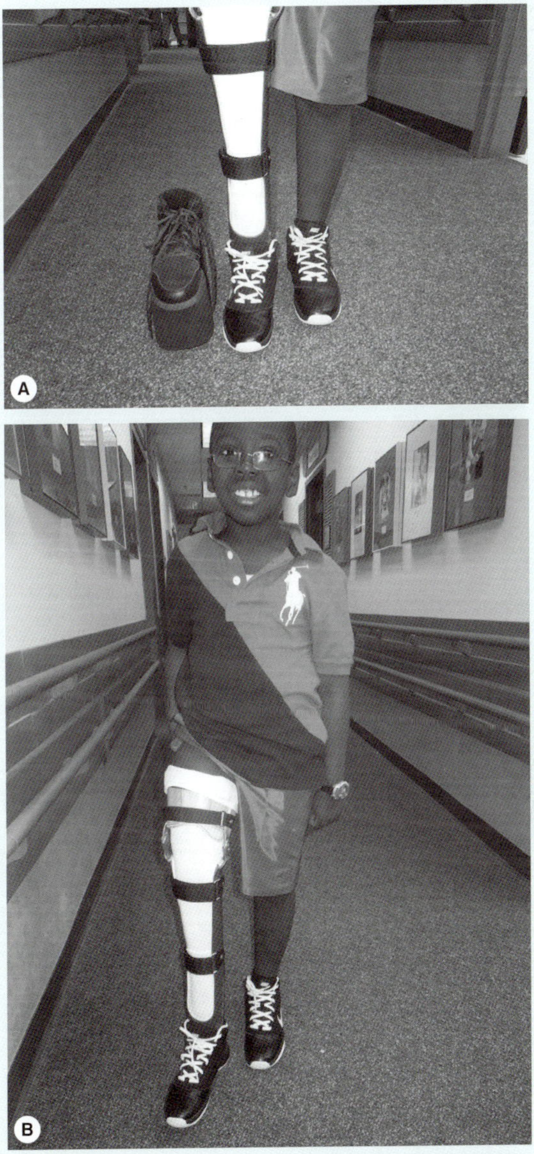

그림 25-1 **A** 오른쪽 다리 전체를 지지해 주고 무릎 굴곡과 신전을 허용하는 무릎관절이 달린 의지를 착용하고 있다. 의지 옆에는 의지 사용 전 신었던 높이를 조정한 신발이 있다. 둘 다 다리 길이를 맞춰주지만 의지는 안정성, 무릎의 움직임 조절 그리고 보조도구 없이 걸을 수 있으므로 아이의 활동 능력을 높여준다. 높이가 조정된 신발을 신을 때는 워커가 필요하며 활동이 제한적이다. **B** 신전 의지의 무릎관절을 확인할 수 있다.

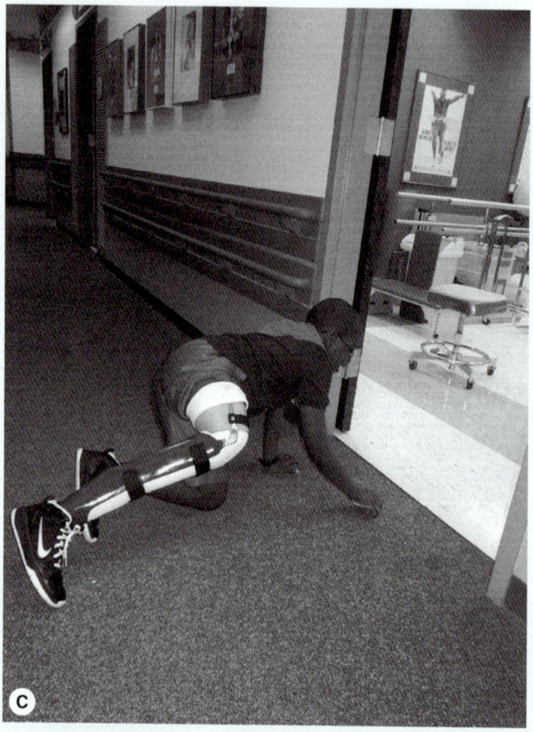

그림 25-1 (계속) **C** 의지를 착용하고 바닥에서 일어서고 있다. 오른쪽 무릎의 경첩 위치와 해부학적 무릎 위치가 같다. 오른발은 의지의 말단과 연결되어 있다. 의지 높이는 왼쪽 건측 하지와 같게 한다. 아동의 키 성장을 고려해서 의족 부착부 위로 의지 말단에 높이를 높이는 식으로 양쪽 다리 길이를 맞출 수 있다.

주요 정의

- **대퇴절골수술**(femoral osteotomy): 고관절의 정상적인 해부학적 구조를 회복하고 최적의 관절 정렬을 제공하는 수술이다.
- **사지연장술**(limb lengthening): 새로운 뼈와 연부조직이 점진적으로 길어지면서 짧은 사지를 연장하는 과정이다. 가장 일반적인 방법은 얇은 와이어, 두꺼운 핀, 점진적인 연장을 위한 나사가 달린 핀이 포함된 체외고정장치를 적용하는 것이다.
- **근위대퇴골부분적결손**(proximal femoral focal deficiency, PFFD): 근위대퇴골의 형성 저하 또는 결손이 특징인 희귀성 선천성 사지결손이다. 정확한 원인은 알려져 있지 않지만, 절구 침범과 함께 근위대퇴골에 있는 연골세포의 자궁 내 발육부전으로 여긴다. 임상 증상은 정상적인 절구와 짧은 대퇴골 부분부터 대퇴골 및 절구의 결손과 저하까지 다양하다.
- **회전성형술**(rotationplasty): 하퇴절단 수준을 만들기 위해 해부학상 발목이 무릎의 역할을 하도록 발가락이 뒤쪽으로 향하도록 경골을 180° 회전하는 수술이다.
- **사임절단술**(Syme amputation): 발목관절이단술이다. 이 수술은 심한 PFFD 아동에게 기능적 대퇴절단을 야기한다.

목표

1. 근위대퇴골부분적결손(PFFD)의 분류를 알 수 있다.
2. 다리 길이 불일치를 균등하게 맞추기 위한 수술, 의지, 교정, 물리치료 옵션을 알 수 있다.
3. 사지 길이를 맞추기 위한 각각의 수술 절차에 대해 수술 전 및 수술 후 물리치료 목표를 설명할 수 있다.
4. 체외고정장치와 함께 연장술을 받는 환자를 위한 적절한 물리치료프로그램을 수립할 수 있다.
5. 회전성형술을 받은 환자를 위한 적절한 물리치료프로그램을 수립할 수 있다.

물리치료 시 고려사항

근위대퇴골부분적결손을 새롭게 진단받은 아이의 물리치료 시 고려할 점:

- **일반적 물리치료 계획/목표**: 사지 길이 불일치를 지속적으로 모니터링하고 적절한 높이의 신발을 추천하여 사지 길이 맞추기; 물리치료 중재를 통해 대칭적 움직임을 형성하고 최종 외과적 결정이 내려질 때까지 사지 길이를 맞추도록 지지; 환측 하지 및 코어 근육조직의 근력 증가; 사지연장술 시, 환측 뼈 부분 위와 아래 관절의 ROM 증진; 체중지지 주의사항 준수; 중재의 각 단계에서 지시된 대로 보조도구를 이용해 독립적인 기능적 이동 증진; 연령에 적합한 활동의 참여 촉진
- **물리치료 중재**: 환측 사지의 수동 및 능동 ROM, 침대 이동, 이동하기, 보조도구 사용, 근력과 ROM 증진을 위한 운동, 핀 관리, 흉터 관리에 대한 환자 및 보호자 훈련; 체외고정장치 적용 시기의 핀과 흉터 관리; 일반적인 근력 및 컨디셔닝 운동; 진단 및 시행 가능한 수술, 교정, 의지, 치료 중재에 대한 교육; 홈치료프로그램 및 주의사항에 대한 환자 및 가족 교육
- **물리치료 시 주의사항**: 골절의 위험을 높이는 골감소증; 핀 부위 감염; 비후성 흉터; ROM 감소; 근위축; 낙상 위험 증가; 전반적인 상태 저하
- **물리치료를 방해하는 요인**: 연장 부위의 골절, 핀 부위 감염, 많은 수술과 관련된 감정적 불안정성, 움직임과 넘어지는 것에 대한 두려움

건강 상태의 이해

근위대퇴골부분적결손(Proximal Femoral Focal Deficiency, PFFD)은 대퇴골 근위부와 고관절이 정상적으로 발달하지 않는 드문 선천성이상이다. 임상적으로 고관절의 침범 정도와 대퇴골의 길이에 따라 분류한다. 근위대퇴골부

분적결손을 분류하는 방법은 여러 가지이다. 가장 대표적인 것이 Aitken 분류로 A, B, C, D의 네 가지 유형으로 나뉜다(그림 25-2). 대퇴골두가 있으면 A 또는 B 없으면 C 또는 D이다. A와 B 유형은 대퇴골의 길이와 거짓관절증으로 알려진 대퇴골두와 골간의 분리 정도로 분류한다. 관골구형성이상 정도에 따라서 C와 D 유형을 구분한다. D 유형이 가장 심한 것으로 대퇴골 길이가 매우 짧고 대퇴골두와 관골구가 없다. 고관절이 정상이라는 점이 선천성 대퇴골 단축과 근위대퇴골부분적결손의 다른 점이다.

근위대퇴골부분적결손 아동은 심각한 정도에 따라 고유한 신체 특징을 갖는다. 팔·다리의 단축, 둥근 굴뚝 모양의 허벅지, 대퇴부 외전 및 굴곡, 비골형성부전 등이다. 관련된 손상으로는 십자인대 결손과 무릎 불안정성, 외반슬, 거종골 결합과 발 기형이 있는 비골형성부전, 양측 근위대퇴골부분적결손 그리고 상지기형 등이다(그림 25-3). 양측 근위대퇴골부분적결손은 의료진과 아동 모두에게 큰 부담이다.

근위대퇴골부분적결손의 수술 및 의지 관리의 목표는 고관절과 무릎의 안정성, 대퇴골 단축, 발과 발목의 상태에 따른 기능적 이동성의 향상이다. 사례가 경미하다면 골반 및 대퇴절골술로 고관절을 재건할 수 있다. 사지연장술 또는 회전성형술이나 사임절단술 같이 수술적 중재 전에 고관절의 정렬을 최적화하는 것을 권장한다. 고관절 정렬의 최적화를 위한 대퇴절골술은 사지 길이 차이의 수술보다 먼저 이뤄진다. 근위대퇴골부분적결손은 (1)단계적 사지연장술과 대퇴절골술, (2)대퇴절골술, 무릎 유합, 사임절단술(대퇴절단 의지의 기능적 수준 형성, 그림 25-4), (3)대퇴절골술과 경골 회전성형술(그림 25-5)의 세 가지 수술적 중재가 있다.

근위대퇴골부분적결손 수술 전후에 의지 및 보조기를 사용한다. 수술 전에는 신발 깔창 또는 신발 깔창과 함께 AFO로 다리 길이의 차이를 조정한다. 깔창이 높아질수록 신발은 무거워진다. 그러므로 AFO는 다리 길이 차이가 심각하고 신발 깔창이 필요한 어린 아동에게 발목의 안정성을 제공할 목적으로

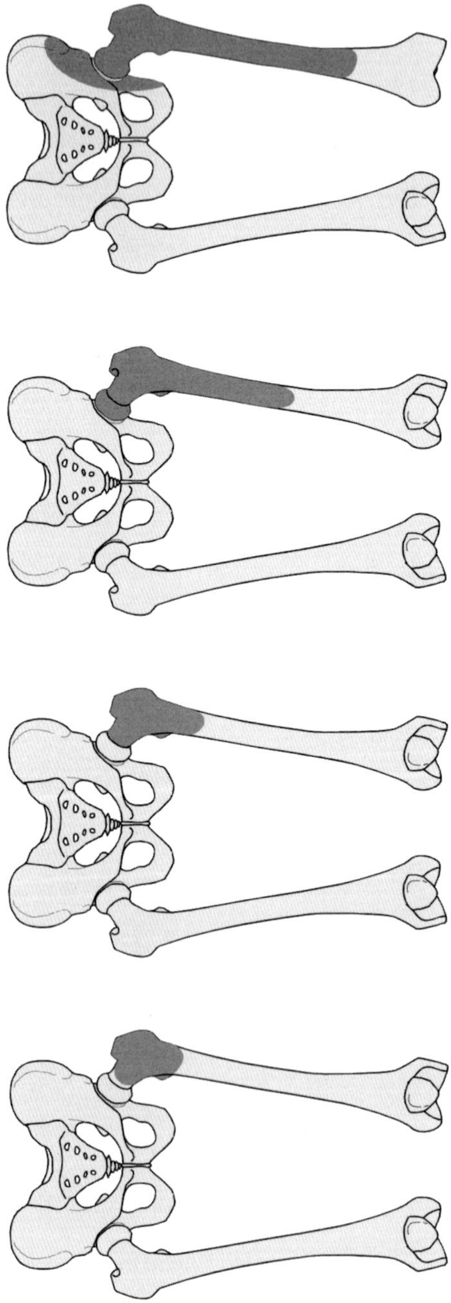

그림 25-2 Aitken 분류에 따른 근위대퇴골부분적결손의 네 가지 유형. 음영 처리된 곳이 결손 부위이다. (TheFetus.net의 허가하에 복사됨.)

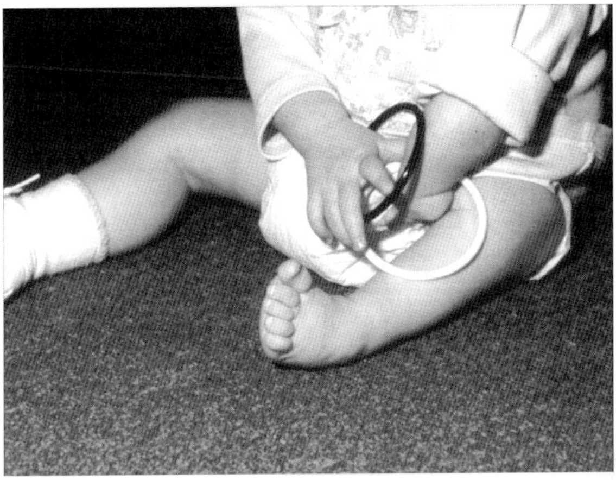

그림 25-3 14개월의 여아로, Aitken B 유형의 왼쪽 근위대퇴골부분적결손 및 비골완전형성부전. 왼쪽 요골 및 척골형성부전, 수근골 및 중수골형성부전에 주목한다.

처방한다. 다리 전체(엉덩이, 무릎, 발목)에 확장 의지를 사용하기도 한다. 가능하면 확상 의지에 무릎관절을 포함시켜 기기, 걷기, 똑바른(upright) 자세를 취할 때 무릎을 사용할 수 있도록(**그림 25-1C**) 그리고 걷기, 무릎 서기, 반무릎 서기 시 골반이 대칭을 이룰 수 있게 한다(**그림 25-6, 25-7**). 마지막으로 보조기는 골절의 교정을 위해 사용한다. 사임절단술측 잔존 부위가 반대쪽 무릎과 비슷한 높이로 기능적 무릎 위 의지가 필요하다(**그림 25-8**). 회전성형술 후 무릎 아래 하퇴 의지는 해부학적 발과 발목을 사용함으로써 기능적 무릎을 만들어 무릎을 작동할 수 있다(**그림 25-9**).

사례의 김○○은 오른쪽 근위대퇴골부분적결손 Aitken B 유형, 십자인대결손으로 양쪽 고관절과 무릎이 불안정하다. 김○○은 두 번의 사지연장술 후 고관절 변형을 교정하기 위해 대퇴골 외반골절술을 받았다. 안타깝게도 합병증으로 추가 연장술을 받지 못해 약 15cm의 다리 길이 차이와 골감소증이 발생했다. 가족과 환자는 추가적인 사지연장술 대신 나중에 성형회전술을 받기로 했다.

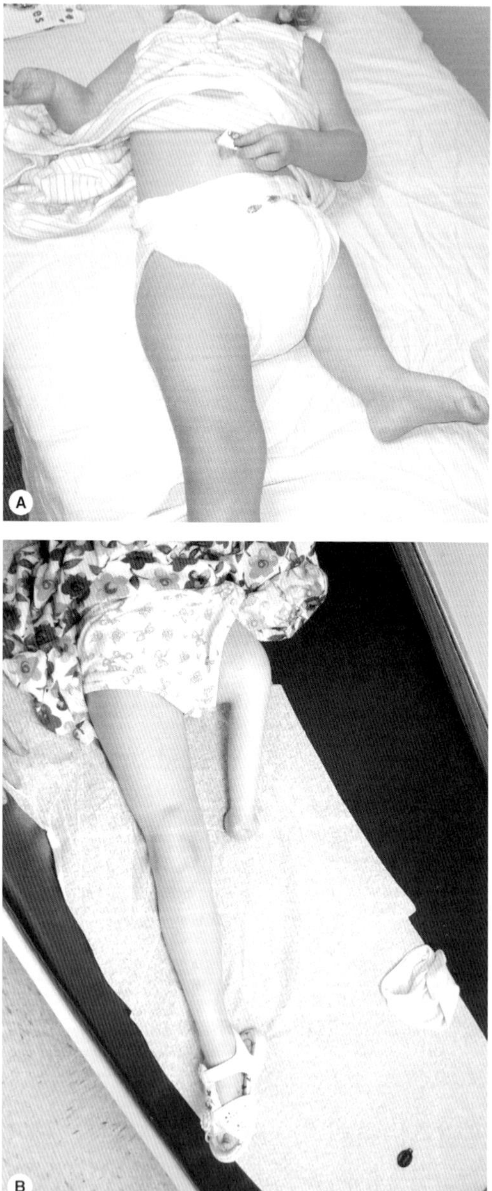

그림 25-4 여아, 근위대퇴골부분적결손 Aitken C 유형. 양쪽 상지 결손과 관련이 있다. **A** 수술 전, **B** 무릎 유합 없는 사임절단술 2개월 후. 왼쪽 원위부 잔여 사지의 해부학적 위치는 오른쪽 무릎 높이로 대퇴의지가 필요하다. 특징적으로 왼쪽 고관절의 굴곡, 외측 회전, 내전, 즉 "배의 굴뚝" 같은 외형에 주목한다.

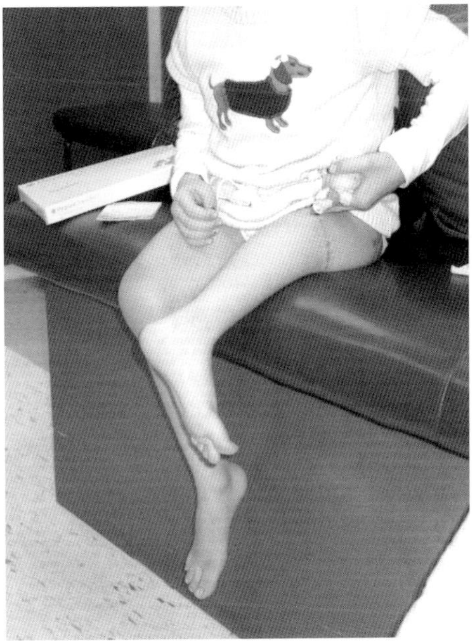

그림 25-5 8세의 여아로, 왼쪽 근위대퇴골 부분적결손 Aitken B 유형. 회전성형술 3개월 후 모습으로 왼쪽 발목의 해부학적 위치는 오른쪽 무릎 높이로 인공무릎을 조절할 수 있다.

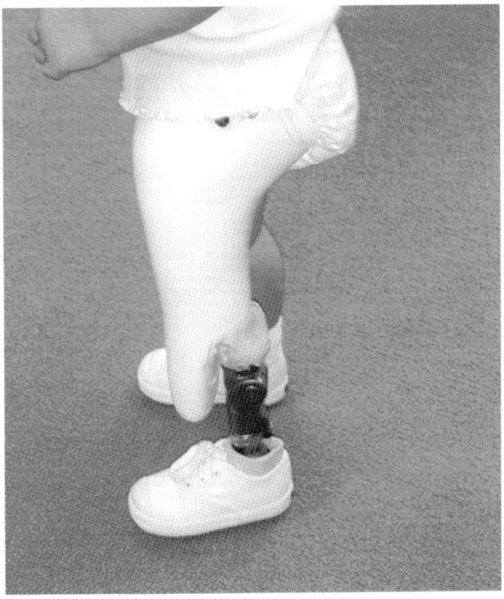

그림 25-6 2세의 여아로, 왼쪽 근위대퇴골 부분적결손 Aitken C 유형. 인공무릎이 있는 확장 의지를 착용하고 있다. 다리 길이 불일치가 심해 외부 무릎 경첩보다 인공무릎이 적합하다.

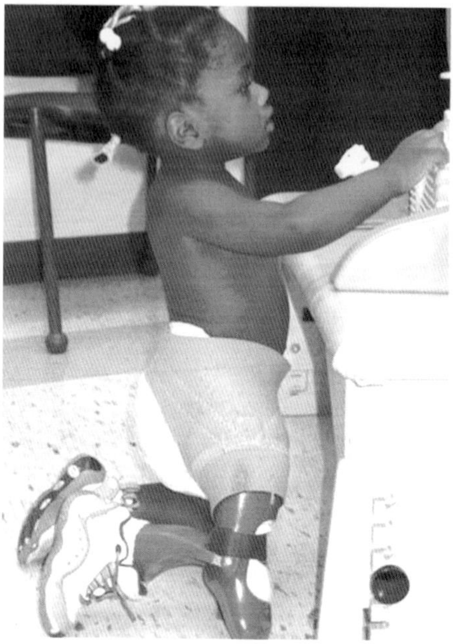

그림 25-7 2세 6개월의 여아로, 근위대퇴골부분적결손 Aitken C 유형. 외부 무릎 경첩이 달린 무릎기능이 제공되는 확장 의지를 착용하고 있다. 무릎 굴곡이 가능하므로 무릎 서기와 반무릎 서기 자세에서 균형을 잡고 팔로 놀이를 할 수 있다.

Fowler 등은 근위대퇴골부분적결손 아동을 대상으로 사임절단술 또는 회전성형술 후에 하지의 운동형상학적 및 운동역학적 변수를 조사하였다. 아동이 선택한 보행 속도와 빠른 속도에서 검사한 결과, 경골 180° 회전성형술을 한 아동은 입각기 때 큰 향상이 있었고(즉, 두 가지 속도에서 무릎 굴곡 자세를 유지할 수 있었음), 사임절단술 그룹에 비해 평소 보행 속도로 걸을 때 무릎 신전근 모멘트가 더 컸다. 또한 연구자들은 건측 다리의 보상 작용을 비교했다. 사임절단술 그룹의 무릎 절단 기능 수준에서 나타난 보상 작용은 입각기 때 뒤꿈치 들기, 두 가지 속도의 보행검사에서 부적합한 발목-힘 발생, 지나친 힙-힘 흡수 및 발생 그리고 지나친 무릎관절의 힘 발생 등이었다. 연구자들은 근위대퇴골부분적결손 아동의 수술을 결정할 때 회전성형술을 받은 대상자의 보행

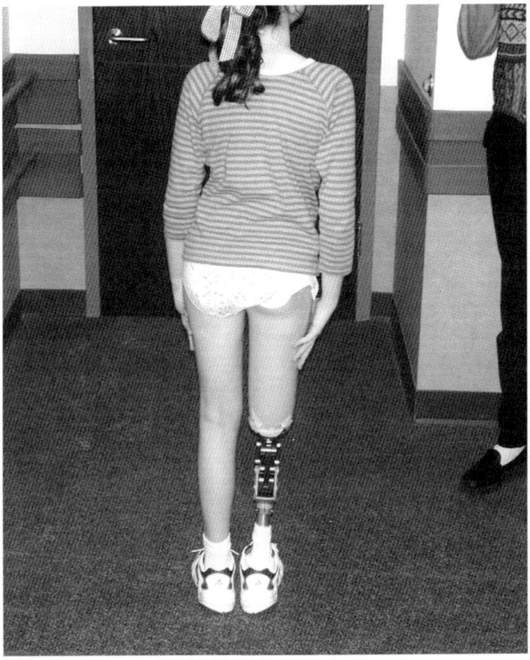

그림 25-8 10세의 여아로, 근위대퇴골부분적결손 Aitken B 유형. 3세 때 대퇴절골술을 받았고 4세 때 무릎 유합 및 사임절단술을 받았다.

패턴이 개선된 점을 고려해야 한다고 결론지었다.

물리치료 환자/고객 관리

근위대퇴골부분적결손 아동은 사지결손 아동의 치료를 전문으로 하는 센터의 여러 전문가로 구성된 팀 접근이 필요하다. 팀 구성은 기관의 자원과 전문성에 달렸다. 사지결손 케어팀은 일반적으로 정형외과의사, 의지전문가, 교정전문가, 물리치료사, 작업치료사, 간호사, 사회복지사 그리고 심리학자로 구성된다. 모든 치료 단계에서 물리치료사의 역할은 수술 절차와 상관없이 환자의 기능적 제한을 평가하고 균형, 근력, ROM, 감각 그리고 피부 통합성 같은 모든

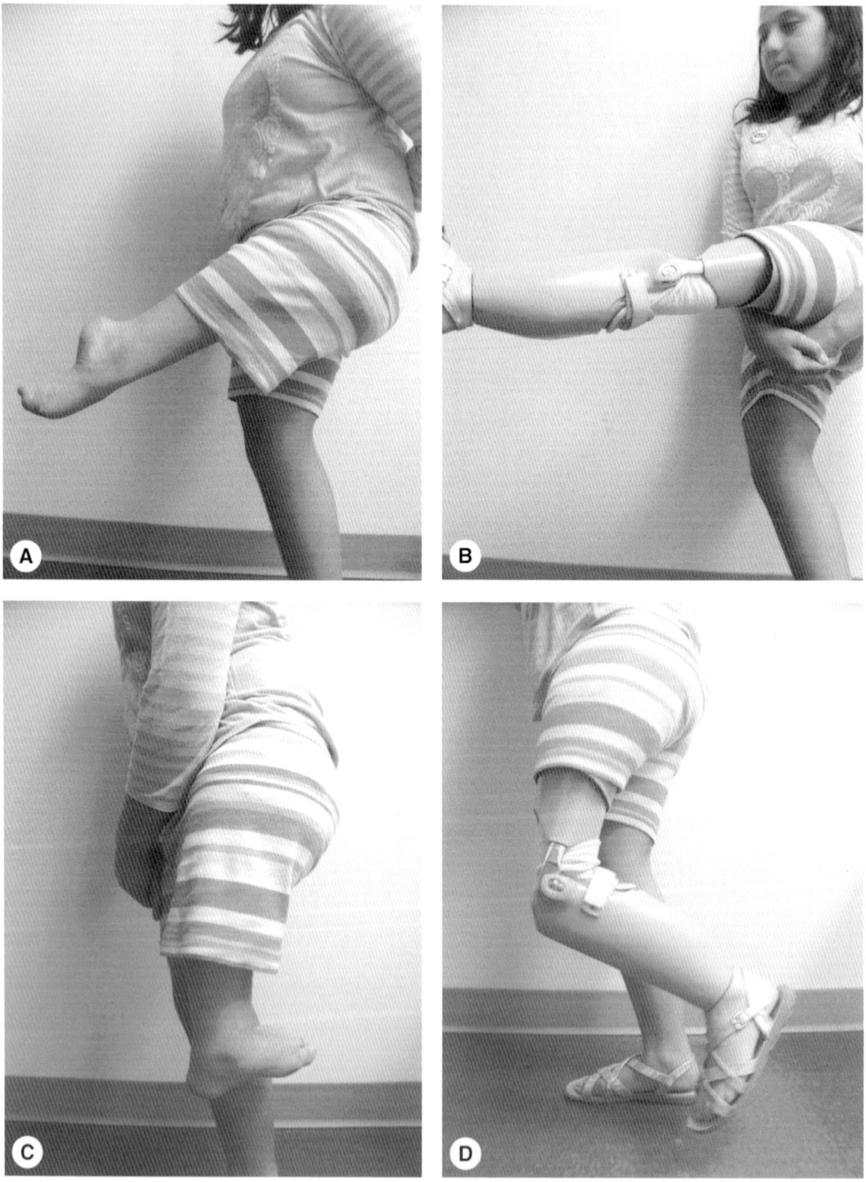

그림 25-9 10세의 여아로, 왼쪽 근위대퇴골부분적결손 Aitken C 유형. **A** 왼쪽 대퇴골의 회전성형술 후의 사진, **B** 왼쪽 발의 해부학적 저측 굴곡 시 의지 무릎의 신전 조절, **C** 배측 굴곡, **D** 의지 무릎의 굴곡 조절

손상을 치료하기 위한 포괄적 치료 계획을 세우는 것이다. 치료 계획에는 보행훈련, 흉터 관리, 사지연장술기간 동안 핀 삽입부 관리, 부종 조절, 근력훈련, 스트레칭 그리고 가장 중요한 환자 및 보호자 교육 등이 포함된다. 케어기간 동안, 물리치료사는 팀의 다른 구성원들과 원활한 의사소통으로 환자의 기능적 회복, 피부 상태, 구축, 통증 관련 정보를 함께 공유해야 한다. 정기적인 그리고 필요할 때마다 유연한 의사소통은 부정적 요인과 합병증을 최소화하고 기능적 향상을 최대화시키는데 도움이 된다.

검사, 평가 및 진단

평가 전 철저한 의무기록지 검토로 사지결손의 정도 및 분류, 골 성숙 시 예측되는 다리 길이 차이, 수술방법, 앞으로의 치료 계획, 수술 합병증, 체중지지 제한에 관한 정보를 알 수 있다. 환자 면담 동안 치료사는 환자와 보호자의 단기 및 장기목표와 외과적 연장술을 받은 이유를 이해해야 한다. 사지연장술이나 회전성형술 여부에 상관없이 객관적 검사에는 근력, ROM, 보행 패턴, 피부 상태, 하지 감각, 자세, 사지 길이에 대한 평가가 포함된다. 사지연장술은 고통스러운 과정으로, 환자의 통증 수준을 평가해야 한다.

도수근력검사는 6점 척도(즉, 0~5)로 등척성 근력검사의 임상 표준 측정법이다. 몸통, 힙, 무릎, 발목, 발의 근력검사는 효과적인 치료 계획을 수립하고 치료 과정에서 특별히 주의가 필요한 영역이 있는지 확인하는 데 중요하다.

사지연장술 시행기간 및 이후로도 고관절과 무릎 구축, 골반과 허리 경사가 매우 흔하므로 환측과 건측 모두 고관절, 무릎, 발목의 ROM을 측정 및 모니터링해야 한다. 관절 저가동성과 연부조직/근육 타이트니스를 구별해서 원인에 맞는 중재가 이뤄져야 한다.

치료사는 비디오레코딩과 관찰 분석을 포함한 다양한 방법으로 평지, 트레드밀, 울퉁불퉁한 도로, 계단 보행 형태를 평가할 수 있다. 사지연장술 과정 중에 정기적으로 방사선사진 검사를 통해 체중지지 정도를 결정한다. 일반적으로 X-선 검사를 통해 골 재생과 강화를 주의 깊게 모니터링하면서 '부분 체중부하'에서 '참을 수 있는 범위의 체중부하'로 점진적으로 진행한다. 체외고정장치를 제거한 후에도 뼈가 충분히 강화될 때까지 수술측 하지로 체중을 지지하지 않는다. 연장술 전과 연장술 동안 환자는 보행의 안정성을 높이기 위해 신발 깔창을 대고 롤링 워커나 겨드랑이 목발로 보행할 것이다. 내-외측 안정성이 문제될 때는 신발 깔창 대신에 AFO를 사용할 수 있다. 보조도구(체중부하 허용 범위 내) 사용 유무에 따른 보행 패턴을 자세히 평가한다. 보상적 움직임을 주의 깊게 관찰하고 보행이상의 원인을 감별하기 위해 정적 및 동적 서기 시 척추운동성을 평가한다.

사지연장술 시술 후 물리치료사는 핀 부위의 피부 통합성을 평가해야 한다. 배액, 조직 형성, 냄새, 피부 온도의 초기 평가결과는 감염 발생 여부 및 진행 과정을 모니터링하는 기준이 된다. 환측 사지의 원위부에 부종, 신경병증, 이상 감각이 있는지 지속적으로 관찰한다. 사지 둘레를 측정하는 것은 부종을 측정하는 한 가지 방법이다. 연장술에 따른 반복 절개, 뼈 기형, 골절이 신경되먹임 및 감각에 영향을 미칠 수 있으므로 연장술 후에 가벼운 터치, 날카로움/둔탁함, 변별 등의 감각검사를 시행해야 한다.

자세는 엎드린 자세, 누운 자세, 앉은 자세, 선 자세에서 평가하며, 특히 척추, 골반, 어깨, 팔의 비대칭과 돌아간(rotated) 분절이 있는지 주의한다. 팔·다리의 길이는 세 가지 방법 중 하나로 평가한다. 첫 번째, 환자의 골반이 수평될 때까지 환측 밑에 블록이나 교정용 신발 깔창을 삽입하고 그 높이를 측정한다. 고관절과 무릎 굴곡 구축이 있는 아동은 위와 같이 선 자세에서 측정하는 방법은 정확하지 않다. 대안으로 아이를 눕히고 ASIS에서 내측 복사뼈까지 거리 또는 ASIS에서 외측 복사뼈까지 거리를 측정한다. 마지막으로 스캐노그램으로 방사선사진에서 자를 이용해 대퇴골과 경골의 길이를 따로 측정하는 방법이다.

아동과 가족은 나중에 경골 회전성형술과 대퇴절골수술을 하기로 했다. 하지만 물리치료 검사, 평가, 중재 등의 물리치료 근거가 부족한 실정이다. 사지연장술과 마찬가지로 수술 절차와 회전절골술의 위치를 철저히 이해해야 한다. 의사에 따라 절골술을 안정화시키기 위해 수술 후 6~8주 동안 체간석고붕대 또는 반강성 드레싱을 한다. 물리치료사는 수술 직후 또는 석고붕대 제거 후에 수술 절개, 감각, 순환, 팽윤, 능동 ROM을 철저히 평가한다. 회전성형술에서는 뼈와 혈관이 함께 회전되므로 발과 발목의 감각이상 및 감각과민의 위험이 있다. 초기 회전성형술 이후 추가적 수술은 드문 일이 아니다. 부종 조절과 과민증의 중재로 환측 부위 마사지와 탄력붕대감기를 권장하고 있다.

최적의 의지 착용과 기능을 위해 수술 후 가능한 한 빨리 발목과 발의 능동 및 수동 ROM을 회복해야 한다. 의지 무릎 굽힘을 기능적으로 작동시키려면 발목 배측 굴곡 0~30°, 저측 굴곡 50~60°가 필요하다. 저측 굴곡 ROM(즉, "발레리나 발") 범위가 클수록 해부학적 발은 의지 내에서 더 효율적으로 정렬된다. 해부학적 발, 발목, 발가락의 근력에 따라 의지 무릎이 작동된다. 수술 후 조속히 고관절, 발목, 발, 발가락의 등척성 근력운동을 시작한다. 체중부하를 할 수 있을 때 의지를 착용하기 시작한다. 회전성형술을 한 아동의 의지를 제작할 때는 아동 근위대퇴골부분적결손에 대한 지식, 전문성, 기술을 갖춘 의지 제작자가 필요하다.

치료 계획과 중재

치료 계획은 구축, 감염, 골절을 포함한 이차적인 합병증을 최소화하면서 환자의 기능적 이동과 독립성을 향상시키기 위해 보행, 가동성, 근력, 피부 관리에 중점을 둔다. 물리치료 계획의 주요 구성요소로는 체중부하를 촉진하는 포괄적 홈운동프로그램, 통증 관리 전략, 보행 전 및 보행훈련활동, ROM 및 근력 향상을 위한 활동 등이다.

근력 및 ROM 활동은 아이의 발달 수준에 적합한 것으로 흥미와 체중지지 제한 범위를 고려한다. 근력활동에는 능동 보조 및 등척성 운동, 나이에 맞는 기능적 활동으로 예방수칙을 준수하면서 놀이터에서 움직이기와 자전거타기가 포함된다. 추가적인 활동으로 앉아서 스쿠터 보드 타기, 장애물 코스 지나가기, 계단 오르기/내려가기, 치료용 볼을 사용한 코어와 몸통 근력강화, 감독하에 동적 균형활동 참여 등을 들 수 있다.

고정장치 제거 후 구축은 보존적 및/또는 외과적 중재가 필요하다. ROM은 일반적으로 교정기와 스프린트(해당되는 경우) 사용을 포함해서 저부하, 장기간 스트레칭이 가장 효과적이다. 물리치료사는 무릎 굴곡 구축의 중재를 위해 다양한 스프린트를 사용할 수 있다. 고정장치 제거 후에는 보조기가 가장 효과적으로, 연장술기간 중 무릎에 석고붕대를 적용하는 것은 어렵다. 얼음과 전기자극을 포함한 물리적인자요법은 ROM과 통증을 줄여줄 수 있다. Baker 등은 사지연장술을 받은 35명(평균 연령 22±12.8세)을 대상으로 무릎 ROM을 평가했다. 수술 전, 사지연장술을 시작하기 전, 일리자로프 체외고정장치 수술을 한 직후, 사지연장술기간 중, 체외고정장치 제거 후 6개월, 12개월에 측정했다. 수술 직후 체외고정장치를 고정하고 연장술이 시작되기 전에 무릎 ROM의 76%가 소실되었다. 고정장치 제거 6개월 후 환자의 88%, 12개월 후 92%, 18개월 후 97%가 무릎의 완전 ROM을 획득했다. 연구자는 빠르게 관절가동범위를 회복하고 사지연장술로 예상되는 근육 관련 문제를 최소화하기 위해 수술 직후 사지연장술이 시작되기 전에 집중적인 물리치료 중재가 필요하다고 결론지었다.

회전성형술 후 보행훈련은 필수적이다. 보행의 경과는 체중부하 제한과 환자의 허용 수준에 달렸다. 회전성형술 후 체중부하의 경과와 의지 착용의 시점은 절골술 부위의 뼈 치유 정도로 결정한다. 체외고정장치 시술 후 일반적으로 짧은 기간 부분 체중지지를 하고, 환자가 참을 수 있는 수준까지 체중을 지지하며 겨드랑이 목발이나 보행 보조기(정형외과의사나 환자의 선호도에 영향을 받음)를 사용해서 이동한다. 체외고정장치 시술 후 급성기에는 신발 깔창을 대고 발뒤꿈치-발가락 닿기, 무릎 신전 같은 보행요소의 정상화를 위한 중재가 이뤄진다.

환자가 완전 체중지지 또는 참을 수 있는 범위 내로 체중을 지지할 수 있으면, 물리치료사는 입각기와 유각기 동안 적절한 몸통 정렬과 기법에 초점을 맞추기 위해 체중지지 하네스를 사용해서 평지나 트레드밀 위에서 보행훈련을 시작한다. 사지연장술기간이 길기 때문에 보조도구, 신발 깔창, 보상적 자세 및 움직임 패턴이 습관화될 수 있어 추가적인 보행훈련이 필요할 수 있다. 환자는 연장술기간 동안 상태에 따라 자주 신발 깔창의 높이를 조정한다. 이 기간 동안 치료사는 정형외과의사 및 교정전문가와 원활한 의사소통으로 환자에게 필요한 물리치료 중재를 제공한다. 사지연장술을 시행하거나 사지연장술 후의 환자는 정상적인 보행 패턴을 촉진하기 위해 교정기 삽입이나 신발 깔창 같은 교정장치의 조정과 지속적인 모니터링이 필요하다.

핀 관리도 중요하다. 핀 관리에는 일측성 또는 일리자로프 고정장치 핀 부위의 세척과 드레싱이 포함된다. 정형외과의사나 상처 케어팀이 주로 핀 관리를 담당하지만 기관규정에 따라 물리치료사가 상처 관리를 할 수도 있다.

사례의 9세 6개월 김○○은 사지 길이 불일치와 성장기의 문제에 직면해 있다. 회전성형술은 10세 여름방학에 시행할 예정이다. Van Nes 회전성형술 날짜가 잡히기 전에 환자와 가족 교육이 이뤄져야 한다. 치료 계획에 수술 전 및 수술 후 평가를 포함시킨다. 의지 착용과 보행훈련 시기는 환자의 뼈 치유 정도와 의지 착용을 위해 필요한 압력과 접촉 허용치에 달려 있다. 치료사는 아동에게 해부학적 발로 의지 무릎을 어떻게 움직이는지 가르쳐 주고 의지 착용 보행훈련을 시작한다. 걷는 것만큼 앉기, 무릎 서기, 선 자세로 이동하는 법의 훈련도 중요하다. 보행훈련과 선 자세활동은 아이의 희망과 요구를 고려한 연령에 적합한 것이어야 한다. 아이가 해부학적 발, 발목, 발가락을 사용해 의지 무릎을 작동할 수 있는 근력과 고관절 근위부 근력을 획득함에 따라 보조도구가 필요할 수 있다. 회전성형술을 시술한 근위대퇴골부분적결손 아동은 근위대퇴골부분적결손의 심각성에 따른 고관절의 침범 정도에 따라 근력훈련 강도와 상관없이 힙 잔여 부위의 약화가 나타날 수 있다.

최근에 Akman 등은 근위대퇴골부분적결손으로 인해 회전성형술을 받은 12명을 대상으로, 비슷한 나이의 근위대퇴골부분적결손이나 정형외과적 질환이 없는 대조군을 비교하는 장기 추적연구를 수행했다. 연구자들은 삶의 질, 통증, 자세 및 정렬, 효율적 움직임을 측정하기 위해 표준화된 평가도구를 사용했다. 연구결과에서 두 집단 간에 전반적인 건강과 안녕감에는 차이가 없었지만, 회전성형술을 한 아동의 보행 변수와 자세 대칭에서 상당한 손상이 나타났다. 연구자들은 보행과 자세의 손상 수준에 상관없이 일측성 근위대퇴골부분적결손 아동에게 회전성형술이 필요한 것으로 결론지었다.

근거중심 임상적 추천

SORT: 추천 분류의 장점

A 일관된, 양질의 환자 지향적 근거

B 일관되지 않거나 제한된 질적 수준의 환자 지향적 근거

C 동의, 질병 중심의 근거, 일반적인 관행, 전문가의 의견 또는 사례 시리즈

1. 회전성형술을 받은 근위대퇴골부분적결손 환자의 경우 사임절단술을 받은 환자에 비해 보행에서 보상적 패턴이 적게 나타났다. 근위대퇴골부분적결손 환자는 회전성형술로 무릎 아래 절단 수준의 기능을 할 수 있지만, 사임절단술에서는 의지 무릎이 필요한 무릎 위 절단 수준의 기능이 가능하다. **B 등급**

2. 물리치료사는 근위대퇴골부분적결손 아동의 수술 후(즉 사지연장술, 회전성형술 또는 사임절단술) 관리에서 중요한 역할을 한다. **C 등급**

3. 회전성형술은 근위대퇴골부분적결손 아동을 위한 실행 가능한 수술이다. **B 등급**

종합 질문

25.1 왼쪽 근위대퇴골부분적결손 Aitken C 유형의 14개월 유아에게 가장 일반적인 첫 번째 중재로 옳은 것은?

A. 무릎 유합과 왼쪽 발 절단 수술

B. AFO와 신발 깔창

C. 확장 의지와 무릎 의지

D. 무릎 유합과 대퇴절골술

25.2 일측성 체외고정장치 적용과 사지연장술 직후 6세 남아의 입원 물리치료 중재로 가장 적합한 것은?

A. 능동 및 능동 보조 고관절, 무릎, 발목 ROM, 침대 운동성 및 자리 이동, 보조도구를 사용한 허용 가능한 범위 내에서 체중부하

B. 보조도구를 사용한 비체중부하 보행으로 침대 운동성 및 자리 이동, 급성기 첫 외래물리치료와 연장술이 시작되는 수술 일주일 후 힙, 무릎, 발목 ROM 운동

C. 수동 ROM, 침대 운동성 및 자리 이동, 비체중부하 3점 보행

D. 통증을 참을 수 있는 범위 내로 능동 ROM, 침대 운동성 및 자리 이동, 통증이 유발되지 않는 수준으로 비체중부하 3점 보행

정답

25.1 C. 다리 길이 일치와 무릎기능은 발달의 '정상화'에 중요하다. 유아는 다리 길이가 같고 의지의 무릎기능이 있어야 앉기, 서기, 자세 변경이 가능하다. 다리 길이가 같을 때 서기에 비해 무릎 서기, 반무릎 서기 자세로 놀 때 의지 무릎을 굴곡시킬 수 있으므로 회선(circumduction) 및 몸 틀기 같은 보상 작용이 줄고 보다 대칭적으로 움직일 수 있다.

25.2 A. 문헌에 의하면, 수술 직후 사지연장술이 시작되기 전부터 조기에 능동 및 능동 보조 ROM을 시작해야 한다. 허용 가능한 범위 내에서 조기부터 체중부하를 할 경우 뼈 치유가 촉진된다. 약물치료와 상관없이 통증을 조절할 수 있으면 체외고정장치를 한 상태에서 완전 체중부하로 중재를 진행할 수 있다. 체외고정장치를 제거한 후 뼈가 완전히 강화되지 않을 수 있으므로 정형외과의사가 완전 체중부하를 해도 좋다고 할 때까지 부분 체중지지를 한다.

재발성 만곡족

Relapsed Clubfoot

Maureen Donohoe

CASE 26

양측성 특발성 만곡족(bilateral idiopathic clubfeet)으로 태어난 남아 김○○은 현재 5세이며 물리치료 검진을 받고 있다. 유아 때는 양쪽 전족부 내전, 후족부 저측 굴곡 상태였다. 폰세티 방법(Ponseti method)의 보존적 치료 효과는 매우 양호했다. 생후 첫 8주 중 6주 동안 연속 석고고정(serial casting)을 했으며 치료 효과는 좋았다. 생후 8주, 양측 경피 아킬레스건 절제술(bilateral percutaneous achilles tenotomies) 시행 후 3주간 석고고정을 했다. 생후 11주부터 길이를 조정할 수 있는 금속막대가 달린 발판에 보조기 신발이 부착되어 있는 발 외전보조기(foot abduction brace)를 착용했다. 하루 23시간씩 6주 동안 착용하고, 다시 6주 동안 하루에 18시간을 착용하는 스케줄이었다. 보조기를 착용하면 하지는 외전, 양발은 외측 회전된다. 이 자세는 연속 석고고정과 절제술의 효과를 유지하는데 좋다. 생후 6개월부터 4세까지, 발 외전보조기를 밤마다 10~12시간씩 착용했다. 생후 12개월 때 잡지 않고 혼자 설 수 있었고, 13개월에는 도움 없이 걸을 수 있었다. 물리치료 검진을 받기 6개월 전, 발 외전보조기 착용을 중단하였다. 물리치료 검진 두 달 전부터 성장이 급속히 이뤄졌으며, 걷는 모습이 불규칙하고 넘어지는 횟수가 이전에 비해 늘어났다. 정형외과는 왼쪽 발에서 만곡족 재발을 의심했다. 왼쪽 발의 배측 굴곡 끝 범위와 전족부 외전에서 각기 약 10°의 제한이 있었다. 오른쪽 발은 배측 굴곡 약 10° 그리고 전족부 외전 약 15°였다. 왼쪽 발바닥은 "콩-모양(bean-shaped)"이었다. 정형외과의사는 왼쪽 다리의 정렬 상태를 개선하기 위해 연속 석고고정을 처방했으며 고정기간 이후 물리치료를 시작했다.

- ▶ 물리치료 검진을 위해 가장 적합한 검사법은 무엇인가?
- ▶ 검진 시 가장 우선적으로 고려할 사항은 무엇인가?
- ▶ 김○○의 연령대에 맞는 관절가동범위, 근력, 대운동기술은 무엇인가?
- ▶ 현재 기능 수준을 고려한 물리치료 케어 계획은 무엇인가?
- ▶ 재활팀의 다른 전문가에게 의뢰가 필요하다면 어떤 부분인가?

주요 정의

- **발 외전보조기**(foot abduction brace): 고관절 외측 회전 최대 70°, 발목 배측 굴곡 10° 자세로 다리를 벌려주는 보조기로 금속대 양쪽 끝에 신발이 부착되어 있다.
- **특발성 만곡족**(idiopathic clubfoot): 아무런 의학적 문제도 없이 나타나는 출생 시 발 기형을 말한다. 종족궁이 높아 발 앞쪽은 저측 굴곡, 발 바닥은 콩-모양으로 전족부가 내전된 상태라 중립 자세를 취할 수 없다. 후족부는 수동으로 배측 굴곡시켜도 중립 자세가 되지 않는다.
- **폰세티 방법**(Ponseti method): 만곡족의 교정술로 연속 석고붕대기법이며, 거퇴관절의 거골의 정렬 상태를 바르게 하는 방법이다. 수 차례의 무릎 위 석고고정, 경피아킬레스건 연장술을 거쳐 발을 완전 교정하는 방법이다. 수술로 발의 정렬을 교정하고 3주간 관절을 고정한 다음, 발 외전보조기를 착용시킨다. 처음에는 3개월간 하루에 23시간씩, 그다음에는 하루에 10~12시간으로 점차 시간을 줄이면서 5세까지 착용하기도 한다.
- **재발성 만곡족**(relapsed clubfoot): 만곡족 교정(전족부 외전, 후족부 중립위 이상 배측 굴곡 자세로 교정) 후, 성장에 따라 구조물이 타이트해지고 정렬 상태가 달라져 중립 정렬이 깨진 상태를 말한다.

목표

1. 만곡족의 징후와 증상을 이해할 수 있다.
2. 만곡족 아동의 근력과 지구력을 측정할 수 있는 타당도와 신뢰도가 높은 평가도구를 이해할 수 있다.
3. 만곡족과 연관 있는 대운동기술장애를 확인할 수 있다.
4. 만곡족의 의학적 치료와 물리치료를 이해할 수 있다.
5. 재발성 만곡족 아동에게 적합한 물리치료프로그램을 계획할 수 있다.

물리치료 시 고려사항

재발성 만곡족 아동의 물리치료 시 고려할 점:

- **일반적 물리치료 계획/목표**: 관절가동범위 향상; 엄지발가락 신전범위 향상 및 첫 번째 중족골의 중립 배측 굴곡 상태 유지; 균형과 근력 향상; 보행 패턴 개선; 재발성 만곡족의 위험요소 확인; 또래와 비교해서 대운동기술발달장애 확인 및 중재
- **물리치료 중재**: 만곡족과 관절 구축 및 비대칭적 근력발달에 대한 환자/가족 교육; 타당도 높은 객관적인 평가도구로 진행 과정 모니터링; 타이트니스와 약화 개선을 위한 치료적 운동치료; 홈운동프로그램 교육
- **물리치료 시 주의사항**: 연속 석고고정 후 스트레스 골절 예방; 달리기, 점프, 한 발로 깡충뛰기 같은 발에 심한 충격이 가해지는 활동 피하기; 고급 균형기술 및 체중지지활동 시 보상 전략의 사용 예방
- **물리치료를 방해하는 요인**: 스트레스 골절

건강 상태의 이해

특발성 만곡족(idiopathic clubfoot)은 원인을 알 수 없는 첨내반족(equinovarus foot)을 말한다. 후족부는 저측 굴곡 그리고 전족부는 내전된 자세이다. 첨내반족이란 종골을 기준으로 거골이 내측으로 회전된 발의 자세이다. 거골에는 부착된 근육이 없지만, 많은 인대들이 거골을 둘러싸고 있다. 거골이 회전되면 종족궁이 짧은 상태로 태아의 발 성장이 이뤄진다. 결과적으로 발의 외측 조직들이 신장된다. 발의 외측면이 신장되었으므로 비골근은 기능면에서 역학적으로 불리한 상태가 된다. 비대칭적 근육 당김(외측 근육 신장과 내측 근육 짧아짐)으로 전족부를 중립 자세로 유지하는 것이 어렵다. 거골 내측 회

전으로, 첫 번째 중족골은 저측 굴곡 및 퇴축되기 쉽고, 다섯 번째 중족골이 외측으로 돌출된다.

만곡족의 치료는 폰세티 방법으로 초기에 교정하고 발 외전보조기를 5세까지 착용하기도 한다. 발 외전보조기는 종족궁을 신장시키는데 도움이 된다. 발 보조기가 불편하면 만곡족 기형이 재발했을 위험이 있다. 2007년 만곡족 유아 51명을 대상으로 한 연구에서 발보조기를 제대로 착용하지 않은 경우가 약 50%나 되었다. 발보조기를 규칙적으로 착용하지 않을 경우 규칙적으로 착용한 경우와 비교해서 만곡족이 재발할 위험이 크다.

만곡족 재발 시 가장 두드러진 특징은 보행의 입각기에서 내반족 걸음(안짱걸음)이 나타나는 것이다. 내반족 보행 패턴에서는 중간 입각기에서 발의 외측

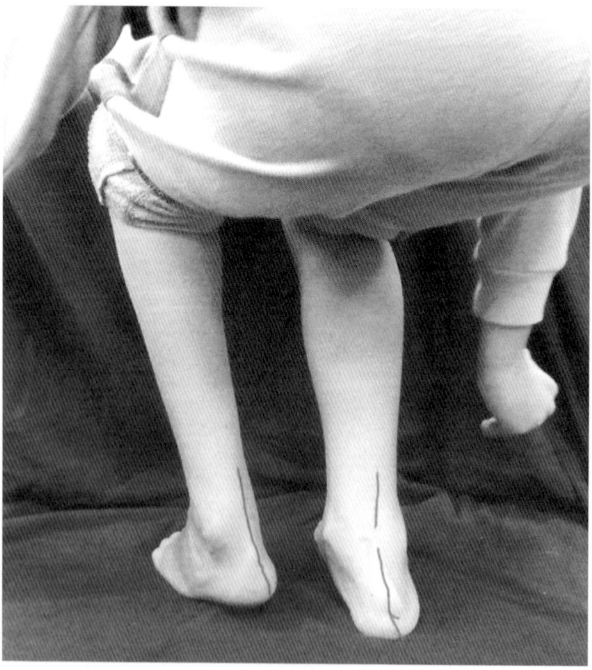

그림 26-1 왼쪽 발 만곡족 아동이 쪼그려 앉는 모습. 비침범된 오른쪽 발로 체중을 이동하고, 쪼그려 앉기 자세를 취하고 있으며 침범된 왼쪽 발 전체로 바닥을 지지하지 못 한다.

부로 지지하고 발끝 떼기(push off)에서는 주로 첫 번째 중족골로 체중을 지지한다. 내반족 보행은 발을 딛은 다음 바로 발뒤꿈치를 들고 걷는 모습이다. 치료하지 않으면, 발뒤꿈치 딛기(heel strike) 단계 없이 걷게 된다.

만곡족 아동은 가만히 선 자세에서 발이 편평하고 전반슬(genu recurvatum)이 나타난다. 끝 범위 배측 굴곡이 일어나지 않으므로 발을 바닥에 편평한 상태로 유지시키려는 보상 작용이다. 뒤꿈치를 빨리 들어 침범되지 않은 쪽으로 체중이 옮겨가므로 쪼그려 앉기가 어렵다(**그림 26-1**). 만곡족이 지속되면 보상전략으로 고관절, 슬관절 근육이 이차적으로 약화될 수 있다.

물리치료 환자/고객 관리

만곡족 기형 아동의 물리치료에서는 신체구조 및 기능 그리고 이러한 제한이 아이의 참여활동에 미치는 영향을 고려한다. 관절가동범위 감소, 근력 감소로 또래와 비교해서 대운동기술 수행 능력이 뒤쳐질 수 있다. 재발성 만곡족 아동의 관리를 위해 다학제 간 팀 접근이 필요하다. 정형외과의사, 물리치료사, 보조기전문가 등으로 구성된다. 물리치료사는 환자, 가족, 다른 전문가들과 협조적으로 아이의 기능적 수준과 손상(예: 근력, 유연성, 지구력)을 객관적으로 평가한다. 전반적인 치료목표는 근력을 최대로 유지시켜 발의 바른 정렬 상태를 유지하고, 나중에 발에서 근전이술(muscle transfer)을 받을 수 있도록 준비하고, 시간의 흐름에 따른 변화를 모니터링하고, 최적의 신체기능과 삶의 질 촉진을 위한 적절한 물리치료 중재법을 개발하는 것이다. 구체적으로 스트레칭, 근력강화운동, 고급 균형기술, 보행훈련, 유산소훈련, 지속적인 환자/보호자, 학교 선생님(가능하면) 교육 등이다.

검사, 평가 및 진단

먼저, 환자의 현재 의학적 상태와 물리치료 계획 수립에 필요한 정보를 수집한다. 의무기록지를 검토하면 치료 내용 및 X-선 검사결과를 알 수 있다. 의무기록지를 볼 수 없다면 아이와 보호자와의 심층 인터뷰에서 아이의 출생력, 과거 및 현재의 만곡족 관리 내용, 대운동기술발달 이정표 등을 확인한다. 지난 몇 달 동안의 기능 변화, 아이와 가족의 치료목표 등에 대한 정보도 수집한다. 포괄적 초기 검진에는 맥박, 활력징후 확인도 포함된다.

검진 시 자세 정렬에 영향을 미치는 관절가동범위와 근력 평가에 중점을 둔다. 기능 측정검사결과는 정상발달하는 또래 그리고 덜 침범된 쪽을 기준으로 비교한다. 객관적 검사는 보행을 관찰하는 것에서부터 시작된다. 보행주기 모든 단계의 평가, 특히 각 단계에서 발 자세를 평가한다. 여러 가지 보행 검사방법을 활용한다. 아이가 힘판(force plate)을 걸어서 지나가는 모습을 비디오로 촬영하고 발의 압력분포에 관한 정보를 수집한다. 또는 젖은 발로 갈색종이 위를 걸어가게 한 다음, 발자국이 찍힌 모습을 관찰해도 좋다. OGS (Observational Gait Scale, 관찰형 보행측정검사)는 빠르게 검사할 수 있는 시각도구로 특별한 장비 없이 객관적인 측정을 할 수 있다. 아이가 보조기를 착용하고 있다면 맨발로 한 번, 그다음 보조기를 신고 다시 한 번 측정한다.

아이의 자세와 정렬 상태는 전체적인 관절 정렬 상태, 특히 무릎과 발의 정렬 자세를 평가한다. 물리치료사는 아이가 선 자세에서 발을 자세히 관찰한다(**그림 26-2**). 후족부 내반, 첫 번째 중족골 저측 굴곡 및/또는 엄지발가락 신전 등을 관찰한다.

관절가동범위와 유연성도 철저히 평가한다. 만곡족 아동은 공통적으로 비복근과 넙치근의 기능이 제한적이다. 표준 관절각도 측정법으로 관절가동범위를 측정한다. 양발, 발목, 무릎, 힙의 관절가동범위를 측정한다. 특히, 엄지발가락 신전, 무릎 굴곡 상태에서 발목 배측 굴곡, 무릎 신전 상태에서 발목 배

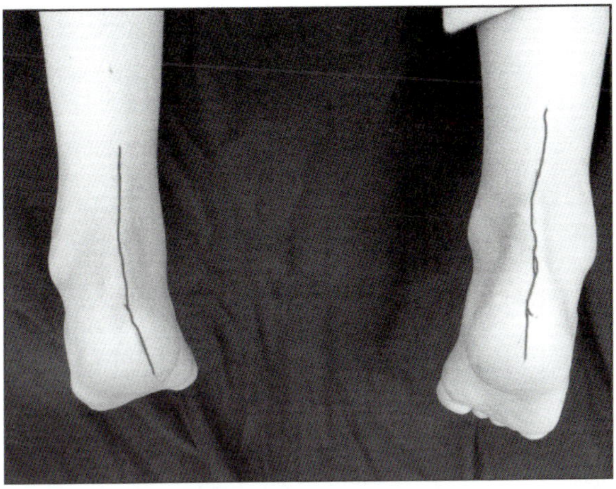

그림 26-2 엎드린 자세, 체중을 지지하지 않는 상태에서 왼쪽 발의 내반이 뚜렷이 관찰된다.

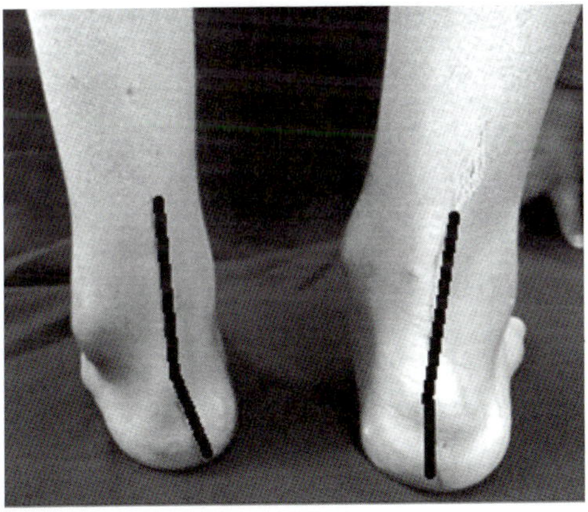

그림 26-3 선 자세에서 왼쪽 발 내반 상태. 검은 선은 아킬레스건 근위부에서 종골 중심부까지 연결한 선이다.

측 굴곡, 뒤허벅지근 길이가 중요하다. 엎드린 자세(**그림 26-2**)와 체중을 지지한 상태(**그림 26-3**)에서 후족부 내반 또는 외반 범위를 측정한다. 하지만 만곡족 아동은 거골 정렬이 바르지 않기 때문에 전족부 외전과 내전을 반복 측정함으로써 전족부의 유연성을 보다 정확하게 측정할 수 있다. 아이가 눕거나 앉은 자세로 이마면에서 측정한다. 전족부 외전과 내전 범위를 잴 때는 각도계 고정 팔은 경골 전면에 대고 움직이는 팔은 발의 두 번째 중족골에 대고 측정한다. 토마스검사 또는 엎드린 자세에서 슬관절 굴곡검사(고관절 굴곡근 타이트니스 측정), 하지 거상검사 또는 슬와각검사(뒤허벅지근 타이트니스 측정) 같은 특수검사로 비대칭이 있는 부위를 확인한다.

발 및 발목 촉진 시, 수동으로 후족부를 중립으로 위치시킬 수 있는지 그리고 첫 번째 중족골 거상이 가능한지 평가한다. 재발성 만곡족 아동의 한 발 서기 검사는 자세 유지시간을 측정하는 것은 물론, 아이가 발목운동성의 제한을 어떤 전략으로 보상하는지 수행의 질도 평가할 수 있다. 보조기를 신고 있다면, 한 발 서기는 보조기를 신고 한 번 그리고 벗은 다음 한 번 더 측정한다. 보조기를 신고 있는 모습도 주의해서 평가한다. 대개는 좌우 차이가 난다. 보조기가 만곡족 기형을 관리하는데 도움이 된다면 발에 잘 맞는지, 편안한지, 기형의 조절에 적합한지 평가한다.

늘 보조기를 신고 활동하는 아이는 보조기를 착용한 상태에서 기능적 운동기술 수행력을 평가한다. 만일 치료목표가 보조기를 벗고 활동하는 것이면, 초기 평가 때 보조기를 신고 한 번 그리고 보조기를 벗고 다시 한 번 운동기술 수행 능력을 평가한다. **표 26-1**은 물리치료사가 재발성 만곡족 평가 시 사용할 수 있는 대표적인 기능적 측정도구이다. 검사시간은 모두 5분 미만이다. 현재 위의 평가도구로 만곡족 아동의 기능적 측정을 한 규준 데이터(norm)는 없지만 다운증후군, 뇌성마비, 정상발달하는 아이들에게 사용하고 있다. 다양한 질환의 아동에게 사용하고 있는 이러한 평가도구의 신뢰도와 타당도를 참고하여 만곡족 아동에게도 사용해 볼 수 있다.

만곡족으로 인해 운동기술발달에 지연이 있는지 확인하기 위해, 규준-참조 발달검사의 운동 파트를 검사한다. 예를 들어, PDMS-2는 0~5세까지 사용한다. PDMS-2는 정적 운동기술, 이동기술, 물체 조작 능력의 세 가지 하위 영

표 26-1 • 만곡족 아동의 기능 평가에 사용되는 기능적 평가도구

검사도구	목적	설명	평가소요시간	필요 장비
10m 걷기 검사	보행 속도 측정	10m를 걷는 시간을 측정한다. 세 번 평가하여 평균 속도를 기록한다.	5분 미만	10m 보행로, 스톱워치
2분 걷기 검사	보행 속도 및 거리 측정	2분 동안 걷는 거리를 측정한다.	3분 미만	장애물이 없는 복도, 스톱워치, 측정용 테이프 또는 줄자
TUG	이동성, 균형, 보행, 낙상 위험 측정	앉은 자세에서 일어나서 3m를 걷고, 돌아서 다시 의자로 걸어와 앉게 한다.	3분 미만	팔 걸이가 있는 표준의자, 장애물이 없는 3m 보행로, 스톱워치
한 발 서기 검사	한 발로 균형을 유지하는 능력 측정	눈을 뜨고 양손을 각기 힙에 대고 한 발로 서게 한다. 손이 힙에서 떨어지거나 발로 바닥을 짚으면 검사가 종료된다.	1분 미만	스톱워치

역으로 구성된다. 정적 운동기술은 아이의 균형기술을 측정하며 양손을 각기 힙에 대고 한 발 서기, 발 끝 서기 능력을 평가하는 항목이 있다. 만곡족 아동에게 나타나는 정적 및 동적 균형 능력의 손상은 이러한 항목 평가에 부정적인 요소로 작용한다. 이동기술 평가에서는 걷기, 달리기, 발 끝 걷기, 점프, 한 발로 깡충뛰기, 양발 번갈아 깡충뛰기 같은 기본 운동기술에 특별히 주의를 기울인다. 물체 조작 능력 평가에서는 공 던지기의 단계적 수행 또는 연령에 적합한 공 차기 능력을 측정하므로 만곡족에 부정적인 영향을 끼칠 수 있다.

마지막으로 근력은 6점 또는 11점 척도를 기준으로 MMT로 측정한다.

치료 계획과 중재

물리치료 검진에서 전경골근과 비골근을 포함해서 양쪽 발목관절 배측 굴곡근 약화(왼쪽이 오른쪽보다 약함), 양쪽 힙 신전근과 외전근 약화(왼쪽이 오른쪽보다 한 등급 약함)를 확인했다. 왼쪽 다리에서 관절가동범위의 제한은 다음과 같다. 족부 외전과 배측 굴곡이 제한적으로 무릎을 편 자세에서 굽힌 자세에 비해 배측 굴곡범위가 증가하였다. 왼발을 최대로 배측 굴곡시킨 자세에서 엄지발가락만 중립 자세까지 신전할 수 있었다. 체중을 지지하지 않은 자세에서 첫 번째 중족골의 신전범위는 40°였다. 오른쪽 한 발 서기는 5초 동안 유지할 수 있지만, 왼쪽 한 발 서기를 시도하면 오른쪽 발가락만 바닥에서 살짝 떨어지는 수준이다. 오른발로 두 번 깡충뛰기를 할 수 있지만, 왼발로는 전혀 못 한다. 갤럽핑(galloping) 동작을 왼발로 시작할 수 있지만 발을 번갈아 깡충뛰기는 하지 못 한다. 약 20cm 높이에서 두 발을 동시에 아래로 점프할 수 있다. 하지만 20cm 이상 높이에서 아래로 점프할 때는 왼발보다 오른발에 힘을 주고 착지한다. 왼발로 공을 찰 때는 공 쪽으로 걸음을 옮겨 찬다. 계단은 양발을 교대로 움직이며 올라간다. 계단을 내려올 때는 왼발 먼저 한 계단씩 내려온다.

물리치료의 목표는 위와 같은 문제들을 중재하는 것이다. 치료적 운동은 발의 정적 및 동적 정렬 상태에 영향을 끼치는 발 내측면의 타이트니스와 외측면의 약화를 개선하는 쪽으로 계획한다. 근력 약화에는 능동 관절운동이 좋지만, 신경근 교육을 위한 전기자극치료도 효과가 있다. 근력강화와 스트레칭은 아이가 참을 수 있는 수준에서 한다. 열린사슬 정렬 상태에서 강화된 근육의 빠른 반응을 촉진하기 위해 한 발 서기, 깡충뛰기 같은 닫힌사슬에서의 고급 균형기술을 치료에 통합적으로 활용한다.

재발성 만곡족의 공식 운동프로그램과 물리치료 관리에 대해서 출판된 문헌은 아직 없다. 하지만 프랑스 만곡족 물리치료 중재법에는 발의 바른 정렬 자세를 위한 스트레칭, 근력강화, 닫힌사슬에서의 트레이닝이 포함되어 있다. 이 프로그램은 만곡족의 비수술적 접근법으로, 매일 짧아진 조직에 스트레칭을 실시하고, 약화된 근육을 자극 및 강화하고, 테이핑과 스프린팅으로 침범된 발의 자세를 교정한다는 내용으로 구성되어 있다.

표 26-2는 만곡족 관리를 위한 물리치료 운동프로그램의 예이다. 스트레칭과 근력강화운동에서 보호자 교육은 매우 중요하다. 아이가 밤에도 발 외전보조기를 착용한다면, 보조기를 신고 운동을 해야 하는 이유는 두 가지이다. 첫째, 보조기를 신고 걸을 수 있으면 보조기를 신고 침대에 혼자 눕고 일어날 수 있다. 둘째, 매일 집에서 걷기를 통해 대칭적 체중 이동과 균형훈련을 할 수 있다.

만곡족 아동은 학교에 갈 때까지 운동기술지연이 분명치 않을 수 있지만, 롤

표 26-2 • 만곡족 아동을 위한 운동프로그램

운동방법	설명
중족부 가동술	아이를 의자나 치료용 테이블 가장자리에 무릎을 굴곡시켜 앉힌다. 치료사는 각 중족관절의 장축을 따라 견인한다. 근육 스트레칭 전에 전방-후방 글라이드로 관절가동술을 시행하다.
발 내측부 스트레칭	아이를 의자나 치료용 테이블 가장자리에 무릎을 굴곡시켜 앉힌다. 치료사는 발의 종족궁을 따라 연부조직을 늘려주는 식으로 손으로 중족부를 스트레칭한다. 첫 번째 중족골에 특별히 신경쓰며 배측 굴곡을 유도한다.
후족부 배측 굴곡 스트레칭	아이를 의자나 치료용 테이블 가장자리에 무릎을 굴곡시켜 앉힌다. 한 손으로 아이의 전족부를 중립 자세로 잘 잡고 배측 굴곡 방향으로 글라이딩하고 다른 손은 종골을 견인한다.
엄지발가락 신전 스트레칭	아이를 의자나 치료용 테이블 가장자리에 무릎을 굴곡시켜 앉힌다. 첫 번째 중족골을 배측 굴곡 자세로 잡고 엄지발가락을 수동으로 신전시킨다.

표 26-2 • 만곡족 아동을 위한 운동프로그램 (계속)

운동방법	설명
배측 굴곡 끝 범위에서 수축 상태 유지	아이를 바로 눕히거나 앉힌다. 치료사는 아이의 발을 최대로 배측 굴곡시킨 다음 아이에게 그대로 자세를 유지하게 한다. 만일, 아이가 발가락 신전근을 사용하거나 비대칭적으로 힘을 주면 처음부터 다시 한다.
외반 끝 범위에서 수축 상태 유지	아이를 바로 눕히거나 앉힌다. 치료사는 아이의 발을 최대로 외반시킨 다음 아이에게 그대로 자세를 유지하게 한다. 아이가 발목 외반근을 수축시키지 못하면, 테이핑과 진동으로 비골근을 촉진한다. 아이가 부속 근육을 수축하여 정렬 상태를 유지할 경우, 처음부터 다시한다.
발목 배측 굴곡근과 외반근 저항운동	아이를 의자나 치료용 테이블 가장자리에 무릎을 굴곡시켜 앉힌다. 아이 스스로 저항밴드를 사용해서 발목 배측 굴곡근과 외반근을 강화하는 법을 알려준다.
뒤허벅지근 스트레칭	아이를 바로 눕히고 힙을 90° 굴곡한 상태에서 아이가 근육이 스트레칭된다고 느낄 때까지 무릎을 편다. 스트레칭 자세를 최소 30초간 유지한다.
한 발 서기 균형훈련	처음에 한 발 서기를 할 때는 신발을 신고 하고, 차차 맨발로 한 발 서기를 한다. 아이의 팔 자세에 변화를 주어 균형 난이도를 다양하게 한다.
양발 바닥에 닿도록 쪼그려 앉기 훈련	선 자세에서 양발이 바닥에 편평하게 닿도록 쪼그려 앉기를 시킨다. 치료사는 보다 침범된 발쪽으로 체중이 실리도록 도와준다. 아이의 발이 바닥에 완전히 닿지 않으면, 발에 뒤꿈치 웨지(heel wedge)를 대주어 발뒤꿈치에 체중이 실리게 한다.
앞-뒤 체중 이동 연습	발 앞쪽-뒤쪽으로 체중을 이동하는 연습을 한다. 신발은 신고 또는 벗고도 할 수 있다. 치료사는 손으로 아이의 발이 편평하게 바닥에 닿도록 잘 잡는다. 양쪽 발에서 대칭적으로 체중을 지지한 상태로 발 앞쪽-뒤쪽으로 체중 이동을 촉진한다.
계단 보행	가능하면 난간을 잡지 않고 천천히 계단을 올라가고 내려오는 연습을 시킨다. 치료사는 필요하면 손으로 아이 발을 잡고 계단을 내려올 때 체중을 바르게 이동할 수 있도록 도와준다.

러스케이트와 자전거 타기 같은 활동은 어려워한다. 이의 중재를 위해서는 추가적인 물리치료가 필요하다.

근거중심 임상적 추천

SORT: 추천 분류의 장점

A 일관된, 양질의 환자 지향적 근거

B 일관되지 않거나 제한된 질적 수준의 환자 지향적 근거

C 동의, 질병 중심의 근거, 일반적인 관행, 전문가의 의견 또는 사례 시리즈

1. 발 외전보조기 신기를 꺼려하는 것은 만곡족 기형의 재발과 밀접한 연관이 있다. **B 등급**
2. 만곡족 재발을 알리는 첫 징후는 보행의 입각기에서 안짱 걸음 패턴이 나타나는 것이다. **A 등급**
3. 프랑스 만곡족 물리치료 중재법은 발의 바른 정렬 자세를 위한 스트레칭, 근력강화, 닫힌사슬에서 트레이닝 등으로 구성된다. **C 등급**

종합 질문

26.1 완전히 교정되지 않은 만곡족의 해부학적 자세를 가장 잘 기술한 것은?

A. 배측 굴곡 10° 이상 상태에서 첫 번째 중족골 신장 및 저측 굴곡

B. 촉진 시 다섯 번째 중족골 기저부 돌출

C. 전족부 중립 자세이상 외전 및 양발 바닥에 편평하게 쪼그려 앉기 가능

D. 첫 번째 중족골 퇴축 및 저측 굴곡, 전족부 비정상적 내전, 촉진 시 다섯 번째 중족골 기저부 돌출 상태

26.2 재발성 만곡족의 전형적인 보행 패턴은?

A. 초기 입각기 시 발뒤꿈치 닿기, 입각기 시 발가락 외반

B. 초기 입각기 시 발바닥 바닥 닿기, 입각기 시 발 회내

C. 초기 입각기 후 조기 발뒤꿈치 들기, 입각기 시 안짱 걸음

D. 유각기 시 계상 보행

26.3 만곡족 아동의 홈 물리치료프로그램으로 적절한 것은?

A. 발가락으로 구슬 집기

B. 한 발로 균형잡기

C. 발뒤꿈치 들기

D. 발뒤꿈치 바닥에 대고 무릎 과신전 상태로 경사판 위에 서기

정답

26.1 **D.** 재발성 만곡족은 발의 내측부가 타이트하므로 첫 번째 중족골이 저측 굴곡되면서 엄지발가락이 짧아져 있다. 내측 구조물이 타이트해서 전족부를 중립 외전범위를 지나서 스트레칭하는 것이 어렵다. 내측 구조물이 타이트하므로 발 외측부는 신장되고 다섯 번째 중족골은 눈으로 보기에도 돌출되어 있다. 후족부도 타이트해서 쪼그려 앉기를 할 때 발이 바닥에 닿지 않는다.

26.2 **C.** 초기 입각기 시 발뒤꿈치 닿기가 일어나지만, 발이 내측 회전 및 외번 상태로 초기에 발뒤꿈치가 들리는 것이 특징이다. 침범된 쪽에서 유각기 시 다양한 형태의 보상 작용이 나타나지만 계상 보행 패턴(D)은 새롭게 재발한 만곡족의 전형적인 특징은 아니다.

26.3 **B.** 발바닥을 잘 조절하여 바닥에 닿게 하는 전략으로, 한 발 서기는 만곡족 아동에게 좋은 방법이다. 발가락으로 구슬 집기(A)와 발뒤꿈치 들기(C)는 이미 타이트해진 근육들을 더욱 강화시킨다. 발뒤꿈치 내리고 무릎을 과신전한 상태로 경사판에 서기는 타이트한 비복근과 넙치근을 효과적으로 스트레칭하는 방법은 아니다.

관절 과운동성

Joint Hypermobility Condition

Paula Melson / Stephanie Sabo

CASE 27

12세, 여아, 김○○은 외래 물리치료실에서 여러 관절에 통증이 있고, 점점 심해진다고 호소한다. 가족 보고에 의하면, 김○○은 4년 전부터 간헐적으로 관절에 통증이 있었다. 지난 6개월 동안, 여러 관절에서 통증을 느꼈고 빈도와 강도가 증가했다. 또한 10분 이상 걷기가 어렵고 통증 때문에 걷는 도중 자주 멈춰 서는 등 신체활동도 점점 어려워지고 있다. 전에는 축구팀 활동을 했지만 달릴 때 무릎 통증이 심해져서 그만 두었다. 저녁에는 통증이 더 심하고 특히 몸을 많이 움직인 날에는 양쪽 고관절, 무릎, 발목에 통증이 심해졌다. 학교를 마치면 피로감이 매우 심하다. 녹초가 되어 저녁 전에 잠을 자게 되므로 밤에는 숙면을 취하기 어렵다. 김○○의 주치의는 무릎 X-선촬영을 했고 결과는 정상이었다. 소아 류마티스전문의 진료에서 관절 과운동성(과운동성증후군) 진단을 받고 물리치료 평가와 치료를 받기로 하였다.

- ▶ 물리치료 검진에서 관절 과운동성과 연관된 징후는 무엇인가?
- ▶ 사례 김○○의 상황요인이 케어에 어떤 영향을 미치고 변화를 가져올 것인가?
- ▶ 김○○의 건강 상태를 바탕으로, 활동 제한에 영향을 끼치는 요인은 무엇인가?
- ▶ 물리치료 효과에 제한을 줄 수 있는 문제점은 무엇인가?
- ▶ 김○○의 감정 상태는 물리치료에 어떤 영향을 미칠 것인가?

주요 정의

- **자율신경기능부전**(autonomic dysfunction): 교감신경 및/또는 부교감신경의 비정상적인 반응으로 혈압, 심박수, 소화, 기타 다른 기능이 정상 수준에서 벗어난다.
- **바이톤척도**(Beighton scale): 과운동성을 선별검사하는 측정도구로, 9점 만점에 5점 이상이면 과운동성으로 분류한다. 포괄적 문헌 조사에서는 4점 이상이면 과운동성으로 본다. 다음과 같이 다섯 가지 요소가 포함된다. (1) 무릎을 완전 신전하여 몸통 앞으로 굴곡 시 양쪽 손바닥이 바닥에 닿음(1점), (2) >10° 팔꿈치 과신전(양쪽 손 각각 1점), (3) 다섯 번째 손가락 수동 신전 >90°(양쪽 손 각각 1점), (4) 무릎 과신전 >10°, (5) 수동으로 엄지손가락이 전완부 굴곡면이 닿음(양쪽 엄지손가락 각각 1점)
- **콜라겐 결핍**(collagen deficiency): 사람의 결합조직을 구성하는 일차 단백질인 콜라겐 수치가 정상보다 낮거나 구조가 비정상적인 상태이다. 콜라겐이 결핍되면 근육과 건 그리고/또는 결합조직의 치유반응이 감소되거나 반응이 지연된다.
- **엘러스-단로스증후군**(Ehlers-Danlos syndrome, EDS): 콜라겐이 비정상적으로 기능하는 유전성 결합조직질환으로, 엘러스-단로스증후군(타입 III, 과운동성 타입)이 가장 흔하다. 주요 진단지표는 관절 과운동성이다.
- **관절 과운동성증후군**(joint hypermobility syndrome): 과운동성증후군, 관절 느슨함, 엘러스-단로스증후군 및/또는 양성 관절 과운동성증후군으로도 알려져 있다. '엘러스-단로스증후군 타입 III'라는 용어가 널리 사용되고 있지만, 여기서는 관절 과운동성이라는 용어를 사용한다.
- **움직임 공포증**(kinesiophobia): 움직이면 통증이 유발되어 움직임을 두려워하는 것을 말한다.
- **자세기립성 심계항진증후군**(postural orthostatic tachycardia syndrome, POTS): 기립성조절장애(orthostatic intolerance)로 심박수가 비정상적으로 빨라지고 실신을 할 수도 있다.

목표

1. 관절 과운동성의 특징을 이해할 수 있다.
2. 관절 과운동성이 신체기능 및 삶의 질에 미칠 수 있는 영향을 이해할 수 있다.
3. 관절 과운동성 아동의 치료 시 주의사항과 문제점을 확인할 수 있다.

4. 물리치료에서 관절 과운동성의 핵심요소를 기술할 수 있다.
5. 관절 과운동성 아동에게 적합한 물리치료 계획을 세울 수 있다.

물리치료 시 고려사항

관절 과운동성 아동의 물리치료 시 고려할 점:

- ▶ **일반적 물리치료 계획/목표**: 근육 유연성과 근력 증가; 통증 감소; 통증 관리기법을 통한 독립성 촉진; 관절보호 및 활동 수정 가이드라인을 통한 독립성 촉진; 홈운동프로그램을 통한 독립성 촉진; 자세 정렬 향상; 신체중심부 근력 및 안정성 향상; 신경운동 조절 및 운동기능 최대화
- ▶ **물리치료 중재**: 치료적 운동프로그램(저강도로 시작해서 차차 강도를 높임); 자세 재교육을 포함한 관절보호, 근육과 관절에 스트레스 경감의 중요성 인식, 통증과 피로 예방; 스트레칭(환자의 상태에 맞게 조절); 신체중심부와 팔 · 다리 근력강화; 신경근육 재교육
- ▶ **물리치료 시 주의사항**: 아동/가족의 불안감 모니터링; 운동 시 관절 아탈구/탈구 위험 최소화
- ▶ **물리치료를 방해하는 요인**: 집중물리치료로 인해 통증과 관절 스트레스 증가; 콜라겐 결핍으로 부상의 위험 증가; 자율신경장애로 운동과 자세 변경에 대한 비정상적인 반응

건강 상태의 이해

관절 과운동성(joint hypermobility) 진단을 받은 아동들이 모두 물리치료를 받는 것은 아니다. 과운동성은 대운동기술발달지연, 협응력 조절장애, 섬유근육통, 만성피로증후군 또는 빈번한 재발성 부상 같은 운동기능장애를 치료하

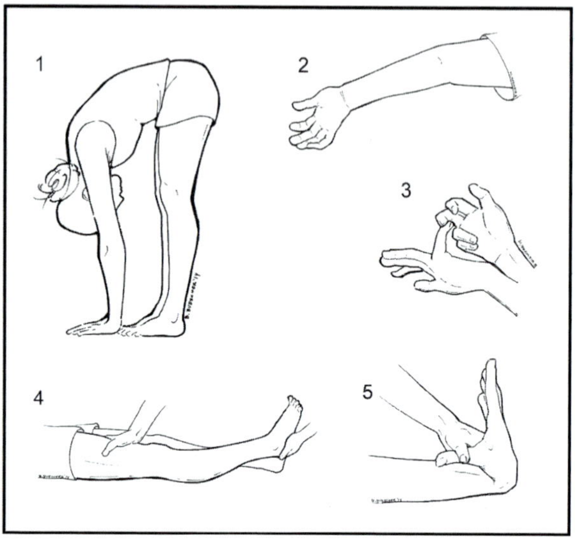

그림 27-1 그림으로 보는 바이톤척도의 다섯 항목

는 과정에서 확인되는 신체기능 및 구조 손상 수준의 장애이다.

관절 과운동성 장애를 가진 아동과 청소년은 관절 통증, 피로감, 신체활동의 내성 감소로 삶의 질에 크게 영향을 받는다. 관절 과운동성 장애도 물리치료로 통증 조절과 기능 향상 면에서 효과를 볼 수 있다. 학령기 아동을 대상으로 바이톤척도(**그림 27-1**)를 사용하여 대운동기능 선별검사를 하면 관련 증상과 상관없이 약 30~34%에서 관절 과운동성이 나타난다. 사춘기 이전 여아의 빈도가 높다는 근거는 없다. 하지만 사춘기 이후에는 여아가 남아에 비해 과운동성의 발생 및 정도가 심한데, 이는 사춘기 시기의 호르몬 변화 때문이다.

걱정, 두통, 자세기립성 심계항진증후군, 위장 문제 등이 기능과 삶의 질 감소에 영향을 미친다. 물리치료 중재 계획 시 이와 같은 문제들이 동반될 수 있다는 점도 고려한다. 아동기에 적극적으로 관리가 이뤄지지 않으면 기능과 삶의 질의 문제가 성인기까지 이어질 수 있다.

피로감도 통증만큼 큰 문제이다. 통증의 원인은 생역학, 심혈관, 중추신경계의 작용으로 보고 있다. 이외에도 수면장애, 두통, 위장관운동성 장애, 자율신경기능장애, 자세기립성 심계항진증후군이 생길 수 있다. 그러므로 관절 과운동성 아동의 복합적인 니즈(needs)를 효과적으로 해결하기 위한 다학제 간 접근이 필요하다.

물리치료 환자/고객 관리

문헌을 통해 관절 과운동성의 일차적 중재로 다학제 간 팀 접근의 관점에서 물리치료가 일차적 중재의 역할을 한다는 것을 알 수 있다. 자세 안정성과 지구력 강화, 통증 감소, 근력강화, 기능 향상 등을 목적으로 개별 아동에게 적합한 저강도 접근법이 요구된다. 효과적인 치료로 만성 통증 관리, 고유수용성감각 강화, 자세 인식력 강화, 전반적 근력, 지구력, 몸 중심부 안정성 강화 트레이닝 등이 포함되어야 한다. 치료적 운동프로그램을 시작할 때, 중재는 낮은 강도로 시작해서 차차 높여간다. 중재는 아이의 전체적인 운동발달을 목표로 하며, 관절 한 곳 또는 신체 한 부분을 케어하는 것에 초점을 두어서는 안 되며, 관절 과운동성에 따른 근골격계 이외의 다른 신체계통에 문제가 나타날 수 있는 가능성도 염두에 두어야 한다. 중재는 개별 아동의 니즈와 치료목표에 맞게 계획 및 실행되어야 한다. 관절 과운동성이 있는 아동이나 청소년의 고유한 니즈와 반응에 맞게 물리치료의 목표를 정할 때, 통증과 움직임 공포증에 의한 근육 불균형을 조절할 수 있다. 이 접근법은 포괄적, 환자-중심적, 목적 지향적, 아이 스스로 문제 관리가 가능한 방법 제공 등을 목적으로 한다. 그러므로 물리치료사는 각 아동이 갖는 니즈를 이해하고 효과적인 서비스를 제공할 역량을 갖춰야 한다. 아동기부터 관절보호, 안정화 트레이닝, 신체 인식력을 높이기 위해 적극적인 접근법으로 통증과 피로 증상을 잘 관리하고, 장기적으로 근골격계 손상이 최소화되도록 해야 한다. 시기에 적절한 중재가 제공되지 않으면, 통증과 피로감은 점차 심해져 만성 통증과 기능적 손상을 초래한다. 중재가 이뤄지지 않으면 관절 과운동성 아동과 청소년의 삶의 질은 또래와 비교했을 때 크게 떨어진다.

검사, 평가 및 진단

주관적 인터뷰에서 삶의 질에 영향을 끼칠 위험요인들을 잘 파악한다. 통증에 관해서는 통증 부위, 강도, 빈도, 활동 수준에 따른 통증 정도, 아이가 취하는 통증 경감 방법, 통증 악화요인 등을 파악한다. 통증은 어느 관절에나 생길 수 있고, 문헌에 의하면 하지, 등, 측두하악관절, 발 등이 호발 부위이다. 다수의 환자 및 가족들이 피로감, 오래 걷기 어려움, 체육시간 참여 또는 친구들과 밖에서 어울려 놀기 같은 연령에 적합한 신체활동에서 어려움을 호소한다. 또한 10대 이전의 관절 과운동성 자녀를 둔 가족들은 서툰 움직임 또는 협응력 부족에 대해 호소한다. 물리치료사는 학교활동 및 일상생활에 영향을 미치는 활동 제한에 관한 정보를 수집한다. 두통과 수면곤란도 빈번히 호소하는 어려움이다.

관절 과운동성 아동들은 관절 아탈구나 탈구, 관절 내 딸각(clicking) 또는 펑(popping)하는 소리, 골절 또는 기타 다른 근골격계의 부상 등 여러 가지 손상을 경험한다. 근골격계 관련 수술 이력이 있을 수 있다. 비정상적인 결합조직, 수술 후 회복기간의 지연, 컨디션 저하 등은 수술 효과에 부정적인 영향을 미칠 수 있다.

포괄적·주관적 인터뷰에서 관절 과운동성의 징후와 증상이 나타나는지 확인한다. 걱정과 우울증, 실신 또는 실신 전조 증상 및/또는 자세기립성 심계항진증후군 등이 포함된다. 심호흡계의 문제로는 심계항진, 가슴 통증 및/또는 숨가쁨 등이 있다. 위장증후군으로는 메스꺼움, 위 통증, 설사 또는 변비 등이 흔하다. 관절 과운동성과 식도염은 밀접한 관련이 있고, 식도염은 만성 면역계통 질환으로 삼킴곤란, 편식, 상복부 통증을 특징으로 한다.

주관적 병력검사에서 수집한 정보에 따르면 아이와 가족이 물리치료를 받을 준비가 되었는지 파악할 수 있다. 과운동성 문제가 뚜렷해지기 전에 이미 물리치료 경험이 있거나 효과면에서 확신이 없는 경우도 있다. 아이는 이전의 경험을 바탕으로 다시 물리치료를 시작하는 것을 걱정할 수 있다. 관절 느슨함 또는 과운동성에 대한 가족력이 있는 경우, 조기 물리치료로 나중에 나타날 문제를 예방하는데 도움이 된다는 점을 알려주면 아이의 불안감을 완화시킬 수 있다.

주관적 정보에 대한 인터뷰를 마친 다음, 포괄적이고, 객관적인 평가를 시행한다. 물리치료사는 아이의 선 자세와 앉은 자세에서 정렬 상태를 관찰한다. 관절 과운동성 아동에게 주로 관찰되는 자세이상은 둥근 어깨, 머리 전방 돌출, 견갑골 익상(scapular winging), 골반 전방경사, 요추전만증 증가 등이다. 하지에서는 전반슬, 대퇴골 전방경사, 종족골 외반, 중족부 회내, 무지외반증을 들 수 있다. 많은 경우 체중을 지지하지 않은 자세에서는 발 모양이 양호하지만 일반적으로 체중지지 자세에서는 내측 종족궁이 무너진 상태로 통증과 피로감의 원인이 되기도 한다. 사례의 12세 김○○의 발과 발목의 객관적 평가결과는 매우 유용할 것이다. 옥스퍼드 발목 발 질문서-아동, 발 자세 지수, 하지 평가척도(Oxford Ankle Foot Questionnaire-Children, Foot Posture Index, Lower Limb Assessment Scale) 등은 건강한 아동(7~15세)을 대상으로 조사한 측정자내 및 측정자간신뢰도가 높았다. 팔의 자세이상으로 팔꿈치 및/또는 중수지절관절을 과신전한 자세를 들 수 있다.

정적 자세의 평가 후 기능적 이동성을 평가한다. 기능적 이동성 평가 시 체중을 지지한 다리와 골반/몸 중심부 안정성에 중점을 두고 보행을 관찰한다. MMT 검사결과만 가지고 관절 과운동성 아동의 근 지구력과 움직임의 질을 완전히 이해할 수 없다. 그러므로 근력과 자세 안정화에 대한 객관적 평가는 열린사슬 자세와 닫힌사슬 자세에서 각각 움직임의 질을 평가해야 한다. **표 27-1**은 물리치료사가 관절 과운동성 아동의 움직임의 질과 주로 관찰되는 움직임 이상을 평가하는 방법의 예를 기술한 것이다.

표 27-1 • 움직임의 질 평가에 유용한 활동들

신체활동	대표적인 손상	중재법
한 발 서기 (single limb stance)	골반/몸통 자세 부정렬, 전반슬, 발목 균형 조절 전략의 과사용	• 몸통 및 골반의 중립 자세 유지에 필요한 구두 또는 시각자극(cue) 제공 • 무릎 중립 신전의 유지에 필요한 큐 제공 • 발목 중립 자세의 안정적 유지를 위한 활동 연습
발뒤꿈치 들기 (heel raises)	발목 내번, 저측 굴곡의 끝 범위에서 자세 고정	• 발목을 중립 자세로 유지하면서 발뒤꿈치 들기 유도 • 단단한 바닥 → 덜 단단한 바닥에서 연습
브릿지 자세/엉덩이 들기 (bridging/buttock lift)	몸통 과신전, 중심부 활성화 부족, 골반 불안정성	• 골반 중립 자세 유지, 몸 중심부 안정화 근육 사용, 요추전만을 방지하며 엉덩이 들기 유도
미니-월 스쿼트 (mini-wall squat)	무릎 중간 범위에서 조절 부족, 선 자세에서 무릎 과신전	• 벽을 기대고 서서 무릎 사이에 타올 롤(towel roll)을 끼고 시작 • 조절된, 편심성 30~45° 스쿼트 → 동심성 조절: 등을 벽에 대고 무릎 신전(전반슬 주의)
자세성 견갑골 활성화 (postural scapular activation)	앉은 자세와 선 자세에서 견갑골 익상 및 요추 과신전	• 몸통 중립 자세 유지 및 어깨의 보상적 거상을 제한하며 견갑골 안정화운동 유도

관절 과운동성 아동은 근육 불균형과 관절 느슨함으로 인해 역학적으로 근육을 조절하는 능력이 부족하다. 만일 물리치료사가 아이를 기능적 자세로 두고 일정한 시간에 걸쳐 관절 정렬 상태를 중립 위치에 유지하는 능력을 관찰한다면(즉, 초를 세면서), 주로 근육 협동수축 능력과 고유수용성감각에서 손상이 나타날 것이다. 이러한 손상은 아동물리치료 관점에서 대운동기술장애나 협응력 부족으로 나타난다. 하지만 한 번의 표준화된 검사로 관절 과운동성이 근골

격계 기능과 움직임의 질에 미치는 영향과 아이의 운동 역량을 완전히 이해하기는 어렵다. 운동과제의 반복적 시도에서 잠재적 문제점이 드러나기 쉽다.

관절 과운동성 아동의 객관적 평가에서 촉진(palpation)은 매우 중요하다. 부드럽고 반들반들한 피부에는 얇은 위축된 흉터, 탄성 증가 및/또는 세로 홈(striae)이 나 있다. 모든 관절의 운동성과 느슨함을 평가해 보면 '텅 빈' 또는 '늪 같은(boggy)' 끝 느낌(end feel)이 든다. 침범관절은 환자마다 다르다. 하지만 어깨, 견갑골, 손목, 엄지손가락, 수근중수관절의 불안정성, 양쪽 무릎, 팔꿈치, 중수지절관절, 지절간관절의 과신전, 고관절 내측 회전 및 외측 회전 증가 등이 공통적으로 발견된다.

관절 느슨함, 과운동성 관련 근육 불균형이 있으므로 특정 관절의 운동범위, 근육 유연성을 함께 평가한다. 뒤허벅지근, 비복근, 흉근 및/또는 경추부 주변 근육의 타이트니스도 일반적이다.

치료 계획과 중재

치료적 운동은 항중력적 자세 안정성, 신경근육의 질적 조절, 자세/근육 지구력의 향상을 목표로 한다. 자세 정렬은 물리치료의 중요한 부분이다. 자세 재교육과 인식력 향상은 근육과 관절의 스트레스를 경감시켜 차차 통증과 피로감이 줄어들 수 있다. 장기적으로 근골격계에 미치는 부정적 영향을 줄이기 위해, 모든 운동과 신체활동에서 관절보호에 특히 신경을 써야 한다. 근거에 따르면, 운동은 저강도에서 시작하는 것이 안전하고 효과적이며, 차차 난이도, 반복 횟수, 유지시간, 운동에 필요한 움직임 범위 등을 높여 나가도록 한다. 일반적으로 중력이 감소된 자세에서 몸 중심부 안정화 트레이닝을 한 다음, 앉은 자세, 선 자세로 무게중심을 높이고 운동범위도 조정한다. 팔 · 다리 근력강화운동은 근위부에서 원위부로 진행하고 관절가동범위도 천천히 늘려간다. 모든 활동은 열린사슬활동과 닫힌사슬활동에서 모두 시행하고 동시 수축과 움직임의 질 촉진에 중점을 둔다. **표 27-1**의 평가활동은 움직임의 질 향상을 위한 치료적 운동으로 활용할 수 있다. 신경근 재교육은 움직임의 효율성을 높이고 갑작스럽고, 예기치 못한 외부 부하, 균형, 고유수용성감각에 대한 반응 향상을 목적으로 한다. 활동이 진행되는 동안 중간범위 조절을 촉진할 목적으로 종종 구두(verbal) 및 터치를 통한 큐(cue)가 필요하다. 예를 들어, 주로 관절 과운동성 아동에게 훈련시키는 스쿼트도 아이마다 방법이 달라야 하고 촉진을 위한 큐를 사용한다. 이 운동을 위해 치료사는 처음에 사례의 12세 김○○이 허리를 벽에 대고 서서 타올 롤을 무릎 사이에 끼어 무릎이 중립 자세가 되게 한다. 치료사는 아이가 통증이 없는 범위(30~45°)에서 편심성으로 스쿼트를 잘 조절하는지 관찰한다. 그다음, 스쿼트의 동심성 단계로 넘어가서 무릎을 과신전한 상태로 고정하고 자세를 유지하는지 확인한다. 치료사는 구두 및 접촉을 통한 큐를 주어 아동이 무릎을 중립 자세로 유지한 상태로 스쿼트를 반복할 수 있게 한다. 이러한 특별활동의 목표는 중립 정렬 자세를 유지하며 고유수용성감각, 근력, 신경근 조절을 촉진하는 것이다.

물리치료사는 운동이나 활동 시 아탈구의 위험 또는 관절이 느슨하다면 드물긴 하지만 탈구에 주의한다. 치료 계획의 각 단계마다 운동 내성을 고려해서 운동 강도를 조절한다. 관절 과운동성 아동은 신체적 불편함 외에도 불안감이나 다른 정신심리학적 위험요소를 갖고 있다. 질환과 중재에 대한 교육과 함께 격려와 지지는 물리치료의 필수 구성요소이다. 중재 효과는 서서히 나타날 수 있고, 지속적으로 할 수 있는 홈운동프로그램을 통해 아이의 전반적 건강 상태를 향상시킬 수 있다는 점을 잘 인식해야 한다. 물리치료 상담모델을 바탕으로 주기적인 재평가를 통해 홈운동프로그램을 업데이트하고 활동 내용을 수정한다. 일부 아동에게서 단기간 고빈도 접근의 집중 모델은 적절한 운동방법에 관한 이해도를 높여 전반적인 통증과 피로 감소에 효과적이었다. **표 27-2**에는 관절 과운동성 아동의 치료 계획에 포함되는 운동의 예가 나와 있다.

표 27-2 • 관절 과운동성 아동을 위한 운동	
운동법	**움직임 질/진행**
뒤허벅지근 스트레칭 (hamstring stretching)	단단한 바닥에 다리를 앞으로 뻗고 허리를 똑바로 펴고 앉아서, 무릎을 펴고 발목은 중립적 배측 굴곡 자세를 취한다. 수건을 말아서 무릎 아래를 받쳐주면 스트레칭에 대한 운동 내성이 좋아진다. 다른 방법: 한 발로 서서 다른 한 발은 높이가 있는 디딜 곳에 무릎을 쭉 펴서 올리고, 발목은 배측 굴곡하여 발바닥으로 바닥을 짚고 몸통을 똑바로 펴거나 약간 앞으로 숙인다. 양쪽 엉덩이가 모두 전방을 향해야 한 쪽으로 힙이 돌아가는 보상적 회전이 일어나지 않는다.
아킬레스건 스트레칭 (heel cord stretching)	벽을 보고 의식적으로 발뒤꿈치를 바닥에 대고 선다. 무릎 뒤쪽은 쭉 펴고 발가락을 앞으로 쭉 펴서 비복근을 스트레칭한다. 보조 신발이나 보조기를 신고 있다면 내측 종족궁이 스트레칭되지 않도록 주의한다.
등척성 복부근 강화 (abdominal isometrics)	양쪽 무릎을 세우고 누운 자세에서 복횡근을 수축시킨 상태로 5~10초 동안 유지한다. 숨은 참지 말고 호흡한다. 차차 유지시간을 늘린다. 그다음 단계로 위의 운동에 팔 · 다리 한 쪽의 움직임을 추가한다.
골반 후방 경사 (posterior pelvic tilt)	양쪽 무릎을 세우고 누운 자세에서 복근을 타이트하게 수축시키고, 골반을 후방으로 기울여 등이 바닥에 편평하게 닿게 한다. 그다음 단계로 브릿지운동으로 진행한다.
브릿지운동 (bridging)	골반을 후방 경사시킨 다음, 엉덩이가 중립 신전될 때까지 든다. 아동의 안정성 수준에 따라 무릎을 벌리거나 무릎 사이에 타올롤을 끼워 준다. 골반 후방 경사, 호흡, 지나친 요추전만이나 엉덩이 과신전이 일어나지 않도록 구두 또는 직접 접촉으로 아이를 격려한다.
등척성 고관절 내전근 강화 (isometric hip adduction)	양쪽 무릎을 세우고 누운 자세에서 공이나 타올 롤을 무릎 사이에 끼워 주고 5초간 쥐어 짜듯이 힘을 주게 한다. 그다음 단계로 브릿지운동과 결합해서 시행한다.
고관절 외전근 저항운동 (resisted hip abduction)	양쪽 무릎을 세우고 누운 자세에서 저항밴드로 최소 범위에서 3~5초간 엉덩이를 벌려서 고관절 외전근 저항운동을 한다. 천천히 편심성 조절로 시작 자세로 돌아오도록 구두 지시를 한다. 시간을 늘리고 차차 저항이 높은 색깔의 탄력밴드를 사용한다.

표 27-2 • 관절 과운동성 아동을 위한 운동 (계속)

운동법	움직임 질/진행
미니 월 스쿼팅 (mini wall squatting)	부분 월 스쿼트는 근력강화, 몸 중심부의 안정성 강화를 목적으로 한다. 벽에 등을 대고 선 자세에서 편심성으로 천천히 무릎을 구부리고(30~45°) 동심성으로 천천히 무릎을 편 자세로 돌아온다. 구두 지시로 속도 조절을 도와주고 몸통은 대칭적으로 똑바로 편 자세를 유지하게 한다. 시작 자세와 끝 자세에서 무릎이 뒤로 빠지지 않도록 계속 주의를 준다.
견갑골 안정화 (scapular stabilization)	의자에 앉아서 5~10초 동안 견갑골을 뒤쪽으로 당긴 자세를 유지한다. 어깨 내리기, 견갑골 뒤 당김, 몸통 똑바로 펴기에 필요한 구두 지시를 한다. 또한 어깨 움츠리기 및/또는 요추전만의 지나친 증가가 발생하지 않게 한다.
수정된 뒤꿈치 들기 (modified heel raises)	발목 안정성과 고유수용성감각을 높이기 위한 정적 부분(static partial) 발뒤꿈치 들기를 한다. 균형 유지를 위해 한 손을 짚고 시작할 수 있다. 발목 부분 저측 굴곡 상태에서 구두 지시로 외번/내번 중립 자세로 5~10초간 유지시킨다.

근거중심 임상적 추천

SORT: 추천 분류의 장점

A 일관된, 양질의 환자 지향적 근거

B 일관되지 않거나 제한된 질적 수준의 환자 지향적 근거

C 동의, 질병 중심의 근거, 일반적인 관행, 전문가의 의견 또는 사례 시리즈

1. 관절 과운동성 아동의 물리치료는 개별 사례에 맞게 계획된 저강도 접근법으로 천천히 점진적으로 자세 안정성과 지구력을 높여준다. 통증 감소, 근력강화, 기능 향상을 목표로 한다. **B 등급**

2 관절보호, 안정화훈련, 신체 인식력 강화를 위한 적극적 중재로 통증과 피

로감을 관리할 수 있고, 장기적으로 근골격계에서 일어나는 손상을 최소화할 수 있다. **등급 B**

3. 근골격계에 미치는 장기적 문제를 줄이기 위해 모든 운동과 신체활동 시 특히 관절보호에 신경쓴다. **C 등급**
4. 홈운동프로그램은 지속적 · 점진적으로 일상에 통합됐을 때 최대 효과를 기대할 수 있고, 중재 이전 상태로 기능이 감소하는 것을 방지할 수 있다. **C 등급**

종합 질문

27.1 관절 과운동성 아동의 물리치료 운동지침에 대한 설명으로 가장 옳은 것은?

A. 단기 운동 중재가 포함되며 통증이 유발되는 부분에 집중한다.
B. 운동 강도를 서서히 높이면서 몸 중심부 강화훈련, 동시 수축 촉진을 통한 관절 안정화, 고유수용성감각 강화 등이 포함된다.
C. 관절 과운동성 아동은 신체훈련에 대한 반응이 빠르므로 운동 강도를 급격히 높인다.
D. 고강도 유산소운동이 포함된다.

27.2 관절 과운동성 아동 및 청소년의 물리치료의 장기적 반응에 가장 영향을 미치는 요인은?

A. 관절 영상촬영 결과
B. 환자 및 가족의 물리치료 참여 수준
C. 움직임 공포증
D. 매주 2회 치료

27.3 사례의 12세 김○○의 최근 신체활동 내성이 감소한 요인으로 가장 적합한 것은?

A. 여가활동 수준의 축구는 스포츠 내성이 생길 정도로 강도가 세지 않다.

B. 학교를 마칠 무렵이면 매우 피곤해져 신체활동에 참여가 어렵다.

C. 사춘기 영향으로 관절 느슨함이 심해져 기능적 활동 수준에 부정적인 영향을 준다.

D. 아이가 축구나 다른 스포츠활동에 더 이상 흥미가 없다.

정답

27.1 B. 저강도, 점진적 강도 조절 운동프로그램이 중요하다. 여러 관절이 침범되므로 전신 신체역학과 기능을 고려한다(A). 관절 과운동성 아동은 신체 트레이닝에 대한 반응이 서서히 나타나므로 운동 강도와 단계가 급격히 높아지면 견디지 못 한다(C). 운동프로그램에는 관절보호 촉진이 포함된다. 고강도 유산소운동은 따라하기 어려울 것이다(D).

27.2 B. 관절 과운동성은 복합적인 만성 질환으로, 아동기/성년기까지 주기적인 관리가 필요하다. 관절 영상촬영은 관절 과운동성 진단이나 예후 관리에 거의 작용을 하지 못 한다(A). 관절 과운동성 아동은 신체활동에 따른 통증을 경험하면 종종 움직임 공포증을 호소한다. 하지만 적절한 물리치료로 서서히 근력, 자세 안정성, 지구력, 자신감을 회복하면서 극복할 수 있다(C). 물리치료 빈도는 사례마다 다르지만 현재 기능 수준, 물리치료에 대한 반응 정도, 홈운동프로그램을 효과적으로 수행할 수 있는 능력에 영향을 받는다(D).

27.3 C. 여성은 사춘기 시기에 호르몬 작용으로 관절이 더욱 느슨해져 증상이 악화된다. 신체 집중 트레이닝프로그램은 심한 관절 통증이 유발되므로 따라하기 어렵다. 김○○의 경우, 여가활동 수준의 축구는 경쟁적 프로그램에 비해 좋은 운동이지만 성인기에는 보다 고강도 프로그램을 참고 견디기도 한다(A). 피로로 신체활동이 어려울 수 있지만, 최근에 통증과 피로감이 더 심해진 이유는 설명하지 못 한다(B). 동기나 관심 저하로 이 사례에서 기술한 증상들이 초래되지는 않을 것이다(D). 학교 수업

을 마칠 때쯤 축구를 안 해도 통증이 심해지는 것은 관절 과운동성 아동 및 청소년의 특징적인 증상이다.

특발성 까치발 보행

Idiopathic Toe Walking

Lisa K. Kenyon / Ryan Borck

CASE 28

5세, 김○○은 까치발로 걷는 것이 문제가 되어 외래 물리치료를 받기로 하였다. 의학적 병력에 대하여 부모와 인터뷰를 하고 의무기록지를 검토하였다. 임신 중 양수과소증(oligohydramnios)이 있었고 임신 36주에 제왕절개로 1,830g으로 태어났다. 출생 후 짧게 산소치료를 받았을 뿐 병원에 오래 입원하지 않고 엄마와 함께 집으로 퇴원하였다. 이외에 특별한 의학적 병력은 없었으며 아이의 건강 상태는 전반적으로 양호했다. 초기 발달 이정표는 일반적인 발달 양상을 따라 갔다. 11개월 때 혼자 걷기 시작해서 지금껏 양쪽 까치발 패턴으로 걷고 있다. 부모는 소아과 검진 때 아이가 가끔씩 까치발로 걷는 것을 상담했고 소아과의사는 좋아질 것이라고 했다. 5세 때 정기발달검사를 위해 소아과 진료를 받았다. 아이는 항상 까치발로 걷고, 발등에 가끔 통증을 호소했으며, 최근에는 계단 보행을 할 때 발이 걸려 넘어지기 시작했다. 무릎을 펴고 거골하관절의 중립 자세에서 양쪽 발목의 수동 배측 굴곡범위는 −10°이다.

- ▶ 까치발 보행의 원인은 무엇인가?
- ▶ 까치발 보행은 발달지연 또는 다른 질환과 연관이 있는가?
- ▶ 까치발 보행을 하는 아이는 어떤 발달 영역에 대한 선별검사가 필요한가?
- ▶ 검진 시 가장 고려해야 할 점은 무엇인가?
- ▶ 가장 적절한 물리치료 중재법은 무엇인가?

주요 정의

- **특발성 까치발 보행**(idiopathic toe walking): 뚜렷한 신경학적 또는 의학적 이유 없이 2세 이후에도 까치발로 걷는 것을 말한다.
- **신경발달학적 치료**(neurodevelopmental treatment): 자세와 움직임이상을 치료하는 물리치료 중재법이다. 비전형적 또는 비정상적 움직임 패턴을 억제하고 전형적 움직임 패턴을 촉진하여 운동기술발달을 촉진하는 방법이다.
- **양소과소증**(oligohydramnios): 임신기간 중 양수의 양이 감소하는 것을 말한다.
- **까치발 보행**(toe walking): 보행주기 중 입각기 시 발 앞부분으로 체중을 흡수하고 지지하는 것이 특징인 보행 패턴이다.

목표

1. 특발성 까치발 보행 아동의 물리치료 검진 시 사용되는 검사와 측정방법을 이해할 수 있다.
2. 특발성 까치발 보행의 감별진단 과정을 기술할 수 있다.
3. 특발성 까치발 보행 아동의 예후와 물리치료 중재법을 이해할 수 있다.
4. 까치발 보행의 치료를 위해 사용하는 의학적 중재의 효능에 관해 논의할 수 있다.
5. 까치발 보행 아동의 의학적 평가와 진단검사가 필요한 시기에 대해 이해할 수 있다.

물리치료 시 고려사항

까치발 보행과 관련된 문제가 있는 아동의 물리치료 시 고려할 점:

- ▶ **일반적 물리치료 계획/목표**: 능동 및 수동 발목 배측 굴곡범위 증가; 보행주기 중 발뒤꿈치 닿기 단계에서 발뒤꿈치로 지면을 딛는 빈도 증가; 나이에 맞는 대운동기술발달
- ▶ **물리치료 중재**: 하지의 타이트한 근육군(특히 발목 저측 굴곡근) 스트레칭 보행훈련; 하지와 몸통의 약화된 근육강화운동; 보조기와 연속적인 석고고

정(serial casting); 홈운동프로그램 개발

▶ **물리치료 시 주의사항**: 발목 저측 굴곡근의 과신장, 특히 연속적인 석고고정에 따른 통증 또는 근 경련

▶ **물리치료를 방해하는 요인**: 연속적인 석고고정에 따른 이차적 피부 문제; 보조기가 잘 맞지 않을 시 피부 상처; 발 또는 다리 통증

건강 상태의 이해

까치발 보행은 입각기 시 발 앞부분에서 체중 흡수 및 체중지지가 일어나는 것을 특징으로 하는 보행 패턴 용어이다(**그림 28-1**). 까치발 보행은 정상 보행 패턴의 발달 과정에서 나타나는 일시적인 현상으로 여기기도 하지만 뇌성마비가 아닌 자녀를 둔 부모의 7~24%에서 자녀가 까치발로 걷는 것을 걱정하는 것으로 보고되었다. Accardo 등이 소아과에서 발달 평가를 받은 아이들(8개월~10세)을 대상으로 한 연구에서, 연구 대상자 총 163명 중 24%에서 까치발 보행이 관찰되었다. 이 연구를 연령 그룹별로 분류하면, 유아 35%(0~2세), 취학 전 아동(2~6세) 19%, 학령기 아동(6~10세) 22%에서 까치발 보행이 나타나거나 이전에 부모가 보고한 것으로 나타났다. Engström과 Tedroff가 5세 6개월, 1,436명을 대상으로 한 유병률 단면조사에서 연구시점을 기준으로 2.1%가 까치발 보행을 하는 것으로 나타났다. 추가적으로 2.8%의 아이들이 이전에는 까치발로 걸었지만 조사시점에서는 까치발 보행이 사라진 것으로 나타났다. 연구보고에 의하면 신경정신학적 진단 또는 발달지연 아동 중에서 41%가 현재 또는 이전에 까치발 보행을 한다.

18~24개월 아동의 전형적 보행 패턴으로 초기 입각기 때 발뒤꿈치 닿기가 일어난다는 점을 고려할 때, 이 시기 이후에도 신경학적 또는 의학적 이유 없이 까치발 보행이 지속되면 특발성 까치발 보행으로 진단한다. 1967년 Hall

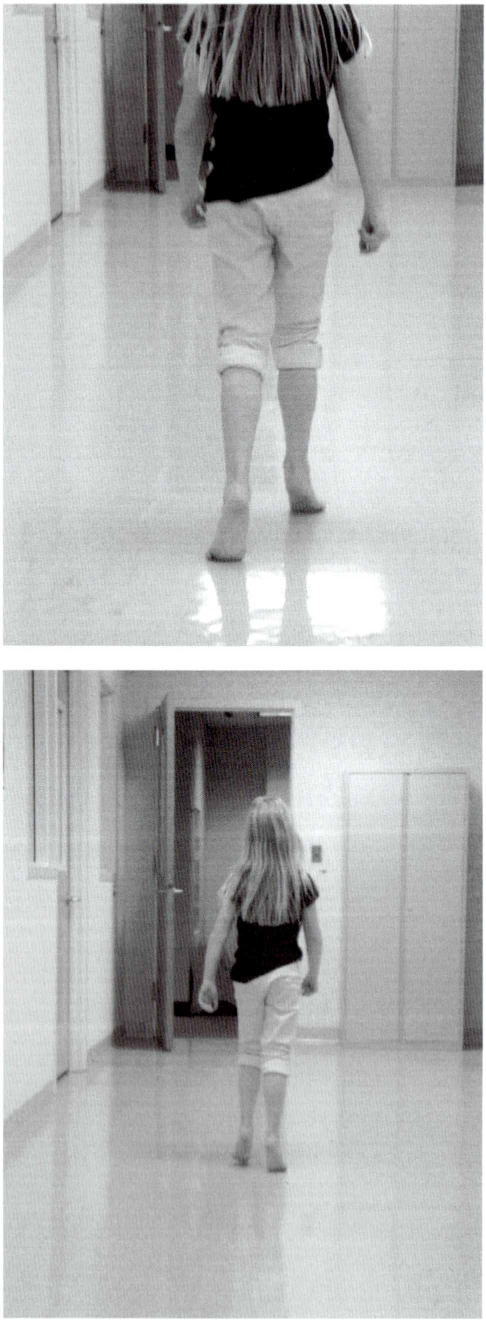

그림 28-1 5세 여아의 까치발 보행 패턴

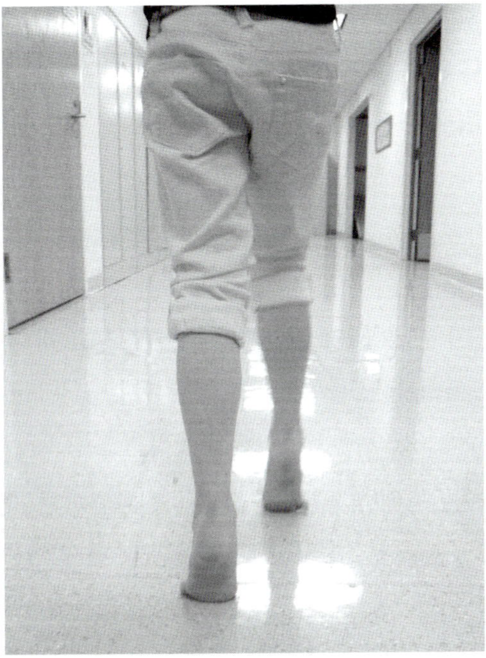

그림 28-1 (계속) 5세 여아의 까치발 보행 패턴

등에 의해 처음 선천성 종골건 단축(congenital short tendo-calcaneus)으로 기술되었으며, 특발성 까치발 보행은 2~3세가 지난 아동에서 뚜렷한 병적 원인 없이 양쪽 발을 지속적으로 까치발로 걷는 것으로 정의한다. 특발성 까치발 보행은 여아보다 남아에서 빈번하고, 가족력은 최대 34%이다.

특발성 까치발 보행의 진단을 위해 뇌성마비, 근위축증, 자폐스펙트럼장애, 척수견인증후군, 척수이분증(diastematomyelia), 조현병, 종아리 근육의 정맥기형, 선천적/후천적 외상성 팔·다리의 길이 차이, 근염 등 많은 발달학적·병적 질환과 감별진단이 필요하다. 물리치료사는 이 질환들과 관련해서 의학적 평가 및 진단학적 검사가 필요한 징후 및 증상들을 이해해야 한다. 예를 들어 바빈스키 사인, 간대성경련(clonus) 또는 반사이상항진 같은 상위운동신경원과 관련된 징후가 나타나면 경직형 양하지뇌성마비 같은 신경근육질환과 감별을 위해 진료를 받게 한다. 양적 보행분석은 특발성 까치발 보행과 경미한 뇌성마비를 감별하는 분명한 방법이지만, 특발성 까치발 보행 아동은 뇌성마비와 비교해서 구두 지시에 따라 발뒤꿈치-발가락 보행 패턴대로 걸을 수 있는 능력이 좋다. 자폐 아동도 까치발로 걷는 빈도가 높기 때문에 눈맞춤, 언어 사용 또는 상징/상상놀이의 수행 능력이 떨어지는 등 사회적 상호작용을 어려워 할 경우 아동은 자폐스펙트럼장애와 감별진단이 필요하다.

언어장애와 감각처리장애도 까치발 보행과 관련 있다. Shulman 등은 지속적으로 까치발 보행을 하는 13명의 아동을 대상으로 한 연구에서 77%가 수용성 또는 표현성 언어발달지연 또는 두 가지 모두 해당했고, 40%는 시지각운동발달지연, 27%는 대운동발달지연이 있었다. 발달 평가 아동 799명을 대상으로 한 이전 연구에서 언어장애가 심할수록 까치발 보행의 빈도가 높았다. 웰-차일드 아동발달 평가프로그램에 참여한 163명을 대상으로 한 Accardo 등의 연구에서 까치발로 걷는 아이들은 그렇지 않은 아이들에 비해 언어적 지능이 낮은 것으로 나타났다. 여러 연구자들이 감각처리기능이상과 특발성 까치발 보행 간에 양(positive)의 상관성이 있다고 보고하였다. 하지만 인과관계를 명확하게 규명한 연구는 별로 없다. Len과 Rao 그리고 Williams 등의 최근 연구에서 특발성 까치발 보행 아동과 일반아동 간에 전정감각과 촉각처리 능력에서 차이가 있는 것으로 보았다. 보존적 중재법으로 발목 관절가동범위가 좋아지지 않거나, 발목 첨족 구축이 고정되거나, 비수술적 관리 후에도 까치발로 걷는다면 수술적 방법으로 하퇴삼두근 연장술 또는 아킬레스건 연장술을 고려할 수 있다. 이 두 가지 수술적 처치로 하퇴삼두근의 길이가 길어지면 입각기 및 유각기 시 배측 굴곡범위가 늘어나므로 발뒤꿈치-발가락 보행 패턴의 정상화에 도움이 된다.

아킬레스건 연장술은 하퇴삼두근 근력을 약화시키지 않으면서 발목의 운동형상학적 조건을 향상시키는 반면, 저측 굴곡근의 파워는 수술 후 1년이 지나도 정상 이하 수준밖에 되지 않는다. 몇몇 연구자들은 수술적 방법으로 아킬레스건 연장술을 할 경우, 아킬레스건이 과도하게 늘어나기 쉽다고 지적하고 있다. 까치발 보행의 재발과 특발성 까치발 보행 관리 절차에 대한 만족도를 측정한 장기적 결과 평가 연구에서 수술적 접근법이 비수술적 접근법에 비해 더 효과적이었다.

물리치료 환자/고객 관리

특발성 까치발 보행 아동의 물리치료 목표는 능동 및 수동 관절가동범위(특히, 발목 배측 굴곡) 증가, 보행 시 발뒤꿈치 닿기의 빈도 증가, 나이에 맞는 대운동기술의 획득이다.

검사, 평가 및 진단

출생 이력, 발달 이력, 의학적 병력, 까치발 걷기의 가족력, 현재 및 과거의 까치발 걷기 중재 이력에 대한 자세한 정보를 수집하는 것은 물리치료 검진 과정의 중요한 부분에 해당한다. 까치발 보행이 시작된 시기 및 보행 패턴(지속적, 간헐적, 일측성, 양측성)에 대한 정보도 중요하다. 이외에도 발 또는 다리 통증, 비틀거림이나 넘어짐 같은 보행 시 중요한 기능적 문제점도 파악한다. 검사와 측정에서는 나이에 맞는 통증 사정, 근긴장도(심부건반사와 간대성경련 포함), 능동 및 수동 관절가동범위, 근력(특히 발목 저측 굴곡근, 허벅지뒤다리근, 고관절 굴곡근), 근육 길이, 하지 정렬 상태, 피부 상태(특히 발 굳은살, 발적 등) 등을 확인한다. 균형, 자세, 보행, 연령에 적합한 대운동기술도 평가한다.

여러 기능적 발달 영역을 선별검사할 때는 DDST-2 (Denver Developmental Screening Test-2, 덴버발달선별검사-2) 같은 평가도구를 사용한다. DDST-2는 생후 2주~6세의 아동을 대상으로 네 가지 영역(사람-사회기술, 소운동-적응기술, 언어기술, 대운동기술)에서 부모 관찰 및 치료사의 직접 관찰로 이뤄지는 선별검사이다. DDST-2는 주요 발달 영역을 선별검사할 수 있고, 평가시간은 약 20분 정도이다. DDST-2는 위양성률(false positive rate)이 매우 낮아서 선별검사결과에서는 대부분 문제가 없다. 특발성 까치발 보행과 감각처리기능이상 간에 양의 상관성이 있다는 근거를 바탕으로 감각처리능력도 선별검사가 필요하다. SSP (Short Sensory Profile, 단축감각기능평가)는 일상생활에서 감각정보처리 능력을 선별검사하는 것으로 38개 항목이며, 양육자가 작성하는 질문서이다. SSP는 연구와 선별검사의 목적으로 개발된 것이며, 질문서를 작성하는데 약 10분 정도 소요된다. SSP 구성항목은 아이의 전반적인 감각정보처리 능력, 촉각 민감도, 미각/후각 민감도, 움직임 민감도, 감각 둔화/감각 추구, 청각 필터링, 에너지 부족/약함, 시각/청각 민감도 영역을 평가한다. 검사결과에 따라 정상, 의심, 비정상으로 분류한다.

TWT (Toe Walking Tool, 발가락보행검사)는 특발성 까치발 보행과 의학적 · 발달학적 질환으로 인해 까치발로 걷는 아동을 감별하는데 유용하다. TWT는 28개 항목의 간단한 검사지로, 일련의 질문과 신체검진 항목들로 이루어졌다. TWT는 인구학적 특성, 외상 지표, 신경근육학적 영향 지표, 신경적 영향 지표의 네 개의 하위 영역으로 구성되고, 조산, 저체중, 까치발 관련 의학적 또는 발달학적 질환(예: 자폐증, 뇌성마비, 근이영양증)의 유무에 관해 묻는다. 신체검진 항목에는 발목과 뒤허벅지근의 운동범위, 심부건반사 평가, 아이의 움직임 관찰 등이 포함된다. TWT는 4~8세 아동에게 사용할 수 있는 신뢰도와 타당도가 높은 검사도구로, 5세인 김○○의 물리치료 검진 시 사용할 수 있다.

치료 계획과 중재

특발성 까치발 보행 아동을 조기 발견하여 일찍 중재할 수 있다면 운동발달의 향상을 기대할 수 있다. 연속적인 석고고정은 관절가동범위 제한을 해결하기 위한 중재법으로 까치발 보행의 개선을 기대할 수 있다(**그림 28-2**). 특발성 까치발 보행 진단을 받은 44명의 아동을 대상으로 한 연구에서 22명(66%)은 연속적인 석고고정 후에 보행과 관절가동범위 향상 같은 임상가중심 결과 평가 항목에서 향상이 있었다. 대상자 중 한 명이 석고고정으로 피부손상이 있었다. Griffin 등도 특발성 까치발 보행 아동에게 6~8주 동안 연속적인 석고고정을

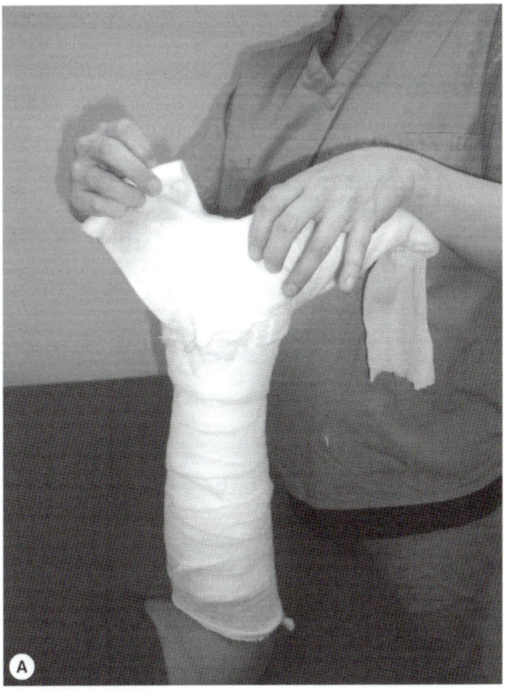

그림 28-2 발목 배측 굴곡범위가 제한된 특발성 까치발 보행 아동에게 연속적인 석고고정 적용.
A 피부를 보호하기 위해 패드를 덧댄다.

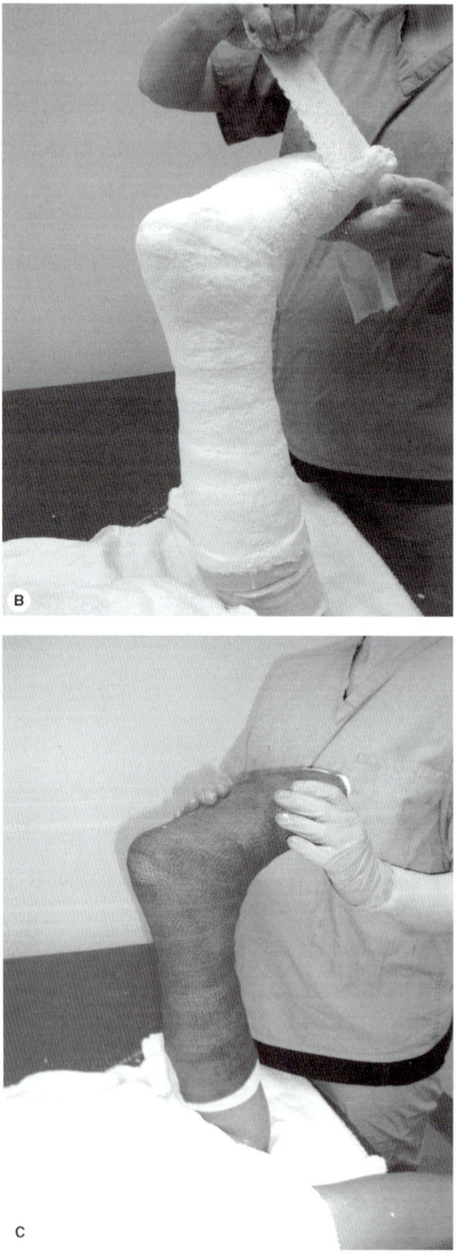

그림 28-2 (계속) 발목 배측 굴곡범위가 제한된 특발성 까치발 보행 아동에게 연속적인 석고고정 적용. **B** 발 및 발목의 보다 정확한 포지셔닝을 위한 석고붕대 감기. **C** 석고붕대의 손상을 막고 무게를 가볍게 하기 위해 섬유유리붕대로 마무리한다.

적용한 후, 보행 패턴의 향상(까치발 보행 패턴 사라짐, 근 활성화 패턴 정상화)을 보고하였다. Brouwer 등은 연속적인 석고고정 후에 발뒤꿈치-발가락 보행 패턴의 개선과 함께 석고붕대 제거 이후에도 6주간 효과가 지속되는 것을 관찰하였다. 연구결과에 따르면 연속적인 석고고정과 비복근-가자미근에 보툴리늄 톡신 A형 주사치료를 함께 하면 까치발 보행 패턴이 개선된다. 하지만 최근에 47명의 아동을 대상으로 연속적인 석고고정군과 연속적인 석고고정 및 보툴리늄 톡신 A형 주사치료군의 두 군으로 무작위로 나누고 효과를 조사한 연구에서 두 군 간에 차이가 없었다. 이에 따라 연구자들은 특발성 까치발 보행치료에서 연속적인 석고고정 전에 보툴리늄 톡신 A형 주사치료를 하는 것은 기능 향상에 도움이 되지 않는다고 결론지었다. 같은 책임연구자에 의해 진행된 이전의 연구에서 특발성 까치발 보행 아동에게 한 번의 보툴리늄 톡신 A형 주사치료와 운동프로그램을 병행한 후 보행분석결과에서 향상이 있었지만, 12개월 동안 추적연구조사한 결과, 까치발 보행이 사라진 경우는 일부에 불과했다.

밤이나 낮에 신는 고정식 또는 관절이 움직이는 AFO는 발목 저측 굴곡근을 늘려 주고, 걸을 때 발목이 지나치게 저측 굴곡되는 것을 막아주는 역할을 한다. 다른 중재법으로 스트레칭, 전경골근과 다른 약화된 근육들의 강화운동, 보행/트레드밀훈련, 균형훈련 등이 있다. Barret과 Linn에 의하면 9세 특발성 까치발 보행 아동에서 신경발달치료기법을 행위치료기법과 함께 적용한 결과 까치발이 사라졌다. Clark 등의 사례연구에서 부모보고에 의하면 운동 조절 중재의 효과로 배측 굴곡 제한이 감소되고, 발뒤꿈치-발가락 보행 패턴이 향상되었다.

여러 연구자들이 발목 수동 관절운동을 권고하고 있다. 무릎은 펴고 거골하관절 중립 자세에서 발목 배측 굴곡 0° 또는 미만인 경우 매주 석고를 교체하는 연속적인 석고고정치료가 효과적이다. 발목 배측 굴곡 0~5°인 경우에는 보조기 사용, 나이트 스프린팅, 주 1회 물리치료 등이 가장 효과적인 치료법이다.

체중을 지지하지 않은 자세에서 발목 배측 굴곡범위가 커졌다고 보행 시 능동 배측 굴곡범위가 증가하는 것은 아니다. 또한 일부 특발성 까치발 보행 아동은 능동 및 수동 발목 배측 굴곡범위가 정상이다.

근거중심 임상적 추천

SORT: 추천 분류의 장점

A 일관된, 양질의 환자 지향적 근거

B 일관되지 않거나 제한된 질적 수준의 환자 지향적 근거

C 동의, 질병 중심의 근거, 일반적인 관행, 전문가의 의견 또는 사례 시리즈

1. 특발성 까치발 보행에서 보존적 치료의 효과가 없을 때, 하퇴삼두근 연장술로 발목 관절가동범위의 향상과 보행 패턴의 정상화를 기대할 수 있다. **B 등급**
2. TWT는 특발성 까치발 보행 아동과 의학적 또는 발달학적 질환으로 까치발 보행을 하는 아동을 감별진단해 주는 신뢰도와 타당도가 높은 평가도구이다. **B 등급**
3. 특발성 까치발 보행의 치료는 조기 발견과 비수술적 중재가 가장 중요하다. **C 등급**
4. 연속적인 석고고정은 특발성 까치발 보행 아동의 발목 관절가동범위와 보행 패턴 개선에 효과적이다. **B 등급**

종합 질문

28.1 특발성 까치발 보행 아동에 관한 설명 중 가장 정확한 것은?

A. 대부분의 초등학생은 치료를 하지 않아도 까치발 보행이 사라진다.

B. 특발성 까치발 보행 아동은 언어기술지연 또는 언어장애가 있다.

C. 특발성 까치발 보행은 비대칭적 운동발달이 나타나는 질환에서 일반적인 증상이다.

D. 특발성 까치발 보행은 남아보다 여아에서 빈번히 발생한다.

28.2 비특발성 까치발 보행 지표로 가장 적합한 것은?

A. 저측 굴곡 구축

B. 걷는 시간의 >75% 까치발로 보행

C. 비복근 경직

D. 발 또는 다리 통증

28.3 15개월 남아가 간헐적으로 까치발로 걷는 것 때문에 물리치료실을 방문하였다. 물리치료 검진결과에서 때때로 발끝으로 걷는 것 말고 다른 문제는 없다. 다음 중 가장 적합한 물리치료 중재는?

A. 뇌성마비 또는 다른 의학적 문제에 따른 까치발 보행의 가능성이 있으므로 의사 진료가 필요하다.

B. 지속적인 물리치료가 필요하다.

C. 까치발 걷기는 생후 2세 전에는 흔한 보행 문제이므로 지켜본다.

D. 까치발 걷기의 해결을 위한 중재가 필요하며 의학적 평가와 검사로 의심되는 질환과 감별진단한다.

정답

28.1 A. 특발성 까치발 보행 아동은 그렇지 않은 아동에 비해 언어기술발달에 어려움이 따를 수 있다. 초등학생이 돼서도 까치발로 걷는다면 저절로 사라지는 것을 기대하기 어렵다(A). 특발성 까치발 보행은 거의 대부분 양측성이며(C), 여아보다 남아에서 빈번히 발생한다(D).

28.2 C. 경직은 특발성 까치발 보행과 상관이 없고 상위운동신경원질환을 나타내는 지표이다. 특발성 까치발 보행 아동은 저측 굴곡 구축이 발달하기 쉽고(A), 까치발 보행 발생률의 빈도가 높고(B), 발이나 다리에 통증을 호소할 수 있다(D).

28.3 C. 24개월 이하 아동이 까치발 보행을 하는 것은 흔한 일이지만 반드시 모니터링한다. 2세 이후에도 까치발로 걷거나 관절가동범위 제한 같은 심각한 문제가 동반되면 중재를 고려한다. 물리치료 검진결과, 뇌성마비 같은 의학적 질환과 감별진단의 필요성은 없었다(A 및 D). 또한 정기적으로 물리치료 중재가 필요하지도 않다(B).

고관절충돌증후군

Femoroacetabular Impingement

Jessica Laniak

CASE 29

건강한 12세 여아인 축구 골키퍼 김○○은 시즌을 마친 후 힙 앞쪽과 서혜부 통증으로 진료를 받았다. 처음에는 오른쪽 다리로 공을 차고(kicking) 펀칭(punting)할 때만 통증이 있었다. 지금은 모든 체중지지 자세에서 힙 앞쪽과 서혜부에 통증이 있다. 열, 무기력감 또는 발진 증상은 없다. 의사는 "고관절 굴곡근 좌상(hip flexor strain)"으로 진단하고 물리치료를 의뢰했다. 2주 동안 물리치료를 받았지만 통증이 줄어들지 않아서 소아정형외과 진료를 받았다. 진료결과는 오른쪽 고관절 굴곡 및 내측 회전 제한, 하전장골극과 치골결합부위 촉진 시 통증 등 물리치료 검진결과와 같았다. 소아정형외과의사는 단일광자단층촬영(single-photo emission computerized tomography, SPECT) 검사에서 하전장골극 및 치골결합 견열 골절, 오른쪽 대퇴골두와 관골구가 활성화된 것을 알 수 있었다. 8주간 안정 후 다른 물리치료사에게 평가를 받고, 고관절충돌증후군(femoroacetabular impingement, ΓAI)으로 의심되이 물리치료를 받기로 했다.

- ▶ 검진에서 진단명과 관련된 징후는 무엇인가?
- ▶ 가장 적합한 검사도구는 무엇인가?
- ▶ 물리치료 효과를 제한할 수 있는 발생 가능한 합병증은 무엇인가?
- ▶ 가장 적합한 물리치료 중재법은 무엇인가?
- ▶ 즉각적인 중재와 스포츠활동에 복귀를 고려해 물리치료 계획을 기술한다.
- ▶ 다른 전문가에게 환자를 의뢰해야 할 경우는 무엇인가?

주요 정의

- **캠충돌증후군**(cam impingement): 대퇴골두 직경이 계란 형태로 증가해 관골구에서 부드럽게 움직일 수 없는 상태를 말한다.
- **고관절충돌증후군**(femoroacetabular impingement, FAI): 대퇴골두와 관골구의 정렬 상태가 비정상적이므로 고관절 관절범위가 감소된다.
- **핀서충돌증후군**(pincer impingement): 관골구가 대퇴골두를 많이 감싸고 있어 관절와순 손상이 발생하는 것이다.

목표

1. 고관절충돌증후군의 징후와 증상을 이해할 수 있다.
2. 고관절충돌증후군과 감별진단이 필요한 질환을 확인할 수 있다.
3. 고관절충돌증후군 청소년의 손상과 활동 제한을 중재할 수 있는 적절한 물리치료 중재 계획을 세울 수 있다.
4. 스포츠활동에 복귀할 수 있는 치료 계획을 세울 수 있다.

물리치료 시 고려사항

고관절충돌증후군 증상이 있는 청소년 선수의 물리치료 시 고려할 점:

- ▶ **일반적 물리치료 계획/목표**: 고관절 관절가동범위, 근력, 이동성, 유연성 향상; 몸 중심부와 하지 신경근 조절력 향상; 기능 극대화 및 스포츠활동으로 복귀
- ▶ **물리치료 중재**: 환자와 가족에게 생체역학 및 물리치료 과정 교육; 생체역학 향상을 위한 하지기능과 관련된 힙 및 관절 도수치료; 하지 스트레칭; 몸 중심부와 하지근력강화운동; 신경근 조절, 기능적 근력, 하지 고유수용성감각 촉진을 위한 운동; 보행훈련(걷기 및 뛰기); 스포츠활동으로 복귀를

위한 중재; 퇴원 시 과사용 방지 및 체력 유지 교육

- **물리치료 시 주의사항**: 통증이 경감되지 않을 시 뼈이상 또는 전신질환으로 진행될 수 있으므로 모니터링 필요; 스포츠활동에 복귀할 때까지 충격이 심한 활동은 피함
- **물리치료를 방해하는 요인**: 견열 골절로 진행 또는 추가적으로 스트레스 골절 발생; 관골구 관절와순 병변; 요추부 신경근병증; 천장관절의 기능이상; 심리사회적 스트레스에 따른 우울증

건강 상태의 이해

고관절충돌증후군(femoroacetabular impingement, FAI)은 생체역학적 진단명으로 구와관절의 운동형상학적 이상을 뜻한다. 진단학적 영상검사를 통해 대퇴골두와 관골구의 형태 및 결합 상태를 기술할 수 있다. 캠충돌증후군에서 대퇴골두는 확장된 상태지만, 여전히 볼록한 형태로 관골구 속에 들어 있다. 핀서충돌증후군은 관골구 가장자리가 확장되어 대퇴골두를 과도하게 감싸고 있다. 현재, 아동에게 발생하는 고관절충돌증후군은 감별진단과 철저한 평가가 요구된다. 구와관절은 선천성 결함이 생기거나 외상성 손상을 입기 쉬워 고관절충돌증후군의 징후 및 증상과 유사해 보일 수 있다. 그러므로 감별진단이 필요하다. 또한 고관절발달에 문제가 있었다면 치료가 잘 되었더라도 나중에 고관절충돌증후군이 발생할 위험이 높다.

유아에서는 종종 선천성 고관절형성부전(congenital hip dysplasia) 선별검사가 필요하다. 선천성근성사경, 여아, 첫째 아이 또는 둔위분만으로 태어났다면 특히 그렇다. 초음파검사로 연골질(cartilaginous) 대퇴골두가 관골구와 잘 결합되어 있는지 아니면 아탈구나 탈구가 발생했는지 확인할 수 있다. 물리치료 선별검사로 오토라니검사(Ortolani test)와 바로우검사(Barlow maneuver)

가 있다. 오토라니검사는 아이의 힙과 무릎을 90° 굴곡 자세로 눕힌 다음, 검사자는 검지로 대전자를 약간 압박하면서 엄지로 아이의 다리를 외전시킨다. 대퇴골두가 관골구 내로 들어가면서 "뚝(clunk)" 소리가 나면 양성징후이다. 바로우검사에서는 아이를 눕히고 무릎에서 후방으로 힘을 주면서 양쪽 힙을 굴곡과 함께 신체중심선 쪽으로 내전시킨다. 힙이 탈구된 경우 "뚝"소리가 날 것이다. 바로우검사에서 고관절 탈구가 의심되면 오토라니검사로 확인한다. 유아 고관절형성부전의 중재로는 패브릭 보조기(pavlik harness)가 가장 대표적이다. 대퇴골두가 둥글게 발달하며 관골구와 잘 결합할 수 있도록 개구리다리 자세로 유지시켜 준다. 패브릭 보조기로 효과가 없을 때는 폐쇄적 또는 개방적 정복술을 요하기도 한다. 2세가 지나서도 고관절 탈구가 계속되면 대퇴골 또는 골반 절골술 후 스피카 부목(spica casting)으로 힙 정렬 상태를 유지해야 한다. 고관절형성부전은 관골구 모양이 비정상이므로 대퇴골두와 골단의 해부학적 발달에 영향을 끼칠 것이다. 제대로 관리하지 못하면 한쪽 또는 양쪽 관절 모두 구조적으로 비정상적인 정렬 상태에 놓이므로 고관절충돌증후군이 발생할 수 있다.

고관절의 정상발달에 영향을 끼치는 선천성 질환인 내반고 또는 외반고는 대퇴골두와 대퇴목이 이루는 경사가 나이 기준으로 정상 범위에서 벗어난 상태를 말한다. 대퇴골두와 대퇴목의 정상 기울기는 120°이다. 내반고는 대퇴골두와 대퇴목의 경사각이 90°로, 대퇴골두가 관골구에 깊이 들어앉아 대퇴골두 위쪽 가장자리와 관골구 가장자리면에 체중이 부하된다. 반대로, 외반고는 사이각이 커져서 대퇴골두가 보다 수직 위치에 오므로 캠충돌증후군이 발생할 수 있다. 어느 경우든 대퇴골두와 관골구가 발달학적으로 정상 위치에서 벗어난 것으로, 고관절충돌증후군을 초래할 수 있다. 선천성 내반고와 외반고는 수술적 접근법, 즉 대퇴골이나 관골구 절골술로 치료할 수 있다.

환아가 고관절 통증을 호소하거나 체중지지가 어렵다면 다음의 두 가지 경우를 고려해야 한다. 사춘기 이전 및 사춘기 시기, 골단분리증과 레그-칼베-

페르테스병에서도 대퇴골두가 괴사된다. 골단분리증은 대퇴골두의 근위부 골단이 대퇴목에서 분리되는 질환으로 주로 전 · 내측으로 일어난다. 골단분리증은 주로 10~16세 남아에서 발생하고, 보통은 외상 없이도 급성 또는 급 · 만성으로 발병한다. 골단분리증의 대표적인 증상은 무릎 통증이다. 고관절 내측 회전 및 내전이 감소하고 외측 회전이 증가한다. X-선 검사나 MRI로 진행 정도와 심각성을 측정할 수 있다. 일부이지만 일측성 골단분리증 환자에서 나중에 반대쪽에도 골단분리증이 발병하므로 일측성 침범일지라도 대부분 양측 대퇴골두에 핀 고정술을 시행한다.

대퇴골두 괴사가 일어나는 두 번째 질환은 레그-칼베-페르테스병으로 대퇴골두의 무혈관성 괴사와 연관된 아동기 특발성 질환이다. 내측 대퇴회선동맥에 혈류장애가 생기면 대퇴골두 근위부가 편평해진다. MRI 검사에서 대퇴골두가 "좀먹은(moth-eaten)" 것 같은 모습이 관찰된다. 외측 대퇴골두가 관골구 가장자리와 나란한 정도를 기준으로 심각성을 측정한다. 레그-칼베-페르테스병은 주로 3~12세에서 발생하고, 다리를 절뚝거리거나 트렌델렌버그 보행을 하며, 힙에 통증이 나타나는 것이 전형적인 특징이다. 하지만 아동들은 이러한 손상에도 불구하고 매우 활동적이며 일상의 운동과제를 수행하려는 경향이 있다. 레그-칼베-페르테스병은 고관절 내측 회전과 외전범위가 제한된다. 진단적 영상검사에서 심각한 문제가 있더라도, 일정기간 체중부하 자세 피하기(대퇴골두에 가해지는 압박 경감의 목적), 열린사슬운동 자세에서 하지 강화, 수중물리치료 등으로 치료를 기대할 수 있다. 이같은 임상 관리 후, 1~3년에 걸쳐 자연적으로 치유된다. 레그-칼베-페르테스병과 골단분리증의 적절한 치료로 대퇴골두 괴사를 관리하더라도, 치료와 재활기간 동안 관절역학이 달라져 비정상적으로 체중을 지지하게 되므로 관골구발달에 부정적인 영향을 미친다. 성장에 따라 대퇴골두와 관골구의 정렬 상태가 달라지면 나중에 고관절충돌증후군이 초래될 수 있다.

모든 선천성 및 외상성 질환과 감별진단을 해야 할 경우, 정형외과의사는 힙과 골반 영상검사로 해부학적 정렬 상태를 평가해서 관절 내 손상 여부를 확인한다. 아동에게 자주 발생하는 정형외과적 문제는 대퇴목 스트레스 골절, 관골구순이상이다. 대퇴목 골절의 증상은 체중지지, 스포츠활동 시 발생하는 고관절 심부 통증이다. 이러한 스트레스 골절은 지구력 종목의 여성 운동선수에게 세 가지 특징적 징후, 즉 에너지 감소(섭식장애 유무), 월경이상, 골밀도 저하가 있는 경우에 흔히 발생한다. 관골구순이상이 있을 시 관절 내 딸각거림과 걸리는 느낌을 호소한다. 관절구순이상은 주로 힙 관절을 반복해서 크게 움직이거나(예: 무용수) 피봇팅과 커팅(cutting) 동작 시 관골구를 심하게 회전하는 종목의 선수(예: 축구선수, 농구선수)에게 발생한다. 관골구순이상의 임상증상은 고관절충돌증후군과 유사하며, MRI 또는 MRA (Magnetic Resonance Angiogram, 자기공명혈관촬영)로 확인한다.

감별을 거쳐 고관절충돌증후군으로 진단되면, 보존적 물리치료나 수술(대퇴골 또는 관골구 절골술 또는 고관절 표면치환술)을 고려한다. 뼈가 성장하는 시기에는 성장판이 열린 상태이므로 고관절 표면치환술은 적합치 않다. 그러므로 가장 많이 하는 수술은 관절경 절골술(arthroscopic osteotomies)이다. 캠충돌증후군 치료로 나이에 맞게 관골구가 발달할 수 있도록 대퇴골두를 깍아낸다. 체중지지면 손상으로 연골에 심각한 병변이 있으면 미세 골절이 일어날 수 있다. 핀서충돌증후군은 관골구 가장자리를 수술로 정리한다. 종종, 관골구순의 찢긴 부위는 제거술이나 회복술로 치료한다.

물리치료 환자/고객 관리

미국에서 고관절충돌증후군은 물리치료사가 직접 환자를 진단하고 치료를 시작하거나 정형외과, 류마티스전문 또는 소아과의사들로부터 물리치료 의뢰를 받아서 시작한다. 의사 처방 없이 물리치료를 할 수 있는 (미국) 주에서는 일반적으로 물리치료사가 먼저 평가하므로 고관절충돌증후군의 임상적 문제를 가장 먼저 확인하게 되지만, 환자가 어리고 통증이 문제가 될 경우, 정형외과의사나 다른 의사가 방사선검사로 관절 내 병증(예: 관골구순 파열, 대퇴목 스트레스 골절)의 유무를 확인하게 된다. 즉각적인 수술을 요하는 관절순 파열이나 다른 연골병변이 없는 경우, 수술을 고려하기 전에 보존적 물리치료를 추천한다. 소아 류머티스관절염, 무혈관 괴사 또는 급성 발병의 감염증이 의심되면 류머티스전문의의 진료가 필요하다. 4~12주의 물리치료로 좋아지지 않으면 의사의 진료가 필요하다. 아이는 물리치료를 받으면서 스포츠활동을 계속 할 것이다. 치료사는 의사, 환자/가족, 운동 트레이너, 코치 등과 원활한 의사소통과 함께 적합한 중재를 계획하고 시행한다. 또한 환자가 이해할 수 있는 수준으로 고관절역학, 손상 수준의 중재법, 스포츠활동 복귀에 걸리는 시간 및 과정에 대해 교육을 실시한다.

검사, 평가 및 진단

병력과 주관적 불편함에 대해 주의 깊게 청취하는 과정에서 고관절충돌증후군을 의심하게 된다. 일반적으로 움직일 때 힙 앞쪽 또는 전 · 내측, 서혜부에서 통증을 느낀다. 차차 심부통증으로 악화되며, 대퇴골두의 외 · 전측부와 뒤쪽에서도 통증이 느껴지고 "힙 안쪽"이 아프다고 말한다. 이와 같은 통증 패턴을 "C 사인"이라고 한다. 운동 시 통증이 심해지기도 한다. 골키퍼가 골을 펀칭할 때 고관절을 최대로 굴곡하는 활동을 반복하거나, 닫힌사슬에서 심한 고관절 회전 및 피봇팅은 통증을 유발시키는 주된 활동이다. 선천성 고관절이상, 허리, 골반 또는 고관절 부상 이력에 대한 정보를 수집한다. 촉진 가능한 수축조직이 신장된 상태에서는 앞에서 설명한 관절 내 통증을 느끼기 어렵다. 굴곡과 내측 회전 시 통증이 유발되고 고관절 관절가동범위가 제한적이라는 느낌을 호소하기도 한다. 두 편의 체계적 고찰 그리고 사례연구에 의하면 서혜부 통증, 딸깍음, 토마스검사 시 타이트한 고관절 굴곡근 등이 고관절충돌증후군 또는 관절순 병증의 공통적인 임상 양상이다.

고관절 관절운동범위를 평가할 때 구와관절의 일반적인 관절운동형상학을 고려한다. 정상적인 관절와에서 대퇴골두의 정상적인 구름(roll)과 미끄러짐(glide), 즉 후방 미끄러짐이 일어나야 고관절 굴곡과 내측 회전범위가 회복된다. 그리고 전방 미끄러짐이 일어나야 고관절 신전과 외전범위가 회복된다. 하지만 캠충돌증후군과 핀서충돌증후군에서는 대퇴골두와 관골구가 제대로 결합된 구조가 아니므로, 대개는 관골구의 하·내측 가장자리에서 굴곡과 내측 회전이 일어난다. 그러므로 대퇴골충돌증후군 환자의 물리치료 검진 시 통증, 고관절 굴곡 및 내측 회전의 감소를 확인할 수 있다. 무릎을 굴곡한 상태에서는 뒤허벅지근이 수축 긴장 상태가 아니므로 골반이나 대퇴골두를 뒤로 당기지 못해 고관절 굴곡은 더욱 제한된다. 회전검사는 바로 누운 자세(고관절 90° 굴곡) 또는 엎드린 자세(크레이그검사 또는 라이더검사)에서 한다. 엎드린 자세에서 고관절의 정상 내측 회전범위는 약 40°이다. 라이더검사에서 양측이 비대칭이면 고관절충돌증후군 진단 범주에 포함된다. 치료사는 고관절충돌증후군이 의심되면 FADDIR (Flexion-Adduction-Internal Rotation, 굴곡-내전-내측 회전) 검사를 실시한다. 환자를 눕힌 자세에서 고관절을 최대한 굴곡, 내전, 내측 회전시켰을 때 통증이 유발되면 FADDIR 양성징후이다(전방충돌증후군). 이 자세에서 통증은 관골구순 파열 같은 관절 내 병변에서 비롯된 것이거나 고관절충돌증후군이 원인일 수 있다. 고관절 신전범위의 감소는 대퇴골두가 관골구에서 전방으로 움직일 때 이차적으로 유발되는 통증 때문일 수 있다. 상전장골극과 후상장골극의 좌우 비대칭 여부를 확인하는 골반 회전 평가를 통해 관골구가 움직임을 제한해서 충돌이 일어나는 것은 아닌지 알 수 있다. 마지막으로 고관절검진을 계속하기에 앞서 요추 선별검사를 실시한다. 즉, 고관절충돌증후군에 영향을 끼칠 만한 문제가 있는지 살펴보고 이중관절 근육(예: 장요근, 뒤허벅지근)의 유연성을 평가한다.

근력은 MMT 및 기능적 검사로 평가한다. 고관절충돌증후군 환자는 둔근의 약화가 두드러진다. 고관절 외전근과 신전근이 약화되면 통증을 느낄 수 있지만, 대개의 경우 고관절 굴곡근과 외측 회전근의 근력이 정상이며 통증이 없다. 간단한 보행검사 시, 침범된 하지에서 트렌델렌버그 사인이 나타난다. 기능적 측정으로 외측 스텝다운(lateral step-downs) 및 스쿼트검사가 있다. 침범된 다리로 선 자세에서 외측 스텝다운검사 시 양성 트렌델렌버그 사인이 나타난다. 이같은 닫힌사슬활동에서 고관절 굴곡 시 대퇴골은 고정 상태로 관골구의 회전이 일어난다. 외측 스텝다운(또는 일측성 또는 양측성 스쿼트) 검사 시, 물리치료사는 환자가 침범된 다리로 체중을 지지하지 않으려는 모습 또는 고관절의 운동형상학 변화로 침범된 쪽 다리에서 고관절에 비해 무릎 굴곡범위가 커진 것을 관찰할 수 있을 것이다. 몸중심부는 침범된 고관절의 보상 작용을 맡게 될 요추/골반의 안정화에 기여하므로 복횡근과 복사근의 근력 평가는 매우 중요하다. Sahrmann 등은 복횡근과 복사근의 평가법을 기술하였다. 이 근육의 지구력은 엎드린 자세에서 플랭크운동 같은 기능적 과제로 검사한다.

고관절충돌증후군의 진단을 위한 특수검사는 여러 가지이다. 메타분석 논문에서 Tijssen 등은 고관절충돌증후군과 관절순 병증을 확인하는 18가지 검사법의 진단학적 정확도를 평가하였다. 여러 논문에서 유사한 검사법을 사용하는데(명칭은 다름), 굴곡-내전-내측 회전검사(전방충돌검사), FABER(굴곡-외전-외측 회전) 검사, 하지거상저항검사 등이 대표적이다. FABER 검사는 환자가 누운 자세에서 숫자 4자 자세로 다리를 구부리고 발목을 반대쪽 무릎에 올려 놓는다. FABER 검사에서 고관절 통증 유발 또는 검사 테이블에서 무릎까지의 거리가 반대 쪽에 비해 먼 경우 양성징후에 해당한다. Tijssen 등은 진단의 정확도가 높은 검사법이 없고 연구의 질이 낮은 편이므로 중요한 권고사항을 제시할 수 없다고 하였다. 2013년, Reiman 등은 고관절 이학적 검사에 사용되는 검사법에 대한 진단학적 정확도를 검사한 14개 논문에 대해 체계적 고찰 및 메타분석을 실시하였다. 고관절충돌증후군, 관절순 또는 관절 내 병증의 진단도구로, FABER 검사(3개 연구에서 사용)는 민감도 42~81%, 특이도 18~75%이었다. FADDIR 검사(6개 연구에서 사용)는 민감도 59~100% 특이도 4~75%이었다. 이처럼 최근의 체계적 고찰 논문에서 고관절충돌증후군의 임상진단검사는 진단학적 가치가 낮은 것으로 보고있다. Philippon 등 그리고 Frank 등은 고관절충돌증후군의 평가기준을 정리하였다. 위의 체계적 고찰 논문에서 연구자들은 진단검사는 상호보완적으로 사용하는 것이 좋고 FADDIR, FABER, 고관절 다이얼검사에서 양성징후는 고관절충돌증후군을 가리킨다고 했다. 연구자들은 검사용 테이블에서 침범된 쪽 무릎이 비침범된 쪽과 비교해서 4cm 이상 들리고, 통증이 유발되면 FABER 검사 양성징후로 보았다. 고관절 다이얼검사를 위해 환자를 무릎을 펴고 눕게 한다. 치료사는 다리를 외측으로 움직여 원위부에서 빠르게 외측 회전 모멘트를 준다. 비침범된 쪽과 비교해서 고관절 내측 회전 또는 중립 자세로 되돌아가지 않으면, 고관절 다이얼검사 결과 양성으로 본다.

치료 계획과 중재

김○○의 고관절충돌증후군 물리치료 시 첫 번째 목표는 고관절 관절가동범위를 최대로 회복하는 것이다. 캠충돌증후군에서 고관절 후관절낭 가동술로 관절범위를 향상시킬 수 있다. 환자는 오른쪽(침범된 쪽) 힙을 90°로 굴곡시켜 눕게 하고, 치료사는 가볍게 외측 견인과 함께 전방에서 후방 글라이드로 제III–IV단계 가동술을 실시한다. 고관절운동성을 향상시키기 위해 가동술 벨트를 사용하면 견인범위가 커진다. 전상장골극과 후상장골극의 대칭성 평가에서 골반이 전방 회전되었으면, 근육에너지기법 또는 골반가동술로 관골구의 정렬을 바르게 할 수 있다. 사례의 여아는 오른쪽 골반이 전방 회전된 상태로 근육에너지기법으로 오른쪽 뒤허벅지근, 고관절 신전근 그리고 왼쪽 고관절 굴곡근을 활성화시킬 수 있다. 이 기법은 아이가 다음 치료 때까지 골반을 중립 자세로 유지하도록 홈운동프로그램으로 교육할 수 있다. 치료사는 골반운동성을 높이기 위해 아동을 숫자 4자 자세로 눕힌 자세에서 같은 쪽 요추/골반 회전과 함께 도수치료를 적용할 수 있다.

타이트해진 고관절 굴곡근의 작용으로 관골구 내에서 대퇴골두가 앞으로 당겨질 수 있으므로 고관절 굴곡근의 유연성을 회복시켜야 한다. 수정된 토마스 검사의 스트레칭 자세는 침범된 쪽 장요근을 신장시키기에 적절하다. 관골구 내에서 대퇴골두가 앞쪽으로 전위되면 고관절 뒤쪽 근육이 짧아질 수 있으므로 이상근의 스트레칭도 중요하다.

축구선수의 커팅(cutting)과 피봇팅 동작 시 몸 중심부가 안정화되면 몸통의 안정성을 유지하는데 도움이 된다. 고관절충돌증후군에서 몸통은 역학적으로 비정상적이므로 손상 패턴이 강화되고 보상기전으로 작용한다. 그러므로 사례의 김○○의 물리치료 계획에 요추/골반 정렬, 자세 교정, 하지지지의 향상을 위해 몸 중심부의 근력강화와 안정화운동을 포함시킨다. 요추골반복합체의 신경근 조절을 재훈련시키는 중재법으로 Sahrmann의 평가기법을 등척성 운동과 결합해서 하지의 진행성 움직임 패턴으로 복근훈련을 실시할 수 있다. 플랭크, 사이드 플랭크, 복횡근운동도 몸 중심부 근육을 강화하는데 좋다.

환자의 통증 정도에 따라, 단일 운동면에서 고관절 외전근과 신전근 강화운동을 시작하는 것이 좋다. 그렇지만 하지의 신경근 조절에 대한 재훈련을 시작하기 위해 닫힌사슬운동으로 고관절 회전근, 신전근 대퇴사두근의 기능적 근력강화운동을 해야 한다. 예를 들어, 네발 자세에서 몸통이나 골반이 회전되지 않도록 주의하면서 고관절을 신전 또는 회전하도록 한다. 치료사는 환자에게 구두 및 손 접촉으로 큐(cue)를 주면서 요추 안정성과 자세 유지를 돕는다. 이와 같이 트렌델렌버그 징후를 교정하고 고관절 외전근과 신전근의 동시 수축을 촉진하여 둔근이 고관절 안정화 근육으로 기능할 수 있도록 재훈련시킨다.

또한 환자와 가족에게 고관절충돌증후군의 진단과 필요한 활동 수정에 관한 교육을 실시한다. 급성 통증을 호소하는 선수는 염증과 통증을 감소시키고 보상적 보행 패턴의 발달을 막기 위해 스포츠활동을 중단하게 한다. 고관절 굴곡이 요구되는 일상활동(예: 신발끈 묶기, 계단 오르기)은 통증이 유발되지 않도록 활동을 수정한다. 급성 통증기에는 침범된 쪽 하지로 체중을 지지하면 안 되지만, 트렌델렌버그 보행을 줄이기 위해 보행 재훈련은 반드시 필요하다. 보존적 치료의 효과에 대한 연구결과는 많지 않다. 하지만 현재 문헌에서는 수술을 고려하기 전에 4~12주 동안 보존적 치료를 권고하고 있다.

일단 통증이 가라앉고 고관절의 신체역학적 기전이 정상화되면, 스포츠활동으로 복귀를 준비한다. 김○○의 경우, 먼저 다리로 체중을 지지하는 활동, 예를 들어 달리기와 양발 점프로 시작해서 커팅, 피봇팅, 한 발 깡충뛰기로 점차 운동 수준을 높여 나간다. Bizzini 등은 2012년 전방십자인대파열 후 축구 활동으로 복귀를 위한 기능적 평가법을 제안했다. 평가항목은 고관절충돌증후군 환자가 재활 이후 훈련하는 기능적 움직임과 유사하다. 반복적으로 한 발로 깡충뛰기가 포함된 기능적 깡충뛰기 검사(functional hop test)는 스포츠활동으로 복귀에 필요한 힘과 대칭적 착지기전을 평가하는데 적합하다. 요요검사(yo-yo test)와 셔틀-스프린트 반복 능력검사(repeated shuttle-sprint ability test)도 스포스활동 복귀 시 필요한 커팅과 피봇팅을 평가하는데 적절하다. 마지막으로 환자가 이와 같은 모든 과제를 통증 없이 수행하면, 스포츠활동을 위해 특별히 요구되는 기술도 평가에 포함시킨다. 사례의 환자는 축구 골키퍼이므로, 다이빙(diving), 롱 킥(long kick), 외측 민첩성검사(lateral agility tests) 등이 적합하다.

근거중심 임상적 추천

SORT: 추천 분류의 장점

A 일관된, 양질의 환자 지향적 근거

B 일관되지 않거나 제한된 질적 수준의 환자 지향적 근거

C 동의, 질병 중심의 근거, 일반적인 관행, 전문가의 의견 또는 사례 시리즈

1. 고관절충돌증후군의 임상 진단검사들은 각각 민감도와 특이도가 높다. 하지만 진단학적 속성은 약하다. **B 등급**
2. 캠충돌증후군에서 대퇴골두가 관골구 표면 중립축에 보다 가깝게 움직이도록 고관절 후관절낭 가동술로 고관절 관절운동범위를 향상시킬 수 있다. **C 등급**
3. 기능적 깡충뛰기 검사로 착지기술, 근력, 파워, 신경근 조절 능력을 검사할 수 있으므로 관절충돌증후군 선수의 스포츠활동 복귀의 가능성을 평가하는 데 유용하다. **C 등급**

종합 질문

29.1 고관절충돌증후군에서 관절범위 감소가 나타나는 생리적 움직임은?

A. 고관절 굴곡 및 외전

B. 고관절 굴곡 및 내측 회전

C. 고관절 신전 및 외전

D. 고관절 신전 및 외측 회전

29.2 ______________에 적용하는 고관절가동술, 제 __________단계의 목적은 관절 가동범위를 증가시키기 위해서이다.

A. 전관절낭; I–II

B. 전관절낭; III–IV

C. 후관절낭; I–II

D 후관절낭; III–IV

정답

29.1 **B.** 고관절충돌증후군 환자는 고관절 굴곡과 내측 회전이 제한되어 있고, 주로 이와 같은 생리적 움직임이 삼차원적으로 작용하는 능동적인 움직임에서 통증과 불편함을 호소한다.

29.2 **D.** 고관절 후관절낭에 적용하는 제III–IV단계 가동술로, 관절 및 인대조직을 신장시키고 부 운동성(accessory mobility)이 수반되므로 고관절 굴곡과 내측 회전범위가 증가한다. 제I단계 가동술은 체중부하를 막아주고, 제II단계는 통증 감소의 목적으로 관절낭의 타이트니스를 느슨하게 해 준다. 하지만 제I, II단계 가동술로 관절낭의 타이트니스를 감소시키거나 관절범위를 증가시키지는 못 한다.

전방십자인대파열: 수술 후 물리치료

Anterior Cruciate Ligament Rupture: Postoperative Management

Alyson Filipa / Mark V. Paterno

CASE 30

9세, 남아, 김○○은 좌측 전방십자인대파열로 재건술을 받은 지 5일째로, 물리치료를 받기 위해 클리닉에 내원하였다. 축구 팀원 중 한 명과 부딪히면서 무릎 외반슬 기전으로 손상을 입었다. 부상 당시, "펑 하는 소리(popping)"가 났고 무릎이 부기 시작했으며, 움직일 수 없었다. 부상 전에는 스포츠팀에 가입해서 취미로 그리고 정기적으로 축구와 농구를 즐기는 활발한 아이였다. MRI 검사에서 급성 전방십자인대 중간 부분 파열이 확인되었다. 대퇴골 외측과 연골하골 타박상은 있었지만 반월판이나 관절연골의 손상은 없었다.

- ▶ 골격이 미성숙한 아동의 전방십자인대손상에서 비수술적 또는 수술적 치료를 선택하기 전에 고려할 요인은 무엇인가?
- ▶ 수술을 계획할 경우, 가장 적합한 물리치료 중재는 무엇인가?

주요 정의

- **골단, 성장판 보존 수술기법**(all epiphyseal, physeal-sparing surgical technique): 전방십자인대이식 및 고정은 대퇴골과 경골의 골단 사이 무릎 부위로 한정하여 대퇴골 또는 경골의 성장판을 보존하는 수술기법이다.
- **닫힌사슬운동**(closed kinetic chain, CKC): 다리로 바닥을 짚고 체중을 지지한 자세에서 점진적으로 저항운동을 수행한다.
- **다리 근육**(lower quadrant): 코어, 힙, 무릎, 발목의 근육을 말한다.
- **열린사슬운동**(open kinetic chain, OKC): 다리로 체중을 지지하지 않은 자세에서 점진적으로 저항운동을 수행한다.
- **미성숙한 골격**(skeletally immature): 무릎과 손목의 X-선 검사에서 성장판이 "열려 있는" 상태로 골격의 성장이 진행되고 있다는 의미이다. 문헌에서 열려 있다는 의미가 조작적으로 정의되어 있지는 않지만, 골격이 완전히 성숙한 사람과 비교해서 앞으로 뼈의 성장이 계속될 아동을 기술하는 일반적인 용어이다.

목표

1. 미성숙한 골격의 전방십자인대파열 아동의 수술적 치료 대 비수술적 치료를 선택하는 근거를 이해할 수 있다.
2. 미성숙한 골격의 전방십자인대파열 아동의 수술적 치료 대 비수술적 치료에 수반되는 합병증을 이해할 수 있다.
3. 미성숙한 골격의 전방십자인대파열 아동에게 사용할 수 있는 다양한 수술기법과 각각의 이점 및 고려할 점을 비교할 수 있다.
4. 미성숙한 골격의 아동에게 전방십자인대파열 수술 후 가장 적합한 중재를 설명할 수 있다.

물리치료 시 고려사항

전방십자인대파열 재건술을 받은 골격이 미성숙한 아동의 물리치료 시 고려할 점:

- **일반적 물리치료 계획/목표**: 통증과 삼출액 감소; 다리 근력과 무릎관절범위 증가; 기능적 안정성, 신경근 조절, 신체역학 향상
- **물리치료 중재**: 기능적 해부학 및 손상 병리역학에 대한 환자 교육; 통증과 삼출 조절을 위한 전기치료 및 도수치료; 하지의 근력, 근활성화, 지구력 증진을 위한 점진적 열린사슬 및 닫힌사슬 저항운동; 신경근 조절 및 신체역학적 중재; 준거-기반(criterion-referenced) 충격 및 스포츠활동으로 점진적 복귀
- **물리치료 시 주의사항**: 무릎에 무리가 가지 않도록 모든 활동을 모니터링함; 이식한 부위이 경골대퇴골관절에 전방 전단력이 가해지지 않도록 운동 시 주의사항 또는 금기증 엄수(열린사슬형 무릎 신전은 30°~완전 신전범위까지 실시); 골격이 성숙할 때까지 비수술적 케어를 선택한 경우, 아동에게 안전한 여가활동을 결정할 때 장기적인 관절 건강(예: 조기 관절염) 고려

건강 상태의 이해

미국에서는 매해 20만 명이 넘는 전방십자인대파열 환자가 발생한다. 대부분은 골격이 이미 성숙한 성인에서 발생한다. 하지만 지난 20년간 뼈가 아직 미성숙한 십대 선수의 발생률이 증가하고 있다. 최근 연구에서는 어린 십대들의 스포츠 참여가 증가한 것을 원인으로 보고 있다.

최근 골격이 미성숙한 십대에게서 발생한 전방십자인대손상의 치료법이 발전했지만 아직 논란의 여지는 있다. 역사적으로 전방십자인대 부상에 따른 비

수술적 치료의 표준지침에는 피봇팅과 외반슬 각도가 증가하는 활동을 제한하는 활동 수정, 물리치료, 기능적 수행력 향상을 돕는 보조기 사용 등이 포함된다. 수술로 경골이나 대퇴골 성장판이 손상을 입을 수 있고, 이차적으로 성장 합병증이 생길 수 있다는 우려에 꺼려왔다. 성장판이 손상되면 해당 분절의 성장 정지나 부정렬이 발생할 수 있다. 종종 수술로 관절 불안정성 및 반월판 또는 관절연골손상 같은 이차적인 관절손상이 발생한다. 전방십자인대손상 및 반월판손상 모두 조기에 관절염이 발생될 위험이 높은 요인이므로, 비수술적 처치에도 아동 환자에게는 관절퇴행과 장기적으로 운동장애가 생길 수 있다.

비수술적 처치로도 나중에 관절손상의 위험이 있으므로 골격이 성숙한 다음에는 수술적 처치로 빠르게 전환해야 한다. 최근, 연구자들은 아동의 성장을 예상해서 수술적 의사결정을 하는 알고리즘을 제시했다. 하지만 김○○에게 세로 전방십자인대파열 재건술은 위험이 따른다. 경골과 대퇴골의 미성숙한 성장판이 다칠 수 있다(**그림 30-1**). 동물을 대상으로 한 조직학 연구에서 골단과 뼈 터널이 손상되면 성장이 제대로 이뤄지지 않는다는 사실이 입증되었다. Kocher 등은 140명의 정형외과의사에게 골격이 미성숙한 전방십자인대손상 운동선수에게 적용하는 진료지침이 무엇인지 설문조사를 실시하였다. 11% 이상에서 골격이 미성숙한 환자에게 전방십자인대 재건술 후 성장판에 문제가 생겼다고 답했다. 골단에 걸치거나 뼈 막대를 삽입해서 고정하는 기법과 연관 있다. 동물모델에서 뼈 막대 없이 골간단을 고정하고 성장판에 걸쳐서 또는 위로 고정하는 형태의 연부조직이식 "건 고정술"에서도 성장 정지 발생률이 높았다. 따라서 Kocher 등은 골격이 미성숙한 환자의 전방십자인대 재건술은 매우 주의를 요한다고 권고하였다.

외과전문의들은 성장판손상의 위험을 줄이기 위해 골단 침범을 최소화하며, 관절에 안정성을 제공하는 수정된 전방십자인대 재건술법을 개발하였다. 초기에는 관절 외 시술에 집중해서 연부조직이식(즉, 슬건이식처럼 뼈와 상관없

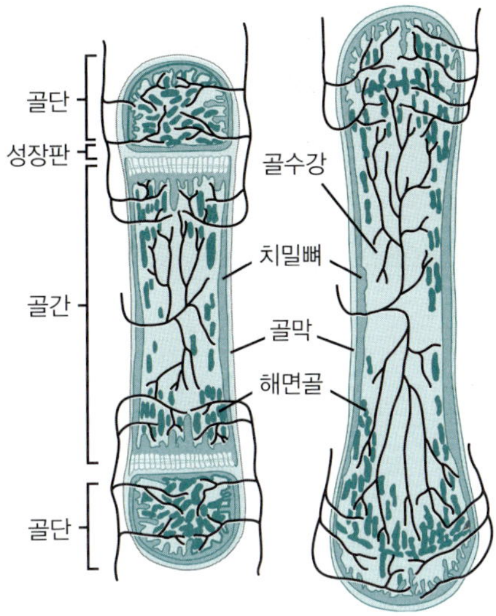

그림 30-1 미성숙한 골격의 좌측 장골의 해부학적 구조. 성장판이 관절과 매우 근접해 있다. 대퇴골 원위부와 경골 근위부의 성장판 위치는 성인 전방십자인대 재건술 시 터널 드릴링(tunnel drilling) 위치 때문에 손상을 입을 위험이 있다(Barrett 등의 허가하에 그림을 사용함).

이 이뤄지는 건이식)으로 한쪽 또는 양쪽 성장판 침범을 최소화하거나 성장판을 전혀 건드리지 않는 방법을 연구하였다. 이 수술법은 "오버 더 톱(over the top)" 기법으로 대퇴골에 구멍을 내지 않는다. 연부조직이식은 외측 대퇴골과 뒤쪽에서 외측과 위로 연결해서 앞쪽으로 관절 외 구조물에 연결시킨다. 최근 Anderson의 골단, 성장판 보존술은 골단에서 이식과 고정을 하므로 경골이나 대퇴골 성장판에 손상을 주지 않으면서 전방십자인대의 구조를 최대로 보존하는 방법이다.

골격이 성숙한 환자의 재건술 후 재활은 문헌에서 광범위하게 다루고 있으며, 성인 환자용 재활지침을 골격이 미성숙한 환자에게 적용하기도 한다. 미성숙한 골격의 환자에게 맞는 수술법과 고려사항(장골 성장과 무릎 항상성 보존 포함) 그리고 아동 환자의 심리사회적 측면을 고려할 때 연령에 적합한 재활지침서의 개발이 더욱 요구된다. 이 분야의 문헌은 매우 부족하며 물리치료 분야도 전방십자인대파열 아동 환자에게 가장 적합한 지침서를 개발하는 예비 단계에 있다.

물리치료 환자/고객 관리

골격이 미성숙한 전방십자인대 환자의 수술 후 물리치료에서 성인 전방십자인대 수술 후 물리치료지침을 적용할 수 없다. 그 이유는 주요 손상에 대한 관리가 제대로 이뤄지기 어렵기 때문이다. 골격이 미성숙한 환자를 치료하는 치료사는 성인 전방십자인대 재건술 환자와 비교해서 다음과 같은 원칙으로 치료를 시행할 수 있다. 재활 급성기에는 점진적으로 체중지지를 늘리고, 수술 후 초기에 무릎 보조기로 무릎관절을 보호하고, 충격이 가해지는 활동은 서서히 진행하며, 외부 부하를 줄이고, 주로 홈기반의 기능적 운동을 하며, 피봇팅이 포함된 스포츠는 수술 후 9~12개월 동안 피한다.

검사, 평가 및 진단

수술 과정에서 전방십자인대파열을 확인했지만 무릎에 다른 이상은 없었다. 초기 수술 후 물리치료 평가에서 무릎관절범위 감소, 다리 근육 약화, 보행이상 등의 손상이 나타났다. 이러한 손상은 일상생활활동, 여가활동, 학교생활 관련 활동에서 기능적 제한으로 이어졌다.

수술 후 초기 검사에서 손상에 대한 포괄적 정보를 수집해야 한다. 이후 지속적으로 재평가를 통해 문제를 해결해 나간다. 수술 후, 환자의 무릎관절범위, 삼출, 근력, 보행, 균형, 고유수용성감각 등을 평가한다. 향상 수준에 대한 환자의 주관적 만족도를 측정하기 위해 치료기간 및 치료 종료 시 주관적 설문조사서 IKDC (International Knee Documentation Committee, 무릎

기능성 및 활동성 평가지수), 아동 삶의 질 설문지(Pediatric Quality of Life Questionnaire)를 사용한다.

앞으로 스포츠활동 복귀 단계로 재활을 진행하기 위해 수행력기반의 평가결과에 따른 의사결정이 중요하다. 등척성(초기) 또는 등속성 악력기(나중)를 사용한 객관적 근력검사를 포함해서 기능을 측정한다. 초기 등척성 검사는 치유 중인 이식 부위를 보호하기 위해 수술 12주 이후에 한다. 성인 및 소아에서 등척성 근력 평가는 평가-재평가신뢰도 ICC=0.81~0.94로 높으며, 등속성 검사는 무릎을 굴곡 및 신전에서 신뢰할 만한 수준으로 나타났다. 등속성 검사는 환자의 좌우 근력 차이가 10% 미만에 이를 때까지 지속적으로 실시한다. 기능적 능력의 신체 수행력 평가는 홉 테스트(hop test)로 한다. 손상이 없는 일반인, 전방십자인대 재건술을 받은 환자에게서 홉 테스트의 검사-재검사신뢰도는 높았다.

균형과 자세 안정성도 평가한다. 가능하면 스포츠활동을 재개하기 전에 힘판(force plate) 또는 동적 힘 플랫폼(예: Biodex Stability System SD)을 사용해서 객관적으로 자세 안정성을 평가한다. 스태빌로미터(stabilometer)는 다양하게 안정성 수준을 측정할 수 있는 플랫폼이다. 일정한 시간 동안 평균 수준의 자세 안정성을 객관적으로 측정할 수 있다. 객관적 · 정량적 방법으로 자세 안정성을 평가할 수 있다. 전방십자인대 재건술 후 9~12개월은 자세 안정성이 떨어진다. 전방십자인대 재건술 후 자세 안정성 결여는 향후 전방십자인대손상과 스포츠 복귀를 가늠하는 예측인자이다. Myer 등에 의하면, 젊은 환자는 스태빌로미터로 측정한 수평 변위가 평균 3° 미만으로 자세 안정성을 회복한 후에 스포츠활동을 재개해야 한다. 자세 안정성의 결여가 지속되면 앞으로 전방십자인대손상을 입게 될 위험이 크다. 스태빌로미터가 없다면 Star Excursion Balance Test 같은 동적 균형검사로 균형과 안정성을 평가한다.

전방십자인대 재건술의 목표는 “거의 정상”에 가깝게 무릎의 해부학적 구조를 재건하여 역학적으로 무릎의 안정성을 회복시키는 것이다. 물리치료사는 수술 후 전 과정에 걸쳐, 라크만 무릎 전/후방 불안정성 검사 피벗 시프트검사 또는 컴퓨터 관절운동 측정기로 무릎관절의 회복 수준을 평가한다.

골격이 미성숙한 환자가 전방십자인대 재건술에 따른 성장판손상을 입게 되면 다리 성장에 문제가 생길 수 있다. 의사 진료 시 수술 부위 확인, 성장이상이나 부정렬 모니터링을 위해 X-선 검사를 한다. 수술 후 3개월이 되면 MRI 검사로 성장판과 대퇴골 및 경골 터널의 위치가 적합한지 그리고 성장판의 손상 여부를 확인한다. 수술 후 1년 동안 3개월 간격으로 양쪽 다리 길이를 측정해 대칭적으로 성장하는지 확인한다. 수술한 다리에서 성장이상을 조기에 발견하는데 유용하다.

치료 계획과 중재

현재, 골격이 미성숙한 아동의 전방십자인대 재건술 후 재활프로그램에 대한 연구는 부족하다. Moksnes 등은 임상 논평에서 골격이 미성숙한 전방십자인대 환자를 위한 무릎관절범위, 신경근육 조절, 근력에 중점을 둔 4단계 프로그램을 제안했다. Greenberg 등은 사례연구에서 이미 알려진 전방십자인대의 치유 특성과 성인 환자의 수술 경험을 바탕으로 8세 아동이 궁극적으로 스포츠활동을 재개할 수 있는 치료 프로토콜을 만들었다.

골격이 미성숙한 환자의 수술 후 물리치료 시, 성인 전방십자인대 치료지침을 적용하는 것은 맞지 않다. 전방십자인대 재건술 후 급성기 재활은 수술 후 삼출, 통증, 관절범위 소실, 근 활성화 소실 등의 관리에 중점을 둔다. 성인의 경우 이 시기는 몇 주 정도이다. 하지만 수술 후 손상 케어와 치유조직의 보호를 위해 아동이라는 활발한 특성상 활동 수정에 유용한 고정기(immobilizer) 사용, 체중지지 제한 같은 예방 조처가 필요하므로 급성기 재활시기가 더 길어질 수 있다. 성인에게는 수술 직후 부분 체중지지를 시작하지만 아동은 전방십

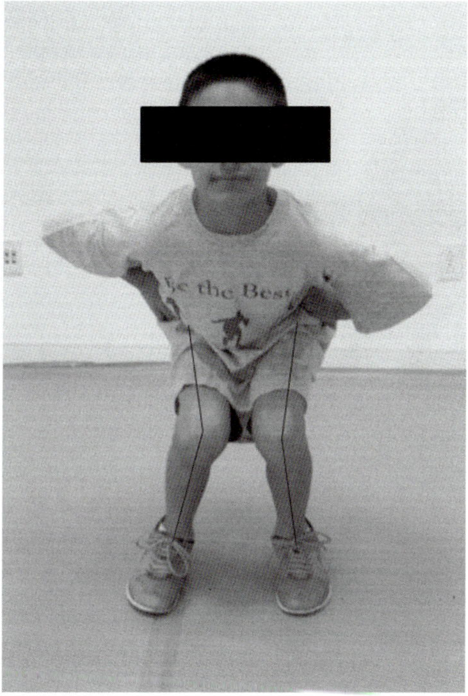

그림 30-2 골격이 미성숙한 남아의 다리에 부하가 큰 착지 기법. 점프 후 착지 시 양쪽 무릎 외반슬이 증가한 것에 주목한다. 이러한 비정상적인 움직임 패턴은 무릎 안정화 작용을 하는 인대에 큰 스트레스를 주므로 전방십자인대 부상의 예측인자로 본다.

자인대 재건술 후 2~4주 동안 체중지지를 금한다. 급성 및 아급성 재활시기에는 일상활동을 정상적으로 수행하는데 필요한 무릎 신전 조절에 중점을 둔다. 이후, 플라이오메트릭 트레이닝을 통해 두 발 점프에서 한 발 깡충뛰기로 안전하게 진행한다. 마지막으로 활동이나 스포츠에 완전히 복귀하기 전에 이차적 예방으로 무릎의 기능적 안정성 유지에 초점을 둔 신경근운동이 필요하다. 점프와 착지 시 외반슬 증가 같은 비정상적인 패턴(**그림 30-2**)은 전방십자인대의 스트레스를 증가시키는 것으로 알려져 있다. 피봇팅과 외반슬 각도가 증가하는 활동을 안전하게 재개하기 위해 올바른 정렬이 매우 중요하다. 물리치

표 30-1 • 성인과 미성숙한 골격의 아동 전방십자인대 재건술의 유사점 및 차이점

	미성숙한 골격의 아동 전방십자인대 재건술	성인 전방십자인대 재건술
재활 초기	• 치유 및 관절보호 • 신경근 조절 능력발달에 맞춘 운동 강도 조절 • 제한적 무릎 운동범위 내에서 열린 사슬운동	• 관절보호지침을 따라 환자가 어느 정도 자율적으로 운동 강도를 조절할 수 있음
운동 중재	• 치료사의 감독하에 무릎관절범위, 다리 근력, 신경근 조절에 중점을 둔 재활	• 무릎관절범위 회복 • 코어, 힙, 무릎, 발목의 근력 트레이닝 • 균형/고유수용성감각/신경근 조절 운동 및 플라이오메트릭 트레이닝 • 특정 스포츠활동 재개
재활 후기	• 뛰기/점프로 서서히 점진적 진행으로 성장판에 가해지는 충격 감소 • 무릎관절의 기능적 안정성과 고위험이 따르는 움직임 패턴의 기술적 습득	• 역학적 적합성이 입증된 기술인 경우보다 적극적인 운동 가능
시간기반 대 준거기반 예후	• 이식 부위의 치유기간이 연장되더라도 준거기반 목표달성에 중점	• 준거기반 목표달성을 더욱 강조함
보조기	• 추천	• 수술 의사의 개별 프로토콜에 따름 • 아동보다 덜 사용함
스포츠 복귀에 걸리는 시간	• 9~12개월	• 6개월

료사는 환자의 모든 손상을 해결하고 성공적으로 안전하게 천천히 완전 회복을 위해 젊은 선수를 위한 중재법, 치료 빈도, 기간에 더욱 신중해야 한다. **표 30-1**은 근거를 바탕으로 성인 대 아동의 전방십자인대 재건술 후 재활원칙을 정리한 것이다.

근거중심 임상적 추천

SORT: 추천 분류의 장점

A 일관된, 양질의 환자 지향적 근거

B 일관되지 않거나 제한된 질적 수준의 환자 지향적 근거

C 동의, 질병 중심의 근거, 일반적인 관행, 전문가의 의견 또는 사례 시리즈

1. 골격이 미성숙한 아동에게 전방십자인대 수술 후 치료는 여전히 논란의 여지가 있지만, 전방십자인대 재건술은 향후 반월판과 관절연골손상을 예방하는데 도움이 될 것이다. **C 등급**
2. "오버 더 톱" 또는 골단, 성장판 보존술은 골격이 미성숙한 아동의 성장판을 건드리지 않고 무릎의 안정성을 회복하는데 도움이 된다. 특히 골단, 성장판 보존술은 무릎의 정상적인 해부학적 구조를 복원한다. **B 등급**
3. 골격이 미성숙한 아동의 전방십자인대 재건술 후 물리치료 목표는 스포츠 활동을 재개하는데 필요한 무릎관절범위, 신경근 조절, 근력 증가 등이다. **C 등급**

종합 질문

30.1 골격이 미성숙한 아동의 전방십자인대 재건술 후 물리치료에 관한 설명으로 옳은 것은?

A. 무릎 고정기는 사용하지 않고, 신경근 조절운동에 중점을 두는 경향으로 아동과 성인이 스포츠에 복귀하는데 걸리는 시간은 같다.

B. 무릎 고정기를 사용하고, 신경근 조절운동을 강조하며, 성인에 비해 스포츠에 복귀하는데 걸리는 시간이 길다.

C. 무릎 고정기를 사용하고, 균형훈련을 강조하며, 성인에 비해 스포츠에 복귀하는데 걸리는 시간이 길다.

D. 무릎 고정기는 사용하지 않고, 신경근 조절운동을 강조하며, 성인에 비해 스포츠에 복귀하는데 걸리는 시간이 길다.

30.2 대퇴골과 경골 골단을 보전하면서 전방십자인대의 정상적인 해부학 구조를 복원하는 수술법은?

A. 오버 더 톱 수술법

B. 골단, 성장판 보존술

C. 뼈-슬개골-뼈 자가이식

D. 해당 수술법 없음

정답

30.1 **B.** 무릎 고정기는 치유조직을 보호하고 수정된 형태로 활동을 보조하는 역할을 한다. 정상적인 일상생활로 복귀를 위해 무릎 신전운동 촉진을 위한 신경근 조절은 매우 중요하다. 성인에 비해 물리치료기간이 길며, 활동에 완전 복귀까지 걸리는 기간도 길다(9~12개월).

30.2 **B.** 골단, 성장판 보존술은 대퇴골 및 경골 골단을 보존하고 전방십자인대의 정상 해부학 구조를 복원하는 수술법이다.

내측상과 골단염 (야구선수 팔꿈치 통증)

Medial Epicondyle Apophysitis (Little League Elbow)

Chad Cherny / Mark V. Paterno

CASE 31

11세, 남아인 김○○은 우측이 우세손이다. 팔꿈치 안쪽에 통증을 호소하며 외래로 물리치료를 받고자 한다. 야구를 할 때 반복투구를 하면서 통증이 시작되었다. 포지션은 포수와 유격수이다. 한 번 투구를 한 뒤로 갑자기 통증이 시작되었고 투구를 반복하고 속도가 빨라지면 통증도 심해졌다. 물리치료 평가 시, 김○○은 3~5차례 투구를 하면 통증이 시작되고 이후로는 던질 때마다 통증이 증가한다고 했다. 시간이 지나면서 통증이 심해져 투구 속도와 정확도가 감소했다. 통증은 어깨를 최대한 외측 회전한 상태에서 공을 던질 때 가장 심했다. 연습 또는 경기를 한 다음 날까지 통증이 지속되었다. 팔에서 저림 또는 얼얼한 감각은 느껴지지 않았다. 증상 완화를 위해 얼음찜질을 하고 항염증제를 복용했다.

- ▶ 가장 적합한 보존적 치료 계획은 무엇인가?
- ▶ 투구를 재개하기 전에 통증과 기능 제한의 재발을 막기 위해 어떤 형태로 활동을 늘려가야 할 것인가?

주요 정의

- **골단염**(apophysitis): 성장판 또는 주변 부위에 염증이 생긴 것이다.
- **성장판**(epiphyseal plate): 골간과 골단 사이의 연골성 원판으로 골격근의 성장이 일어난다.
- **야구선수 팔꿈치 통증**(little league elbow): 어린 야구선수와 오버헤드 운동선수에게 발생하는 내측상과 성장판의 골단염이다.

목표

1. 골단염 부상과 견열 부상의 병리학적 차이를 설명할 수 있다.
2. 팔꿈치 골단염과 견열 부상의 비수술적 처치방법을 이해할 수 있다.
3. 팔꿈치 내측 통증 감소에 어깨 후면부와 견갑골 안정화 근육조직이 미치는 역할을 설명할 수 있다.
4. 팔 부상선수가 팔을 머리 위로 들어 투구하는 활동에 복귀할 수 있도록 적절한 중재의 진행 과정을 설명할 수 있다.

물리치료 시 고려사항

내측상과 골단염 또는 야구선수 팔꿈치 통증이 있는 어린 야구선수의 물리치료 시 고려할 점:

- ▶ **일반적 물리치료 계획/목표**: 통증 및 염증 감소; 현재 기능적 수준 확인; 근 활성화 패턴 향상; 팔 및 견갑골 안정화 근육의 근력 및 지구력 향상; 몸 중심부 근력 및 근위부 안정성 강화; 투구 메커니즘 강화
- ▶ **물리치료 중재**: 부상의 병리역학적 기전에 관한 환자 교육; 제한적 운동성 향상을 위한 유연성 운동; 최대 근 활성화를 위한 저항운동; 팔, 견갑골 안정화 근육, 허리, 코어 부위 근력 및 지구력운동; 동적 안정성과 조절력 향

상을 위한 동요훈련(perturbation training)과 율동적 안정화운동; 통증과 삼출액 감소를 위한 물리적 인지치료

- **물리치료 시 주의사항**: 활동 또는 투구 복귀프로그램 시 비정상적인 보상 패턴의 발달을 막기 위해 적절한 운동기법과 역학이 고려되었는지 모니터링
- **물리치료를 방해하는 요인**: 신체 성숙과 성장에 맞는 투구가 중요하지만 어린 나이의 성장하는 선수들은 이전의 비정상적인 투구 패턴이 다시 나타남

건강 상태의 이해

어린 선수의 과사용 부상은 스포츠전문화와 단일 스포츠에 연중 참여로 증가하고 있다. 매해 약 2,500만~4,000만 명의 아동이 팀 스포츠에 참여하고 있으며, 많게는 30% 또는 1,800만 명의 어린 선수들이 스포츠와 관련된 진료를 받는 것으로 알려져 있다. 오버헤드 경기 선수들은 어깨와 팔꿈치 부상이 가장 흔하고 아동 스포츠 인구에서 매해 발생하는 전체 부상 중 많게는 26%를 차지한다. 내측상과 골단염은 야구선수 팔꿈치 통증으로 더 잘 알려져 있으며, 청소년 오버헤드 투구선수에게 발생하는 가장 대표적인 부상이다. 9~15세 야구선수의 약 17~40%가 팔꿈치 통증을 경험하며, 이 중 최대 8%에서 과사용과 관련된 부상이 발생한다.

오버헤드 투구 동작은 성장 중인 팔의 발달에 고위험요인이 되는 움직임이다. 투구 동작 시, 팔 전체에 고강도 스트레스가 가해진다. 생체역학적으로 투구 동작은 와인드 업(wind-up), 얼리 코킹(early cocking), 가속기(acceleration), 감속기(deceleration), 팔로우-스루(follow-through) 그리고 레잇 코킹(late cocking)의 여섯 단계로 나눌 수 있다. 감속기 및 팔로우-스루 단계에서 어깨 후면 근육이 편심성으로 작용할 때 팔 동작이 감속한다. 종종 어린 선수들은 장기간에 걸쳐 이러한 힘을 반복적으로 견딜 수 있는 충분한

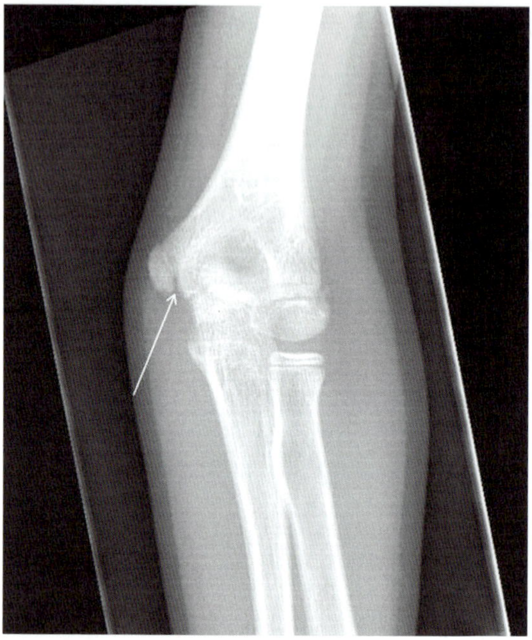

그림 31-1 11세 남아의 팔꿈치 영상사진. 화살표는 비정상적인 내측상과 성장판을 가리킨다.

힘, 지구력 또는 적절한 역학이 부족하므로 내측상과 성장판이 스트레스를 받게 된다(**그림 31-1**).

내측 팔꿈치는 성장판이 열려 있으므로 오버헤드경기를 하는 아동선수에게 종종 부상이 발생한다. 성장판이 주변 인대보다 약하므로 인대보다 성장판손상을 입기 쉽다. 해부학적으로 손목 굴곡근 및 회내근 그룹의 근위 부착부는 내측상과 성장판의 원위부이다. 투구활동 사이에 적절한 회복 없이 성장판에 반복적으로 미세 외상이 발생하므로 증상이 악화되고 투구 시 통증을 느끼게 된다.

골단염 부상과 함께 오버헤드 투구 동작을 하는 청소년기 선수들은 내측 팔꿈치에 보다 심각한 부상을 입기 쉽다. 팔꿈치 외반 자세에서 굴곡근이 한 번이라도 아주 강하게 수축하면 견열 골절을 초래할 수 있다. 견열 골절은 상완골에서 내측상과가 전위되는 것으로, Woods의 분류에 따라 두 가지 타입으로 나뉜다. 타입 I은 골화 중심 전체가 침범되는 것으로, 주로 15세 미만 선수에게서 발생한다. 타입 II는 주로 성장판이 닫혔거나 거의 닫힌 선수에게 발생하며, 내측상과에서 떨어져 나온 작은 골 절편이 문제가 된다. 내측상과 견열 부상의 치료는 골 절편이 얼마나 전이됐는지에 따라 다르다. 골단염만 있다면 행동수정요법으로 보존적 치료를 한다. 이 경우, 최대 4주간 투구활동을 금하고 휴식을 취하게 한다. 반대로, 2mm 미만의 견열 골절은 단기간 고정치료를 한다. 2~10mm에서는 고정 또는 개방정복술 및 내고정술(Open Reduction, Internal Fixation, ORIF)이 필요할 수 있다. 골 절편 전위가 10mm 이상이면 해부학적 정복을 위해 개방정복술 및 내고정술을 한다. 골 절편 전위가 2mm 이상인 선수는 척측측부인대의 안정성을 평가한다. 골 절편이 제대로 치유되지 못 하면 투구활동 시 인대에서 부하를 조절하기 어려워 팔꿈치 안정성에 영향을 끼친다.

내측 팔꿈치 부상의 회복은 여러 가지 요인의 영향을 받는다. 병리해부학적 변화와 이차적 손상은 환자가 활동을 복귀하는데 영향을 줄 것이다. 병리해부학적 변화는 뼈의 구조적 변화와 관련 있고, 이차적으로 주변 인대와 정적으로 구조물을 지지해 주는 조직에도 영향을 미칠 것이다. 뼈의 골단 성장판이 손상되면 성장 정지의 위험이 있다. 성장 중심부가 조기 폐쇄되면 팔 길이가 짧아지거나 내반각이 증가한다. 내측상과의 전위 부상에 따라 척측측부인대손상도 함께 생길 수 있다. 변경된 위치에서 골 절편이 치유되면 팔꿈치의 정적 및 동적 안정성이 달라지게 되어 부상 위험이 커질 수 있다. 부상 후 투구활동의 감소도 장기적으로 기능에 영향을 줄 수 있다. 청소년기, 성장판이 열린 상태에서는 투구에 적응형 변화가 생길 수 있다. 그러한 변화 중 하나는 상완골 근위부 성장판에서 상완골 회전이 일어난다는 것이다. 상완골 후경(뒤로 기울어짐)은 상완골두에 대해 상완골 골간부의 외측 회전이 증가한 것이다. 이 자세로 투구 시 어깨 전면과 팔꿈치 내측에는 스트레스 없이 어깨의 외측 회전범위는 커진다. 선수가 부상 후 활동 제한에 따라 투구를 못 하면, 이러한 외측 회전에 적응할 시간이 줄어든다. 즉, 부상이 없었고 따라서 활동 제한이 없었더라면 획득했을 투구 동작이 제한될 수 있다. 그러므로 재활의 주요 목표는 선수가 오버헤드 스포츠에 안전하게 참여할 수 있는 시간을 앞당기는 것이다.

이차 손상으로 인한 운동성 및 근력 감소는 내측 팔꿈치 부상 후 기능 회복에 영향을 줄 수 있다. 특히, 장기 고정 이후 팔꿈치 신전범위가 감소되면 일상활동, 작업, 여가활동이 제한될 수 있다. 하지만 야구선수들은 팔꿈치 신전범위가 최대 20° 감소되더라도 기능에 큰 지장을 느끼지 않는다. 근육 수행력 측면에서 부상 후 근력과 지구력 감소는 선수가 근력을 대칭적으로 회복하고 오버헤드활동에 안전하게 복귀하는데 제한요소가 될 수 있다.

물리치료 환자/고객 관리

의사는 초기에 임상검진과 영상검사로 진단과 부상의 심한 정도를 결정한다. 영상검사에서 성장판의 통합성을 평가하고 벌어짐 또는 전위가 있는지 확인한다. 벌어짐 또는 전위가 큰 경우, MRI 검사로 골 절편의 정렬 및 전위 정도 그리고 척측측부인대의 통합성을 평가한다. 이것은 수술 여부를 결정하는데 도움이 된다. 진단 후, 물리치료에서는 통증, 부종, 기능적 제한을 치료한다. 물리치료사는 환자의 손상 치유와 부상 이전으로 기능을 회복시키기 위해 활동을 얼마나 제한할 것인지 의사와 소통이 필요할 것이다.

검사, 평가 및 진단

오버헤드 동작을 하는 어린선수에게 내측상과 골단염은 드문 일이 아니다. 이 진단을 받은 환자의 병력 조사에서 종종 오버헤드 투구활동을 반복할수록 통증이 증가하는 것을 알 수 있다. 통증의 강도가 달라지는 기전은 투구수, 투구거리 및/또는 투구 자세의 변화와 연관 있다. 일반적으로 선수들은 통증이 발생한 시기와 기간을 기억한다. 통증은 반복 투구의 결과로, 점진적으로 천천히 생길 수 있고, 아니면 한 번의 투구로 갑자기 시작될 수 있다. 흔히 어린선수들은 통증이 심해져서 투구를 할 수 없었다고 말한다. 일반적으로 선수들은 내측상과에 압통점(point tenderness)과 상완이두근 건 근위부와 어깨 전면부 그리고 전완 내측부에 방사통을 호소한다. 종종 레잇 코킹, 가속 그리고 감속 단계에서 통증이 발생한다. 활동 수준에 영향을 받고 휴식을 취하면 통증이 감소되거나 간헐적으로 좋아진다. 사례의 김○○은 반복 투구와 투구거리가 멀어지면서 통증이 심해졌다. 수행력 측면에서 투구 속도와 조절력도 감소했다. 주관적 평가에서 물리치료사는 이전에 팔꿈치나 어깨, 허리 또는 힙에 통증이나 부상이 있었는지 확인해야 한다. 다른 신체 부위의 통증이나 부상의 과거 병력을 조사함으로써 발생할 수 있는 보상기전과 검사 및 재활에서 해결할 문제에 대한 통찰력을 갖게 된다. 환자의 현재 연습 스케줄, 주당 및 연간 게임 수, 경기 포지션에 대한 정보는 부상기전, 재활목표, 경기 복귀까지 기간을 결정하는데 도움이 된다.

검진에서는 발병 부위 촉진, 관절가동범위, 근력, 기능적 이동성 등 예상되는 소실에 대해 전반적으로 평가한다. 포괄적 평가를 통해 환자의 증상에 영향을 주는 잠재적 요인까지 고려할 수 있다. 내측 팔꿈치 촉진 시 팔의 자세에 따라 압통이 달라진다. 팔이 외측 회전된 자세(투구 동작 시 많이 취하는 자세)에서는 팔꿈치에 외반력이 가해지므로 통증이 증가한다. 환자의 팔꿈치 촉진 시 이러한 스트레스를 피하기 위해 어깨로 보상 자세를 취하기 쉽다. 투구 동작 시 팔꿈치에서는 외반 자세 그리고 손목은 신전 자세를 취하게 되므로 내측상과에 부착하는 굴곡근의 긴장이 증가된다. 내측 팔꿈치의 정적 및 동적 긴장으로 압통 촉진 시 민감도가 증가할 수 있으므로, 치료사는 다양한 팔 자세에서 내측 팔꿈치를 촉진하고 각 자세별 민감도를 기록한다. 관절가동범위 평가에 팔꿈치, 팔의 근위부 및 원위부 관절을 포함시킨다. 어깨관절의 운동성 감소로 오버헤드 투구의 역학이 달라지므로 내측 팔꿈치 관절에 스트레스가 쌓일 수 있다. 근력 평가에는 팔꿈치와 주변 관절에 발달한 근육을 모두 포함시킨다. 투구 시 어깨의 동적 조절은 견갑골 안정화 능력에 달렸으므로, 특히 어깨 근육과 견갑골 안정화 근육(승모근, 능형근, 견갑거근, 전거근)의 근력과 지구력을 평가한다. 어린선수가 장기간 투구 시 발생하는 감속력을 견딜 만한 근력과 지구력이 부족하다면, 내측상과 성장판의 스트레스가 심해질 것이다. 팔의 전반적 안정성을 평가하는 특수검사(예: 오브라이언검사, 상완이두근부하검사, 외측 견갑골슬라이드검사)로 현재의 팔꿈치 통증이 이전에 발생했던 어깨 부상의 보상 작용에 의한 것은 아닌지 구별해야 한다. 치료사는 검사를 하는 동안 손상과 제한, 통증이 재현되는 위치와 시간, 오버헤드 투구 시 발생하는 통증과 검사 시 호소하는 각 통증의 유사성에 주의를 기울인다.

치료 계획과 중재

내측상과 골단염의 물리치료는 어깨와 팔의 연결사슬을 따라 어느 한 부위의 손상이 현재 부상에 영향을 줄 수 있으므로 어깨와 팔의 손상을 모두 중재해야 한다. 조기 중재에서 비정상적인 근육 패턴, 역학적 문제, 어깨 후면 근육, 견갑골 안정화 근육, 코어 근육의 근력 및 지구력 감소를 치료해서 팔의 근위부 안정성을 높여 투구 동작 시 팔꿈치에 가해지는 스트레스와 부하를 줄여준다.

김○○은 부상 입은 팔의 근력과 운동성이 감소되어 있다. 오버헤드활동의 완전 복귀에 앞서 오른쪽 회전근개, 견갑골 안정화 근육, 손목 굴곡근 및 신전근의 약화를 먼저 해결해야 한다. 초기에 침범된 쪽 어깨를 수동 및 능동으로 외측 회전 시 팔꿈치에 통증이 유발되었으므로, 팔꿈치 능동 근력강화운동은 피하는 것이 치유에 도움이 된다. 이 시기에 어깨와 견갑골의 근력 및 지구력

운동을 시작한다면 팔꿈치 내측에 스트레스를 가하는 활동은 피하도록 한다. 처음에는 등척성운동으로 회전근개와 견갑골 안정화 근육의 활성화 및 신경근 조절에 중점을 둔다. 김○○은 정적 자세에서 회전근개 근육과 견갑골 안정화 근육을 수축할 수 있었으므로, 앉은 자세에서 팔을 들어 굴곡, 외전, 스캡션(scaption) 방향으로 움직이는 동적인 운동을 시행했다. 앉은 자세에서 플린트(plinth) 위로 팔을 뻗고 수행했다. 이 자세는 통증이나 피로감이 심해져 플린트 위에 팔을 걸치고 쉴 때도 근육의 길이-장력곡선 관점에서 유리한 자세이다. 정확한 폼을 유지할 수 있게 되면 부하나 저항밴드를 사용한다. 팔과 어깨 관절의 부하운동은 스탠딩 월 푸시업 운동으로 시작했다. 이 운동은 환자가 벽에 대고 있는 한 손을 들어올리는 운동으로 진행되었고, 회전근개와 견갑골 안정화 근육의 수축을 통해 반대측 안정성을 증가시켜야 한다(**그림 31-2**). 또한 팔을 외측 회전하면서 리프트 오프(lift-off) (**그림 31-3**), 저항밴드를 사용해서

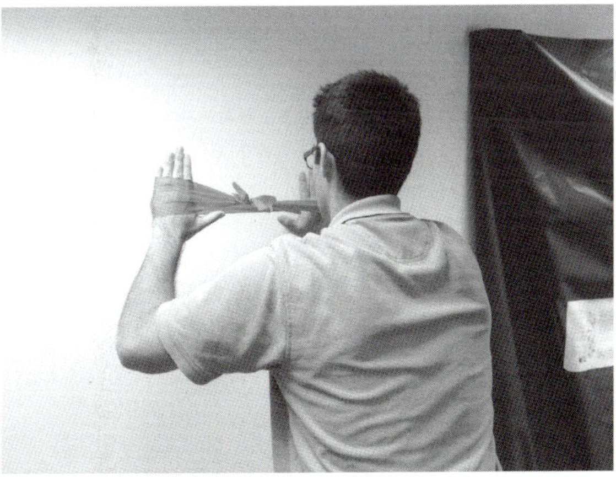

그림 31-2 월 푸쉬-업 자세에서 견갑골 저항 리프트-오프 운동. 환자는 손을 어깨 너비로 벌려서 저항밴드를 그림처럼 손에 끼운다. 치료사는 환자에게 견갑골 내측연을 뒤로 당겨서 내리도록 큐를 준다. 환자가 바른 형태로 운동을 따라 하면 벽에서 한 손을 떼게 한다. 운동 초기에는 유지시간(hold)이 따로 없지만 지구력이 향상됨에 따라 근육 수축 상태를 유지하는 시간을 갖게 한다. 한쪽 손을 움직이는 동안 지지측 손의 안정성이 향상된다.

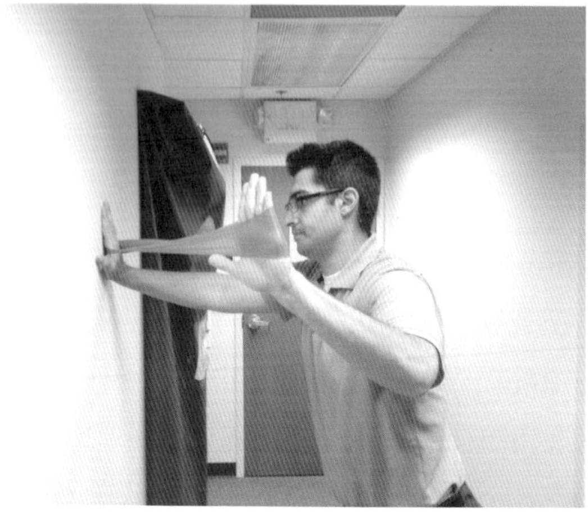

그림 31-3 팔 외측 회전 자세에서 견갑골 리프트-오프 운동. 견갑골 저항 리프트-오프 운동과 같은 자세에서 한다. 하지만 회전근개 근육을 활성화시키기 위해 벽에서 손을 떼고 팔을 들어 올릴 때 팔은 외측 회전 자세가 되어야 한다.

율동적 수평 외전/내전 그리고 저항밴드로 손을 어깨 너비로 유지하면서 월 워크(wall walk) 등으로 진행할 수 있다.

역동적 어깨운동을 진행하는 동안, 치료사는 약화된 전완부 근육의 강화훈련도 시작했다. 손목과 전완부운동은 등척성 타올 짜기 및 손목 굴곡 및 신전 저항운동, 저항밴드를 이용한 척골 및 요골 편향 자세에서 중립위로 돌아오기 등으로 구성되었다. 이 운동들은 통증이 유발되지 않는 범위 내에서 진행되었고, 부상을 입지 않은 쪽 팔을 기준으로 차차 관절가동범위를 늘려 나갔다.

환자가 현재 운동을 바른 자세로 수행하고 조절할 수 있으면, 팔을 투구 동작에 필요한 자세로 움직이면서 회전근개와 견갑골 안정화 근육의 지구력을 높여주는 보다 비지지적 활동으로 진행한다. 환자가 바른 자세를 유지하면서 조절할 수 있는 수준의 프리웨이트 또는 저항밴드를 사용한다. 초기에 정적 홀드운동은 오버헤드활동 시 근육조직에 가해지는 요구를 조절할 수 있도록 견갑골 안정화 근육과 회전근개 근육의 지구력 증진에 중점을 두었다(**그림 31-4**,

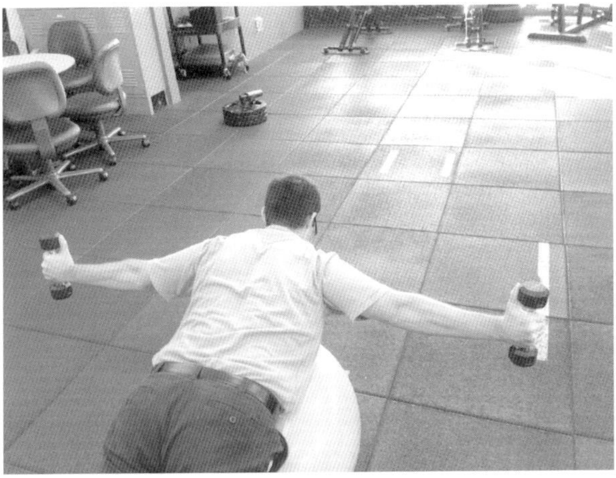

그림 31-4 짐 볼 위에서 안정적인 어깨 수평 외전 운동

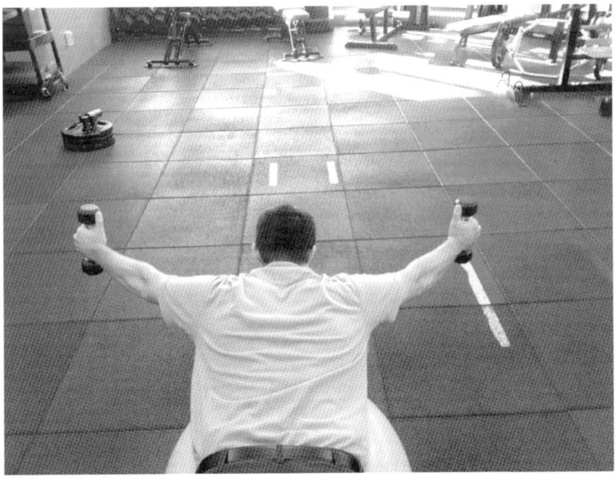

그림 31-5 짐 볼 위에서 안정적인 스캡션 운동

31-5, 31-6). 환자가 정적 홀드운동에서 적절한 근력, 지구력, 자세 유지 능력을 갖게 되면, 치료사는 보다 동적 활동으로 운동 수준을 높인다. 선 자세에서 어깨 굴곡, 스캡션, 외전운동으로 진행하는데, 이때 치료사는 환자가 팔을 들

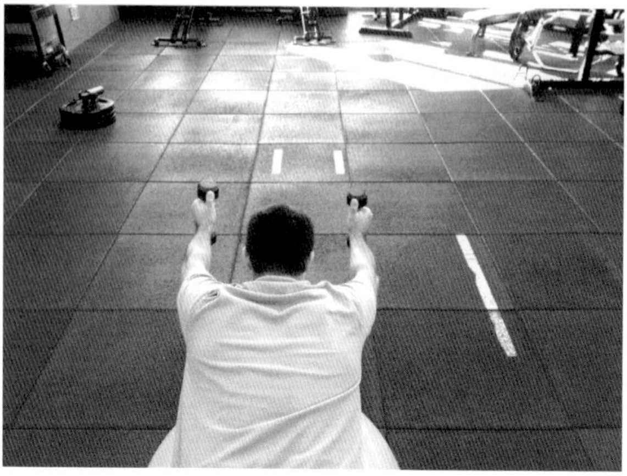

그림 31-6 짐 볼 위에서 안정적인 어깨 굴곡 운동

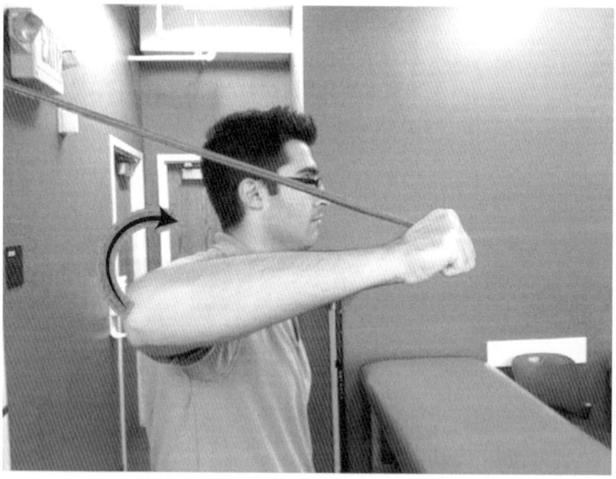

그림 31-7 내측 회전 저항운동. 화살표는 환자가 어깨 내측 회전근을 활성화시키기 위해 밴드를 끌어당기는 방향을 가리킨다. 당김 힘의 축이 환자 머리로부터 훨씬 위쪽에 있으므로 어깨를 완전 관절가동범위에 걸쳐 외측 회전할 수 있다.

거나 머리 위로 올리기에 앞서 견갑골을 뒤로 당기도록 큐를 준다. 저항밴드운동으로 팔 90/90 자세(어깨 외전 90° 및 팔꿈치 굴곡 90°)에서 어깨 내측 회전(**그림 31-7**) 그리고 외측 회전(**그림 31-8**) 운동을 한다.

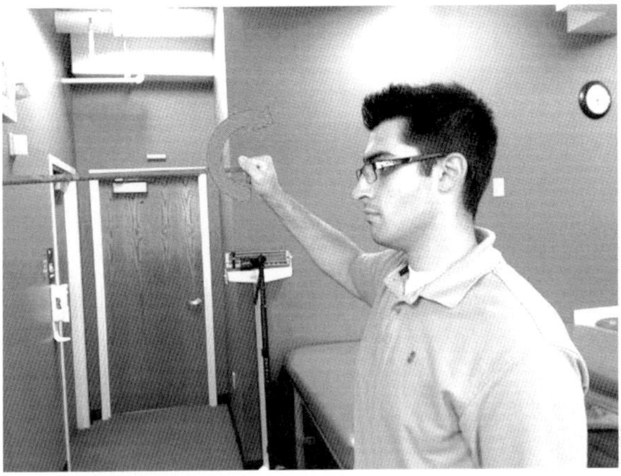

그림 31-8 외측 회전 저항운동. 화살표는 어깨 외측 회전근의 활성화를 위해 환자가 밴드를 당기는 방향을 가리킨다. 초기에 당김 힘의 축은 90/90 자세에서 손 높이에 해당한다. 이 자세는 환자가 견딜 수 있는 수준에서 운동할 수 있도록 관절가동범위를 제한해 준다. 기능이 향상되면서 축의 높이를 낮춰 관절가동범위를 넓혀 나가고 전 관절가동범위에 걸쳐 저항을 늘려간다.

팔꿈치 주변의 안정성을 향상시키기 위해 손목 굴곡근 및 신선근의 근력과 지구력운동을 시행하였다. 환자가 피로감을 호소할 때까지 저항을 주면서 회외 및 회내운동, 손목 굴곡 및 신전운동을 추가적으로 실시하였다. 탄력밴드운동은 환자가 팔꿈치와 손목 관절가동범위를 완전히 회복할 때까지 계속하였다. 환자가 통증을 느끼지 않고 운동 자세를 바르게 유지하면 저항을 점차 늘려갔다.

코어 근육은 오버헤드 투구 동작에서 안정화 및 힘 생산에서 중요한 역할을 하므로 재활프로그램을 수행하는 동안 코어 근력과 안정성 훈련도 시행하였다. 초기 운동은 복근과 척추기립근의 활성화에 중점을 두고 안정성을 높여준다. 환자가 이 근육들을 활성화시킬 수 있으면, 투구 동작에 필요한 안정성을 키울 수 있는 비체중지지 오버헤드활동, 균형 및 공운동을 시행하였다.

투구 복귀프로그램을 시작하기 전에 투구 시 팔에 가해지는 힘을 조절할 수 있도록 기능적 활동 전 단계의 트레이닝이 필요하다. 이 단계의 목표는 팔의 속도를 지지없이 증가시켜 환자의 투구 재개 능력을 평가하는 것이다. 이 단계는 환자가 무릎으로 선 자세에서 트램폴린에 공을 던지는 운동으로 시작할 수 있다. 비우세측 왼쪽 다리는 힙과 무릎을 90° 굴곡하고, 부상을 입은 우세측 오른쪽 어깨는 90° 외전 그리고 팔꿈치는 90° 굴곡 자세를 취한다. 환자가 이 자세를 유지하며 어깨를 내측 회전하도록 한다. 팔을 위의 자세로 움직이면서 트램폴린에 공을 던진다. 플린트에 엎드린 자세에서 공을 아래로 떨어뜨리는 운동을 추가할 수 있고(**그림 31-9**), 안정적인 공 위에 엎드려서 하는 운동으로 진행할 수 있다. 타올을 이용한 투구(**그림 31-10**)도 유용하다. 타올로 저항을 주면서 팔의 동작 속도를 높일 수 있다. 이 운동들은 어깨 후면 근육과 견갑골 안정화 근육을 많이 사용하므로 상완이두근 또는 손목 굴곡근과 신전근에 의지하기보다는 팔을 감속시켜 팔꿈치 내측의 스트레스를 줄여준다.

약 6주간의 물리치료에서 환자는 운동에 적합한 근력, 지구력, 폼을 갖추게 되었다. 따라서 준비운동, 거리와 반복 횟수를 조절한 투구프로그램, 어깨와 팔꿈치 스트레칭 및 얼음찜질에 중점을 둔 마무리운동으로 구성된 투구프로그램을 시작할 수 있었다. 투구프로그램은 선수의 니즈와 스포츠 특성을 고려해야 한다. 김○○에게 적합한 투구프로그램은 성장한 청소년과 성인에게 사용한 전통적인 투구프로그램을 수정한 것이다(**그림 31-11**). 김○○이 경기를 하는 곳은 정식 규격의 필드가 아니므로 이 프로그램을 선택하였다. 세 야구선수의 경우 베이스, 외야 벽, 투수 마운드까지의 거리가 모두 짧다. 그 결과, 대형 경기장에서 경기를 하는 성인 운동선수를 위해 개발된 프로그램을 김○○에게 맞게 수정한 투구프로그램이 개발되었다. 일단 환자가 통증 없이 투구프로그램을 수행하면 투구수와 투구 유형을 연습하는 투수 복귀프로그램을 진행한다. 투수 복귀프로그램은 환자의 나이에 따른 최대 권장 투구수를 초과하지 않도록 조정한다. 약 12주 만에 김○○은 통증 없이 능동 관절가동범위를 회복하였고, 근력목표를 달성했으며, 통증 없이 롱-토스프로그램을 수행했으므로 포지션 플레이를 재개할 수 있었다. 투수 복귀프로그램을 시작했지만, 시즌이 끝나는 무렵이었으므로 투수 복귀는 다음 시즌까지 미루기로 했다.

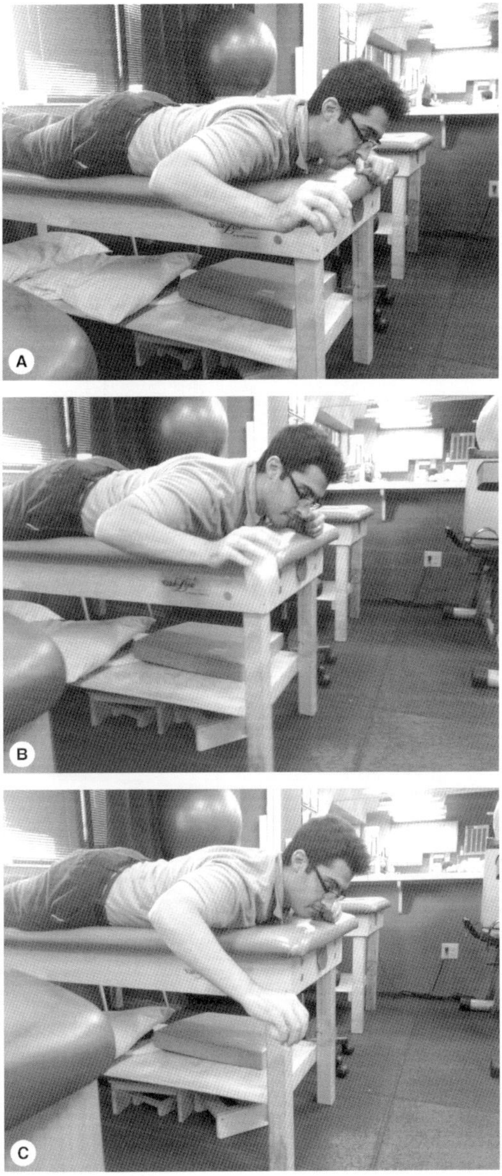

그림 31-9 엎드려서 공 떨어뜨리기 운동. 이 운동은 투구 동작 시 신경근 재교육에 중점을 둔 짧은 관절가동범위에서 가속과 감속을 이용한다. **A** 시작 자세. 환자는 플린트에 엎드린 자세에서 부상을 입은 오른쪽 팔꿈치를 플린트 옆 가장자리에 걸친다. 오른쪽 어깨 외전 90°, 외측 회전 90° 자세이다. 손목은 중립 자세 또는 약간 신전시킨다. **B** 공을 손에서 놓은 초기 동작이다. **C** 환자는 팔을 내측 회전해서 다시 공을 잡는다.

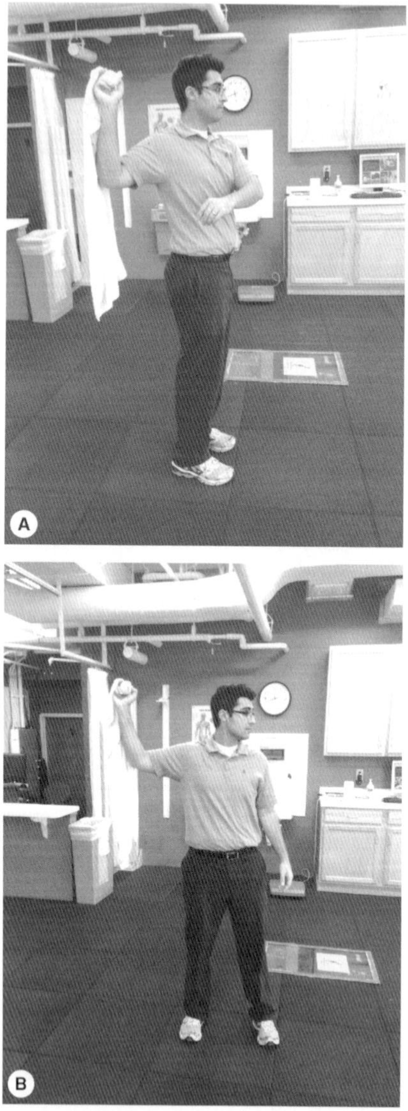

그림 31-10 타올 스로우 운동. **A** 환자는 팔을 운동의 시작 자세로 유지하고, 앞을 보고 서서 몸통을 회전하며 팔로우-스로우 동작을 연습한다. 몸통 근육의 활성화로 힘을 낼 수 있도록 다리의 사용을 제한한다. **B** 제자리에서 옆으로 보고 서기. 환자가 정확한 팔 자세로 경기 시 투구 가속 단계와 감속 단계에서 사용하는 근육을 그대로 사용하면서 가속 단계에서는 몸통 회전과 팔의 보조로 힘을 내고 감속 단계에서는 힘을 줄이는 연습을 시킨다. 발을 떼지 못하게 제한함으로써, 환자는 투구 시 최대 힘을 발휘할 수 없게 되어 부상을 입은 오른쪽 어깨와 팔꿈치에 스트레스가 줄어든다. 이 자세는 투구 동작에서 환자가 견딜 수 있는 힘 발생 수준을 평가할 수 있는 좋은 자세이다.

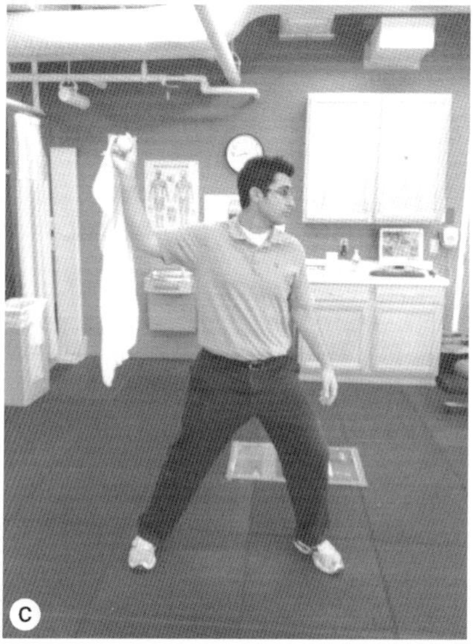

그림 31-10 (계속) 타올 스로우 운동. **C** 옆으로 서서 스텝을 떼면서 다리를 투구 동작에 통합한다. 이 자세에서 환자가 다리를 사용하므로 최대 힘을 발휘할 수 있어 실제로 야구공을 던지는 속도 및 힘과 가장 유사한 운동이다. 치료사는 감속 단계와 팔로우-스로우 단계에 특별히 주목하여 어깨 후면 근육, 견갑골 안정화 근육, 등 근육에서 팔 동작을 감속시키는 능력을 평가한다. 환자가 이 운동을 정확하게 통증 없이 수행할 수 있으면, 투구 복귀프로그램을 시작할 준비가 된 것이다.

리틀 리그 인터벌 투구프로그램

가이드라인

1. 투구는 격일로 연습한다.
2. 투구 전에 충분한 준비운동을 한다. 스트레칭과 치료사나 코치가 계획한 다른 동작들이 포함된다.
3. 투구는 최대 능력의 75~80% 수준으로 한다.
4. 올바른 투구법에 중점을 둔다.
5. 투구를 한 후에는 15~20분 동안 어깨 전면 및/또는 팔꿈치에 얼음찜질을 한다.
6. 각 단계를 2~3번 수행한다. 증상이 악화되지 않고 마칠 수 있으면, 다음 단계로 진행한다. 각 단계는 약 1주일 단위로 진행하며, 과정은 약 2주에 걸쳐 마친다.
7. 투구 중 통증이나 쑤시는 느낌이 들면, 쑤심 처치법(soreness rules)을 시행하거나 물리치료사의 도움을 받는다.

준비운동

1. 최대 능력의 50~60% 수준에서 5분간 조깅한다(즉, 땀이 나도록).
2. 어깨 스트레칭
3. 타올 스로우
4. 준비운동으로 투구:
   a. 6m 거리에서 폼/역학/팔로우-스로우에 집중해서 투구
   b. 호를 그리면 투구하기
   c. 투구 시 스텝 허용

쑤심 처치법

1. 쑤심 없이 투구를 마친 경우, 다음 단계로 진행한다.
2. 준비운동을 할 때 쑤심이 느껴졌지만 준비운동을 마치고 쑤심이 사라지면, 이전 단계를 반복한다. 투구 연습 시 쑤심이 느껴지면, 이틀간 휴식하고 다음 번에는 한 단계 이전 수준으로 연습한다.
3. 투구 연습 후 한 시간 동안 쑤심이 지속되거나 다음날까지 계속되면, 하루 더 쉬고 가장 최근의 투구 연습프로그램을 반복한다.
4. 준비운동 시 쑤심이 느껴지고 첫 15회 투구를 할 때까지 지속되면, 투구를 멈추고 이틀간 휴식한다. 한 단계 낮춰서 연습을 재개한다.

그림 31-11 정식 규격의 필드에서 뛰지 않는 아동선수를 위한 투구 복귀프로그램(리틀 리그 인터벌 투구프로그램)

<table>
<tr><th colspan="2">리틀 리그 인터벌 투구프로그램</th></tr>
<tr><td>9m 과정
제1단계: 준비운동 투구
9m 거리(투구 20회)
휴식 10분
준비운동 투구
9m 거리(투구 20회)
제2단계: 준비운동 투구
9m 거리(투구 20회)
휴식 10분
준비운동 투구
9m 거리(투구 20회)
휴식 10분
준비운동 투구
9m 거리(투구 20회)</td><td>14m 과정
제3단계: 준비운동 투구
14m 거리(투구 25회)
휴식 10분
준비운동 투구
14m 거리(투구 25회)
제4단계: 준비운동 투구
14m 거리(투구 25회)
휴식 10분
준비운동 투구
14m 거리(투구 25회)
휴식 10분
준비운동 투구
14m 거리(투구 25회)</td></tr>
<tr><td>18m 과정
제5단계: 준비운동 투구
14m 거리(투구 25회)
휴식 10분
준비운동 투구
18m 거리(투구 20회)
제6단계: 준비운동 투구
14m 거리(투구 25회)
휴식 10분
준비운동 투구
18m 거리(투구 25회)
휴식 10분
준비운동 투구
18m 거리(투구 20회)</td><td>27m 과정
제7단계: 준비운동 투구
14m 거리(투구 15회)
18m 거리(투구 20회)
휴식 10분
준비운동 투구
27m 거리(투구 15회)
제8단계: 준비운동 투구
14m 거리(투구 15회)
휴식 10분
준비운동 투구(14미터)
27m 거리(투구 25회)
휴식 10분
준비운동 투구
14m 거리(투구 15회)</td></tr>
</table>

그림 31-11 (계속) 정식 규격의 필드에서 뛰지 않는 아동선수를 위한 투구 복귀프로그램(리틀 리그 인터벌 투구프로그램)

근거중심 임상적 추천

SORT: 추천 분류의 장점

A 일관된, 양질의 환자 지향적 근거

B 일관되지 않거나 제한된 질적 수준의 환자 지향적 증거

C 동의, 질병 중심의 증거, 일반적인 관행, 전문가의 의견 또는 사례 시리즈

1. 청소년 오버헤드 선수가 장기간 투구활동이 줄어들면 팔의 관절가동범위에 부정적인 영향을 미칠 수 있다. **B 등급**
2. 내측상과 골단염이 의심되면, 다양한 팔 자세에서 팔꿈치 내측을 촉진한다. 팔의 자세에 따라 촉진 시 압통반응이 다를 수 있다. **C 등급**
3. 조기 중재로 비정상적인 근육 패턴, 역학적 문제, 어깨 후면 근육, 견갑골 안정화 근육, 코어 근육조직의 근력 및 지구력 감소를 해결하고 팔의 근위부 안정성을 높여 투구 동작 시 팔꿈치에 가해지는 스트레스와 부하를 줄인다. **C 등급**

종합 질문

31.1 투구 동작 시 내측 팔꿈치에 스트레스가 가장 많이 가해지는 단계는?

A. 얼리 코킹

B. 레잇 코킹

C. 감속

D. 팔로우-스로우

31.2 9세 야구투수는 야구선수 팔꿈치 통증 진단을 받고 외래로 물리치료를 받고자 한다. 가족보고에 의하면 아이는 매주 한 번의 경기당 60~70회 투구를 하고, 나머지 게임에서는 3루 또는 유격수 포지션을 맡고 있다. 지난 몇 달에 걸쳐 통증이 심해졌다. 통증사정점수는 야구를 할 때 6/10 그리고 그 이외에는 4/10이다. 아이는 최대한 빨리 다시 야구를 하고 싶어한다. 초기 홈운동프로그램으로 적절한 것은?

A. 한 발 서기에 중점을 둔 균형운동

B. 팔 전체 근력 향상을 위한 투구 복귀프로그램

C. 코어 안정화 및 조절운동

D. 견갑골 안정화 근육 강화를 위한 점진적 근력강화운동

정답

31.1 **B.** 레잇 코킹 단계에서 내측 신연력은 척측측부인대 전면부에 큰 스트레스가 된다. 이 힘은 가속 단계 초기에 상완골 내측 회전으로 빠른 동작 변화와 결합하여 팔꿈치 내측에 대부분의 스트레스가 가해진다.

31.2 **D.** 견갑골 안정화 근육은 팔을 오버헤드 자세로 유지하고 공을 던진 다음 감속에 도움이 되며 견갑대에 안정성을 제공한다. 투구 동작 시, 견갑골은 상완골이 관절와 내에서 회전하는 안정적인 기저면을 제공한다. 견갑골이 너무 빨리 또는 늦게 위쪽으로 회전하면, 상완골이 회전근개충돌 또는 상완이두근건염 같은 다른 질환을 초래할 수 있는 자세에 놓인다. 선수가 최대로 기능을 수행하기 위해, 재활 초기부터 견갑골의 안정성과 주변 근육의 근력과 지구력훈련이 필요하다.

찾아보기

ㄱ

ㄴ

ㄷ

ㄹ

ㅁ

ㅂ

ㅅ

ㅇ

ㅈ

ㅊ

A

E

F

J

K

L

M

N

O

P

R

S

T